教育部职业教育与成人教育司推荐教材
高等职业教育护理专业教学用书

人体功能学

〔第二版〕

主　编：朱艳平（娄底市卫生学校）
　　　　余庆皋（湘潭职业技术学院）

编　者：（按姓氏笔画为序）
　　　　朱艳平（娄底市卫生学校）
　　　　李　钟（娄底市卫生学校）
　　　　张光主（永州职业技术学院）
　　　　余庆皋（湘潭职业技术学院）
　　　　邵　琼（娄底市卫生学校）
　　　　郭争鸣（湖南中医药高等专科学校）
　　　　黄建国（娄底市卫生学校）
　　　　舒景丽（邵阳医学高等专科学校）
主　审：李　刚（北京大学医学部）
　　　　罗自强（中南大学湘雅医学院）

U0248157

湖南科学技术出版社

教育部职业教育与成人教育司推荐教材
高等职业教育护理专业教学用书

编委会名单

随着现代医学科学技术的突飞猛进，以及我国医疗卫生体制改革的深入发展，护理专业的学科地位得到提升，专业内容得到长足发展，必然要求护理专业教材的形式和内容与之相适应，以满足学科发展和教学实践的需要。

2003年、2004年，教育部、卫生部分别对职业教育和护理教学提出了新的要求，为了适应教学改革的需要，我们于2005年在以往护理专业教材的基础上编写了新的高等职业护理专业教材。该套教材共29本，编写时坚持了以教育部高等职业教育护理专业教学计划与教学大纲为依据，结合护士执业资格考试要求，构建知识框架，优化教学内容，贯彻"突出护理、注重整体、加强人文、强化技能"的指导思想。

该套教材吸收了以往中等专科和高等专科护理专业教材的经验和教训，力图突出高等职业教育护理专业教学的特色。作为高等职业教育教材，教材强调高等职业教育培养高素质技能型人才的目标，力求适应高等职业教育生源面向和毕业去向多元化，办学模式和教学形式多样化的特点；作为新时期护理专业教材，教材强调现代护理观和整体护理观，体现了护理服务对象由单纯的患者群体发展到整个社会人群，护理服务内容从单纯的医疗救治发展到包括保健、康复、健康的心理状态和行为方式的身体-心理-社会各方面的全面照顾，护理工作领域由单纯的医院扩大到整个社区，护理职业已经从医师的助手转变为与医疗、药学、防疫等共同组成社会健康保障队伍的平等一员。

该套教材出版后，得到了广大师生的认可，教育部职业教育与成人教育司将其纳入《教育部职业教育与成人教育司推荐教材》。实践证明，该套教材的编写是成功的，符合我国护理职业教育的需要。

近年来，我国护理工作又有了很大的发展，卫生部印发了《2011年推广优质护理服务工作方案》的通知、《护理院基本标准（2011版）》的通知、《医院实施优质护理服务工作标准（试行）》的通知、《关于加强医院临床护理及深化"优质护理服务示范工程"活动有关工作》的通知等若干文件，2010年施行了新的《护士执业资格考试办法》，考试内容也有了新的变动。这一切都需要我们的教材与之相适应，以保证教学能跟上时代发展的需要。此外，教材在教学实践中也积累了一些经验，需要进一步改进。因此，我们适时启动了该套教材的修订工作。

参加此次修订的作者队伍在原班人马基础上增添了新的力量，广泛吸纳了来自各高等院校教学一线的骨干教师，并得到了卫生部医院管理研究所护理中心、中华护理学会、中国中医科学院、北京协和医学院、北京大学、复旦大学、华中科技大学、中南大学、四川大学、中山大学、西安交通大学、湖南大学、湖南师范大学、首都医科大学、天津医科大学、南京医科大学、南方医科大学、第三军医大学、重庆医科大学、南京中医药大学、湖南中医药大学等数十所院校专家、教授的悉心指导。修订过程中注重增加近年来医学、护理学发展的新理论、新知识、新技能，全面涵盖最新护士执业资格考试大纲，以培养新时代需要的护理人才。

　　高级护理学教材建设需要长期的磨炼和积累。本套教材的编者多是来自于护理教学和护理临床一线的骨干教师、护士长，他们在教材编写过程中付出了艰辛的劳动，参阅了大量资料，广泛听取了意见。但毕竟时间仓促，教材中难免存在缺点和不足。好在广大师生和读者与我们有着共同的愿望："不断改进教材使之更加符合教学需要。"为此，衷心地期望各位师生、读者能将宝贵的意见和建议告诉我们，帮助我们把工作做得更好。

湖南科学技术出版社
2012 年 8 月

众所周知，我国护理专业人才培养模式长期采用中等专业教育的形式。改革开放后，护理专业教育出现很大的变化，涌现出中等职业教育、高等职业教育、高等专科教育、高等本科教育乃至硕士研究生教育等多种形式。百花齐放的局面大大繁荣发展了护理教育事业，培养了大量各种层次水平、适应不同需要的护理专业人才。

2003年，教育部、卫生部在《关于我国护理人才资源状况和加强护理紧缺人才培养培训工作的建议》中指出："积极发展初中后五年一贯制高等护理教育，促进高职护理的发展。""实践证明，初中毕业后五年一贯制的护理教育具有明显的优势。建议在多年护理教学改革的基础上，利用五年制有效教学和训练时间长、教学容量大、较早接触临床的优势，进一步加强人文知识教育，强化整体护理观念，突出实际能力培养。要优化五年制护理教育的课程结构，制定五年制护理教育教学改革方案，并提高五年制高职护理教育的质量。"

2004年，教育部在组织制定《2004～2007年职业教育教材开发编写计划》时，按照现代服务业技能型紧缺人才培养培训教材要求安排"五年制高等职业教育护理专业教材"开发编写任务。

实践证明，护理专业五年制高等职业教育模式在适应全国改革开放大形势和满足护理事业发展需要两方面都具有独特的优势。

本套五年制高等职业教育护理专业教学用书吸收了以往中等专科和高等专科护理专业教材的经验和教训，力图突出五年制高等职业教育护理专业教育的特色。作为五年制高等职业教育教材，它强调高等职业教育培养高素质技能型人才的目标，力求适应高等职业教育生源面向和毕业去向多元化，办学模式和教学形式多样化的特点；作为新时期护理专业教材，它强调现代护理观和整体护理观，体现了护理服务对象由单纯的患者群体发展到整个社会人群，护理服务内容从单纯的医疗救治发展到包括保健、康复、健康的心理状态和行为方式的身体-心理-社会各方面的全面照顾，护理工作领域由单纯的医院扩大到整个社区，护理职业已经从医师的助手转变为与医疗、药学、防疫等共同组成社会健康保障队伍的平等一员。

本套五年制高等职业教育护理专业教学用书共29本，编写时坚持了以教育部高等职业教育护理专业教学计划与教学大纲为依据，结合国家执业护士资格考试要求，构建知识框架，优化教学内容，贯彻"突出护理、注重整体、加强人文、强化技能"的指导思想。

　　诚然，教材建设需要长期的磨炼和积累。本套教材的编者多是来自于护理教学和护理临床一线的骨干教师、护士长，他们在教材编写过程中付出了艰辛的劳动，参阅了大量资料，广泛听取了意见，毕竟时间仓促，教材中难免存在缺点和不足。好在广大师生和读者与我们有着共同的愿望："不断改进教材使之更加符合教学需要。"为此，衷心地期望各位师生、读者能将宝贵的意见和建议告诉我们，帮助我们把工作做得更好。

湖南科学技术出版社

2005 年 5 月

为了贯彻落实《国家中长期教育改革和发展规划纲要（2011～2020年）》及教育部《全国教育人才发展中长期规划（2010～2011年）》等有关文件精神，为适应护理教育改革与发展的需要，如何培养具有现代意识的高等技术型卫生专门人才已成当务之急。为适应高等职业教育的需要，我们根据教育部职业教育与成人教育司的要求，结合医学教育改革发展的状态，并按照高等职业教育护理专业的培养目标与职业岗位的实际需要，在湖南科学技术出版社的支持和组织下编写了《人体功能学》。本教材主要供高职高专五年制高等职业教育护理专业使用。

本教材的特点主要体现在以下几个方面：在内容的安排上，淡化学科意识，重组课程内容，将过去的生物化学和生理学的基本内容进行了有机的融合，使其更加适合学生对知识的学习与理解；在结构体系的布局上，对章节的编排做了适当的调整，力求使知识结构更科学，更符合学生的认知规律；在内容的取舍上，突出职业教育的特点及护士执业资格考试大纲的要求，遵循"必需"、"够用"的原则，体现"三基"即基本理论、基本知识和基本技能，在加强基本理论、基本技能的同时，注重理论联系实际、联系临床和实际操作能力，删除了与培养目标关系不大、不适应职业岗位需求的部分内容，突出"以人为本"的理念，增添了适合现代医学教育的新知识，如反映心理、社会因素对人体生命活动影响的知识；在专业名词的运用上，力求规范。为加强实践性教学，在教材后附有与教学内容配套的实验指导。此外，本教材力求文字通俗易懂，插图准确清晰，内容符合专业要求。

本教材由北京大学医学部博士生导师李刚教授、中南大学湘雅医学院博士生导师罗自强教授主审，并得到各编者所在单位的大力支持。教材全部内容除由各编者相互传阅与修改外，同时李少云、夏晓凯、彭海然、彭毓斌、黄平、文利民、彭华等老师也提出了许多具体宝贵的意见及建议，在此一并致谢。

有些章节由几位编者共同完成，在此予以说明：第一章第一、第二、第四节由舒景丽编写，第三节由余庆皋编写；第二章第一节由余庆皋、朱艳平编写，第二节由舒景丽编写，第三节由余庆皋编写，第四、第五节由黄建国、李钟编写；第七章第一节至第六节由张光主编写，第七节由黄建国、李钟编写；第九章第一节由舒景丽编写，第二节由余庆皋编写；第四、第八、第十三章由郭争鸣、邵琼编写；实验指导与正文编写统一，即正文编者同时编写相应实验部分，其中总论部分由朱艳平、彭海然编写。

尽管我们做了很大的努力，但由于时间仓促，书中不当甚至错误之处在所难免，恳请各位同仁批评指正。

编 者

2012年8月

目 录

绪 论

第一节 概述 ……………………………（1）
　一、人体功能学的研究对象、任务及其与医
　　学的关系 …………………………（1）
　二、人体功能学的研究方法 …………（2）
　三、人体功能学的3个研究水平 ……（2）
　四、学习人体功能学的方法 …………（2）
第二节 生命的基本特征 ………………（3）
　一、新陈代谢 …………………………（3）
　二、兴奋性 ……………………………（4）

三、适应性 ………………………………（5）
四、生殖 …………………………………（5）
第三节 机体与环境 ……………………（5）
　一、机体内环境与稳态 ………………（5）
　二、机体外环境与适应性 ……………（6）
　三、生物节律 …………………………（6）
第四节 人体功能的调节 ………………（6）
　一、人体功能的调节方式 ……………（7）
　二、反馈控制系统 ……………………（8）

第一章 生物大分子和维生素的结构及功能

第一节 蛋白质 …………………………（10）
　一、蛋白质的分子组成 ………………（10）
　二、蛋白质的分子结构 ………………（12）
　三、蛋白质结构与功能的关系 ………（15）
　四、蛋白质的理化性质 ………………（15）
　五、蛋白质的分类 ……………………（17）
第二节 核酸 ……………………………（17）
　一、核酸的分子组成 …………………（17）
　二、核酸的分子结构 …………………（21）

第三节 酶 ………………………………（24）
　一、酶作用的特点 ……………………（24）
　二、酶的分子组成及结构 ……………（25）
　三、影响酶促反应速度的因素 ………（26）
　四、酶的调节 …………………………（28）
　五、酶在临床上的应用 ………………（31）
第四节 维生素 …………………………（32）
　一、脂溶性维生素 ……………………（32）
　二、水溶性维生素 ……………………（33）

第二章 物质代谢与能量代谢

第一节 能量代谢与体温 ……………（38）
　一、生物氧化 ………………………（38）
　二、能量代谢 ………………………（43）
　三、体温 ……………………………（48）
第二节 糖代谢 ………………………（52）
　一、概述 ……………………………（52）
　二、糖的分解代谢 …………………（53）
　三、糖原的合成与分解 ……………（60）
　四、糖异生 …………………………（61）
　五、血糖 ……………………………（62）
第三节 脂类代谢 ……………………（66）
　一、血脂与血浆脂蛋白 ……………（66）
　二、脂肪的代谢 ……………………（69）
　三、磷脂的代谢 ……………………（73）
　四、胆固醇的代谢 …………………（75）
第四节 蛋白质分解代谢 ……………（77）
　一、蛋白质的营养作用 ……………（78）
　二、氨基酸的一般代谢 ……………（79）
　三、个别氨基酸的代谢 ……………（85）
　四、糖、脂肪、蛋白质在代谢上的联系 ……（88）
第五节 核苷酸代谢 …………………（89）
　一、核苷酸的合成代谢 ……………（89）
　二、核苷酸的分解代谢 ……………（92）

第三章 细胞的基本功能

第一节 细胞膜的基本结构与基本功能
　……………………………………（93）
　一、细胞膜的基本结构 ……………（93）
　二、细胞膜的物质转运功能 ………（94）
第二节 细胞膜的受体功能 …………（97）
第三节 细胞的生物电现象 …………（98）
　一、静息电位 ………………………（98）
　二、动作电位 ………………………（100）
　三、动作电位的传导 ………………（102）
第四节 骨骼肌细胞的收缩功能 ……（103）
　一、神经肌肉接头处的兴奋传递 …（103）
　二、骨骼肌的收缩机制 ……………（105）
　三、骨骼肌的收缩形式 ……………（107）
　四、影响骨骼肌收缩的主要因素 ……（108）

第四章 血　液

第一节 血液的组成及理化特性 ……（110）
　一、血液的基本组成与血量 ………（110）
　二、血浆的化学成分及作用 ………（111）
　三、血液的理化特性 ………………（111）
第二节 血细胞生理 …………………（113）
　一、红细胞生理 ……………………（113）
　二、白细胞生理 ……………………（115）
　三、血小板生理 ……………………（116）
第三节 血液凝固与纤维蛋白溶解 ……（116）
　一、血液凝固 ………………………（117）
　二、纤维蛋白溶解 …………………（119）
第四节 输血与血型 …………………（120）
　一、输血 ……………………………（120）
　二、血型 ……………………………（120）

第五章 血液循环

第一节 心脏生理 ……………………（123）
　一、心脏的泵血功能 ………………（124）
　二、心肌细胞的生物电现象 ………（129）
　三、心肌的生理特性 ………………（132）
第二节 血管生理 ……………………（136）
　一、各类血管的结构特点及功能 ……（136）
　二、血流量、血流阻力与血压 ……（137）
　三、动脉血压与动脉脉搏 …………（138）

四、静脉血压与静脉血回流 ·········· (140)
五、微循环 ······························ (142)
六、组织液的生成与回流 ·············· (143)
第三节 心血管活动的调节 ··········· (144)
一、神经调节 ··························· (145)

二、体液调节 ··························· (147)
第四节 心、肺、脑血流的特点 ······· (149)
一、冠脉循环 ··························· (149)
二、肺循环 ······························ (150)
三、脑循环 ······························ (150)

第六章 呼吸功能

第一节 肺通气 ·········· (152)
一、呼吸系统的结构特点及功能 ···· (152)
二、肺通气的原理 ···················· (154)
三、肺容量与肺通气量 ·············· (157)
第二节 气体的交换和运输 ········· (159)

一、气体交换 ·························· (159)
二、气体的运输 ······················ (161)
第三节 呼吸运动的调节 ··········· (164)
一、呼吸中枢 ·························· (164)
二、呼吸运动的反射性调节 ········· (164)

第七章 消化系统的功能

第一节 概述 ························ (167)
一、消化与吸收的概念及方式 ······ (167)
二、消化道平滑肌的特性 ············ (167)
三、消化腺的分泌功能 ·············· (168)
四、消化功能的调节 ················· (168)
第二节 口腔内消化 ················ (170)
一、唾液及其作用 ··················· (170)
二、咀嚼与吞咽 ····················· (171)
第三节 胃内消化 ·················· (172)
一、胃液及其作用 ··················· (172)
二、胃的运动 ························· (174)
第四节 小肠内消化 ················ (175)
一、胰液及其作用 ··················· (175)
二、胆汁的分泌和排出 ·············· (176)

三、小肠液及其作用 ················· (176)
四、小肠的运动 ······················ (177)
第五节 大肠内消化 ················ (178)
一、大肠液及其作用 ················· (178)
二、大肠的运动与排便 ·············· (178)
第六节 吸收 ························ (179)
一、吸收的部位 ······················ (179)
二、小肠内主要营养物质的吸收 ···· (180)
第七节 肝脏的功能 ················ (181)
一、肝脏在物质代谢中的作用 ······ (181)
二、肝脏的生物转化作用 ············ (183)
三、胆汁酸的代谢 ··················· (186)
四、胆色素代谢 ······················ (187)

第八章 排泄功能

第一节 肾脏的结构和血流特点 ····· (192)
一、肾脏的结构特点 ················· (192)
二、肾脏血液循环的特点 ············ (194)
第二节 尿的生成 ·················· (194)
一、尿量 ······························ (194)
二、尿液的一般理化性质 ············ (195)
三、肾小球的滤过作用 ·············· (195)
四、肾小管和集合管的重吸收作用 ·· (198)
五、肾小管和集合管的分泌和排泄作用

·········· (200)
六、尿液的浓缩和稀释 ·············· (200)
第三节 泌尿功能的调节 ··········· (201)
一、肾小球功能的调节 ·············· (201)
二、肾小管功能的调节 ·············· (202)
第四节 尿液的排放 ················ (204)
一、膀胱和尿道的神经支配 ········· (204)
二、排尿反射 ························· (204)

第九章 水、盐代谢及酸碱平衡

第一节 水、盐代谢 ·············· (206)
　　一、体液 ····················· (206)
　　二、水代谢 ················· (207)
　　三、无机盐代谢 ··········· (209)
　　四、微量元素 ··············· (212)

第二节 酸碱平衡 ·············· (213)
　　一、体内酸性物质和碱性物质的来源 ····· (213)
　　二、酸碱平衡的调节 ······· (214)
　　三、酸碱平衡紊乱 ··········· (218)

第十章 感觉器官的功能

第一节 感受器与感觉器官 ········ (223)
　　一、感受器和感觉器官的定义 ··· (223)
　　二、感受器的分类 ··········· (223)
　　三、感受器的一般生理特性 ··· (224)
第二节 眼的视觉功能 ·········· (224)
　　一、眼的折光功能 ··········· (225)
　　二、眼的感光功能 ··········· (227)
　　三、与视觉生理有关的其他现象 ··· (228)
第三节 耳的听觉功能 ·········· (229)
　　一、外耳和中耳的传音功能 ··· (230)
　　二、内耳的感音功能 ········· (231)

　　三、听阈与听力 ··········· (232)
第四节 前庭器官功能 ·········· (233)
　　一、椭圆囊和球囊的功能 ··· (233)
　　二、半规管的功能 ··········· (233)
　　三、前庭反应 ··············· (234)
第五节 嗅觉、味觉和皮肤感受器的
　　　　功能 ··················· (235)
　　一、嗅觉感受器的功能 ····· (235)
　　二、味觉感受器的功能 ····· (235)
　　三、皮肤感受器的功能 ····· (236)

第十一章 神经系统的功能

第一节 神经元和神经胶质细胞的功能
　　························· (237)
　　一、神经元 ················· (237)
　　二、神经胶质细胞 ··········· (239)
第二节 神经元间的功能联系 ····· (239)
　　一、突触生理 ··············· (239)
　　二、神经递质与受体 ········· (244)
第三节 神经系统的感觉功能 ····· (246)
　　一、感觉传导通路 ··········· (246)
　　二、大脑皮质感觉代表区及其功能 ··· (247)
　　三、痛觉 ··················· (248)
第四节 神经系统对躯体运动的调节
　　························· (251)
　　一、脊髓的躯体运动反射 ··· (251)

　　二、脑干对肌紧张的调节 ··· (253)
　　三、小脑的功能 ··········· (254)
　　四、基底核对躯体运动的调节 ··· (254)
　　五、大脑皮质对躯体运动的调节 ··· (255)
第五节 神经系统对内脏活动的调节
　　························· (256)
　　一、自主神经系统的功能 ··· (256)
　　二、各级中枢对内脏活动的调节 ··· (258)
第六节 脑的高级功能与电活动 ··· (260)
　　一、条件反射 ··············· (260)
　　二、人类大脑皮质活动的特征 ··· (261)
　　三、大脑皮质细胞的电活动 ··· (262)
　　四、学习与记忆 ··········· (263)
　　五、觉醒与睡眠 ··········· (264)

第十二章　内分泌系统的功能

第一节　概述 ································ (266)
　　一、激素的概念、分类和作用特点 (266)
　　二、激素的作用机制 ················ (267)
第二节　垂体 ······························ (268)
　　一、垂体的位置和分类 ············ (268)
　　二、腺垂体分泌的激素及其作用 ··· (268)
　　三、神经垂体释放的激素及其作用 (269)
　　四、下丘脑和垂体的内分泌功能关系 ··· (270)
第三节　甲状腺 ··························· (271)
　　一、甲状腺激素的合成和代谢 ····· (271)
　　二、甲状腺激素的生理作用 ······· (272)
　　三、甲状腺激素分泌功能的调节 ··· (273)
第四节　甲状旁腺与甲状腺滤泡旁细胞
　　································ (273)

　　一、甲状旁腺激素的主要生理作用 ········ (273)
　　二、降钙素的主要生理作用 ··········· (273)
　　三、甲状旁腺激素和降钙素分泌的调节
　　································ (274)
第五节　肾上腺 ··························· (274)
　　一、肾上腺皮质 ···················· (274)
　　二、肾上腺髓质 ···················· (275)
第六节　胰岛 ······························ (276)
　　一、胰岛素的主要生理作用 ········ (276)
　　二、胰高血糖素的主要生理作用 ··· (277)
　　三、胰岛激素分泌的调节 ·········· (277)
第七节　性腺 ······························ (277)
　　一、睾丸的功能 ···················· (277)
　　二、卵巢的功能 ···················· (279)

第十三章　老年生理

第一节　概述 ······························ (283)
　　一、寿命、衰老、老年的概念 ····· (283)
　　二、老化因素 ······················ (283)
　　三、老化过程的生物学机制 ········ (284)
第二节　老年人的生理变化 ············ (285)
　　一、内脏器官的变化 ··············· (285)
　　二、调节系统的变化 ··············· (286)

第三节　老年人的生物化学变化 ········ (286)
　　一、物质代谢的改变 ··············· (286)
　　二、能量代谢的改变 ··············· (287)
　　三、酶的改变 ······················ (287)
第四节　延缓衰老 ························ (287)
　　一、非药物抗衰老 ················· (288)
　　二、药物抗衰老 ···················· (288)

第十四章　遗传信息的传递

第一节　DNA 的生物合成 ············· (289)
　　一、复制 ·························· (289)
　　二、反转录 ························· (291)
第二节　RNA 的生物合成 ·············· (292)
　　一、转录方式 ······················ (292)
　　二、转录体系 ······················ (292)
　　三、转录过程 ······················ (293)
第三节　蛋白质的生物合成 ············ (293)
　　一、RNA 在蛋白质合成中的作用 ··· (293)
　　二、蛋白质生物合成过程 ·········· (295)

第四节　核酸、蛋白质生物合成与医学
　　的关系 ·························· (298)
　　一、肿瘤 ·························· (299)
　　二、放射病 ························· (299)
　　三、分子病 ························· (299)
　　四、抗生素 ························· (299)
　　五、基因工程 ······················ (300)
　　六、基因诊断与基因治疗 ·········· (300)
　　七、聚合酶链反应 ················· (301)

实验指导

总论 …………………………………… (302)

实验一　刺激与反应 ………………… (307)

实验二　反射弧的分析 ……………… (309)

实验三　血清蛋白质醋酸纤维薄膜电泳
　　　　…………………………… (310)

实验四　酶作用的专一性及激活剂、抑
　　　　制剂对酶活性的影响 …… (311)

实验五　琥珀酸脱氢酶的作用及其抑制
　　　　…………………………… (312)

实验六　人体体温测量及生物节律 … (313)

实验七　血糖测定（邻甲苯胺法）…… (314)

实验八　酮体生成作用 ……………… (315)

实验九　转氨基作用 ………………… (316)

实验十　神经干动作电位 …………… (318)

实验十一　红细胞渗透脆性的测定及
　　　　　血沉 …………………… (319)

实验十二　影响血液凝固的因素 …… (321)

实验十三　出血时间和凝血时间的测定
　　　　　…………………………… (322)

实验十四　ABO 血型鉴定 ………… (322)

实验十五　蛙心搏动观察及心搏起源
　　　　　分析 …………………… (323)

实验十六　离体蛙心灌注 …………… (325)

实验十七　人体心音听取 …………… (326)

实验十八　人体动脉血压测量 ……… (328)

实验十九　微循环血液的观察 ……… (329)

实验二十　哺乳动物动脉血压的调节
　　　　　…………………………… (330)

实验二十一　肺功能的测定 ………… (333)

实验二十二　胸膜腔内压的观察 …… (333)

实验二十三　呼吸运动的调节 ……… (334)

实验二十四　消化道平滑肌的生理特性
　　　　　　…………………………… (336)

实验二十五　胃肠运动的观察 ……… (337)

实验二十六　影响尿生成的因素 …… (338)

实验二十七　血浆（血清）碳酸氢根浓
　　　　　　度测定（滴定法）…… (340)

实验二十八　视力测定 ……………… (341)

实验二十九　视野的测定 …………… (342)

实验三十　色盲检查 ………………… (343)

实验三十一　瞳孔对光反射和近反射
　　　　　　…………………………… (344)

实验三十二　声音传导的途径 ……… (344)

实验三十三　一侧迷路破坏和效应 … (345)

实验三十四　大脑皮质运动区功能定位
　　　　　　…………………………… (346)

实验三十五　去大脑僵直 …………… (347)

实验三十六　破坏一侧小脑动物的观察
　　　　　　…………………………… (348)

绪　论

　　人体功能学是属于生物学范畴的一门综合学科，是从分子、细胞、组织、器官等多个水平来研究生命现象的科学，即研究新陈代谢过程中机体各组成部分的功能活动及其规律。它综合了生理学（physiology）和生物化学（biochemistry）的基本内容。

　　生命活动是一种极为复杂的生命物质的运动，包括细胞、组织、器官、系统及其整体的运动。

第一节　概　述

一、人体功能学的研究对象、任务及其与医学的关系

　　（一）人体功能学的研究对象及其任务

　　人体功能学以人体正常生命活动及其规律为研究对象，其任务是：①研究人体的物质组成、结构及其功能；②研究人体内新陈代谢中的化学反应及其代谢的调节；③研究人体各系统、器官生命活动的现象、过程、发生机制、意义以及机体内、外环境对它的影响，从而正确地认识和掌握生命活动的规律，为防治疾病、增进健康、延长寿命提供科学的理论根据。

　　（二）人体功能学与医学的关系

　　1. 人体功能学是一门重要的医学基础课程　　人们必须在了解正常人体功能活动的基础上，才能正确理解在各种疾病情况下某个或某些器官发生的变化。毫无疑问，医护人员在对疾病的诊断、治疗和护理或对个体、家庭、社区的防治保健服务过程中，必须掌握与诊断疾病及护理工作有关的正常生命活动规律，只有这样才能正确理解人体的生理现象及病理过程，判断人体的正常与异常。因此，人体功能学无疑是医学教育的重要基础课，它能为进一步学习后续基础课程及专业课程奠定坚实的基础。每一个医务工作者如果要实现自己应尽的职责，即"使健康者保持健康，病人恢复健康，致残者达到最大功能的恢复，临终者得以安宁地死亡"，就必须学好人体功能学的基本理论、基本知识和基本技能。

　　2. 人体功能学与临床医学有相互促进作用　　一方面，人体功能学的理论和方法可指导临床实践，提供了解疾病和有效地治疗疾病的理论基础；另一方面，医学的实践与发展又为人体功能学提出了新的研究课题，并进一步验证人体功能学有关理论的正确性，从而促进了人体功能学的发展。可见，人体功能学与临床医学之间是相互促进、共同发展的。如阐明了维生素的作用对预防维生素缺乏、维持机体健康和治疗有关疾病提供了重要的基本理论。

二、人体功能学的研究方法

从研究的方法和知识的获得来说，人体功能学也是一门实验性科学，人体功能学的研究成果是从实践中特别是从实验中得来的。因此，学习人体功能学要特别重视实验观察。但实验难免对机体造成不同程度的损伤，有些实验在人体不便进行。因此，大多数实验是以结构和功能与人类有很多共同特点的动物作为研究对象，即动物实验。动物实验方法可分为急性实验和慢性实验两种。急性实验又分为在体实验和离体实验。

急性在体实验是将动物进行麻醉后，暴露出需要观察的部位进行实验；而急性离体实验是指动物在实验中或实验后不久即被处死，把动物的细胞、组织或器官从整体分离出来，放在适宜的环境下观察其功能变化。急性实验的实验条件容易控制，可直接观察，结论比较可靠，但与正常条件下完整机体功能活动相比仍有差距。

慢性实验是对动物经过必要的处理后，待动物康复并处于清醒时，在接近正常生理条件下进行的实验。慢性实验得出的结论接近动物正常情况，但实验周期长，干扰因素多，实验条件难以控制。

人体实验分为实验室观察和调查研究。以人体为研究对象的实验必须在无创的前提下进行，在实验中对受试者的身体可产生某些暂时性影响，但可以恢复。人体调查研究是以群体为对象进行的，在社区卫生保健系统中是常用的一种实验方法。

三、人体功能学的 3 个研究水平

(一) 细胞和分子水平的研究

本研究以细胞及其所含物质的分子为研究对象，研究其生命活动的基本原理及理化特性。各器官的功能是由构成该器官的各种细胞的特性所决定，而细胞的生理特性则是由构成细胞的各个分子特别是生物大分子的理化特性决定的。因此，要解开人体及其器官系统功能的奥秘，就必须从细胞和分子水平进行研究。如红细胞内富含血红蛋白，赋予了红细胞的运氧功能。在这个水平上进行研究和获取知识的学科称为细胞生理学或普通生理学。

(二) 器官和系统水平的研究

本研究以器官、系统为研究对象，研究其功能活动的发生、发展、影响因素及其在整体中的作用。如心脏是如何实现泵血功能的。在这个水平上进行研究和获取知识的学科称为器官生理学。

(三) 整体水平的研究

本研究以完整的机体为研究对象，观察和分析在各种生理条件下，完整机体与环境之间的关系及机体各器官系统之间的相互联系、相互影响和相互协调的规律，即用整体的观点，研究人体功能的整体性和综合性。如运动时机体各部分之间的相互作用及协调。

四、学习人体功能学的方法

(一) 静态与动态相联系

人类是经过长期进化发展而来的，现代人类的功能活动仍处在不断变化和发展的动态之中。不同年龄与性别、不同地区与生活条件、不同种族与个体等因素均能影响这种动态过程。而我们平时在学习中所观察的人体功能状态，都是某一阶段的静态形象或某一时刻的状态。因此，该静态功能可能在不同个体或同一个体的不同阶段中有某些差异，这就要善于运用动态发展的眼光来分析，以便更好地理解这种差异存在的正常普遍性。

（二）结构与功能相联系

构成人体的各种物质及细胞、组织、器官均有特定的功能，而它们的形态结构是功能的物质基础。如蛋白质、核酸、糖类、脂类等，均具有不同的结构，从而具有不同的功能。就同一种物质而言，当结构发生改变时，其功能也将作出相应的改变甚至丧失功能。如催化代谢反应的酶（一种蛋白质），它的催化能力决定着物质代谢的速度，机体对物质代谢的调节方式之一就是改变酶的结构，进而改变其催化能力。此外，功能的变化同样可影响形态结构的改变。如肌细胞具有收缩功能，而加强功能锻炼可使肌肉发达，长期卧床则导致肌肉萎缩、骨质疏松。因此，在学习中注意理解结构与功能的这种辩证关系，就能抓住要点，掌握规律。

（三）局部与整体相联系

人体是由许多器官系统组成的统一体，任何器官与局部的功能活动都是整体不可分割的一部分，并与环境密切联系。我们学习人体功能学虽然是从研究个别器官的功能入手，但必须始终用对立统一的观点去看待各个器官、系统之间的相互关系与影响；注意从整体的观点来理解局部；同时善于从生物的、社会的、心理的方面来综合观察人体的生命活动。

（四）理论与实践相联系

学习的目的是为了应用。学习人体功能学就是为了更好地认识人体，藉此为学习其他的医学理论及医学实践奠定基础。因此，学习时必须重视人体功能活动的基本特征及其规律，必须掌握与诊治疾病有关的功能。为了学好人体功能学，只有把理论与实践结合起来，把课堂讲授、书本知识、实验操作以及必要的临床应用结合起来，才能获得比较完整的人体功能学知识。

第二节　生命的基本特征

各种生物体虽然有多种生命现象，但科学家通过对各种生物体，包括对单细胞生物体以及高等动物基本生命活动的观察和研究，发现生命现象包括 4 种基本活动，即新陈代谢（metabolism）、兴奋性（excitability）、适应性（adaptability）和生殖（reproduction）。新陈代谢贯穿于生物体各种生命活动之中，兴奋性是一切生物体对环境变化发生兴奋反应的基本能力，适应性反映机体对环境变化的适应能力，而生殖则是生命延续的基本保证。

一、新陈代谢

机体在生命活动过程中，一方面不断地从外界环境中摄取营养物质并将其转变成自身的组成成分，以实现生长、发育和组成成分的更新，同时储存能量，称为同化作用（assimilation，又称合成代谢）；另一方面体内自身的成分不断地被分解，转化为代谢终产物并将其清除体外，同时释放能量供机体利用，称为异化作用（dissimilation，又称分解代谢）。物质的合成与分解，称为物质代谢；伴随着物质代谢的同时而发生的能量储存、释放、转化和利用的过程，称为能量代谢。这种机体与环境之间不断进行物质交换和能量转换基础上的自我更新过程，称为新陈代谢。新陈代谢是一切生物体最基本的表现。一旦生物体与周围环境之间的物质交换和能量转换停止，自我更新则不能进行，能量供应断绝，生命活动也就停止。如肢体绑扎止血带过久，由于远端肢体血液循环中断，将导致局部新陈代谢停止，就会引起该肢体坏死。在临床上，病人心跳呼吸停止，称临床死亡期，但细胞的新陈代谢仍存在一段时间。当细胞新陈代谢停止后，机体进入生物死亡期。所以，新陈代谢是机体生命活动的最基本特征。

二、兴奋性

(一) 兴奋性的概念及反应的表现形式

机体或组织对刺激发生兴奋反应的能力或特性称为兴奋性。能引起机体或组织发生反应的各种环境变化称为刺激 (stimulus)，而机体或组织接受刺激后所出现的理化过程和生理功能的变化则称为反应 (response)。

几乎所有的活组织或细胞都具有某种程度的对外界刺激发生反应的能力，只是反应的灵敏程度和反应的表现形式有所不同。在机体的各种组织中，神经、肌肉和腺体的兴奋性最高，称为"可兴奋组织"。它们对刺激的反应在神经组织表现为动作电位的产生和传导，在肌肉组织表现为收缩，在腺体表现为分泌，这是它们特殊功能的表现。归纳起来，组织对刺激的反应只有两种基本形式，即兴奋 (excitation) 和抑制 (inhibition)。当细胞、组织或机体接受刺激后，由生理静息状态转变为活跃状态或生命活动由弱变强称为兴奋；反之，当细胞、组织或机体接受刺激后，由活动状态转变为生理静息状态或生命活动由强变弱称为抑制。如肾上腺素作用于心脏使心率加快为兴奋，乙酰胆碱作用于心脏使心率减慢为抑制。

(二) 刺激引起兴奋的条件

刺激的种类很多，有物理性刺激、化学性刺激、生物性刺激，在人类还有社会因素和心理活动等构成的刺激。

实验表明，任何刺激要引起组织发生反应，必须在刺激的强度、刺激的作用时间和刺激的强度变化率（即刺激强度对于时间的变化率）3 个刺激参数达到某一临界值。刺激的 3 个参数又可相互影响。当刺激的强度变化率固定时，在一定范围内引起组织兴奋所需的最小刺激强度，与这一刺激持续的时间呈反变关系。当刺激的作用时间和强度变化率足够时，引起组织兴奋所必需的最小刺激强度，称为阈强度，简称阈值 (threshold) 或刺激阈。阈强度可反映组织兴奋性的高低，两者呈反变关系，即阈强度愈大，说明组织兴奋性愈低，反之亦然。其刺激强度等于阈强度的刺激称为阈刺激 (threshold stimulus)，小于阈强度的刺激称为阈下刺激，大于阈强度的刺激称为阈上刺激。在所有的刺激中，电刺激的 3 个条件最易于控制，且可重复使用而不易损伤组织，所以是人体功能学实验和医疗实践中常用的刺激方法。

例如，"两快一慢"是肌内注射时的操作要领。"二快"是指进针快、拔针快，可缩短刺激的持续时间；"一慢"是指注药慢，可减弱刺激的强度变化率，这样就可以减轻病人在接受注射时的疼痛感觉。又如，高频电热疗法，虽然电压很高，甚至达到上千伏，但因刺激时间很短，电流通过组织时只能产生热，却不引起触电的感觉，因此，具有理疗效果。

刺激引起组织产生的反应是兴奋还是抑制，取决于刺激的质、量以及组织当时的功能状态。不同强度的刺激可引起机体不同的反应。如疼痛刺激可以引起心率加快、血压升高等兴奋表现，而剧烈的疼痛则使心率减慢、血压下降等，产生抑制表现。同样的刺激在机体不同的功能状态下反应也不相同。如人在不同精神状态下，对食物的反应就不同。

三、适应性

机体能按外部情况变化来调整内部各部分活动和关系的生理特性或能力称为适应性，包括行为适应和生理适应。行为适应常伴有躯体活动的改变，如机体遇到伤害性刺激而产生的躲避现象。生理性适应指身体内部的协调性反应，如生活在缺氧环境中的人，其血液中的红细胞和血红蛋白均增加。

四、生殖

机体生长发育到一定阶段后，产生与自己相似的子代个体的功能称为生殖或自我复制。通过生殖来延续生命。

第三节　机体与环境

机体的一切功能活动，与其内外环境的变化密切相关，并保持平衡协调。机体的生活环境包括内环境和外环境。

一、机体内环境与稳态

人体最基本的结构单位和功能单位是细胞。但大多数细胞并不与外界环境直接接触和进行物质交换，而是生活在体内的液体环境中。人体内的液体称为体液，约占人体体重的60％。其中约 2/3 分布于细胞内，称为细胞内液（intracellular fluid），是细胞进行代谢活动的场所；约 1/3 存在于细胞外，包括血浆、组织液以及少量的淋巴液、脑脊液、眼球内的房水等，称为细胞外液（extracellular fluid）。细胞新陈代谢所需的营养物质由细胞外液提供，细胞的代谢产物也排放到细胞外液中，然后通过细胞外液再与外环境进行物质交换。其中组织液直接浸浴全身组织细胞，并与细胞进行物质交换；血浆在全身血管内循环流动，是体内物质运输的主要媒介，它通过与组织液进行物质交换，同时又通过肺、肾、消化器官等与外环境沟通，一方面从外界摄取营养物质，另一方面清除体内代谢产物，以实现自我更新的需要。因此，细胞外液是细胞直接生活的液体环境，称为机体的内环境（internal enviroment）。

机体内环境的化学成分、理化性质并非固定不变，而是各种物质在不断转换中达到的相对平衡状态，即动态平衡状态。这种机体内环境理化特性保持相对平衡的状态，称为稳态（homeostasis）。目前稳态的概念已经扩大到某一细胞的功能、某一器官活动以至整体的功能相对稳定状态的维持。

内环境的相对稳定是细胞进行正常生命活动和新陈代谢的必要条件。由于新陈代谢本身将不断扰乱内环境稳态，外环境也会不断干扰稳态。因此，机体也必须通过各种生理活动的调节来维持稳态。

二、机体外环境与适应性

整个机体所生存的环境称为外环境，包括自然环境和社会环境。人不仅是生物的人，而且是社会的人。因此，自然界的许多因素，如微生物、寄生虫等生物因素，气温、放射线等物理因素，无机物、有机物等化学因素的变化，以及语言、文字、思维、情绪等社会因素的变化，均可构成对人体的刺激而影响生命活动。在研究人体生命活动时，既要重视自然因素，也要重视社会因素对其的影响。

外环境既是人赖以生存的基础，又给人以压力。机体作为生态系统的组成部分，一方面要依赖环境、适应环境，另一方面又要不断地影响环境、改造环境。当环境发生变化时，机体能够随环境条件的变化，不断调整各种内在的功能和相互关系，使机体与环境取得平衡统一，以使人体生命活动正常进行。机体的适应能力随生物的进化而不断完善。如高温引起出汗通过蒸发来调节体温，维持体温的相对恒定，属本能的适应；而高温时用空调降温则属主动适应，这种适应扩大了机体适应环境变化的能力和范围。因此，随着科学技术的发展，人们不再消极地去适应环境，而是主动地改善环境和保护环境，使环境能适应人体生命活动的需要，使机体更好地生存。

人是生理、心理、社会等多方面因素构成的统一整体，而在患病以后这些因素都可能发生一定的变化，特别是初次接受诊疗的病人，更易产生疑虑、恐惧、紧张等心理活动。医护人员和蔼可亲的态度、娓娓动听的安慰和鼓励，均能减轻甚至消除病人的心理压力，树立战胜疾病的信心，并充分调动其内在抵抗有害刺激的能力；同时能密切医患之间的配合，以使各种诊疗操作在双方良好的合作中顺利进行，减轻疾病带来的痛苦，有利于病人早日康复。

三、生物节律

机体各种生理功能常按一定的时间周而复始地出现，这种变化的节律称为生物节律（biorhythm）。通常认为生物节律现象是由体内存在着的生物钟（biological clock）来控制的。按节律周期的长短可将生物节律分为高频（周期低于1天，如心动周期、呼吸周期等）、中频（日周期，如血细胞数、体温、血压节律性波动等）和低频（周周期、月周期和年周期，如月经周期即属月周期）。最重要的是日周期，人体内几乎每种生理功能都有日周期。

生物节律最重要的意义是使生物体对环境变化作出更好的前瞻性的适应。以日周期为例，它可使一切生理功能和机体活动以日周期的形式，根据外环境的昼夜变化，有秩序、有节律地进行，以维持机体功能活动与外环境变化的协调统一。

掌握生物节律的知识，有助于医护人员正确理解和记忆各种生理数据的变化，以及疾病的发生与发展规律，并指导临床选择最佳用药时间，提高药物的治疗效果，减少副作用。

第四节　人体功能的调节

人体由各种细胞、组织和器官所组成，且各自都进行着不同的功能活动，但这些活动并不是彼此孤立、互不相关的，而是在时间上、空间上紧密联系、互相配合、协调一致，成为一个完整的统一体，并且在环境变化时，机体也将发生相应的改变，实现机体功能活动与环境变化统一。机体这种能够保持自身的稳态和对外环境适应的能力，是因为机体有一整套调节机构，通过自动控制对各种生理功能进行调节的结果，这一生理过程称为调节。

一、人体功能的调节方式

当机体处于不同的生理状况或外界环境发生变化时，体内的某些器官、组织的功能活动随之发生相应的改变，从而使机体适应各种内外环境变化，并保持其功能活动的稳定性，这种过程称为人体功能的调节。

人体功能调节方式包括神经调节（nervous regulation）、体液调节（humoral regulation）和自身调节（autoregulation）。

（一）神经调节

通过神经系统的活动，实现对机体生理功能的调节，称为神经调节。神经调节的基本方式是反射（reflex）。反射是指在中枢神经系统的参与下，机体对刺激作出的规律性（适应性）的反应。完成反射所必需的结构称为反射弧（reflex arc），包括 5 个基本环节（图绪-1），按其信息传递的顺序用箭头表示如下：

感受器→传入神经→反射中枢→传出神经→效应器。其中感受器是接受刺激的器官；效应器是产生反应的器官；反射中枢在中枢神经系统，是能对传入的信息进行综合分析并作出判断的器官；而传入和传出神经是将反射中枢与感受器和效应器联系起来，并传导信息的通路。各种效应器上也都分布有特殊的感受细胞或感受器。在反射的实现过程中，效应器在产生生理活动的同时，也随时向反射中枢传回

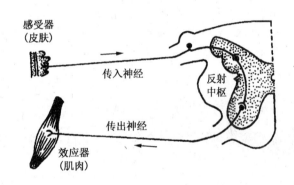

图绪-1　反射弧

信息，以适时调节反射中枢所发出的冲动，使各效应器的活动能够准确协调。因此，在反射过程中，神经反射是通过闭合回路来完成的。反射活动有赖于反射弧结构的完整，反射弧任何一个环节受损，相应的反射活动将消失。

反射按其形成过程和条件的不同，可分为非条件反射（unconditioned reflex）和条件反射（conditioned reflex）2 种。

1. 非条件反射　是指先天遗传、种族共有的反射活动。反射弧固定、简单、数目有限，其中枢主要在中枢神经系统的低级部分，是机体适应环境的基本手段。如食物进入口腔引起唾液分泌，光照使瞳孔缩小等。

2. 条件反射　是后天获得的，是个体在生活过程中按照它的生活条件，在非条件反射的基础上建立起来的，是个体特有的高级神经反射活动。其反射中枢需要有大脑皮质参加，反射弧不固定、复杂、数目无限，随环境条件的改变而改变，可使机体对环境的变化具有预

见性，反应更广泛、更灵活。因此，条件反射是更具有适应性意义的调节。如"望梅止渴"、"谈虎色变"等。

神经调节的特点是作用精确、反应迅速，具有高度的协调性和整合功能，在人体功能的调节中起主导作用。

（二）体液调节

体液调节是指激素等生物活性物质通过体液运输对机体各部分发挥的调节作用。如甲状腺激素能引起心率加快。

生物活性物质主要是指激素，其次还有其他局部体液因素，如代谢产物（二氧化碳、氧、腺苷等）。激素是内分泌系统产生的高效能的生物活性物质。被激素（hormone）作用的器官、组织、细胞，分别称为靶器官、靶组织、靶细胞。体液调节的特点与神经调节相比，其作用更广泛、缓慢而持久，主要调节机体的代谢、生长和发育等生理过程，在调节新陈代谢和维持机体内环境稳态中起着重要的作用。

大多数内分泌腺都直接或间接地受到中枢神经系统的控制，这时体液调节就成了神经调节的延长部分或中间环节，使调节更为完善，这种调节称为神经-体液调节。

（三）自身调节

自身调节是指组织、细胞不依赖于外来的神经或体液调节而对刺激产生的适应性反应过程。例如，骨骼肌的初长度对收缩力的调节作用：初长度在一定范围内延长时，收缩力则增加。又如，当动脉血压在 $80\sim180$ mmHg（$10.7\sim24$ kPa）范围内变动时，随着血压升高，肾小球微动脉收缩，血流阻力增加，抵消了压力的升高，从而使肾血流量基本不变，肾小球滤过率仍保持相对稳定，尿量不会有明显的改变。自身调节的特点是比较简单、局限、调节幅度较小，能维持相关组织、细胞生理功能的稳态。

二、反馈控制系统

反馈控制系统是一个闭合回路，指控制系统（即调节者，如反射中枢、内分泌腺体）与受控系统（即被调节者，如效应器、靶器官）之间构成双向联系的闭合回路。由控制系统发出信息指示受控部分发生活动，此信息称为控制信息。由受控系统送回的修正控制系统活动的信息，称为反馈信息。由受控系统通过反馈信息影响和纠正控制系统活动的作用，称为反馈作用或反馈调节，简称反馈（feedback）。

根据反馈信息的性质和作用，将反馈调节分为正反馈（positive feedback）和负反馈（negative feedback）2 类。

正反馈是指反馈信息与原控制信息作用一致的反馈。其生理意义在于使某些生理过程逐步加强并在短时间内完成，如排尿、分娩、血液凝固等生理过程。

负反馈是指反馈信息与原控制信息作用相反的反馈。其生理意义在于使某种生理功能在一定水平上保持相对稳定，如体温、呼吸、血压等各种生理功能活动的调节。在维持机体稳态的活动中，负反馈大量存在且起着重要的作用。

此外，机体还有前馈控制系统，是控制部分发出控制信息使受控部分进行某一活动时，同时又通过另一快捷途径向受控部分发出前馈信息，使受控部分在接受控制信息进行活动时，又及时受到前馈信息的调控，从而使活动更加精确，以保持反射活动的稳定性。如指鼻试验，这种通过前馈信息对受控部分的调控作用称为前馈（feed-forward control）。

反馈作用反映了机体活动调节的自动化。通过反馈信息对控制信息的纠正与调整，达到精确的调节作用，使机体对刺激的反应能足量、及时、适度地达到某种生理需要状态，从而对内、外环境的适应更加完善。

〔朱艳平〕

第一章　生物大分子和维生素的结构及功能

机体是由物质组成的，组成机体的物质有糖、脂类、蛋白质、核酸、水及无机盐等。其中，蛋白质与核酸是机体内与生命活动密切相关的大分子化合物，将它们称为生物大分子。蛋白质是生命的物质基础，一切生命现象都离不开蛋白质，蛋白质的结构与其功能密切相关。核酸分为脱氧核糖核酸（deoxyribonucleic acid，DNA）和核糖核酸（ribonculeic acid，RNA）两类，DNA 是遗传信息的载体，RNA 参与蛋白质的生物合成。酶是生物催化剂，其化学本质是蛋白质，体内各种物质代谢过程都是由酶所催化的化学反应（酶促反应）所组成。维生素是一类维持机体正常生理功能所不可缺少的小分子有机物，在体内主要参与代谢调节过程。

第一节　蛋白质

蛋白质（protein）是生物细胞含量最丰富、功能最多的生物大分子。体内有 10 万多种蛋白质，各种蛋白质均有其特定的结构和功能。蛋白质的种类虽多，但其元素组成比较简单。

一、蛋白质的分子组成

（一）蛋白质的元素组成及特点

组成蛋白质的元素主要有碳、氢、氧、氮 4 种，有些蛋白质还含有硫、磷、碘、硒、铁、铜、锰、锌、钴等元素。

蛋白质元素组成的一个重要特点是氮元素的含量在各种蛋白质中均很接近，平均为 16%（即每克氮相当于 6.25 g 蛋白质），并且生物体内的氮主要存在于蛋白质分子中，故通常检测生物样品中的含氮量可推算其蛋白质的含量。换算公式如下：

$$\text{每克样品中含氮克数} \times 6.25 \times 100 = 100 \text{ g 样品中蛋白质含量（g\%）}$$

（二）蛋白质的基本组成单位

蛋白质的基本组成单位是氨基酸（amino acid）。

1. 氨基酸的结构特点　组成蛋白质的氨基酸有 20 种，其结构上共同特点是氨基和羧基均连接于 α-碳原子上，故称 α-氨基酸。除甘氨酸外，其余氨基酸的 α-碳原子都是不对称碳原子，都有 D 型和 L 型两种异构体。构成人体蛋白质的氨基酸均为 L 型 α-氨基酸。脯氨酸是一种 α-亚氨基酸。α-氨基酸的通式为：

$$\begin{array}{c} \text{COOH} \\ | \\ \text{H}_2\text{N}-\text{C}-\text{H} \\ | \\ \text{R} \end{array}$$

L-α-氨基酸

R 为氨基酸的侧链基团，不同氨基酸的 R 侧链基团不同，故各氨基酸的相对分子质量、解离程度及化学性质均不相同。现将 20 种氨基酸列于表 1-1。

表 1-1   **组成蛋白质的氨基酸**

氨基酸名称	简写符号	结 构 式		等电点（pI）
		侧 链 R 基 团	共 同 部 分	
1. 甘氨酸	甘，Gly，G	H—	$\text{CH}-\text{COOH}$ ，NH_2	5.97
2. 丙氨酸	丙，Ala，A	CH_3—	$\text{CH}-\text{COOH}$ ，NH_2	6.02
3. 缬氨酸	缬，Val，V	CH_3-CH ，CH_3	$\text{CH}-\text{COOH}$ ，NH_2	5.96
4. 亮氨酸	亮，Leu，L	$\text{CH}_3-\text{CH}-\text{CH}_2$ ，CH_3	$\text{CH}-\text{COOH}$ ，NH_2	5.98
5. 异亮氨酸	异，Ile，I	$\text{CH}_3-\text{CH}_2-\text{CH}$ ，CH_3	$\text{CH}-\text{COOH}$ ，NH_2	6.02
6. 苯丙氨酸	苯，Phe，F	苯环—CH_2—	$\text{CH}-\text{COOH}$ ，NH_2	5.48
7. 脯氨酸	脯，Pro，P	CH_2 ，H_2C ，CH_2—	$\text{CH}-\text{COOH}$ ，—NH 为亚氨基	6.30
8. 色氨酸	色，Trp，W	吲哚环—CH_2—	$\text{CH}-\text{COOH}$ ，NH_2	5.89
9. 甲硫氨酸	甲，Met，M	$\text{CH}_3-\text{S}-\text{CH}_2-\text{CH}_2$—	$\text{CH}-\text{COOH}$ ，NH_2	5.74
10. 丝氨酸	丝，Ser，S	$\text{HO}-\text{CH}_2$—	$\text{CH}-\text{COOH}$ ，NH_2	5.68
11. 苏氨酸	苏，Thr，T	CH_3-CH ，OH	$\text{CH}-\text{COOH}$ ，NH_2	5.60
12. 酪氨酸	酪，Tyr，Y	$\text{HO}-$苯环$-\text{CH}_2$—	$\text{CH}-\text{COOH}$ ，NH_2	5.66
13. 半胱氨酸	半，Cys，C	$\text{HS}-\text{CH}_2$—	$\text{CH}-\text{COOH}$ ，NH_2	5.07

续表

氨基酸名称	简写符号	结构式 侧链 R 基团	结构式 共同部分	等电点 (pI)
14. 天冬酰胺	天胺，Asn, N	$H_2N-\underset{O}{\overset{\|}{C}}-CH_2-$	$-\underset{NH_2}{\overset{\|}{CH}}-COOH$	5.41
15. 谷氨酰胺	谷胺，Gln, Q	$H_2N-\underset{O}{\overset{\|}{C}}-CH_2-CH_2-$	$-\underset{NH_2}{\overset{\|}{CH}}-COOH$	5.65
16. 谷氨酸	谷，Glu, E	$HOOC-CH_2-CH_2-$	$-\underset{NH_2}{\overset{\|}{CH}}-COOH$	3.22
17. 天冬氨酸	天，Asp, D	$HOOC-CH_2-$	$-\underset{NH_2}{\overset{\|}{CH}}-COOH$	2.77
18. 赖氨酸	赖，Lys, K	$H_2N-CH_2-CH_2-CH_2-CH_2-$	$-\underset{NH_2}{\overset{\|}{CH}}-COOH$	9.74
19. 精氨酸	精，Arg, R	$H_2N-\underset{NH}{\overset{\|}{C}}-NH-CH_2-CH_2-CH_2-$	$-\underset{NH_2}{\overset{\|}{CH}}-COOH$	10.67
20. 组氨酸	组，His, H	咪唑环—CH_2-	$-\underset{NH_2}{\overset{\|}{CH}}-COOH$	7.59

2. 氨基酸的分类　根据各氨基酸 R 侧链基团的不同可把氨基酸分为：①中性氨基酸（一氨基一羧基氨基酸），如表 1-1 中 1~15 位氨基酸；②酸性氨基酸（一氨基二羧基氨基酸），如表 1-1 中 16~17 位氨基酸；③碱性氨基酸（二氨基或二碱性基团一羧基氨基酸），如表 1-1 中 18~20 位氨基酸。

二、蛋白质的分子结构

蛋白质是由许多氨基酸通过肽键连接而成的氨基酸聚合物。蛋白质分子中的肽键是由一个氨基酸的 α-羧基与另一个氨基酸的 α-氨基脱水所形成$\left[\underset{\overset{\|}{N}}{-\overset{O}{\overset{\|}{C}}}-\overset{H}{\overset{\|}{N}}-\right]$，又称酰胺键。

$$H_2N-\underset{R_1}{\overset{\|}{C}}H-\overset{O}{\overset{\|}{C}}-OH + H-\underset{H}{\overset{\|}{N}}-\underset{R_2}{\overset{\|}{C}}H-COOH \xrightarrow{-H_2O} H_2N-\underset{R_1}{\overset{\|}{C}}H-\overset{O}{\overset{\|}{C}}-\underset{H}{\overset{\|}{N}}-\underset{R_2}{\overset{\|}{C}}H-COOH$$

$$H_2N-\underset{R_1}{\overset{\|}{C}}H-CO-HN-\underset{R_2}{\overset{\|}{C}}H-CO-HN-\underset{R_3}{\overset{\|}{C}}H-CO-HN-\underset{R_4}{\overset{\|}{C}}H-CO\cdots HN-\underset{R_n}{\overset{\|}{C}}H-COOH$$

N末端　　　　　　　　　　　多肽链　　　　　　　　　　C末端

肽键为牢固的共价键，是蛋白质分子中的主要化学键，又称主键。

氨基酸通过肽键连接而成的化合物称为肽（peptide），由 2 个氨基酸缩合成的肽称为二肽，3个氨基酸缩合成三肽，依此类推。一般十肽以下称为寡肽；十肽以上称为多肽（polypeptide），因其呈链状，故称为多肽链。多肽链具有方向性，一端有自由的α-氨基，称为氨基末端（或N末端），一般写在左侧；另一端有自由的α-羧基，称为羧基末端（或C末端），一般写在右侧。每条多肽链中氨基酸顺序编号从N末端开始。在多肽链中的氨基酸因有部分基团形成了肽键而不完整，故将肽和蛋白质中的每个氨基酸称为氨基酸残基（residue）。

具有生物功能的多肽和蛋白质都是有序结构。组成每种蛋白质分子的氨基酸都有一定的排列顺序，即蛋白质的一级结构。蛋白质二级、三级及四级结构，则是指蛋白质的空间结构。

（一）蛋白质的一级结构

多肽链中氨基酸的排列顺序称为蛋白质的一级结构（primary structure）。氨基酸在多肽链中的排列顺序是由遗传信息决定的，而蛋白质的空间结构及功能则由氨基酸的排列顺序（即一级结构）决定。现已有近千种蛋白质的一级结构被测知。例如，胰岛素（insulin）是由51个氨基酸构成的，包括A链、B链两链，A链有21个氨基酸残基，B链有30个氨基酸残基，两链由2个二硫键相连，其一级结构如下：

A链：H_2N－甘－异－缬－谷－谷－半－半－苏－丝－异－半－丝－亮－酪－谷－亮－谷－天－酪－半－天－COOH

B链：H_2N－苯－缬－天－谷－组－亮－半－甘－丝－组－亮－缬－谷－丙－亮－酪－亮－缬－半－甘－谷－精－

甘－苯－苯－酪－苏－脯－赖－苏－COOH

OH

（二）蛋白质的空间结构

蛋白质的空间结构（conformation of protein molecule）又称分子构象或立体结构，是多肽链在空间折叠盘曲所形成，包括二级、三级及四级结构。

蛋白质的空间结构包括主链构象和侧链构象。二级结构属于主链构象，三级、四级结构则包含有主链、侧链两者的构象。

1. 蛋白质的二级结构（secondary structure） 蛋白质多肽链的主链骨架盘曲或折叠形成α螺旋和β折叠状（β片层）结构，它们是蛋白质二级结构的主要形式（图1-1）。

（1）α螺旋（α-helix）：蛋白质分子中的主链以每3.6个氨基酸残基为一周，盘成一个右手螺旋，侧链不参与螺旋构成而居螺旋的外侧。

（2）β折叠（β-pleated sheet）：多肽链折叠成锯齿状的伸展结构称为β折叠结构，两段以上的β折叠结构以氢键相连接而平行排列成片层结构，故又称β片层结构。

除了α螺旋和β折叠外，蛋白质二级结构还包括β转角和无规卷曲。氢键是维持二级结构稳定的主要作用力。

2. 蛋白质的三级结构（tertiary structure） 在二级结构的基础上，多肽链进一步盘曲、折叠形成特定的空间结构，为蛋白质的三级结构。具有三级结构的蛋白质多肽链有下述特点：

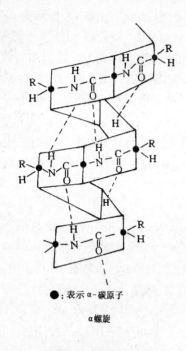

●：表示 α-碳原子

α螺旋

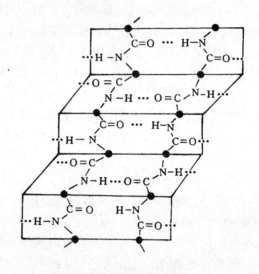

β折叠

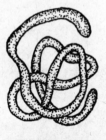

蛋白质的三级结构

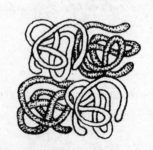

蛋白质的四级结构

图 1-1　蛋白质空间结构示意图

（1）由于多肽链在三维空间上进一步盘曲折叠，使多肽链分子的长度大大缩短、紧凑，或呈球状、椭圆状，或呈杆状。

（2）维持三级结构的稳定主要靠多肽链侧链上各种功能基团之间形成的氢键、离子键、疏水键、范德华引力及二硫键等，以上这些化学键统称为蛋白质分子的次级键或副键，其中以疏水键最重要。

（3）多肽链形成三级结构后，疏水基团聚集在分子内部，形成类似洞穴、口袋的结构，这往往是蛋白质的功能区域，而亲水基团则多分布在分子表面，因此，具有三级结构的蛋白质分子多是亲水的。

（4）由一条多肽链构成的蛋白质必须具备三级结构才能表现出生物活性，对这类蛋白质分子来说，三级结构是其分子结构的最高级形式。

3. 蛋白质分子的四级结构　很多蛋白质分子是由 2 条或 2 条以上的多肽链组成，每一条多肽链都具有完整独立的三级结构，这样的多肽链称为蛋白质的亚基或亚单位。亚基与亚基之间以次级键缔合而成的更复杂的空间构象，称为蛋白质分子的四级结构。对这类蛋白质分子而言，单独存在的亚基多无生物学活性，只有具备完整的四级结构才具有生物学活性。四级结构中的亚基可以相同，也可以不同。如血红蛋白，是由 2 种不同的亚基（α-亚基、β-亚基）构成的四聚体。

三、蛋白质结构与功能的关系

蛋白质的结构决定其功能。结构不同的蛋白质，功能则不同；结构若改变，功能必随之改变。

（一）蛋白质的一级结构与功能的关系

1. 一级结构不同功能不同，一级结构相似功能相似　各种蛋白质的特定功能是由其特定的空间结构所决定的，而一级结构是空间结构的基础，一级结构不同则空间结构不同，从而功能不同。大量的实验结果证明，一级结构相似的多肽或蛋白质，空间结构相似，功能也相似。如神经垂体释放的缩宫素和血管升压素都是环八肽（图 1-2）。它们只有 2 个氨基酸不同，其余 6 个都相同，因此缩宫素和血管升压素的生理功能相似，即缩宫素兼有血管升压素样的作用，而血管升压素也兼有缩宫素样的作用，只是彼此兼有的生物学功能比各自的主要功能弱些。

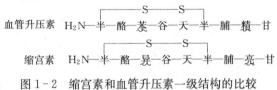

图 1-2　缩宫素和血管升压素一级结构的比较

2. 蛋白质前体与一级结构　如前所述，胰岛素是由 51 个氨基酸残基组成的小分子蛋白质，包括 A、B 2 条链，两链之间有 2 个二硫键。而胰岛素刚刚合成时的前体，是由 108 个氨基酸残基组成的没有活性的单链结构，称为前胰岛素原，先水解掉 N 端的信号肽（24 个氨基酸），形成胰岛素原，再切除链中间的 33 个氨基酸残基，这样才形成有活性的胰岛素。

3. 一级结构改变，导致功能改变　血红蛋白的 β 链上含有 146 个氨基酸，由于遗传物质（DNA）的突变，使其 N 末端起的第 6 位谷氨酸被缬氨酸所代替，血红蛋白的一级结构因这一细微的变异，从而引起一种遗传性疾病——镰状细胞贫血。这种由于 DNA 分子中基因缺陷而引起蛋白质一级结构改变所致疾病，称为分子病。

（二）蛋白质的空间结构与功能的关系

蛋白质的空间结构与功能有着密切关系，空间结构的破坏会造成生理功能丧失。如核糖核酸酶，它的空间结构靠分子中 4 个二硫键及多个氢键维持。当用 β-巯基乙醇使分子中的 4 个二硫键还原，然后再加尿素使其分子中的氢键破坏，多肽链原有的特定空间结构变成无规则线团，失去原有的催化功能。如果用透析法清除尿素及 β-巯基乙醇，使多肽链上的巯基缓慢、温和地氧化，重新形成二硫键，则酶分子恢复原来的空间结构，酶的活性又逐渐地恢复。

四、蛋白质的理化性质

（一）蛋白质的两性电离

蛋白质由氨基酸组成，除两端的氨基和羧基可解离外，分子中的酸性、碱性氨基酸的侧链均可解离。因此，蛋白质与氨基酸一样都是两性电解质。蛋白质在溶液中被解离成正离子还是负离子，主要受溶液 pH 值的影响。蛋白质分子在酸性溶液中，羧基解离受抑制，氨基解离能力增强，蛋白质分子带正电荷。在碱性溶液中则有利于羧基解离，蛋白质分子带负电荷。当蛋白质处在某一 pH 溶液中所带正电荷、负电荷恰好相等即成为电中性的兼性离子时，此时溶液的 pH 值称为该蛋白质的等电点（isoelectric point），用 pI 表示。各种蛋白质所含的酸碱性基团数目不同，故等电点不同。当溶液的 pH>pI 时，蛋白质以负离子形式存在，在电场中向正极移动；当溶液的 pH<pI 时，蛋白质以正离子形式存在，在电场中向负极移动。这种带电荷的蛋白质在电场中向电性相反的方向移动的现象称为电泳。利用电泳可将蛋白质进行分离和分析，临床上常采用血清蛋白电泳辅助诊断某些疾病和观察预后。

$$P \overset{NH_3^+}{\underset{COOH}{\big\langle}} \underset{+H^+}{\overset{+OH^-}{\rightleftharpoons}} P \overset{NH_3^+}{\underset{COO^-}{\big\langle}} \underset{+H^+}{\overset{+OH^-}{\rightleftharpoons}} P \overset{NH_2}{\underset{COO^-}{\big\langle}}$$

蛋白质正离子	蛋白质兼性离子	蛋白质负离子
pH<pI	pH=pI	pH>pI
向负极移动	停留在原点	向正极移动

体内各种蛋白质的等电点不同，大多数均偏弱酸性，pI 为 5.0 左右，所以在人体体液 pH 7.4 的环境中，解离成负离子。

（二）高分子性质

蛋白质分子是高分子化合物，相对分子质量一般都在 1 万以上，大者可达数千万，分子颗粒的直径达到胶粒的范围，故蛋白质溶液是胶体溶液。由于亲水基团在分子表面与水亲和，故蛋白质为亲水胶体，具有胶体溶液的性质，如扩散速度慢、黏性大、不能透过半透膜等。故可用半透膜分离、纯化蛋白质，此方法称为透析。人体细胞膜、线粒体膜、微血管膜、肾小球基膜、腹膜等均属于半透膜。临床上使用的腹膜透析、血液透析就是利用了蛋白质不能透过半透膜的原理。

蛋白质分子表面除水化膜是维持蛋白质亲水胶体稳定的重要因素外，蛋白质胶粒表面带有的同种电荷，也是亲水胶体稳定的因素。如果去除这两个稳定因素，蛋白质则极易从溶液中沉淀。

（三）蛋白质的变性作用

蛋白质受理化因素的影响，分子中的副键断裂，其特定的空间构象被破坏，从而导致其理化性质改变及生物学活性丧失，称为蛋白质的变性。变性时不涉及一级结构，故肽键未断裂。蛋白质变性后表现为溶解度降低，易被蛋白酶水解及生物学活性丧失。引起蛋白质变性的物理因素有加热煮沸、紫外光照射、超声波、震荡等，化学因素则包括强酸、强碱、有机溶剂和重金属盐等。

蛋白质变性在医疗保健及人类生活中具有重要的实际意义。

1. 临床工作中采用的消毒、灭菌（乙醇、煮沸、紫外线），其理论依据就是利用这些手段使细菌和病毒的蛋白质变性而失去致病性和繁殖的能力。

2. 急救重金属盐中毒，如氯化汞、硝酸银、醋酸铅等中毒时，早期可服大量生蛋清或牛奶，使蛋白质在消化道与重金属结合成为变性的不溶解物，以阻止重金属盐的吸收。

3. 在临床检验中，用蛋白质变性后易结絮沉淀的现象检查尿蛋白等。

4. 蛋白质变性后天然构象被破坏，肽键暴露易水解，所以煮熟的蛋白质易消化吸收。

5. 对蛋白类的生物制剂、药物，则利用蛋白质变性的原理尽量延缓变性时间，如低温保存活疫苗、激素、酶等，制备生物制剂控制在低温条件下操作。

五、蛋白质的分类

蛋白质的种类繁多，结构复杂，功能多种多样，通常按蛋白质的化学成分的特点分成2类。

（一）单纯蛋白质

单纯蛋白质是指完全由氨基酸组成的蛋白质。根据来源、性质又可分为清蛋白、球蛋白、谷蛋白、组蛋白、精蛋白、硬蛋白等。

（二）结合蛋白质

结合蛋白质是指组成中除氨基酸外，尚有非蛋白部分组成的蛋白质。非蛋白部分称为辅基。结合蛋白质可按所含辅基的不同分为核蛋白、糖蛋白、脂蛋白、金属蛋白、色蛋白、磷蛋白等。

第二节 核 酸

核酸（nucleic acid）是生物体内一类具有复杂空间结构的生物大分子。它是在1868年由瑞士的外科医生米歇尔从脓细胞核里分离出来的酸性物质，故称核酸。后来发现，核酸不仅存在于细胞核，也存在于细胞质，它是生命物质的重要组成部分。

根据结构和功能不同可将核酸分成2类，即脱氧核糖核酸（DNA）和核糖核酸（RNA）。在真核细胞中，98%以上的DNA分布在细胞核的染色质内，少量分布在线粒体。它是遗传信息的储存和携带者，与生物的繁殖、遗传和变异等有密切的关系。RNA约90%存在于细胞质中，10%在细胞核中。它的主要作用是参与DNA遗传信息的表达，即蛋白质的生物合成。

一、核酸的分子组成

（一）元素组成

核酸分子含有碳、氢、氧、氮、磷等元素。其中磷含量在各类核酸中的含量较为恒定，占9%～10%，故在测定组织中核酸含量时常通过测定磷的含量来计算生物组织中核酸含量。

（二）核酸的基本结构单位——核苷酸

1. 核苷酸的组成　核酸经核酸酶水解后生成单核苷酸（uncleotide，又称核苷酸），它是核酸的基本组成单位。核苷酸由1分子碱基（嘌呤碱或嘧啶碱）、1分子戊糖（核糖或脱氧核糖）和1分子磷酸组成。碱基与戊糖连接组成的物质称为核苷，核苷中的戊糖再与磷酸结合就构成核苷酸。

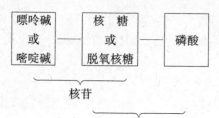

核苷

单核苷酸

(1) 碱基：核酸分子的碱基（base）有嘌呤碱和嘧啶碱两类。嘌呤碱主要有腺嘌呤（adenine，A）和鸟嘌呤（guanine，G）。嘧啶碱主要有胞嘧啶（cytosine，C）、尿嘧啶（uracil，U)和胸腺嘧啶（thymine，T）。其结构式如下：

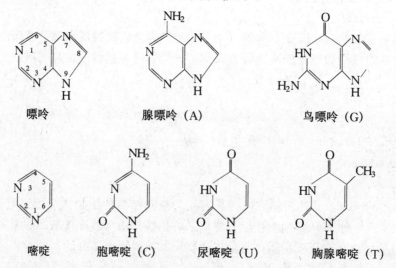

DNA 中主要含 A、G、C、T 4 种碱基，RNA 中主要含 A、G、C、U 4 种碱基。某些核酸除含上述碱基外，还有少量的稀有碱基，如 2-甲基腺嘌呤、7-甲基鸟嘌呤、黄嘌呤、次黄嘌呤、甲基或羟甲基胞嘧啶、二氢尿嘧啶等。

(2) 戊糖：RNA 中含 D-核糖，DNA 中含 D-2-脱氧核糖，在核酸分子中为了区别于碱基原子的编号，戊糖的碳原子顺序以 1′到 5′表示。

两类核酸分子组成的区别见表 1-2。

表 1-2　　　　　　　　　　两类核酸的分子组成

	RNA	DNA
碱基	A、G、C、U	A、G、C、T
戊糖	D-核糖	D-2-脱氧核糖
磷酸	磷酸	磷酸

2. 核苷酸的种类

（1）核苷：戊糖与碱基通过糖苷键缩合而成的化合物称为核苷。戊糖 C-1′的羟基与嘌呤碱 N-9 或嘧啶碱 N-1 上的氢脱水缩合生成的键称为糖苷键，碱基与核糖缩合形成核糖核苷，碱基与脱氧核糖缩合形成脱氧核糖核苷。核苷结构式举例如下：

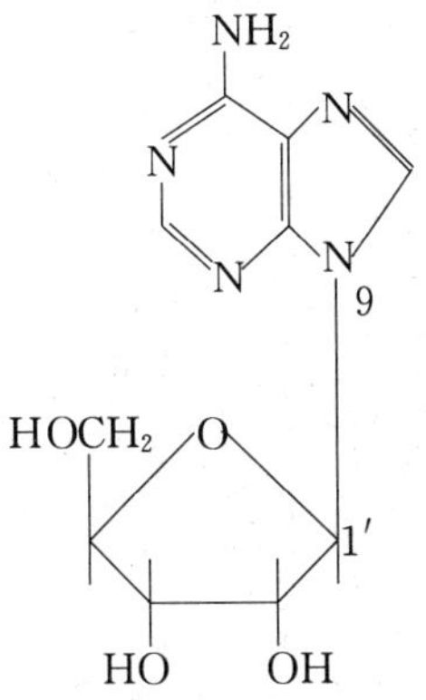

腺嘌呤核苷（腺苷） 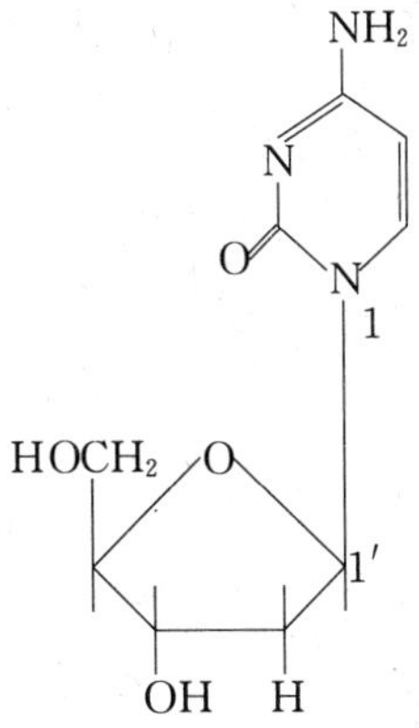　　　　　　　　胞嘧啶脱氧核苷（脱氧胞苷）

（2）核苷酸：核苷分子中戊糖上的羟基与磷酸通过酯键相连而成的化合物称为核苷酸。组成核酸的核苷酸是由核苷中 C-5′上的羟基与磷酸形成酯键的化合物，称为 5′-核苷酸（通常将 5′省略）。核苷酸结构式举例如下：

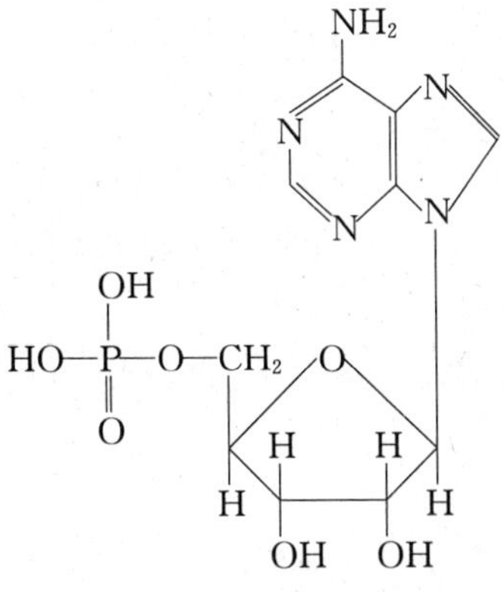

腺苷酸（AMP） 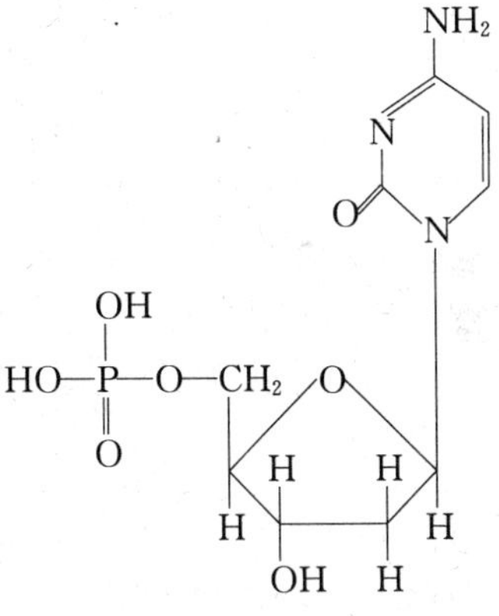　　　　　　　　　　脱氧胞苷酸（dCMP）

核苷酸有两类，核糖核苷酸是构成 RNA 的基本单位，脱氧核糖核苷酸是构成 DNA 的基本单位。两类核酸分子的基本单位及其简写符号见表 1-3。

表 1-3　　　　　　　　　　　　　两类核酸的基本组成单位

脱氧核糖核酸（DNA）	核糖核酸（RNA）
腺嘌呤脱氧核苷酸（一磷酸脱氧腺苷，dAMP）	腺嘌呤核苷酸（一磷酸腺苷，AMP）
鸟嘌呤脱氧核苷酸（一磷酸脱氧鸟苷，dGMP）	鸟嘌呤核苷酸（一磷酸鸟苷，GMP）
胞嘧啶脱氧核苷酸（一磷酸脱氧胞苷，dCMP）	胞嘧啶核苷酸（一磷酸胞苷，CMP）
胸腺嘧啶脱氧核苷酸（一磷酸脱氧胸苷，dTMP）	尿嘧啶核苷酸（一磷酸尿苷，UMP）

3. 体内重要的游离核苷酸

（1）多磷酸核苷酸：核苷酸的磷酸基可进一步磷酸化，生成二磷酸核苷和三磷酸核苷。如 AMP 磷酸化可生成二磷酸腺苷（ADP）和三磷酸腺苷（ATP）。其结构式如下：

式中的"～"表示高能键，含有高能键的化合物称为高能化合物。

除腺苷酸外，其他的核苷酸和脱氧核苷酸也存在相应的二磷酸核苷和三磷酸核苷。这些多磷酸核苷酸在生物体内均具有重要的生物学作用。如 ATP 在生物体内化学能的储存和利用中起重要作用，4 种三磷酸脱氧核苷（dATP、dGTP、dCTP、dTTP）是体内合成 DNA 的原料，4 种三磷酸核苷（ATP、GTP、CTP、UTP）是合成 RNA 的原料。

（2）环化核苷酸：体内重要的环化核苷酸有 $3',5'$-环化腺苷酸(cAMP)和 $3',5'$-环化鸟苷酸（cGMP）。它们分别由 ATP 和 GTP 在环化酶催化下，脱去 1 分子焦磷酸而成。其结构式如下：

3′,5′-环化腺苷酸　　　　　　　　　　3′,5′-环化鸟苷酸

cAMP 和 cGMP 是某些激素发挥作用的媒介物，参与代谢调节过程，故称它们为激素作用的第二信使。

二、核酸的分子结构

（一）核酸的一级结构

核苷酸之间通过 3′,5′-磷酸二酯键连接形成多核苷酸链。多核苷酸链中核苷酸的种类、排列顺序称为核酸的一级结构。3′,5′-磷酸二酯键是由一个核苷酸的 3′-羟基与另一个核苷酸的 5′-磷酸脱水缩合形成的（图1-3）。多核苷酸链具有 2 个末端，即 5′-磷酸末端和 3′-羟基末端。因此，核酸是有方向性的大分子。

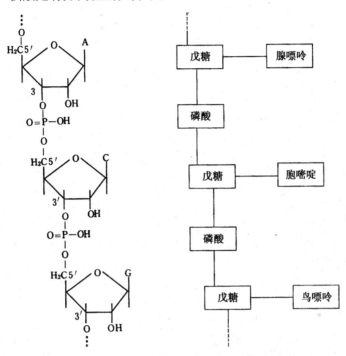

图1-3 核苷酸连接方式及核酸一级结构示意图

核酸的一级结构通常可简写，但需注明 5′末端和 3′末端。例如：

A   C   T   G   C   T

5′P P P P P P OH3′　　　　　　　或　　5′- ACTGCT - 3′

组成两种核酸的核苷酸虽然都只有 4 种，但这 4 种核苷酸可通过不同的数目、比例、顺序的排列组合，构成种类繁多的核酸分子。核酸中核苷酸的排列顺序与功能密切相关。核苷酸在核酸中的变异、缺失均会导致核酸功能的改变，从而引起遗传的变异。

（二）核酸的空间结构

1. DNA 的空间结构　1953 年，Watson 和 Crick 提出 DNA 空间结构的双螺旋结构模型（图1-4）。双螺旋结构是 DNA 二级结构的重要形式，其要点是：

（1）DNA 分子是由两条反向平行的脱氧多核苷酸链围绕同一中心轴，盘旋绕成的双螺旋状结构。

（2）磷酸-脱氧核糖形成的骨架链分布在螺旋外侧，碱基朝向螺旋的内侧。碱基平面与骨架链垂直。

（3）两条链同一水平上的一对碱基借氢键相连，称为碱基配对，并且总是 A-T、G-C 相配对，A-T 之间形成 2 个氢键，G-C 之间形成 3 个氢键，这种配对规律称为碱基互补规律。由此，2 条多核苷酸链彼此称为"互补链"。碱基对之间的氢键是稳定 DNA 双螺旋结构的重要因素（图 1-5）。

由于 DNA 分子中 2 条链的碱基遵循互补规律。因此，只要 DNA 分子中一条链的核苷酸顺序已确定，另一条链的核苷酸顺序也就随之确定。这是 DNA 复制、RNA 转录和许多现代分子生物学技术如基因重组、基因诊断等重要的分子基础，具有十分重要的生物学意义。

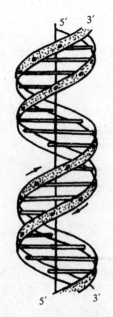

图 1-4　DNA 双螺旋结构

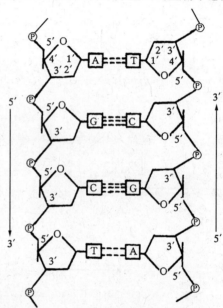

图 1-5　DNA 两条链间的碱基对

DNA 的双螺旋结构尚可进一步扭曲缠绕成更为复杂的结构——超螺旋及开环型结构，这些更为复杂的结构即 DNA 的三级结构。

2.RNA 的空间结构

（1）RNA 的种类：根据分子大小、生物学功能和细胞分布，RNA 可分为 3 种。

1）信使 RNA（mRNA）：约占总 RNA 的 5%，种类多，相对分子质量大小不一，代谢迅速，更新活跃，半寿期短，由几分钟到数小时不等。它们是合成蛋白质多肽链的直接模板，传递 DNA 分子上的遗传信息，决定多肽链的氨基酸排列顺序。

2）转运 RNA（tRNA）：占细胞内 RNA 总量的 10%～25%，相对分子质量小，由 70～90 个核苷酸组成。其结构特点是含有较多的稀有碱基。如二氢尿嘧啶（DHU）、假尿啶、甲基化嘌呤等。tRNA 的功能是选择性地运输活化的氨基酸，参与蛋白质多肽链的合成，每种氨基酸都有与其对应的一种或几种 tRNA。

3）核蛋白体 RNA（rRNA）：是细胞中含量最多的 RNA，占 RNA 总量的 75%～80%。rRNA 与多种蛋白质结合形成核蛋白体，核蛋白体由大亚基和小亚基两部构成。主要的生物学功能是提供蛋白质生物合成的场所，起"装配机"作用。

（2）RNA 的分子结构：RNA 通常以单链形式存在。其单链结构可通过自身回折形成局部的双链区和螺旋结构。双链部位的碱基也是通过氢键而互相配对，A 与 U、G 与 C 相配对。不参加配对的碱基单链膨出形成突环（图 1-6）。

目前对 tRNA 的二级结构了解得较清楚。已知 tRNA 有 100 多种，二级结构都呈三叶草形（图 1-7）。

tRNA 三叶草形结构有以下特点：即有四臂（双螺旋区）、三环、一附加叉（额外环）。①5′末端和 3′末端由 5～7 个碱基对组成氨基酸臂，—CCA—OH—3′末端的羟基可与活化的氨基酸结合；②二氢尿嘧啶环（DHU 环）由 8～11 个核苷酸组成，因含二氢尿嘧啶，故得名；③反密码环由 7 个核苷酸组成，环正中的 3 个核苷酸称为反密码，故此环命名为反密码环；④不同的 tRNA 附加叉（额外环）的核苷酸数目不同；⑤TΨC 环由 7 个核苷酸组成，因环中含胸苷（T）、假尿苷（Ψ）和胞苷而得名。

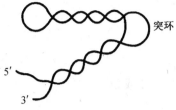

图 1-6　RNA 空间结构示意图

tRNA 在二级结构的基础上进一步折叠成三级结构，tRNA 的三级结构呈倒 L 形（图 1-8）。

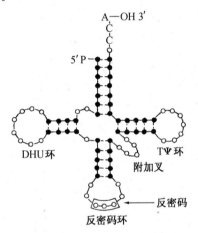

图 1-7　tRNA 的三叶草形结构

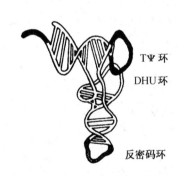

图 1-8　tRNA 的三级结构

引自：《生物化学》，第 3 版，马如骏主编，人民卫生出版社，2004 年

综上所述，与蛋白质一样，核酸也有复杂和多样的分子结构，故能体现出极为重要的生物学功能。现将蛋白质和核酸这两类重要的生物大分子进行比较如下（表 1-4）。

表 1-4　　　　　　　　　　蛋白质与核酸分子的组成、结构、功能对比

	蛋 白 质	核 酸
基本单位	20 种氨基酸	4 种单核苷酸
连接方式	肽键	3′,5′-磷酸二酯键
一级结构	氨基酸的排列顺序	碱基的排列顺序
空间结构	二级、三级、四级结构	双螺旋、三叶草形结构等
功能	生命活动中各种功能的体现者	遗传信息的储存、传递、表达等

第三节 酶

酶（enzyme）是由活细胞产生的，在体内外都能起催化作用的蛋白质。在体外，我们要合成或分解某些有机物，必须在强酸、强碱、高温等剧烈条件下进行。但在生物体内，条件虽然十分温和，许多复杂的化学反应却进行得十分顺利和迅速，就是由于生物体内存在具有高度催化效率的酶。体内的物质代谢过程是由一系列连续的化学反应组成，而这些化学反应几乎都是在酶的催化下完成的，任何一种酶的质或量的异常，都会导致不同程度的物质代谢障碍，甚至引起疾病。由此可见，酶在生命活动中占有极其重要的地位。

酶所催化的反应称为酶促反应，被酶催化的物质称为底物（substrate，S），反应的生成物称为产物（product，P）；酶所具有的催化能力称为酶活性，酶失去催化能力称为酶失活。

近年来发现了一类以核酸作为底物的新的生物催化剂，其化学本质是 RNA 或 DNA，分别称为核酶或脱氧核酶。

一、酶作用的特点

酶是生物催化剂，与一般催化剂相比较有许多相同点。如少量催化剂就能发挥较大的催化作用，并且其自身在反应前后不发生改变；只能催化热力学上允许的化学反应；催化机制都是降低了化学反应的活化能；对可逆反应，催化剂都不能改变反应的平衡点等。但酶是由活细胞产生的高分子化合物，它还具有一般催化剂所不具有的特点：高度专一性、高度催化效率、高度不稳定性与自我更新能力。

（一）高度专一性

酶对其作用的底物有严格的选择性并产生一定的产物，酶的这种特性称为酶的专一性（specificity of enzyme）或特异性。根据酶对底物选择的严格程度不同，可将酶的专一性分为 3 种。

1. 绝对专一性 一种酶仅能对一种底物起催化作用，或仅能催化一种化学反应，这种酶对底物的严格选择性称为酶的绝对专一性（absolute specificity）。如脲酶只能催化尿素水解成 NH_3 和 CO_2，而不能催化结构同尿素非常相似的甲基尿素水解。

$$H_2N-\overset{\overset{\displaystyle O}{\|}}{C}-NH_2 + H_2O \xrightarrow{\text{脲酶}} 2NH_3 + CO_2$$

2. 相对专一性 一种酶能作用于一类化合物或一种化学键，这种酶对底物不太严格的选择性称为相对专一性（relative specificity）。这类酶较多，如酯酶能作用于酯类化合物中由多种有机酸和醇形成的酯键；蛋白酶或肽酶能水解蛋白质或多肽中由不同氨基酸组成的多种肽键。

$$RCOOR' + H_2O \xrightarrow{\text{酯酶}} RCOOH + R'OH$$

酯　　　　　　有机酸　醇

3. 立体异构专一性 有的底物具有立体异构体，一种酶只能作用于其中的一种立体异构体，这种现象称为立体异构专一性（sterospecificity）。如 L-乳酸脱氢酶只能催化 L-乳酸脱氢生成丙酮酸，而对 D-乳酸却无催化作用。

（二）高度催化效率

酶与一般催化剂比较，具有高度的催化效率。一般来说，酶促反应速度比一般催化剂所催化的反应速度高 $10^7 \sim 10^{13}$ 倍。催化剂和酶能加快化学反应速度，都是由于降低了反应所需的活化能，使反应沿着活化能阈较低的途径进行。而酶能更大幅度地降低活化能，使反应速度更快。如过氧化氢酶对 H_2O_2 的分解速度比 Fe^{2+} 的催化速度快 10^9 倍。

（三）高度不稳定性

酶的化学本质是蛋白质。酶的活性依赖于酶分子特定的空间结构。凡是能使蛋白质变性的因素，如强酸、强碱等，都可导致酶的失活。此外，体内酶的活性还受到多种因素的调节，如代谢物对酶的反馈调节、酶本身的变构与修饰、酶原的激活、神经激素对酶的调节等。这些都显示出酶的高度不稳定性。

（四）酶的自我更新

酶与其他蛋白质一样，在体内不断进行代谢更新。而一般催化剂却无这种变化。

二、酶的分子组成及结构

（一）酶的分子组成

酶是蛋白质，根据酶的化学组成，可将酶分为单纯酶（simple enzyme）和结合酶（conjugated enzyme）2 类。单纯酶类，本质为单纯蛋白质，其催化活性仅由蛋白质的结构所决定。脲酶及消化道的水解酶，如蛋白酶、淀粉酶、脂肪酶等均属于此类酶。结合酶类，是由蛋白质部分（酶蛋白，apoenzyme）和非蛋白部分（辅助因子，cofactor）组成，其催化活性是由这两部分共同决定的。单独的酶蛋白或单独的辅助因子均无活性，只有当两者结合在一起构成全酶（holoenzyme）才有催化活性。

$$\text{全酶}\begin{cases}\text{酶蛋白} \\ \text{辅助因子}\begin{cases}\text{辅基} \\ \text{辅酶}\end{cases}\end{cases}$$

酶的辅助因子可以是金属离子，如 K^+、Mg^{2+}、Fe^{2+}、Cu^{2+}、Zn^{2+} 等；也可以是小分子有机物，如 B 族维生素。根据这些辅助因子与酶蛋白结合的紧密程度不同，可将辅助因子分为辅酶（coenzyme）与辅基（prosthetic group）两大类。与酶蛋白结合疏松的称为辅酶，如 NAD^+（辅酶Ⅰ）、$NADP^+$（辅酶Ⅱ）；与酶蛋白结合紧密的称为辅基，如 FAD（黄素腺嘌呤二核苷酸）。一种酶蛋白只能与一种辅助因子结合成一种特异的酶；而一种辅助因子则可与不同的酶蛋白构成多种特异的酶。如乳酸脱氢酶的辅酶是 NAD^+，琥珀酸脱氢酶的辅基是 FAD。此外，NAD^+ 也是苹果酸脱氢酶、3-磷酸甘油醛脱氢酶的辅酶，FAD 还是脂肪酰辅酶 A 脱氢酶的辅基。酶蛋白与辅助因子在酶促反应中的作用是不同的。酶蛋白部分决定酶的专一性；辅助因子决定酶催化的反应类型，因为辅助因子在酶促反应中起着传递电子、原子或某些化学基团的作用。

（二）酶的分子结构

酶分子中存在着许多化学基团，但并不都与酶的活性有关。其中与酶活性密切相关的基团称为酶的必需基团（essential group）。常见的必需基团有丝氨酸残基上的羟基、半胱氨酸残基上的巯基、组氨酸残基上的咪唑基等。这些必需基团随着酶蛋白空间结构的形成彼此靠近，集中在一起形成具有一定空间构象的区域，该区域能与专一的底物结合，并将底物转变成产物。这个空间区域就称为酶的活性中心（active center）。对于结合酶来说，辅酶或辅基也参与活性中心的构成。当酶受到某些理化因素作用，使其空间结构遭到破坏时，酶的活性中心也被破坏，酶活性便丧失。

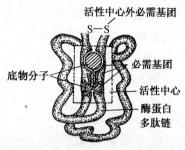

图1-9　酶活性中心示意图

酶活性中心的必需基团分结合基团（binding group）和催化基团（catalytic group）两种。结合基团的作用是与底物相结合，形成酶-底物复合物（enzyme-substrate complex，ES）；催化基团的作用是影响底物分子中某些键的稳定性，促使底物转变成产物。还有些必需基团不参与活性中心的构成，但对于维持酶活性中心的空间结构是不可缺少的，这些基团称为活性中心外必需基团，如图1-9中的二硫键。

（三）酶的作用机制

酶的高度催化效率是由于酶能大幅度地降低反应的活化能。酶降低活化能的机制，目前多用中间产物学说来解释：即底物与酶的活性中心结合，形成不稳定的酶-底物复合物（中间产物），催化基团使底物分子中的敏感键产生张力、变形、易于断裂，从而促使底物转变成产物。可表示为：$E+S \rightleftharpoons ES \longrightarrow E+P$。

底物与酶的结合方式用诱导契合学说来解释：即底物与酶活性中心的结构在结合前并不十分吻合，当两者接近时相互诱导，结构上发生相适应的改变，进而相互结合（图1-10）。

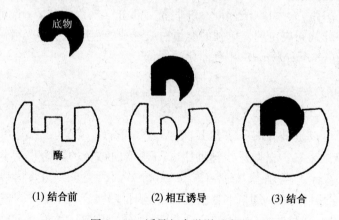

图1-10　诱导契合学说示意图

三、影响酶促反应速度的因素

酶促反应的特点之一就是高度不稳定性。许多因素如温度、pH值、激活剂与抑制剂等，都可改变酶的活性，进而影响酶促反应速度。

（一）温度对酶促反应速度的影响

温度对酶促反应速度的影响有截然不同的两个方面：一是与其他化学反应一样，随温度升高使反应速度加快；二是随温度升高，酶蛋白变性失活的速度也加快，反而使反应速度减慢。酶促反应速度最快时的温度称为酶的最适温度（optimum temperature）。人体内大多数酶的最适温度接近于体温，为 35 ℃～40 ℃。当环境温度低于最适温度时，酶促反应速度随温度升高而加快；环境温度高于最适温度时，酶促反应速度随温度升高而减慢；当温度达到 50 ℃或 60 ℃以上时，酶的破坏便显著加强，如超过 80 ℃，大多数酶会不可逆地变性失活。低温可使酶活性降低，但并不破坏酶的结构，当温度回升后，酶活性又得以恢复。临床上低温麻醉就是利用此原理来减慢细胞代谢速度，以增强病人对手术时氧和营养物质缺乏的耐受性。同理，一些酶、活性蛋白质制剂须放在冰箱中低温保存，以保持其活性。

（二）pH 值对酶促反应速度的影响

酶促反应介质的 pH 值可影响酶蛋白（特别是酶活性中心的必需基团）、辅助因子以及底物的解离状态，从而影响酶与底物的结合。当反应介质处于某一 pH 值时，酶与底物的解离状态最适合它们的相互结合，使酶促反应速度最快，该 pH 值称为酶的最适 pH（optimum，pH）。体内各种酶的最适 pH 都不同，多数在中性、弱酸或弱碱的范围内。但也有例外，如胃蛋白酶的最适 pH 约为 1.8，胰蛋白酶的最适 pH 为 9 左右。当介质的 pH 值偏离最适 pH 时，酶活性就降低，偏离越远则活性越低，甚至变性失活。因此，在测定酶活性时应选择适当的 pH 缓冲溶液，以保证酶促反应能够在相对稳定的最适 pH 条件下进行。

（三）激活剂对酶促反应速度的影响

凡能增强酶活性的物质都称为酶的激活剂（activator）。它可分为两种情况：一是无活性的酶原经激活剂的作用变成有活性的酶，如盐酸是胃蛋白酶原的激活剂，肠激酶是胰蛋白酶原的激活剂；二是有活性的酶经激活剂的作用使其活性增强，这类激活剂常为一些无机离子，如 Cl^- 是唾液淀粉酶的激活剂，Mg^{2+} 是多种激酶和合成酶的激活剂。

（四）抑制剂对酶促反应速度的影响

凡能降低酶活性而又不引起酶蛋白变性的物质称为酶的抑制剂（inhibitor）。根据抑制剂与酶蛋白结合的紧密程度，可分为不可逆性抑制和可逆性抑制。

1. 不可逆性抑制　抑制剂与酶蛋白以共价键结合，用透析方法不能除去抑制剂，这种抑制作用称为不可逆性抑制（irreversible inhibition）。如某些重金属离子（Hg^{2+}、Ag^+ 等）及 As^{3+}（如含砷化合物路易斯毒气）能与巯基酶分子中的巯基共价键结合而使酶活性受到抑制。临床上常用二巯基丙醇（BAL）等含巯基的化合物作为解毒剂来恢复酶的活性。

二巯基丙醇

又如敌敌畏、敌百虫等有机磷杀虫剂引起人体中毒。就是因为它们能与体内胆碱酯酶活性中心丝氨酸残基上的羟基结合，从而抑制该酶活性，造成乙酰胆碱在体内堆积，出现胆碱能神经兴奋性增强的一系列中毒表现，如流涎、多汗、瞳孔缩小等。临床上可用解磷定等药物解毒，这些药物能与有机磷结合而使酶活性恢复。

2. 可逆性抑制　抑制剂与酶蛋白以非共价键结合，用透析的方法可以除去抑制剂而解除抑制，这种抑制作用称为可逆性抑制（reversible inhibition）。根据抑制剂的结构特点以及与酶结合的部位不同，可分为竞争性抑制和非竞争性抑制。

（1）竞争性抑制：抑制剂的结构与底物结构相似，因而能与底物竞争同一酶的活性中心，阻碍底物与酶结合，使反应速度减慢，这种抑制作用称为竞争性抑制（图1-11）。竞争性抑制的特点是：抑制作用的强弱取决于抑制剂浓度和底物浓度的相对比值，在抑制剂浓度不变的情况下，增加底物浓度能减弱抑制剂的抑制作用。竞争性抑制作用可表示为：

$$E + S \rightleftharpoons ES \longrightarrow E+P$$
$$+$$
$$I$$
$$\parallel$$
$$EI$$

丙二酸、草酰乙酸的结构与琥珀酸相似，因而是琥珀酸脱氢酶的竞争性抑制剂。

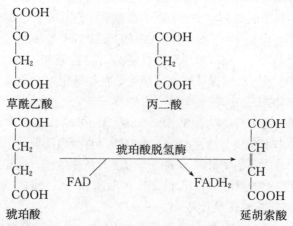

许多药物都是作为酶的竞争性抑制剂来发挥其药理作用。如磺胺类药与对氨基苯甲酸的结构相似，而某些细菌需要以对氨基苯甲酸、二氢蝶呤和谷氨酸为原料来合成二氢叶酸，二氢叶酸再转变成四氢叶酸参与核酸的合成。因此，磺胺类药能竞争性抑制二氢叶酸合成酶，使细菌体内二氢叶酸乃至四氢叶酸合成减少，进而影响核酸的合成，抑制细菌的生长繁殖。

根据竞争性抑制的特点，磺胺类药作为竞争性抑制剂，使用时必须保持药物在血液中的浓度明显高于对氨基苯甲酸的浓度，才能有效地发挥其抑菌作用。

此外，一些抗肿瘤药也都是通过竞争性抑制某些酶的活性，来阻止肿瘤细胞的分裂增殖。如甲氨蝶呤、巯嘌呤、氟尿嘧啶等分别是二氢叶酸还原酶、次黄嘌呤-鸟嘌呤磷酸核糖转移酶及脱氧胸苷酸合成酶的竞争性抑制剂。

（2）非竞争性抑制：这种抑制剂的结构与底物结构不相似，它与酶活性中心以外的部位结合，抑制酶的活性，因不与底物竞争酶的活性中心，故称为非竞争性抑制（图1-11）。抑制作用的程度取决于抑制剂的多少，不能用增加底物浓度的方法来减弱抑制作用。

四、酶的调节

体内各种代谢途径的启动、速度及方向都与酶的活性有关。调节酶活性的主要方式是酶结构及酶含量的调节，前者是对机体内现成的酶进行活性调节，快速但不持久；后者是通过

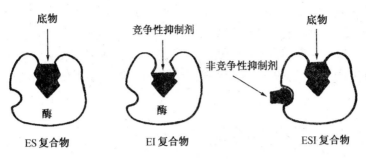

图 1-11　竞争性抑制与非竞争性抑制示意图

改变酶蛋白合成或降解速度来调节体内的酶含量，缓慢而持久。此外，酶原的激活可保证某些代谢过程在某特定的时间或特定的环境中启动或增强。同工酶在不同组织中的分布可适应不同组织的代谢特点。

（一）酶结构的调节

1. 别构调节　体内有些代谢物可与某些酶分子活性中心以外的部位特异结合，使酶的结构发生改变，从而改变其催化活性，这种调节作用称为别构调节（allosteric regulation）。受别构调节的酶称为别构酶。引起别构效应的物质称为别构调节剂。别构调节剂多为代谢物，如别构酶的底物、代谢途径中的后续产物等。

磷酸果糖激酶是糖酵解及有氧氧化途径中的限速酶，这两条途径的主要意义是为机体提供 ATP。当机体活动耗能增加时，ATP 大量分解释能并生成 ADP 和 AMP，ADP 和 AMP 对该酶有别构激活作用，从而使糖的氧化加速，提供更多 ATP 以适应机体的需要；反之，当机体耗能减少，ATP 过多时，ATP 对该酶有别构抑制作用，使糖的氧化速度减慢，以防止产物过剩并节约能源物质。

2. 化学修饰调节　酶分子上的一些基团在另一种酶的催化下与某种化学基团发生可逆的共价结合，从而改变该酶的活性，这种调节过程称为酶的化学修饰（chemical modification）或共价修饰（covalent modification）。化学修饰方式有磷酸化与脱磷酸化、甲基化与脱甲基化、乙酰化与脱乙酰化等，其中以磷酸化与脱磷酸化最为常见。通过化学修饰，使酶在无活性（或低活性）与有活性（或高活性）两种形式间互变来完成对酶活性的调节。如磷酸化酶 b 激酶可催化糖原磷酸化酶（糖原分解中的限速酶）磷酸化，从无活性变为有活性；蛋白激酶可催化糖原合成酶（糖原合成中的限速酶）磷酸化，从有活性变为无活性。

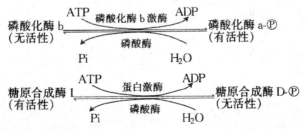

（二）酶含量的调节

酶的合成速度与降解速度决定了细胞内酶的含量。酶是蛋白质，它的合成是基因表达过程，耗时、耗能，故属于慢调节。

1. 酶蛋白合成的诱导与阻遏　许多物质能调节细胞内酶的合成速度，如底物、产物、激素、药物等。这种调节与机体的正常代谢是相适应的。如底物常作为诱导剂能有效地增加其代谢途径中限速酶的合成：氨基酸进入肝细胞内能诱导丙氨酸氨基转移酶（ALT）、天冬氨酸氨基转移酶（AST）等相关酶的合成。而代谢途径的终产物又往往作为阻遏剂减少该途径中限速酶的合成：当体内胆固醇浓度过高时，可阻遏 β-羟-β-甲基戊二酸单酰辅酶 A（HMG-CoA）还原酶的合成，使胆固醇合成速度减慢。

2. 酶蛋白的降解　酶的化学本质是蛋白质，在体内不断地进行自我更新，即不断地合成又不断地降解。可通过改变酶的降解速度来调节酶的含量。细胞内酶蛋白的降解速度与营养及激素的调节有关。

（三）酶原与酶原激活

有些酶在细胞内合成或分泌时没有活性，这种无活性的酶的前身物称为酶原（zymogen）。酶原在一定条件下可转变为有活性的酶，此过程称为酶原激活。酶原激活过程实际上就是酶的活性中心形成或暴露的过程。在这个过程中，酶分子内肽链的一处或多处断裂，释放出一个或几个肽段，使分子构象发生一定程度的改变，形成活性中心并暴露出来，成为有活性的酶。

如图 1-12 所示，胰蛋白酶原进入小肠后，在 Ca^{2+} 存在下，受肠激酶作用，其 N 末端第 6 位赖氨酸残基与第 7 位异亮氨酸残基之间的肽键被切断，水解掉 1 个六肽，分子构象发生改变，从而形成活性中心，成为具有催化活性的胰蛋白酶。

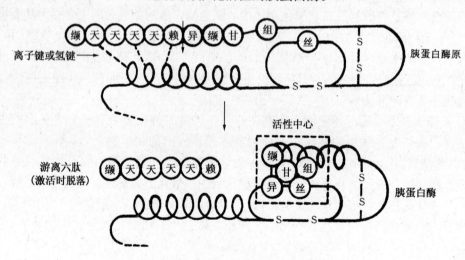

图 1-12　胰蛋白酶原激活过程示意图

此外，胃蛋白酶、糜蛋白酶、羧基肽酶和弹性蛋白酶等，在初分泌时也都是以酶原的形式存在，在一定的条件下被激活。

胃蛋白酶原 $\xrightarrow{H^+ 或胃蛋白酶}$ 胃蛋白酶+6 个多肽片段

胰蛋白酶原 $\xrightarrow{肠激酶或胰蛋白酶}$ 胰蛋白酶+六肽

糜蛋白酶原 $\xrightarrow{胰蛋白酶或糜蛋白酶}$ α-糜蛋白酶+2 个二肽

羧基肽酶原 A $\xrightarrow{胰蛋白酶}$ 羧基肽酶+几种片段

弹性蛋白酶原 $\xrightarrow{胰蛋白酶}$ 弹性蛋白酶+几种片段

某些酶以酶原形式存在的重要生理意义在于：①避免细胞产生的蛋白酶对细胞的自身消化。如胰腺分泌的胰蛋白酶原和糜蛋白酶原，需在肠道内被激活后才具有催化蛋白质水解的活性，从而保证胰腺不被破坏。急性胰腺炎的发生，就是由于某些原因使胰蛋白酶原等在胰腺组织中被激活，引起胰腺组织自身消化的结果。②保证酶在特定的部位或特定的情况下发挥作用。如胰腺分泌的蛋白酶原到达肠道后才被激活而发挥其催化作用；血液中的凝血酶原，在组织损伤血管破裂时才被大量激活，从而促进血液凝固，防止大量出血。

（四）同工酶

同工酶（isozyme）是指催化的化学反应相同，但酶蛋白的分子结构、理化性质、免疫学性质乃至对底物的亲和力均不相同的一组酶。同工酶都是寡聚酶。现已发现的同工酶有500多种，如乳酸脱氢酶、6-磷酸葡萄糖脱氢酶、酸性磷酸酶、碱性磷酸酶等。研究较多的是乳酸脱氢酶（LDH）。它是由4个亚基组成的四聚体，其亚基有H（心肌型）亚基和M（骨骼肌型）亚基两种类型，这两种亚基按不同比例组成5种同工酶，即LDH_1（H_4）、LDH_2（H_3M）、LDH_3（H_2M_2）、LDH_4（HM_3）、LDH_5（M_4）。由于它们的分子结构不同，在电场中泳动速度也不同，可通过电泳将这5种同工酶分离。

LDH的5种同工酶在各组织器官中的分布和含量是不同的，如心肌中以LDH_1活性最高，肝和骨骼肌中以LDH_5活性最高。这种不同的分布与不同组织器官的代谢特征是相适应的：心肌中LDH_1对乳酸的亲和力大，其主要作用是催化乳酸脱氢生成丙酮酸，再进一步氧化分解供给能量；骨骼肌中LDH_5对丙酮酸亲和力大，其主要作用是催化丙酮酸加氢还原成乳酸，有利于骨骼肌的糖酵解过程。同工酶的不同分布也为临床上一些脏器病变的定位诊断提供了理论依据。如患肝病时，血清中LDH_5活性升高；心肌梗死时，LDH_1活性升高；肺梗死时，LDH_3活性升高。在临床上肺梗死与心肌梗死较易混淆，但两者的LDH同工酶谱不同，这对鉴别诊断具有一定的价值。

五、酶在临床上的应用

（一）酶与疾病的发生

体内的新陈代谢过程是由一系列酶促反应构成的，如果某种酶先天缺乏或活性改变，都会引起代谢过程障碍，甚至导致疾病。

1. 遗传性酶缺陷疾病　这类疾病是由于酶基因缺陷，引起某种酶先天性缺乏所致。如红细胞6-磷酸葡萄糖脱氢酶缺乏引起溶血性贫血（蚕豆病及药物性溶血性贫血）；酪氨酸酶缺乏引起白化病；苯丙氨酸羟化酶缺乏引起苯丙酮酸尿症。

2. 酶活性受抑制所致疾病　这类疾病多为中毒性疾病。如有机磷杀虫剂抑制胆碱酯酶，氰化物抑制细胞色素c氧化酶，重金属离子（如Hg^{2+}、Ag^+）及砷化物抑制一些巯基酶，而出现各种中毒症状。

（二）酶与疾病的诊断

正常人血清中存在多种酶，这些酶的活性比较恒定，仅在一个小的范围内波动。有许多疾病常伴有某些酶活性的改变，测定相关酶的活性，有助于这些疾病的诊断和预后。如肝炎、心肌炎及心肌梗死时，血清转氨酶活性升高；急性胰腺炎时，血中及尿中的淀粉酶活性升高；有机磷杀虫剂中毒时，血清胆碱酯酶活性降低；佝偻病、胆道阻塞时，血清碱性磷酸酶活性升高；肝功能障碍时，血清凝血酶原含量降低；前列腺癌时，血清酸性磷酸酶活性升高等。

（三）酶与疾病的治疗

酶在疾病治疗上的应用范围越来越广。如多酶片含有胃蛋白酶、胰蛋白酶等，可用于助消化；胰蛋白酶、糜蛋白酶、木瓜蛋白酶等用于外科清创、净化伤口及治疗浆膜粘连；纤溶酶、尿激酶用来防治血栓形成；天冬酰胺酶、谷氨酰胺酶用于抗肿瘤，由于这2种酶分别水解天冬酰胺和谷氨酰胺，使肿瘤细胞生长繁殖合成蛋白质时缺乏这2种必需原料而停止增殖。

第四节　维生素

维生素（vitamin）是维持机体正常的物质代谢和生理功能所必需的一类低分子有机化合物。体内不能合成或合成量甚微，必须由膳食供给。它们既不参加组织细胞的构成，也不是体内的供能物质，而是在物质代谢的调节和维持生理功能等方面发挥重要的作用。人体对其需要量甚微（每天以 mg 或 μg 计算），但不能缺乏，若长期缺乏某种维生素，会引起维生素缺乏病。

维生素的种类多，其化学结构上相互有很大差异，通常是按它们各自溶解性质的不同分成脂溶性维生素（包括维生素 A、维生素 D、维生素 E、维生素 K）和水溶性维生素（包括 B 族维生素和维生素 C）。

脂溶性维生素的共性均为非极性分子，只溶于脂类及脂溶剂，天然存在，需经消化吸收过程。在体内，维生素 A、维生素 D、维生素 K 主要储存在肝脏，维生素 E 主要储存在脂肪组织。

水溶性维生素均为极性分子，皆可溶于水，故极易在保存、洗涤加工不当中丢失。除维生素 B_{12} 可储存于肝，其他在体内均无储存，过多摄入则从尿中排出。

一、脂溶性维生素

（一）维生素 A

维生素 A 又称抗干眼病维生素，在体内维生素 A 的活性形式包括视黄醇、视黄醛和视黄酸。视黄醇在体内氧化转变成 11-顺视黄醛，后者在视网膜的杆细胞中与视蛋白结合成一种感光物质——视紫红质。它经感光后，其 11-顺视黄醛迅速异构为全反视黄醛与视蛋白分离，同时产生神经冲动，传至大脑引发视觉。全反视黄醛再经还原为视黄醇，以供继续利用。维生素 A 缺乏时，视紫红质合成减少，对弱光的敏感性降低，使暗适应的时间延长，严重缺乏时则产生夜盲症。

维生素 A 还能维持上皮组织的健全和完整，缺乏时常使眼、呼吸道上皮组织角化，尤其是泪腺上皮增生、角化，泪液分泌减少造成干眼病。

维生素 A 不能长期过多地摄入，否则会引起头痛、恶心、呕吐、肝脾大等中毒症状。维生素 A 的来源以肝、蛋黄、奶油及全乳为最佳，植物中的胡萝卜、番茄等含胡萝卜素，在体内胡萝卜素能转变成维生素 A，故称维生素 A 原。

（二）维生素 D

维生素 D 为类固醇衍生物，种类多，以维生素 D_2（麦角钙化醇）和维生素 D_3（胆钙化醇）最为重要。在体内维生素 D 必须先经肝后经肾 2 次羟化反应生成 $1,25(OH)_2D_3$ 才具活性。$1,25(OH)_2D_3$ 能促进小肠对钙磷的吸收，调节钙磷代谢。维生素 D 缺乏时，可造成钙磷吸收减少，骨骼钙化不良，儿童引起佝偻病，成人则为骨软化病。

维生素 D 主要存在于动物性食物中，如肝、牛奶和蛋黄中。体内的胆固醇可转变成 7-脱氢胆固醇而储存在皮下，经紫外线照射后可转变成维生素 D_3。因此，常晒太阳是预防维生素 D 缺乏的重要措施。

长期大剂量摄入维生素 D 也会引起中毒，表现为头痛、恶心、呕吐、腹泻等。

（三）维生素 E

维生素 E 主要分为生育酚和生育三酚两大类。每类又根据分子中甲基的数目、位置不同而分成 α、β、γ 和 δ 4 种。以 α-生育酚分布最广，存在于麦胚及棉子油中。

维生素 E 在代谢中最重要的作用是抗氧化作用，它能避免脂质过氧化物的产生，保护生物膜的结构与功能，并能减少各组织细胞内脂褐素的产生，从而延缓衰老过程。小动物缺乏维生素 E 时，其生殖器官受损，甚至不育，但人类尚未发现因维生素 E 缺乏所致的不育症。临床上常用维生素 E 来治疗先兆流产及习惯性流产。

（四）维生素 K

维生素 K 又称凝血维生素，天然存在的有维生素 K_1（来自绿叶蔬菜）和维生素 K_2（来自肠道的细菌合成）。临床上应用的维生素 K_3、维生素 K_4 为人工合成。

维生素 K 的主要作用是与血液凝固有关，它能促使肝脏合成的凝血因子 Ⅱ、Ⅶ、Ⅳ、Ⅹ 的前体，转变成活性型。这些凝血因子前体中的多数谷氨酸残基要羧化成 γ-羧基谷氨酸（Gla）才具有活性，因为 Gla 有很强的螯合 Ca^{2+} 的能力。催化这一反应的为 γ-羧化酶，维生素 K 为该酶的辅助因子。维生素 K 通常不会缺乏，但胆道阻塞（影响脂溶性维生素吸收）或长期服用抗生素（抑制肠道细菌）可造成缺乏，必须给予补充。缺乏维生素 K 时表现为凝血时间延长，皮下、肌肉、胃肠道出血。

二、水溶性维生素

水溶性维生素包括 B 族维生素和维生素 C，其中 B 族维生素有维生素 B_1、维生素 B_2、维生素 PP、维生素 B_6、泛酸、生物素、叶酸及维生素 B_{12}。水溶性维生素在体内一般不会蓄积，过剩的部分可从尿中排出，不会造成过多而中毒。但必须经常从食物中摄取，以保证生理需要。

（一）维生素 B_1

维生素 B_1 是由含硫的噻唑环和含氨基的嘧啶环所组成，故又称硫胺素。维生素 B_1 易被小肠吸收，入血后主要在肝及脑组织中经硫胺素焦磷酸激酶作用生成焦磷酸硫胺素（TPP），TPP 作为辅酶参加 α-酮酸氧化脱羧作用。该反应为糖彻底氧化供能的关键步骤。在正常情况下，神经组织主要靠糖氧化供能。当维生素 B_1 缺乏时，体内 TPP 含量减少，糖代谢的中间产物 α-酮酸氧化脱羧障碍，神经组织能量供应受到影响，还因丙酮酸、乳酸在神经组织堆积，引起神经传导受阻，从而出现神经肌肉兴奋异常、末梢神经炎、心肌代谢功能紊乱，进而导致心力衰竭、下肢水肿等，称为脚气病。

维生素 B_1 在体内还可抑制胆碱酯酶的活性，减少乙酰胆碱的水解。乙酰胆碱是神经递质，当维生素 B_1 缺乏时，胆碱酯酶活性增强，使乙酰胆碱水解速度加快，主要表现为消化液分泌减少、胃肠蠕动减慢、食欲不振、消化不良。

维生素 B_1 主要存在于种子外皮及胚芽中,加工精细的谷物可造成维生素 B_1 的大量丢失。

（二）维生素 B_2

维生素 B_2 是核醇和 7,8 - 二甲基异咯嗪的缩合物,因呈黄色,故又称核黄素。在体内,维生素 B_2 以黄素单核苷酸（FMN）和黄素腺嘌呤二核苷酸（FAD）的形式作为黄素酶的辅基,参加生物氧化中的递氢过程。

人体缺乏维生素 B_2 时,可引起口角炎、唇炎、阴囊炎、眼睑炎等。维生素 B_2 缺乏常与其他 B 族维生素缺乏症同时发生。

（三）维生素 PP

维生素 PP 又称抗癞皮病维生素,包括烟酸（尼克酸）和烟酰胺（尼克酰胺）,两者在体内可相互转变。维生素 PP 广泛存在于自然界,人体的维生素 PP 主要从食物中摄取,少量可由体内的色氨酸转变而成。烟酰胺在体内与腺苷酸组成尼克酰胺腺嘌呤二核苷酸（NAD^+）、尼克酰胺腺嘌呤二核苷酸磷酸（$NADP^+$）。NAD^+ 和 $NADP^+$ 是体内多种脱氢酶的辅酶,在生物氧化中起递氢作用。

人体缺乏维生素 PP 时,体内物质代谢不能正常进行,易患癞皮病,本病的主要特征是对称性皮炎、腹泻及神经组织变性引起痴呆。抗结核药异烟肼的结构与维生素 PP 十分相似,两者有拮抗作用,长期服用异烟肼可能引起维生素 PP 缺乏,应注意补充。

（四）维生素 B_6

维生素 B_6 包括吡哆醇、吡哆醛及吡哆胺 3 种物质,在体内经磷酸化后生成磷酸吡哆醛和磷酸吡哆胺,是氨基酸代谢过程中转氨酶的辅酶,起传递氨基作用。磷酸吡哆醛还是某些氨基酸脱羧酶的辅酶,如促进谷氨酸脱羧生成 γ-氨基丁酸。γ-氨基丁酸是一种抑制性神经递质,对中枢神经系统有抑制作用,故临床上常用维生素 B_6 治疗小儿惊厥和妊娠呕吐。

磷酸吡哆醛又是 δ-氨基-γ-酮基戊酸（ALA）合成酶的辅酶,而 ALA 合成酶是血红素合成中的限速酶,故维生素 B_6 缺乏时可造成血红素合成障碍而引起低色素小细胞性贫血。

人体内维生素 B_6 一般不会单独缺乏。但抗结核药物异烟肼可与磷酸吡哆醛结合,使其失去辅酶作用,故服用异烟肼时,应加服维生素 B_6。

（五）泛酸

泛酸又称遍多酸,因广泛存在于生物界而得名。进入体内的泛酸与巯基乙胺和腺苷酸结合组成辅酶 A（CoA）。辅酶 A 是体内多种酰基转移酶的辅酶,参与糖、脂类、蛋白质代谢及肝的生物转化作用,起转移酰基的作用。辅酶 A 分子中巯基乙胺上含有巯基（ —SH ）,为辅酶 A 的活性基团,故辅酶 A 常写成 HSCoA。

由于泛酸广泛存在于食物,肠道细菌也能合成,所以很少见泛酸缺乏症。但在治疗其他 B 族维生素缺乏症时,常同时给予适量的泛酸以提高疗效。

（六）生物素

生物素是体内多种羧化酶的辅酶,如丙酮酸羧化酶,在羧化反应中,生物素可与 CO_2 结合,起 CO_2 载体的作用。

生物素来源极为广泛,人体细菌也能合成,很少出现缺乏症。如果经常食入大量生鸡蛋清,则可引起生物素缺乏,因生鸡蛋清中含有一种抗生物素蛋白,它能与生物素结合使其失去活性并不被吸收。若将鸡蛋煮熟后食用，则其抗生物素蛋白被破坏。此外，长期使用抗生素可使肠道细菌受抑制，也造成生物素缺乏。其主要症状是疲乏、恶心、呕吐、食欲不振、皮炎及脱屑性皮肤病。

（七）叶酸

叶酸因存在于植物叶中而得名。它由蝶呤啶、对氨基苯甲酸和谷氨酸组成，故又称喋酰谷氨酸。动物细胞中因不能合成对氨基苯甲酸，故所需叶酸需从食物中获取。

叶酸在体内以四氢叶酸（FH_4）的形式，作为体内一碳单位转移酶的辅酶，其分子中 N^5、N^{10} 2 个氮原子能结合一碳单位，如甲基、亚甲基、次甲基、甲酰基及亚氨甲基等，故为一碳单位的载体，而一碳单位在体内参加多种化合物的合成，如嘌呤核苷酸、嘧啶核苷酸等。当叶酸缺乏时，嘌呤核苷酸、嘧啶核苷酸合成减少，DNA 合成受阻，骨髓幼红细胞 DNA 合成减少，红细胞分裂增殖，成熟速度下降，细胞停滞于幼稚阶段，造成巨幼红细胞性贫血。

叶酸一般不会缺乏。孕妇及哺乳期，快速分裂细胞增加及机体代谢旺盛，均需适当补充叶酸。

（八）维生素 B_{12}

维生素 B_{12} 含有金属钴，又称钴胺素，是惟一含金属元素的维生素。人类肠道细菌合成的和食物摄取的维生素 B_{12}，必须与胃黏膜细胞分泌的一种糖蛋白（称为"内因子"）相结合，才能被吸收利用。

维生素 B_{12} 的生理功能是在两个重要代谢反应中作为辅酶。一是以甲基钴胺素的形式作为转甲基酶的辅酶，参与甲基的转移。维生素 B_{12} 缺乏时，由于 N^5-甲基四氢叶酸上的甲基将不能转移，导致四氢叶酸不能再生而利用率降低，结果产生巨幼细胞贫血。维生素 B_{12} 还以 $5'$-脱氧腺苷钴胺素的形式作为 L-甲基丙二酰 CoA 变位酶的辅酶，促使 L-甲基丙二酰 CoA 转变成琥珀酰 CoA。当维生素 B_{12} 缺乏时，该酶的活性降低，导致 L-甲基丙二酰 CoA 大量堆积，成为脂肪酸合成的中间产物丙二酰 CoA 的竞争性抑制物，影响脂肪酸合成，使神经髓鞘变性退化而出现神经疾患。

（九）维生素 C

维生素 C 是六碳多羟基的酸性物质，分子中 C-2 及 C-3 位上的羟基极易分解释放出 H^+ 而具有酸性，又能防治坏血病，故又称抗坏血酸。因其为烯醇式结构，C-2 及 C-3 位羟基上的 2 个氢原子容易脱去而成为脱氢维生素 C，后者在供氢体的存在下，又能接受 2 个氢原子再转变成维生素 C，故维生素 C 具有还原性。

维生素 C　　　　　　　脱氢维生素 C

维生素 C 广泛存在于新鲜的蔬菜及水果中，植物中含有抗坏血酸氧化酶，能将维生素 C 氧化成无活性的二酮古洛糖酸，故新鲜蔬菜、水果储存过久可造成维生素 C 的破坏。

维生素 C 的生理功能主要有：

1. 作为还原剂参与体内的羟化作用

（1）促进胶原的形成：维生素 C 是胶原中的脯氨酸及赖氨酸羟化酶维持活性所必需的辅助因子，缺乏时羟化酶活性降低，胶原形成障碍，导致毛细血管易破裂，皮下、黏膜出血，牙齿易松动，骨脆弱而易折断，伤口不易愈合等，即坏血病。

（2）参与胆固醇的转化：体内胆固醇正常时有 40% 要转变成胆汁酸，维生素 C 是此过程中 7α-羟化酶的辅酶。

（3）促进肾上腺皮质激素的合成：肾上腺皮质激素合成中的羟化也需维生素 C。

（4）参与肝脏的生物转化作用及其他的羟化作用。

2. 参与体内的氧化还原反应　维生素 C 能可逆地加氢和脱氢，故既可作为供氢体又可作为受氢体，因而参与体内的氧化还原反应。

（1）维生素 C 能保持巯基酶的活性及谷胱甘肽的还原状态，而还原型谷胱甘肽能使细胞膜的脂质过氧化物还原，起保护细胞膜的作用。

（2）促使红细胞中的高铁血红蛋白（MHb）还原成血红蛋白（Hb），使其恢复对氧的运输；还能促进食物中 Fe^{3+} 还原成 Fe^{2+}，有利于铁的吸收，促进血红素的合成。

（3）保护维生素 A、维生素 E 及某些维生素 B 免遭氧化，还能促使叶酸转变为四氢叶酸。

现将各种维生素的生化功能及缺乏症归纳于表 1-5。

表 1-5　　　　　　　　　　　　维生素的生化功能及缺乏症

	主要功能	活性形式	缺乏症
维生素 A （视黄醇）	1. 构成视紫红质，维持暗视觉 2. 维持上皮组织结构的完整 3. 促进生长发育	11-顺视黄醛	夜盲症，干眼病
维生素 D （钙化醇）	1. 促进小肠对钙磷的吸收 2. 促进骨盐代谢与骨的正常生长 3. 促进肾小管重吸收钙磷	$1,25(OH)_2D_3$	佝偻病（儿童），骨软化症（成人）
维生素 E （生育酚）	1. 参加体内抗氧化作用，消除自由基，保护生物膜 2. 维持生殖功能 3. 促进血红素的合成		人类未发现缺乏症
维生素 K （凝血维生素）	促进肝合成凝血因子 Ⅱ、Ⅶ、Ⅸ、Ⅹ	2-甲基1,4奈醌	皮下、肌肉、胃肠道出血
维生素 B_1 （硫胺素）	1.α-酮酸氧化脱羧酶的辅酶 2. 抑制胆碱酯酶的活性	TPP	脚气病，胃肠功能障碍
维生素 B_2 （核黄素）	构成黄酶的辅酶成分，参与体内生物氧化体系	FMN、FAD	舌炎、唇炎、口角炎、阴囊炎
维生素 PP （尼克酸、尼克酰胺）	构成脱氢酶的辅酶成分，参与生物氧化体系	NAD^+、$NADP^+$	癞皮病
维生素 B_6 （吡哆醇、吡哆醛、吡哆胺）	1. 氨基酸脱羧酶和转氨酶的辅酶成分 2.ALA 合成酶的辅酶成分	磷酸吡哆醛、磷酸吡哆胺	人类未发现缺乏症

	主要功能	活性形式	缺乏症
泛酸 （遍多酸）	构成辅酶 A 的成分，参与体内酰基的转移作用	HSCoA	人类未发现缺乏症
生物素	构成羧化酶的辅酶参与 CO_2 的固定	生物素	人类未发现缺乏症
叶酸	参与一碳单位的转移，与蛋白质、核酸的合成有关	四氢叶酸（FH$_4$）	巨幼细胞贫血
维生素 B$_{12}$ （钴胺素）	1. 作为转甲基酶的辅酶，参与一碳单位代谢 2. 参与维持神经髓鞘结构的完整	甲基钴胺素、5′-脱氧腺苷钴胺素	巨幼细胞贫血
维生素 C （抗坏血酸）	1. 参与体内的羟化反应 2. 参与体内的氧化还原反应		坏血病

〔舒景丽　余庆皋〕

第二章　物质代谢与能量代谢

新陈代谢是生命的基本特征。新陈代谢包括物质代谢和能量代谢两部分。人类为了维持生存，必须从外界环境摄取糖、脂肪、蛋白质等营养物质，用以合成自身结构物质，或用以氧化分解供能；代谢过程中产生的代谢废物又通过机体的排泄器官排到外环境中去。机体与外界的这种物质交换过程称为物质代谢。物质代谢过程中所伴随的能量的释放、储存、转移和利用，称为能量代谢。

第一节　能量代谢与体温

一、生物氧化

机体每天的生理活动需要消耗大量的能量，这些能量由食物中的营养物质来提供。糖、脂肪、蛋白质等营养物质在体内彻底氧化生成二氧化碳和水，并释放能量的过程称为生物氧化（biological oxidation），又称组织呼吸或细胞呼吸。这里所叙述的就是生物氧化过程中二氧化碳和水是如何生成的，以及如何将氧化过程中释放的能量转变为机体生理活动可直接利用的能量。

虽然糖、脂肪、蛋白质等有机物在体内氧化及体外燃烧都产生二氧化碳和水，并释放出等量的能量，但生物氧化与体外燃烧过程有显著的不同。

1. 反应条件不同　生物氧化是在 pH 近中性、约 37 ℃和含水的温和环境下进行的酶促反应。

2. 氧化方式不同　体内物质氧化主要是以脱氢、脱电子的方式进行，而不是直接被氧所氧化。物质氧化脱下的氢通过一系列传递体传递，最后与氧结合成水，这是一种多步骤的连锁反应。

3. 二氧化碳产生的方式不同　生物氧化中产生的二氧化碳来自于有机酸的脱羧反应，而不是碳原子与氧的直接化合。

4. 能量的释放过程和形式不同　生物氧化过程产生的能量是逐步释放的，所释放的能量一部分以热能形式散发；另一部分则以化学能的形式储存在高能化合物（主要是 ATP）中。

（一）生物氧化中二氧化碳的生成

生物氧化中产生的二氧化碳不是有机物中所含的碳原子与氧直接化合的结果，而是来自有机酸的脱羧反应。根据被脱去二氧化碳的羧基在有机酸分子中的位置，可将脱羧反应分为 α脱羧和 β脱羧，伴有氧化的称为氧化脱羧，不伴有氧化的称为单纯脱羧。有机酸的脱羧方式如下：

1. α 单纯脱羧

$$R-\underset{\underset{COOH}{|}}{CH}-NH_2 \xrightarrow[\text{(磷酸吡哆醛)}]{\text{氨基酸脱羧酶}} R-CH_2-NH_2 + CO_2$$

氨基酸　　　　　　　　　　　胺

2. α 氧化脱羧

$$CH_3COCOOH + HSCoA \xrightarrow[NAD^+ \quad NADH+H^+]{\text{丙酮酸脱氢酶系}} \underset{\text{乙酰CoA}}{CH_3CO\sim SCoA} + CO_2$$

丙酮酸

3. β 单纯脱羧

$$\begin{array}{l}\beta \quad CH_2-COOH \\ \alpha \quad CO-COOH\end{array} \xrightarrow{\text{草酰乙酸脱羧酶}} \underset{\underset{COOH}{|}}{\overset{CH_3}{\underset{|}{C}}}{=}O + CO_2$$

草酰乙酸　　　　　　　丙酮酸

4. β 氧化脱羧

$$\begin{array}{l}\beta \quad CH_2COOH \\ \alpha \quad CH(OH)COOH\end{array} \xrightarrow[NAD^+ \quad NADH+H^+]{\text{苹果酸酶}} \begin{array}{l}CH_3 \\ COCOOH\end{array} + CO_2$$

苹果酸　　　　　　　　　　　丙酮酸

（二）生物氧化中水的生成

1. 呼吸链的概念　在生物氧化过程中，代谢物脱下的氢通过线粒体呼吸链的传递与氧结合成水。呼吸链（respiratory chain）是指一系列递氢体和递电子体按一定顺序排列在线粒体内膜上，构成与细胞利用氧密切相关的链式反应体系。

$$SH_2（\text{还原型代谢物}） \xrightarrow{\text{脱氢氧化}} S（\text{氧化型代谢物}）$$
$$2H \xrightarrow[\text{递氢(电子)体}]{} \frac{1}{2}O_2 \rightarrow H_2O$$

2. 呼吸链的组成　组成呼吸链的递氢体和递电子体包括以下 5 类。

（1）烟酰胺核苷酸：烟酰胺腺嘌呤二核苷酸（NAD^+）和烟酰胺腺嘌呤二核苷酸磷酸（$NADP^+$）是体内多种不需氧脱氢酶的辅酶。两者分子中的烟酰胺部分能可逆地加氢和脱氢而发挥递氢体的作用。NAD^+、$NADP^+$ 的组成及递氢机制如下：

烟酰胺—核糖—磷酸　　　　烟酰胺—核糖—磷酸
腺嘌呤—核糖—磷酸　　　　腺嘌呤—核糖—磷酸
　　　　　　　　　　　　　　　　　　磷酸

NAD^+（辅酶Ⅰ，CoⅠ）　　$NADP^+$（辅酶Ⅱ，CoⅡ）

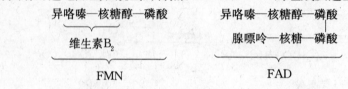

氧化型　　　　　　　　　　　　　　　　还原型
NAD⁺ 或 NADP⁺　　　　　　　　　　　NADH 或 NADPH

当这两种辅酶为氧化型时，烟酰胺部分吡啶环上的氮呈五价，带正电荷。代谢物经脱氢酶催化脱下一对氢（$2H^+$ 和 $2e$）时，其中一个 e 中和了吡啶环上氮的正电荷，氮由五价变成三价，同时发生环的双键易位，另一个氢原子加到吡啶环氮对侧的碳原子上。因此，烟酰胺只接受了 1 个氢原子和 1 个电子，另一个质子（H^+）则留在介质中。

（2）黄素酶：黄素酶是一类以黄素单核苷酸（FMN）和黄素腺嘌呤二核苷酸（FAD）为辅基的脱氢酶。如 FMN 是 NADH 脱氢酶的辅基，FAD 是琥珀酸脱氢酶、脂肪酰 CoA 脱氢酶以及线粒体内的 α-磷酸甘油脱氢酶的辅基。这两种辅基的分子组成中都含有维生素B_2，其异咯嗪部分具有可逆地加氢和脱氢的特点。FMN、FAD 的组成及递氢机制如下：

异咯嗪—核糖醇—磷酸　　　　　　异咯嗪—核糖醇—磷酸
　　　　　　　　　　　　　　　　　腺嘌呤—核糖—磷酸
维生素B_2

　　　FMN　　　　　　　　　　　　　FAD

氧化型 FMN 或 FAD　　　　　还原型 FMN 或 FAD

式中 R 代表黄素酶分子结构中异咯嗪以外部分

（3）辅酶 Q（coenzyme Q，CoQ）：又称泛醌（ubiquinone），是脂溶性醌类化合物，广泛存在于生物界。泛醌是一种递氢体，它分子中的苯醌结构能可逆地加氢和脱氢。

CoQ（氧化型）　　　　　　　　　　CoQH₂（还原型）

动物组织中 CoQ 链上的异戊烯单位的 n 值为 10

（4）铁硫蛋白（Fe-S）：是一类分子中含有等量铁原子的硫原子的蛋白质（Fe_2S_2、Fe_4S_4），其中铁原子可以通过二价和三价的离子形式相互转变来传递电子。

$$Fe^{3+} \underset{-e}{\overset{+e}{\rightleftharpoons}} Fe^{2+}$$

（5）细胞色素（cytochrome，Cyt）：是一类以铁卟啉为辅基的色蛋白。呼吸链内主要含有 Cytb、$Cytc_1$、Cytc、Cyta 和 $Cyta_3$，由于 Cyta 和 $Cyta_3$ 不易分开，常统称为 $Cytaa_3$。细胞色素为单电子传递体，由辅基铁卟啉中的铁离子可逆地接受和释放电子来发挥其电子传递作用。

$$Cyt\text{-}Fe^{3+} \xrightleftharpoons[-e]{+e} Cyt\text{-}Fe^{2+}$$

细胞色素在呼吸链中的排列顺序是 $Cytb \rightarrow Cytc_1 \rightarrow Cytc \rightarrow Cytaa_3$，最后由 $Cytaa_3$ 接受 Cytc 传来的电子，再把电子传递给氧，使氧激活成氧离子（O^{2-}），故将 $Cytaa_3$ 称为细胞色素 c 氧化酶。

3. 呼吸链的种类　线粒体内重要的呼吸链有两条，即 NADH 氧化呼吸链和 $FADH_2$ 氧化呼吸链（琥珀酸氧化呼吸链）。如果代谢物是由以 NAD^+ 为辅酶的脱氢酶所催化，该代谢物脱下的氢由 NAD^+ 接受进入 NADH 氧化呼吸链；如果代谢物是由以 FAD 为辅基的脱氢酶所催化，该代谢物脱下的氢由 FAD 接受进入 $FADH_2$ 氧化呼吸链。

（1）NADH 氧化呼吸链：由 NAD^+、以 FMN 为辅基的黄素酶、CoQ 及细胞色素体系组成。当代谢物（SH_2）受到以 NAD^+ 为辅酶的脱氢酶（如苹果酸脱氢酶、异柠檬酸脱氢酶）催化时，其分子中的 2 个氢原子被酶激活脱下，由 NAD^+ 接受生成 $NADH+H^+$。接着在以 FMN 为辅基的 NADH 脱氢酶催化下，将 NADH 中的 1 个氢原子、1 个电子和存留于介质中的 H^+ 传递给 FMN 生成 $FMNH_2$。$FMNH_2$ 再将 $2H^+$ 传递给 CoQ 生成 $CoQH_2$。$CoQH_2$ 把 2H 中含有的 2e 往下传递给细胞色素体系，而 $2H^+$ 则留在介质中。2e 由 Cytb 接受，然后按 $Cytb \rightarrow Cytc_1 \rightarrow Cytc \rightarrow Cytaa_3 \rightarrow 1/2O_2$ 的顺序传递给氧，使氧激活成 O^{2-}，再与介质中的 $2H^+$ 结合成水（图 2-1）。

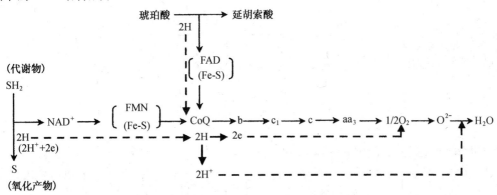

图 2-1　NADH 氧化呼吸链及 $FADH_2$ 氧化呼吸链

（2）$FADH_2$ 氧化呼吸链：由以 FAD 为辅基的黄素酶、CoQ 及细胞色素体系组成。当代谢物（$S'H_2$）受到以 FAD 为辅基的脱氢酶（如琥珀酸脱氢酶、脂肪酰 CoA 脱氢酶）催化时，其分子中脱下的 2H 被 FAD 接受生成 $FADH_2$。接着 $FADH_2$ 将 2H 传递给 CoQ，2e 再通过细胞色素体系传递给氧，激活的氧与存留于介质中的 $2H^+$ 结合成水（图 2-1）。

由于体内大多数代谢物都是在以 NAD^+ 为辅酶的脱氢酶催化下脱氢氧化，并且脱下的氢在通过 NADH 氧化呼吸链传递给氧时释放的能量也较多，因此，NADH 氧化呼吸链是线粒体中的主要呼吸链。

（三）生物氧化中 ATP 的生成

ATP 生成的方式有两种，即底物水平磷酸化（substrate level phosphorylation）和氧化磷酸化（oxidative phosphorylation）。

1. 底物水平磷酸化　物质分解代谢时，在有些底物分子中由于其内部能量重排而产生高能键，将此高能键直接转移给 ADP（或 GDP）生成 ATP，这种生成 ATP 的方式称为底物水平磷酸化。例如：

$$1,3-二磷酸甘油酸 + ADP \xrightarrow{\text{磷酸甘油酸激酶}} 3-磷酸甘油酸 + ATP$$

$$磷酸烯醇式丙酮酸 + ADP \xrightarrow{\text{丙酮酸激酶}} 烯醇式丙酮酸 + ATP$$

$$琥珀酰 CoA + H_3PO_4 + GDP \xrightarrow{\text{琥珀酸硫激酶}} 琥珀酸 + HSCoA + GTP$$

$$GTP + ADP \longrightarrow GDP + ATP$$

2. 氧化磷酸化　代谢物脱下的氢经线粒体呼吸链传递给氧生成水的过程中伴有能量的释放，所释放能量的一部分可使 ADP 磷酸化生成 ATP，这种氧化过程与 ADP 磷酸化之间的密切偶联作用称为氧化磷酸化。这是体内生成 ATP 的主要方式。

实验表明，在呼吸链中氧化磷酸化的偶联部位，即 ATP 生成的部位有 3 个：从 NADH 到 CoQ 之间，从 Cytb 到 $Cytc_1$ 之间，从 $Cytaa_3$ 到 O_2 之间。因此，每 2H 经 NADH 氧化呼吸链氧化生成水时，以氧化磷酸化的方式生成 3 分子 ATP；而 2H 经 $FADH_2$ 氧化呼吸链氧化时，则只能生成 2 分子 ATP（图 2-2）。

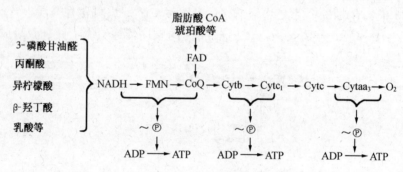

图 2-2　氧化磷酸化偶联部位示意图

3. 影响氧化磷酸化的因素

（1）ADP 的调节作用：氧化磷酸化的速度主要受 ADP 的调节。当生理活动消耗 ATP 后，ADP 浓度升高，ATP 浓度降低，使氧化磷酸化速度加快以补充 ATP。同时，NADH 迅速减少，NAD^+ 升高，间接促进三羧酸循环等氧化过程以提供更多的 NADH。反之，当机体耗能减少时，ADP 浓度降低，ATP 升高，则氧化磷酸化速度减慢，造成 NADH 堆积，使三羧酸循环速度减慢。这种调节有利于机体合理地利用体内能源物质，避免浪费。

（2）氧化磷酸化的抑制剂：氧化磷酸化的抑制剂分为两类。

1）抑制氢或电子传递的物质：如阿米妥、鱼藤酮、抗霉素、一氧化碳和氰化物等。这类物质作用于呼吸链的某一环节，阻断呼吸链氢和电子的传递，从而抑制氧化磷酸化作用。其抑制环节如下所示：

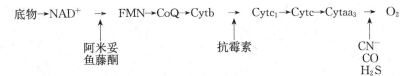

$$底物 \rightarrow NAD^+ \rightarrow FMN \rightarrow CoQ \rightarrow Cytb \rightarrow Cytc_1 \rightarrow Cytc \rightarrow Cytaa_3 \rightarrow O_2$$

阿米妥　　　　　　抗霉素　　　　　　　CN⁻
鱼藤酮　　　　　　　　　　　　　　　　CO
　　　　　　　　　　　　　　　　　　　H₂S

误食含有氧化物的苦杏仁、白果、桃仁、木薯等，可引起氰化物中毒。由于氰化物抑制了细胞色素氧化酶（Cytaa₃）与 O₂ 之间的电子传递，可导致细胞呼吸停止，引起死亡。对氰化物中毒可使用亚硝酸钠和硫代硫酸钠进行抢救。

2）解偶联剂：这类物质不阻断呼吸链中氢和电子的传递，而是抑制 ADP 磷酸化生成 ATP 的过程，即解除氢的氧化与 ADP 磷酸化之间的偶联作用。如 2,4-二硝基苯酚就是最早发现的解偶联剂。在解偶联剂的作用下，氢的氧化照样进行，但所释放的能量不能储存到 ATP 分子中，大部分以热能的形式散发掉，机体得不到可利用的能量。

（3）甲状腺激素的影响：甲状腺激素能诱导细胞膜上 Na^+-K^+-ATP 酶的生成，使 ATP 分解加快，ADP 增多，从而促进氧化磷酸化过程。甲状腺功能亢进病人，其体内甲状腺激素水平升高，ATP 的生成与分解都增强，导致机体耗氧量和产热量增加。因此，病人基础代谢率升高，并出现食欲亢进、心悸、怕热、多汗等症状。

二、能量代谢

（一）机体能量的来源、转换及利用

1. 能量的来源　生物氧化的主要生理意义就是为机体的各种生理活动提供能量。在营养物质氧化过程中，所释放的能量约 60% 是以热能的形式散发，可用于维持体温。约 40% 以化学能的形式储存在高能化合物的高能键中，当高能键水解断裂时再将这些能量释放出来供机体利用，体内最重要的高能化合物是三磷酸腺苷（ATP），它是生物体生命活动所需能量的直接来源。

水解时释放能量 >20 kJ/mol 的化学键称为高能键（high-energy bond），用"~"表示。含有高能键的化合物称为高能化合物（high-energy compound）。体内的高能键主要是高能磷酸键，用~P 表示。含有~P 的化合物称为高能磷酸化合物，如 ATP 等各种三磷酸核苷和 ADP 等各种二磷酸核苷，以及 1,3-二磷酸甘油酸、磷酸烯醇式丙酮酸等中间代谢产物都属于高能磷酸化合物。ATP 水解生成 ADP 和无机磷酸时或 ADP 水解生成 AMP 和无机磷酸时，都可释放 30.5 kJ/mol 能量，机体主要以前一种方式获得可利用的能量。此外，体内还有含高能硫酯键的高能化合物，如乙酰 CoA、琥珀酰 CoA 和脂肪酰 CoA 等。

2. ATP 的转化与利用

（1）ATP 是机体生理活动的主要供能物质：生成 ATP 的主要意义，就是将营养物质氧化时释放的能量以化学能的形式储存起来，成为机体可利用的能量形式。当机体需要时，ATP 水解成 ADP，再将这些能量释放出来以满足各种需能活动。ADP 又可通过底物水平磷酸化和氧化磷酸化作用重新获得高能磷酸键而生成 ATP。

营养物质氧化释放的能量储存到 ATP 分子中

$$ADP + Pi \rightleftharpoons ATP$$

ATP 分解释放出能量供机体生理活动利用

（2）ATP 的转化：虽然 ATP 是体内多种生理活动的直接供能物质，但有些代谢过程却

需要其他的三磷酸核苷供能。如糖原合成需要 UTP 供能，磷脂合成需要 CTP 供能，蛋白质合成需要 GTP 供能。这些高能化合物中的高能磷酸键都是由 ATP 提供的。

$$\left.\begin{array}{c} UDP \\ CDP \\ GDP \end{array}\right\} \xrightarrow[\text{核苷二磷酸激酶}]{ATP \quad\quad ADP} \left\{\begin{array}{c} UTP \\ CTP \\ GTP \end{array}\right.$$

（3）ATP 的储存：当机体处于安静状态下，ATP 供过于求时，其分子中的高能磷酸键可在肌酸磷酸激酶（CPK）的催化下转移给肌酸（C）生成磷酸肌酸（C～P）而储存。

$$ATP+C \underset{CPK}{\rightleftharpoons} C\sim P+ADP$$

磷酸肌酸在肌肉和脑组织中含量较多，是这些组织储能的一种形式。磷酸肌酸所含的高能键不能直接被机体所利用。当肌肉或脑组织耗能增加时，ATP 减少，ADP 增多，磷酸肌酸又在 CPK 的催化下将高能磷酸键转移给 ADP 生成 ATP 再被利用。

由此可见，体内能量的释放、储存、转移和利用都是以 ATP 为中心，通过 ATP 与 ADP 的相互转变来完成的（图 2-3）。

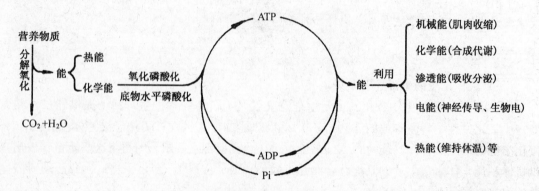

图 2-3 体内能量的释放、储存、转移和利用

（二）能量代谢的测定原理和方法

1. 能量代谢率 机体在单位时间内的产热量 $[kJ/(m^2 \cdot min)]$ 称为能量代谢率。能量代谢率并不与体重或身高成比例关系。实践证明，条件相等的情况下，年龄、性别相同的正常人，在单位时间内每平方米体表面积的产热量是比较接近的。因此，能量代谢率的衡量标准是单位时间内每平方米体表面积的产热量。

2. 测定原理 能量代谢测定的依据是热力学第一定律。热力学第一定律是指能量从一种形式转化为另一种形式的过程，既不增加，也不减少。

能量代谢测定有两种方法。一是直接测热法，指测定机体在单位时间内向外界发散的总热量的方法，此方法设备复杂、操作繁琐、使用不便，一般不采用；另一种方法是间接测热法，临床上用此法测量能量代谢高低。下面只介绍间接测热法。

间接测热法依据的基本原理是定比定律。定比定律是指在一般化学反应中，反应物的量与产物量之间呈一定比例关系。在同一化学反应中，不论经过什么样的中间步骤，也不论反应条件差异多大，这种比例关系仍然不变。通过测定机体 1 小时的耗氧量，并依据食物的热价、氧热价、呼吸商、非蛋白呼吸商共同推算其产热量。

（1）食物热价（thermal equivalent of food）：指 1 g 营养物质在体内彻底氧化分解所释

放的热量。它是测定能量代谢的基础，并作为计算氧热价的依据。

食物的热价有生物热价和物理热价之分，它们分别是指食物在体内氧化产生的热量和在体外燃烧时释放的热量。因蛋白质在体内氧化不完全，故其生物热价低于物理热价（表2-1）。

（2）氧热价（thermal equivalent of oxygen）：指营养物质在体内氧化时，每消耗1 L氧所产生的热量。只要测出耗氧量，再乘以氧热价，即可得出能量代谢率。但是，测出的耗氧量是三类营养物质共同氧化时所消耗的氧量，所以计算时不能以某一营养物质的氧热价为依据。

（3）呼吸商（respiratory quotient，RQ）：指营养物质氧化时，单位时间内二氧化碳产生量与氧耗量的比值（CO_2/O_2）。

三类营养物质的 RQ 各不相同，因此，实测的 RQ 难以表明是某一营养物质的呼吸商。而在正常情况下，体内能量来源主要来自糖和脂肪，蛋白质的供能可以略去不计，所以提出了非蛋白呼吸商的概念。

三类营养物的热价、氧热价和呼吸商值见表2-1。

（4）非蛋白呼吸商（non-protein respiratory quotient，NPRQ）：指体内糖和脂肪氧化时，二氧化碳产生量与氧耗量的比值（表2-2）。

表2-1　　　　　三类营养物质体内氧化时的热价、氧热价和呼吸商

	生物热价 （kJ/g）	物理热价 （kJ/g）	氧热价 （kJ/L）	氧耗量 （L/g）	二氧化碳产生量 （L/g）	呼吸商 （CO_2/O_2）
糖	17.15	17.15	20.66	0.83	0.83	1.00
脂肪	39.75	39.75	19.58	2.03	1.43	0.71
蛋白质	17.99	23.43	18.93	0.95	0.76	0.80

表2-2　　　　　非蛋白呼吸商和氧热价

非蛋白呼吸商	氧化的百分比		氧热价（kJ/L）
	糖	脂肪	
0.707	0.00	100.0	19.61
0.76	19.2	80.8	19.88
0.82	40.3	59.7	20.19
0.88	60.8	39.2	20.50
0.94	80.7	19.3	20.82
1.00	100.0	0.00	21.12

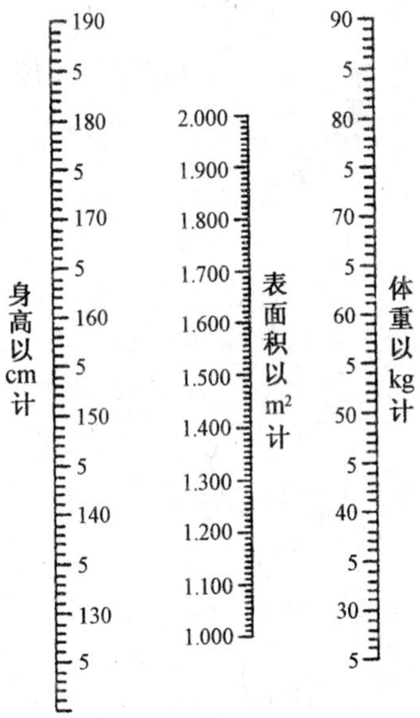

3. 能量代谢率计算方法　能量代谢率与体表面积成正比，能量代谢率等于产热量/体表面积，单位：kJ/m^2。体表面积计算方法有公式法和索图法两种。

体表面积$(m^2)=0.0061×$身长$(cm)+0.0128×$体重$(kg)-0.1529$

索图法是先测出被检者的身高和体重，然后在体表面积测算图上找到相应的两点，将两点连接起来，与体表面积相交之点即为此人的体表面积（图2-4）。

图2-4　人的体表面积测算图

通过对人群普查发现，一般膳食的人，呼吸商为0.82，相应的氧热价为20.19 kJ/L。因此，能量代谢率最简便的计算方式为：耗氧量×20.19＝产热量。

（三）影响能量代谢的因素

1. 肌肉活动 肌肉的活动特别是骨骼肌的活动是影响能量代谢最主要的因素，机体任何轻微的活动都可使能量代谢率明显增高。从表 2 - 3 可看出，在不同劳动强度和运动时的能量代谢率的变化情况。因此，临床上常用能量代谢率大小判断劳动强度的大小。

表 2 - 3   劳动或运动时的能量代谢率   kJ/(m² · min)

机体的状态	平均产热量	机体的状态	平均产热量	机体的状态	平均产热量
躺卧	2.73	洗衣	9.89	打篮球	24.22
开会	3.40	扫地	11.37	踢足球	24.98
擦窗子	8.30	打排球	17.50		

2. 精神活动 精神因素对能量代谢的影响仅次于肌肉因素。脑组织的耗氧量大、代谢水平高。人在单纯思考问题时，能量代谢受影响并不大，产热量增加不超过 4%；但在精神紧张或情绪激动时，由于无意识的肌紧张，并促进某些激素（肾上腺皮质和髓质激素、甲状腺激素等）分泌增加，产热量明显增加，能量代谢增强。

3. 环境温度 人体在安静时，环境温度保持在 20 ℃～30 ℃内能量代谢率最稳定。环境温度高于或低于此温度范围时，能量代谢均可增加。当环境温度>30 ℃时，呼吸、循环功能加快，体内生化酶促反应加速，代谢率增加，产热量增多；当环境温度<20 ℃时，代谢率增加，<10 ℃时，代谢率显著增加，主要是由于寒冷刺激反射性引起肌肉紧张或寒战，产热量增多。

4. 食物的特殊动力效应 食物的特殊动力效应（specific dynamic action）是指人在进食之后的一定时间内，其产热量比进食前有所增加，这是机体产生的额外热能。食物这种刺激机体产生额外热量的作用称为食物的特殊动力效应。其中以蛋白质食物最明显，可达30%，糖和脂肪分别为 4% 和 6%，混合食物为 10% 左右。这种现象在进食后 1 小时左右开始，并延续到 7～8 小时。其机制尚不完全明了，但有实验提示进食后的额外热量可能来源于肝脏处理蛋白质的分解产生，如进行脱氨基反应时额外消耗的能量。

（四）基础代谢

1. 概念 人在基础状态下的能量代谢称为基础代谢（basal metabolism）。所谓基础状态是指人处在清醒而又非常安静时，不受肌肉活动、环境温度、食物以及精神紧张等因素影响时的状态。基础代谢率（basal metabolic rate，BMR）是指单位时间内的基础代谢。

2. 测定 基础代谢率的测定要求在清晨未进餐以前（即餐后 12～14 小时）、平卧、肌肉放松、精神安宁、室温 20 ℃～25 ℃时进行。其原理与能量代谢率的测定原理基本相同。判断 BMR 是否正常，通常利用实测值减去我国正常人不同年龄的正常平均值（表 2 - 4），再除以正常值后所得商的百分值，即 BMR 相对值。计算公式为：

$$BMR 相对值 = \frac{实测值 - 正常值}{正常值} \times 100\%$$

表 2 - 4   我国正常人的 BMR 平均值   kJ/(m² · h)

年龄（岁）	11～15	16～17	18～19	20～30	31～40	41～50	>51
男性	195.5	193.4	166.2	157.8	158.6	154.0	149.0
女性	172.5	181.7	154.0	146.5	146.9	142.4	138.6

3. 正常值及意义　正常值为相对值的±15％以内，超出±20％可能为病理现象。

测定基础代谢率的意义，主要用于辅助诊断甲状腺疾病。甲状腺功能亢进时，BMR 可比正常值高出 25％～80％；甲状腺功能减退时，BMR 可比正常值低 20％～40％。

例：某人，女，20 岁，体表面积 1.46 m²，基础状态下每 6 分钟的耗氧量为 1.0 L。试问其 BMR 是否正常？

解：(1) 已知混合膳食人呼吸商为 0.82，其氧热价为 20.19 kJ/L。

(2) 已知该人基础状态下 6 分钟耗氧量为 1.0 L，此时 1 小时的耗氧量是 $1.0 \times (60/6) = 10$ L。

(3) 1 小时产热量为 $10 \times 20.19 = 201.9$ kJ。

(4) 基础代谢率即 BMR＝$201.9 \div 1.46 = 138.29$ kJ/(m² · h)。

(5) 查表已知 20 岁女性正常 BMR 平均值为 146.5 kJ/(m² · h)，则此人 BMR 相对值为 $[(138.29 - 146.50) \div 146.5] \times 100\% = -6\%$（正常）。

此外，还可按下列公式计算 BMR 相对值：

$$BMR \text{ 相对值}(\%) = \text{心率}(\text{次/min}) + \text{脉压}(\text{mmHg}) - 111$$

（五）能量平衡的调节

能量平衡是指能量摄入和能量消耗之间的平衡状态。能量的摄入来源于每天的进食；而能量的消耗主要是机体对外所做的功和机体内部代谢所消耗能量的总和。如果进食获得的能量长时期超过消耗的能量，多余的能量将被转化为脂肪而储存、堆积，从而导致机体发生肥胖。反之，获得的能量长时间低于消耗的能量，则导致机体储存的能源物质的消耗，从而引起消耗瘦。因此，对进食量的调节是维持体重稳定的重要因素。

肥胖不仅与多种疾病的发生有关，而且严重影响人的形体美，因此导致各种减肥药及减肥器械的兴起。但真正杜绝肥胖的方式还是合理调节膳食，平衡营养，加强运动，使机体的能量达到平衡状态。

正常成年人的体重，一般能在较长时间内保持相对稳定。资料表明，这是由于体内能量的储存可能有一个调定点（set point）作用的结果。当体内能量的储存高于或低于调定点时，则通过减少或增加摄食活动来调节体内能量的储存，使之达到平衡状态，从而保持正常体重。对摄食活动的调节，下丘脑起着非常重要的作用。

1. 与摄食活动有关的神经中枢部位　在下丘脑中的外侧区存在一个摄食中枢，而在下丘脑腹内侧核存在饱食中枢，均参与摄食活动的调节（详见第十一章"神经系统的功能"）。

2. 瘦素的作用　近年来的研究显示，脂肪细胞（主要是白色脂肪组织）可以合成和分泌瘦素（leptin，该词来自希腊文"leptos"，意为消瘦）。这是由肥胖基因编码的一种特殊蛋白质。在人类循环血液中的瘦素为 146 个氨基酸残基构成的肽，相对分子质量为 16000。

瘦素主要通过 3 条途径发挥调节体内脂肪量和维持能量平衡的作用：

(1) 瘦素可直接作用于脂肪细胞，抑制脂肪的合成，降低体内脂肪的储存量；加强脂肪的分解，使之储存的能量转化和释放，避免了肥胖的发生。

(2) 循环血液中的瘦素也可作用于下丘脑的弓状核，使摄食量减少。

(3) 瘦素还可作用于中枢神经系统，提高交感神经的兴奋性，动员体内能量的转化和释放。

(4) 瘦素可抵制胰岛分泌胰岛素，使脂肪储存减少。

体内的脂肪储量是影响瘦素分泌的主要因素。在机体能量的摄入与消耗取得平衡的情况下，瘦素的分泌量可反映体内储存脂肪量的多少。禁食时，血清瘦素浓度降低，进食时增加。瘦素的分泌具有昼夜节律，夜间分泌水平高。胰岛素和肾上腺素也可刺激瘦素的分泌。

肥胖时瘦素水平增高，这是机体对能量摄入和体重增加的负反馈调节，其效应是降低能量摄入，增加能量消耗，使体重维持在相对平衡的范围内（图2-5）。瘦素在摄食的长期调节和机体能量储存的调控中起重要作用。

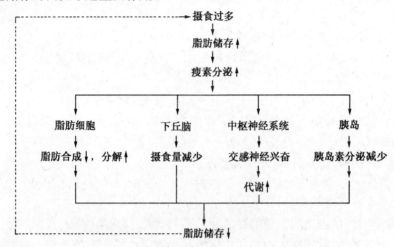

图2-5　机体能量储存的调节

——→ 表示促进；- - - - -→ 表示抑制

三、体温

体温（body temperature）是指机体深部的平均温度。人和高等动物的体温相对稳定，故称恒温动物；而低等动物的体温随环境温度变化而变化，故称为变温动物。

体温是机体内环境中重要的物理因素之一，正常体温对维持机体生命活动具有极为重要的意义。一旦这种体温平衡关系遭到破坏，就会导致体温失衡。临床上常见的症状是发热。

（一）体温的正常值及生理变异

1. 正常值　由于机体深部温度难以测定，因此，在实际工作中，常以测定口腔（舌下）、腋窝或直肠温度来代表体温。口腔是广泛采用的测试部位，测试方便且较准确，但对于不合作的病人（如昏迷病人、哭闹的小孩等），则不宜测口腔。腋窝测试点皮肤温度较低，必须让被测试者将上臂紧贴其胸廓，且测试时间需达10分钟才能使测试出来的体温接近机体深部温度。

通常情况下，直肠温度正常为36.9℃～37.9℃（平均为37.5℃），口腔温度的正常值为36.7℃～37.7℃，腋窝温度的正常值为36.0℃～37.4℃。

2. 生理变异　在生理情况下，人体的体温是相对稳定的，但随昼夜、性别、年龄、肌肉活动和精神因素等而有所变动。

（1）昼夜波动：体温在一昼夜中呈周期性波动。清晨2～6时体温最低，午后1～6时最高，但波动的幅值一般不超过1℃。这种昼夜周期性波动称为昼夜节律（又称日周期）。产生昼夜波动是由一种内在的生物节律形成的。长期夜间工作的人，上述昼夜周期性变化可以发生颠倒。

（2）性别：成年女性的体温平均比男性高 0.3 ℃，且随月经周期变化而发生变化。排卵前体温较排卵后低，排卵日的体温最低。因此，临床上以连续测定 3 个月的基础体温来验证月经周期中有无排卵和确定排卵日期。实验证明，女性基础体温在排卵后升高 0.3 ℃～0.6 ℃，可能与黄体分泌孕激素的产热作用有关。（图 2-6）

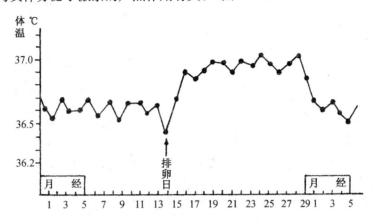

图 2-6 女性月经周期基础体温的变动曲线

（3）年龄：新生儿与乳儿期的体温，一般略高于成人。新生儿特别是早产儿的体温调节机制尚未发育完善，调节能力差，其体温易受环境温度的影响而变动，故应注意保温护理。老年人因基础代谢率降低和活动量少，体温略偏低。

（4）其他：肌肉活动时，代谢增强，产热量增多，可使体温暂时升高 1 ℃～2 ℃。所以，临床测体温时应让受试者安静一段时间后再测，测定小儿体温时应避免哭闹。麻醉药通常可抑制体温调节中枢、扩张皮肤血管、降低机体对寒冷刺激的适应能力，因此，对麻醉手术的病人应加强术中和术后的保温护理。

此外，情绪激动、精神紧张、环境温度、进食等均可影响体温，故测量体温时应考虑这些因素。

（二）产热与散热

机体营养物质氧化时所释放的热量，除了做机械功之外，最终都转变为热能。其热能可维持体温，多余热能则散发到体外，最终保持体温的相对恒定。

1. 产热过程

（1）产热器官：体内的热量是由三大营养物质在各组织器官中进行代谢活动时产生的。主要的产热器官是内脏器官、骨骼肌和脑。机体在安静时，主要由内脏器官产热，其中肝脏产热量居首。当机体运动或劳动时，肌肉便成为主要产热器官，占总产热量的 90％左右。

（2）产热形式：人体产热量的多少取决于代谢强度。在寒冷环境中，人体产热量增强，骨骼肌紧张度增强，甚至战栗，可以大大提高产热量。产热形式包括以下两种。

1）战栗产热：战栗是指骨骼肌发生不随意的节律性收缩的现象，其特点是屈肌和伸肌同时收缩，此时并不做外功，但产热量很高，其代谢率可增加 4～5 倍。战栗前常出现肌紧张，使产热量增加。战栗有利于维护寒冷环境中的体温平衡。

2）非战栗产热（又称代谢产热）：由于新生儿不能发生战栗，故主要依靠此类方式产热。

（3）产热活动的调节：包括体液调节和神经调节。

1）体液调节：最重要的是甲状腺激素，可使机体产热量增加 20%～30%，作用虽缓慢，但持续时间长。此外，肾上腺素、去甲肾上腺素、生长素等也可刺激产热，其作用迅速，但持续时间短。

2）神经调节：交感神经兴奋可引起肾上腺髓质激素分泌增多，从而促进分解代谢，增加产热量。

2. 散热过程　机体散热的部位主要是皮肤，占总散热量的 84.5%。其次是经呼吸器官散热，约占 14%。仅有 1.5% 的热量随尿液、粪便散失。机体散热的方式有辐射、传导、对流和蒸发等。

（1）散热方式及其影响因素：

1）辐射散热（thermal radiation）：是指体热以热射线的形式传给外界较冷物体的方式。辐射散热量的多少取决于皮肤与周围环境之间的温度差以及机体有效辐射面积等因素。当皮肤温度高于环境温度，其差值越大，则散热量越多；当两者温度相等时，辐射散热停止；但如果环境温度高于皮肤温度，则机体不仅不能散热，反而从外界吸收热量。有效辐射面积越大，辐射散热量也越多。机体在安静状态下，辐射散热量可占总散热量的 60% 左右。白色可将红外线反射出去，而深色则相反。因此，夏天及高温作业宜穿浅色衣服，冬季宜穿深色衣服，有利于维持体温恒定。

2）传导散热（thermal conduction）：是机体将体热直接传给与之接触的较冷物体的方式。传导散热量与其接触物体的温度及导热性能有关。温差越大，导热性越好，传导散热量也越多。如人体脂肪导热性较差，而肥胖者皮下脂肪较多，由深部向表层的散热量就少些，因此，肥胖者在炎热的天气容易出汗；水的导热性好，故临床护理中，常对高热病人用冰袋、冰帽等措施降温，以加速传导散热。

3）对流散热（thermal convection）：是传导散热的一种特殊形式，是指体热随空气流动而散发到体外的方式。人体周围总围绕着一层薄薄的空气，直接同皮肤接触，如空气的温度低于皮肤温度，则人体的热量就直接传给这一层空气，冷空气加温成热空气而上升，另一些冷空气来补充。通过这种冷热空气的不断交换，使体热散发至周围空间。对流散热量的多少与空气温度及风速有关，外界气温越低，风速越大，对流散热效果越好。风扇驱动气流，即可加速对流散热。

4）蒸发散热（thermal evaporation）：是指通过水分从体表蒸发来散失体热的方式。体表每蒸发 1 g 水可使机体散失 2.43 kJ 热量。当气温为 21 ℃时，蒸发散热占机体总散热量的 29% 左右。但当气温等于或高于体表温度时，前述辐射、传导和对流等散热活动将停止，蒸发便成为机体惟一的散热途径。

蒸发散热又分为不感蒸发（insensible perspiration）和发汗（sweating）2 种。①不感蒸发：是指体液中的水分直接渗透出皮肤或黏膜表面而被蒸发，没有汗珠形成且不被人们察觉，故又称不显汗。它与汗腺的活动无关。成人每天经皮肤表面蒸发 600～800 mL 水，经呼吸道黏膜蒸发 200～400 mL 水，总计每天的失水量约 1 L。因此，临床上在给病人补液时应考虑不感蒸发所丢失的液体量。②发汗：汗腺分泌汗液的活动称为发汗。通过形成可见的汗滴形式而蒸发散热，故又称可感蒸发。当环境温度高于体表温度时，发汗是机体有效的散热途径。

人体在安静状态下，当环境温度达 30 ℃时，即开始出汗。如空气湿度大，且衣着较多，气温达 25 ℃时人体便可出汗。人在劳动或运动时气温虽在 20 ℃以下，亦可出现大汗淋漓。

临床上发热的病人，可用乙醇或温水擦浴，即通过加强蒸发散热来降温。

（2）汗液：汗液为低渗性液体，含 0.2%～0.5%氯化钠及少量尿素、乳酸等。在高温环境或强体力劳动而大量出汗时，不但失去大量水分，同时丢失一定量的钠盐。所以，大出汗后，除补充足够的水分外，还应补充适量氯化钠。同时，当机体大量出汗而产生脱水时，常表现为高渗性脱水。

（3）汗腺及其分泌的调节：人体的汗腺有大汗腺和小汗腺两类。大汗腺分布于腋窝和外阴部，与散热无关；小汗腺分布于全身皮肤，主要实现发汗作用。

发汗是一种反射性活动，其发汗中枢主要位于下丘脑。汗腺受交感神经支配，其节后纤维为胆碱能纤维，兴奋时释放递质乙酰胆碱和舒血管肠肽。前者使汗腺分泌；后者使附近血管舒张，局部血流增多，以助汗腺分泌。

人体受温热刺激可反射性引起全身汗腺分泌，这种出汗称为温热性发汗，见于全身各处，具有蒸发降温的生理意义，主要参与体温调节。当精神紧张、情绪激动时，亦能反射性引起出汗，称为精神性发汗，见于前额、手掌、足跖等处，这种发汗对体温调节意义不大。

炎热的夏天，交感神经紧张度降低，皮肤血管舒张，血流增多，皮肤温度升高，散热量增加；寒冷环境中，交感神经紧张度增强，皮肤血管收缩，血流减少，因此，散热量减少，以维持体温。

（三）体温调节

恒温动物之所以能够维持体温的相对恒定，是在体温调节机构控制下，通过调节产热和散热过程处于动态平衡的结果。

人体具有 2 种调节体温的方式，一种是自主神经性体温调节，又称生理性体温调节，一种是行为性体温调节。两者互相配合，以保持人体深部温度的恒定。

生理性体温调节是指机体通过体温调节中枢的活动，调控机体的产热和散热过程，以维持体温相对稳定，这是实现恒温调节的基础。行为性体温调节是指机体通过不同的姿势和行为来维持体温恒定，如在不同气温下增减衣着、创设室内的人工气候环境，以祛暑或御寒。对人来说，行为性体温调节是有意识的，是以生理性体温调节为基础，又是对生理性体温调节反应的补充。下面仅讨论生理性体温调节。

1. 温度感受器　根据存在的部位不同，可将温度感受器分为外周温度感受器和中枢温度感受器两类。

（1）外周温度感受器：是存在于人体皮肤、黏膜和内脏器官中的对温度变化敏感的游离神经末梢。有温觉感受器和冷觉感受器两种，且后者的数目多于前者数倍。故外周温度感受器对寒冷刺激比较敏感。其兴奋冲动传向下丘脑体温调节中枢。

（2）中枢温度感受器：是位于脊髓、脑干网状结构和下丘脑等处的直接感受深部血液温度变化的神经元。特别是在视前区-下丘脑前部（PO/AH）处，集中了许多热敏神经元和冷敏神经元，且热敏神经元的数目多于冷敏神经元。故中枢温度感受器对温热刺激比较敏感。当深部血液温度升高时，热敏神经元兴奋冲动增多，传至有关的体温中枢，它们对体温调节起重要作用。

2. 体温调节中枢及其作用　体温调节的基本中枢位于下丘脑。根据恒温动物实验证明，当破坏动物的下丘脑，则不能维持恒定的体温。过去认为下丘脑前部存在着"散热中枢"，而下丘脑后部存在着"产热中枢"。但近来在改变下丘脑局部温度实验中表明，PO/AH 对温度变化更敏感，温热刺激该区可引起皮肤血管扩张、汗腺分泌增加等散热反应，而局部冷刺激该区可引起寒战、肌肉紧张加强等产热反应。因此，现在人们对体温调节中枢功能的认识，普遍倾向于应从整合机构这一概念去理解。

下丘脑及其以下体温调节中枢共同组成体温调节的中枢整合机构，其整合机构又是分层次的，而PO/AH是中枢整合机构的中心部位。下丘脑的PO/AH温度敏感神经元，既能感受它们所在局部脑组织的温度变化，又能对其他途径传入的温度变化信息进行不同程度的整合处理。各种温度变化传入信息，经中枢整合机构进行整合处理后，由下丘脑PO/AH区发出指令性传出信息，经多种途径输出。如通过躯体神经改变骨骼肌的活动和紧张度，通过交感神经调节皮肤血管舒缩和汗腺分泌，通过内分泌腺的活动来调节机体的代谢水平。通过上述复杂的调节过程来维持体温的相对恒定。

3. 调定点学说　正常人的体温经常稳定在37 ℃左右，目前多用调定点学说来解释。该学说认为，人体体温的调节，类似于恒温器的调节，PO/AH热敏神经元可能起着调定点（set point）的作用。调定点对温热的感受阈值（即体温稳定的调定点），正常人一般为37 ℃。当体温偏离37 ℃时，则由反馈系统将偏差信息传输到控制系统，然后经过对受控系统（产热和散热装置）的调节来维持体温稳定。当体温升高到37 ℃以上时，PO/AH中的热敏神经元兴奋并发放冲动，通过下丘脑使散热过程加强，产热过程减弱，从而使体温不会过高；当体温低于37 ℃时，热敏神经元活动减弱，产热过程加强，以使体温回升。

根据调定点学说，认为疾病发热是由于细菌、病毒等致热原作用于PO/AH，兴奋了冷敏神经元、抑制了热敏神经元，使调定阈值上移（如39 ℃），此时37 ℃的体温即为冷刺激，故发热前先出现恶寒、战栗等产热反应。待体温升高到新的调定点水平（39 ℃）后，人体在较高水平上保持产热与散热的平衡，寒战也就消失。如果致热原被清除，调定点阈值回降至37 ℃，此时39 ℃的体温即为热刺激，导致热敏神经元兴奋，散热过程增强，出现皮肤血管扩张、出汗等退热的临床表现，体温随之回降至37 ℃，并在此水平上维持产热和散热的动态平衡。

第二节　糖代谢

糖类是食物中重要的有机化合物，也是机体重要的组成成分和供能物质。人类从食物中摄取的糖类主要是淀粉，在消化道被消化成葡萄糖，以主动方式被吸收入血，且以葡萄糖的形式被血液运输。糖在体内的储存形式是由葡萄糖形成的多聚体——糖原。糖代谢的内容是指葡萄糖在体内代谢的情况。

一、概述

（一）糖的生理功能

1. 供给机体能量　每克葡萄糖在体内完全氧化时，可释放出16.7 kJ的能量。人体所需的能量约60%由糖氧化供给。

2. 转变成脂肪、某些氨基酸及核苷等。

3. 参与构成人体组织结构的重要成分　如构成糖蛋白、蛋白聚多糖成为结缔组织、软骨、骨基质中的成分等；某些酶、激素、免疫蛋白、血型物质的化学本质是糖蛋白；糖蛋白、糖脂还是细胞膜的成分。

（二）糖代谢的概况

通过消化吸收进入肝脏的葡萄糖，一部分被肝细胞摄取合成糖原储存起来，或转化为脂肪、氨基酸等非糖物质，或氧化分解提供肝脏本身的能量；另一部分则经肝静脉进入体循环，运输至各个器官组织加以利用（图 2-7）。

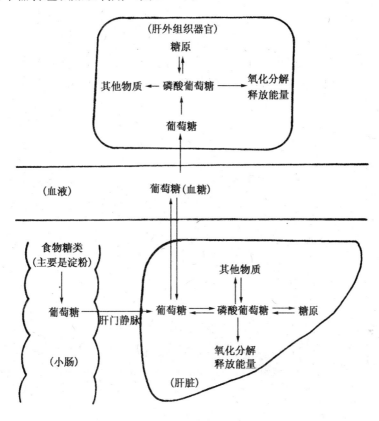

图 2-7　糖代谢的概况

糖代谢是指葡萄糖在体内所发生的一系列酶促反应，它包括糖的分解代谢、糖原的合成与分解、糖的异生作用及血糖浓度的调节等。

二、糖的分解代谢

糖的分解代谢途径主要有糖酵解、有氧氧化和磷酸戊糖途径。

（一）糖酵解

在缺氧的条件下，体内的葡萄糖或糖原分解成乳酸的过程称为无氧分解。由于此过程与酵母菌使糖发酵生醇过程类似，故称为糖酵解（glycolysis）。

1. 反应过程　可分成 4 个阶段。

（1）磷酸己糖的生成：葡萄糖（glucose，G）参加代谢必须先经活化，即先在己糖激酶的催化下由 ATP 供给磷酸基，生成 6-磷酸葡萄糖（glucose-6-phosphate，G-6-P）。糖原则经磷酸化酶及磷酸变位酶的先后催化生成 G-6-P。G-6-P 再经磷酸己糖异构酶催化异构成 6-磷酸果糖（fructose-6-phosphate，F-6-P）后，经磷酸果糖激酶的催化，由 ATP 提供磷酸基再次磷酸化生成 1,6-二磷酸果糖（1,6-fructose-bisphosphate，F-1,6-2P）。从葡萄糖开始上述反应消耗 2 分子 ATP，而从糖原开始则只消耗 1 分子 ATP。

糖原 —— Pi／磷酸化酶 → 1-磷酸葡萄糖

1-磷酸葡萄糖 ←→ 葡萄糖磷酸变位酶 → 6-磷酸葡萄糖

葡萄糖 —— ATP／ADP／己糖激酶 → 6-磷酸葡萄糖

6-磷酸葡萄糖 ←→ 磷酸己糖异构酶 → 6-磷酸果糖

6-磷酸果糖 —— ATP／ADP／磷酸果糖激酶 → 1,6-二磷酸果糖

（2）磷酸丙糖的生成：F-1,6-2P 在醛缩酶的催化下裂解成 2 分子磷酸丙糖，即 1 分子三磷酸甘油醛和 1 分子磷酸二羟丙酮。反应可逆，且 2 种磷酸丙糖可在异构酶的催化下互相转变。因 3-磷酸甘油醛可继续分解，使磷酸二羟丙酮不断转变成 3-磷酸甘油醛参加后续反应。

1,6-二磷酸果糖 —— 醛缩酶 → 磷酸二羟丙酮（$CH_2O\textcircled{P}$，$C=O$，CH_2OH）与 3-磷酸甘油醛（$CH_2O\textcircled{P}$，$CHOH$，CHO），两者经磷酸丙糖异构酶互相转变。

（3）丙酮酸的生成：此阶段有糖酵解过程中惟一的一次氧化反应，即 3-磷酸甘油醛脱氢生成 1,3-二磷酸甘油酸。另一特点是此阶段有 ATP 的生成。在 3-磷酸甘油醛脱氢酶的催化下，3-磷酸甘油醛的第 1 位碳原子脱去氢原子并磷酸化，生成含有高能磷酸键的 1,3-二磷酸甘油酸，经磷酸甘油酸激酶的催化，将高能磷酸键转移给 ADP 生成 ATP，本身转变成 3-磷酸甘油酸。3-磷酸甘油酸再在变位酶的作用下转变成 2-磷酸甘油酸；在烯醇化酶的催化下脱水，并发生分子内能量的重新分布，生成含有高能磷酸键的磷酸烯醇式丙酮酸，在丙酮酸激酶的催化下，磷酸烯醇式丙酮酸将高能磷酸键转移给 ADP 生成 ATP 和丙酮酸。

（4）乳酸的生成：在乳酸脱氢酶的催化下，丙酮酸接受 3-磷酸甘油醛脱下的氢还原成

$$\text{3-磷酸甘油醛} \xrightleftharpoons[\text{3-磷酸甘油醛脱氢酶}]{\text{NAD}^+ \quad \text{NADH}+\text{H}^+ \;+\text{Pi}} \text{1,3-二磷酸甘油酸} \xrightleftharpoons[\text{磷酸甘油酸激酶}]{\text{ADP} \quad \text{ATP}} \text{3-磷酸甘油酸} \xrightleftharpoons[\text{磷酸甘油酸变位酶}]{} \quad$$

$$\text{2-磷酸甘油酸} \xrightleftharpoons[\text{烯醇化酶}]{-\text{H}_2\text{O}} \text{磷酸烯醇式丙酮酸} \xrightleftharpoons[\text{丙酮酸激酶}]{\text{ADP} \quad \text{ATP}} \text{烯醇式丙酮酸} \longrightarrow \text{丙酮酸}$$

乳酸，所生成 NAD^+ 可再接受 3-磷酸甘油醛脱下的氢转变成 $\text{NADH}+\text{H}^+$，促使糖酵解能持续不断地进行。

$$\text{丙酮酸} \xrightleftharpoons[\text{乳酸脱氢酶}]{\text{NADH}+\text{H}^+ \quad \text{NAD}^+} \text{乳酸}$$

现将糖酵解途径的全过程及催化糖酵解过程中的有关酶总结于图 2-8、表 2-5。

糖酵解全部反应均在胞液中进行，不需氧，产能少。1个葡萄糖经酵解反应净生成2分子ATP，从糖原开始，1个葡萄糖单位经酵解反应净生成3分子ATP。糖酵解过程中的大部分反应为可逆，只有己糖激酶、磷酸果糖激酶、丙酮酸激酶所催化的三步反应不可逆，这3种酶为糖酵解过程中的限速酶，调节这3种酶的活性就可影响糖酵解进行的速度。

2. 糖酵解的生理意义

（1）糖酵解是机体在缺氧条件下获取能量的有效方式。如剧烈运动、强体力劳动时，由于骨骼肌局部血流供不应求，满足不了肌肉组织对氧

表 2-5　糖酵解过程的有关酶

反　应	酶
脱氢反应	3-磷酸甘油醛脱氢酶
加氢反应	乳酸脱氢酶
消耗 ATP	己糖激酶、磷酸果糖激酶
生成 ATP	3-磷酸甘油酸激酶、丙酮酸激酶

的需要，此时糖酵解即成为能量的主要来源，虽产能效率低，但可补充机体对能量之急需。

（2）在不缺氧的情况下，机体一些组织细胞如白细胞、视网膜、皮肤、睾丸、骨髓等，仍可从糖酵解获得部分能量，成熟红细胞只能通过糖酵解获能。

（3）在病理情况下，如严重贫血、大失血、呼吸障碍、循环障碍等均因氧供给不足，组织细胞中酵解过程加强，甚至可因酵解过度，造成乳酸堆积而发生酸中毒。

（二）糖的有氧氧化

体内的葡萄糖或糖原在有氧的条件下，彻底氧化成 CO_2 和 H_2O 并产生大量能量的过程，称为糖的有氧氧化。这是体内糖氧化供能的主要途径。

1. 基本反应过程　葡萄糖的有氧氧化可归纳为3个阶段。

（1）丙酮酸的生成：指糖经磷酸化后氧化生成丙酮酸，此阶段与糖酵解过程大致相同，也在胞液中进行。所不同的是3-磷酸甘油醛脱氢生成的 $\text{NADH}+\text{H}^+$ 不参加丙酮酸还原为

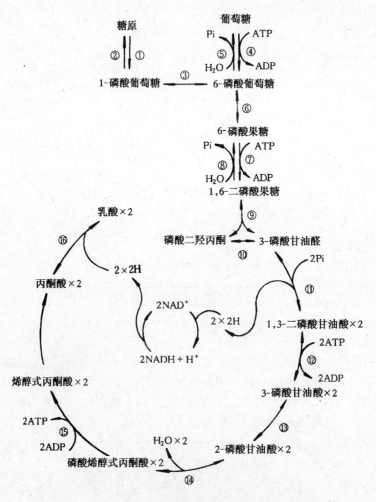

图 2-8 糖酵解的全过程

①磷酸化酶；②糖原合成酶；③磷酸葡萄糖变位酶；④己糖激酶；⑤葡萄糖-6-磷酸酶；⑥磷酸己糖异构酶；⑦磷酸果糖激酶；⑧果糖二磷酸酶；⑨醛缩酶；⑩磷酸丙糖异构酶；⑪3-磷酸甘油醛脱氢酶；⑫3-磷酸甘油酸激酶；⑬变位酶；⑭烯醇化酶；⑮丙酮酸激酶；⑯乳酸脱氢酶

乳酸的反应，而是进入线粒体经呼吸链将 $NADH+H^+$ 中的 2H 氧化成 H_2O 并产生 ATP。

（2）乙酰 CoA 的生成：丙酮酸从胞液转入线粒体后，在丙酮酸脱氢酶系催化下，进行脱氢（氧化）和脱羧，并与辅酶 A 结合生成乙酰 CoA。

$$CH_3COCOOH + HS\text{-}CoA \xrightarrow[\substack{丙酮酸脱氢酶系 \\ NAD^+ \qquad\qquad NADH+H^+}]{TPP,L<^S_S,FAD} CH_3CO\sim SCoA + CO_2$$

丙酮酸   乙酰 CoA

该酶系是由丙酮酸脱氢酶、硫辛酸乙酰基转移酶和二氢硫辛酸脱氢酶 3 种酶及 5 种辅酶组成的多酶体系。辅酶大多含 B 族维生素，如 TPP 含维生素 B_1，辅酶 A 含泛酸，NAD^+ 含维生素 PP，FAD 含维生素 B_2。如果这些维生素缺乏，必将影响丙酮酸的氧化脱羧反应。如维生素 B_1 缺乏，体内 TPP 不足，此步反应不能顺利进行，丙酮酸堆积，能量供应受阻，严重时可影响神经系统和心脏功能而导致脚气病发生。在临床上，高热、甲状腺功能亢进及大量输入葡萄糖的病人，体内糖的分解代谢旺盛，应注意适当补充有关维生素。

（3）三羧酸循环：在线粒体中生成的乙酰 CoA 随即进入三羧酸循环彻底氧化为 CO_2 和 H_2O。此反应是从乙酰 CoA 上的乙酰基和草酰乙酸缩合成含有 3 个羧基的柠檬酸开始的循环反应过程，故称为三羧酸循环（tricarboxylic acid cycle）或柠檬酸循环。反应在细胞的线粒体中进行，反应步骤如下。

1）缩合反应：在柠檬酸合成酶的催化下，乙酰 CoA 的乙酰基与草酰乙酸缩合生成柠檬酸并释放出 CoA。此反应不可逆。

$$CH_3-\overset{O}{\overset{\|}{C}}\sim SCoA + O=C-COOH \xrightarrow[\text{柠檬酸合成酶}]{+H_2O} HO-\overset{CH_2-COOH}{\underset{CH_2-COOH}{C-COOH}} + HSCoA$$

草酰乙酸　　　　　　　　　　柠檬酸

2）异构反应：柠檬酸在顺乌头酸酶的作用下，先脱水再加水异构生成异柠檬酸。

柠檬酸 $\underset{+H_2O}{\overset{-H_2O}{\rightleftharpoons}}$ （顺乌头酸酶） 顺乌头酸 $\underset{-H_2O}{\overset{+H_2O}{\rightleftharpoons}}$ （顺乌头酸酶） 异柠檬酸

3）第一次氧化脱羧：异柠檬酸在异柠檬酸脱氢酶的催化下先脱氢氧化生成草酰琥珀酸，再脱羧生成 α-酮戊二酸。异柠檬酸脱氢酶催化的反应不可逆，为三羧酸循环中的限速酶。

异柠檬酸 $\xrightarrow[\text{异柠檬酸脱氢酶}]{NAD^+ \quad NADH+H^+ \quad Mg^{2+}、Mn^{2+} \quad CO_2}$ α-酮戊二酸

4）第二次氧化脱羧：α-酮戊二酸在 α-酮戊二酸脱氢酶系的催化下，氧化脱羧生成琥珀酰 CoA。此酶系与丙酮酸脱氢酶系类似，由相应的 3 种酶与同样的 5 种辅酶组成。α-酮戊二酸脱氢、脱羧形成含有高能硫酯键的琥珀酸单酰 CoA。

α-酮戊二酸 $\xrightarrow[\text{α-酮戊二酸脱氢酶系}]{NAD^+ \quad Mg^{2+} \quad NADH+H^+ \quad TPP,L<^S_S,HSCoA \quad CO_2}$ 琥珀酸单酰 CoA

5）底物水平磷酸化：琥珀酸单酰 CoA 经琥珀酸硫激酶的催化，高能硫酯键水解，CoA 脱落释放出能量使 GDP 磷酸化生成 GTP，GTP 可将～P 转交给 ADP 生成 ATP，琥珀酸单酰 CoA 转变为琥珀酸。此反应也是三羧酸循环中惟一直接生成高能磷酸键的反应。

琥珀酸单酰 CoA $\xrightarrow[\text{琥珀酸硫激酶}]{+GDP+Pi}$ 琥珀酸 $+GTP+HSCoA$

6）生成延胡索酸：琥珀酸脱氢酶催化琥珀酸脱氢生成延胡索酸，该酶的辅基是 FAD，接受氢后生成 $FADH_2$。

$$
\begin{array}{ccc}
\text{COOH} & & \text{COOH} \\
| & & \| \\
\text{CH}_2 & \xrightarrow[\text{琥珀酸脱氢酶}]{\text{FAD} \quad \text{FADH}_2} & \text{CH} \\
| & & \| \\
\text{CH}_2 & & \text{CH} \\
| & & | \\
\text{COOH} & & \text{COOH} \\
\text{琥珀酸} & & \text{延胡索酸}
\end{array}
$$

7）生成苹果酸：延胡索酸在延胡索酸酶的催化下加水生成苹果酸。

$$
\begin{array}{ccc}
\text{COOH} & & \text{COOH} \\
| & & | \\
\text{CH} & \xrightarrow[\text{延胡索酸酶}]{+\text{H}_2\text{O}} & \text{CHOH} \\
\| & & | \\
\text{CH} & & \text{CH}_2 \\
| & & | \\
\text{COOH} & & \text{COOH} \\
\text{延胡索酸} & & \text{苹果酸}
\end{array}
$$

8）生成草酰乙酸：苹果酸经苹果酸脱氢酶催化脱氢生成草酰乙酸。

$$
\begin{array}{ccc}
\text{COOH} & & \text{COOH} \\
| & & | \\
\text{CHOH} & \xrightarrow[\text{苹果酸脱氢酶}]{\text{NAD}^+ \quad \text{NADH}+\text{H}^+} & \text{C}=\text{O} \\
| & & | \\
\text{CH}_2 & & \text{CH}_2 \\
| & & | \\
\text{COOH} & & \text{COOH} \\
\text{苹果酸} & & \text{草酰乙酸}
\end{array}
$$

现将三羧酸循环全过程归纳于图 2-9。

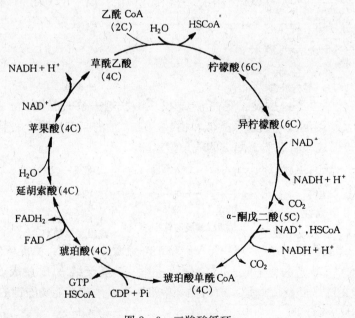

图 2-9 三羧酸循环

三羧酸循环的特点包括：

1）三羧酸循环由草酰乙酸和乙酰 CoA 缩合成柠檬酸开始，每循环 1 次使 1 分子乙酰基

彻底氧化为 CO_2 和 H_2O。反应中有 4 次脱氢（3 次生成 NADH＋H$^+$，1 次生成 FADH$_2$）和 1 次底物水平磷酸化共产生 12 分子 ATP，2 次脱羧产生 2 分子 CO_2。

2）整个循环过程在线粒体中进行，限速酶是柠檬酸合成酶、异柠檬酸脱氢酶、α-酮戊二酸脱氢酶系。整个循环为不可逆反应过程。

3）循环中的中间产物必须不断地代谢更新，才能保证循环的正常运转。因循环中的物质可参加其他代谢而被消耗，也可通过其他物质如氨基酸、脂类代谢转变而来。

2. 糖的有氧氧化及三羧酸循环的生理意义

（1）糖的有氧氧化是机体利用糖氧化供能的最主要方式。1 mol 葡萄糖通过糖的有氧氧化可净生成 38 mol ATP，是糖酵解的 19 倍，从而为机体大多数细胞的正常生理活动提供了足够的能量（表 2-6）。

表 2-6　　　　　　　　　　　1 mol 葡萄糖有氧氧化时 ATP 的生成　　　　　　　　　　mol

	反应过程	辅酶	ATP 生成
I 阶段	葡萄糖——6-磷酸葡萄糖		−1
	6-磷酸果糖——1,6-二磷酸果糖		−1
	3-磷酸甘油醛——1,3-二磷酸甘油酸	NAD$^+$	3×2
	1,3-二磷酸甘油酸——3-磷酸甘油酸		1×2
	磷酸烯醇式丙酮酸——丙酮酸		1×2
II 阶段	丙酮酸——乙酰 CoA	NAD$^+$	3×2
III 阶段	异柠檬酸——α-酮戊二酸	NAD$^+$	3×2
	α-酮戊二酸——琥珀酰 CoA	NAD$^+$	3×2
	琥珀酰 CoA——琥珀酸		1×2
	琥珀酸——延胡索酸	FAD	2×2
	苹果酸——草酰乙酸	NAD$^+$	3×2
			净生成 38 mol ATP

注：由于 1 mol 葡萄糖可裂解为 2 mol 磷酸丙糖，故乘以 2。

（2）三羧酸循环不仅是糖代谢的重要途径，也是甘油、脂肪酸及氨基酸氧化分解必经的途径。因此，它是三大营养物质在体内分解代谢的最终共同途径。

（3）三羧酸循环也是糖、脂肪和氨基酸三大物质代谢联系的枢纽。糖、脂肪和氨基酸可通过三羧酸循环中的中间产物相互转变。

（三）磷酸戊糖途径

细胞内糖大部分通过有氧氧化分解产生 ATP 供能，但在细胞的胞质中还存在糖的其他代谢途径——磷酸戊糖途径（pentose phosphate pathway）。葡萄糖经此途径的主要意义不是供能，而是生成磷酸核糖和 NADPH。

1. 反应过程

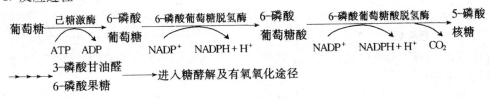

2. 生理意义

（1）提供合成核苷酸的原料——5-磷酸核糖。

（2）生成细胞代谢所需的 NADPH。NADPH 的功用有：①作为供氢体参与体内多种物质的合成。如脂肪酸、胆固醇等物质的合成都需由 NADPH 作为供氢体，因而该途径在脂类和胆固醇合成旺盛的组织中进行得比较活跃。②作为谷胱甘肽还原酶的辅酶，维持细胞中还原型谷胱甘肽（GSH）的正常含量。GSH 可以与氧化剂如 H_2O_2 起反应，从而保护巯基酶和膜蛋白免受氧化剂的损害，维持细胞特别是红细胞膜的完整性。有些人红细胞内缺乏6-磷酸葡萄糖脱氢酶，NADPH 缺乏，G-SH 含量减少，在某些因素（食入蚕豆或服用某些药物）诱发下，病人红细胞很容易破坏而发生溶血，称为蚕豆病或药物性溶血性贫血。③NADPH参与肝内的生物转化反应。

三、糖原的合成与分解

糖原（glycogen）是葡萄糖在体内的储存形式，是葡萄糖单位通过 1,4-糖苷键相连接成直链，由 1,6-糖苷键相连接产生分支的大分子多糖。体内大多数组织中都含有糖原，但以肝脏和肌肉的含量最多，肝糖原约 100 g，肌糖原约 250 g。糖原在体内储存虽少，但它是体内可迅速动用的葡萄糖储备。

（一）糖原的合成

由单糖（葡萄糖、果糖或半乳糖等）合成糖原的过程称为糖原的合成（glycogenesis）。各组织均能合成糖原，但以肝脏、肌肉为主。

葡萄糖合成糖原包括四步反应。

$$\text{葡萄糖} + \text{ATP} \xrightarrow[\text{葡萄糖激酶（肝）}]{\text{己糖激酶}} \text{6-磷酸葡萄糖} + \text{ADP}$$

$$\text{6-磷酸葡萄糖} \xrightarrow{\text{磷酸葡萄糖变位酶}} \text{1-磷酸葡萄糖}$$

$$\text{1-磷酸葡萄糖} + \text{UTP} \xrightarrow{\text{UDPG 焦磷酸化酶}} \text{UDPG} + \text{PPi}$$

$$\text{UDPG} + \text{糖原（}G_n\text{）} \xrightarrow{\text{糖原合成酶}} \text{UDP} + \text{糖原（}G_{n+1}\text{）}$$

糖原的合成是消耗能量的过程，除消耗 ATP 外，还需有 UTP 的参加。糖原分子每增加 1 个葡萄糖单位需要消耗 2 个高能磷酸键，即相当于 2 分子 ATP。上式中 G_n 表示原来的小分子糖原，而 G_{n+1} 代表多了 1 个葡萄糖单位。可见糖原的合成是以原有的小分子糖原为引物，逐个加入葡萄糖单位在引物分子的分支末端，反应反复进行，糖原直链不断延长。当直链延长至 12~18 个葡萄糖单位时，在分支酶的催化下将直链新延长的 6~8 个葡萄糖短链切下，并以 1,6-糖苷键转接到直链上，形成新的分支（图 2-10），使糖原分子由小分子变成大分子糖原颗粒，储存于胞液中。糖原合成的限速酶为糖原合成酶。糖原合成过程中，尚需钾参加。每合成 1 g 糖原就要消耗 0.15mmol 的钾，糖原分解时钾又被释放到细胞外。故在临床上对输入大量葡萄糖的病人应注意补钾，以防止低血钾发生。

（二）糖原的分解

糖原分解成葡萄糖的过程称为糖原分解（glycogenolysis）。其过程并非糖原合成的逆过程，反应过程如下：

$$\text{糖原（}G_n\text{）} + H_3PO_4 \xrightarrow[H_2O]{\text{磷酸化酶}} \text{糖原（}G_{n-1}\text{）} + \text{1-磷酸葡萄糖}$$

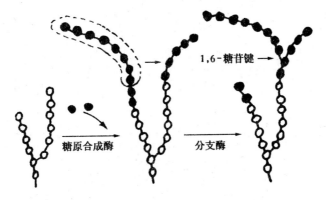

图 2-10　糖原的合成

引自：《生物化学》，第 3 版，马如骏主编，人民卫生出版社，2004 年

$$1\text{-磷酸葡萄糖} \xrightarrow{\text{磷酸葡萄糖变位酶}} 6\text{-磷酸葡萄糖}$$

$$6\text{-磷酸葡萄糖} + H_2O \xrightarrow[\text{（肝）}]{\text{葡萄糖-6-磷酸酶}} \text{葡萄糖} + H_3PO_4$$

葡萄糖-6-磷酸酶在肝和肾皮质中活性最强，在其他组织中活性很小，肌肉中则无此酶，所以只有肝、肾的糖原能补充血糖。肌糖原不能直接分解为葡萄糖，只能通过糖酵解生成乳酸经血液到肝，再经糖异生作用转变成葡萄糖或肝糖原。

（三）糖原合成和分解的生理意义

糖原合成和分解对维持血糖浓度的相对恒定起了重要的作用。饭后从肠道吸收的大量葡萄糖进入血液使血糖升高，通过糖原的合成使血糖很快降至正常浓度，不至于从尿中排出而浪费。空腹时，血糖被各组织利用而下降，肝糖原则及时分解，使血糖不会低于正常浓度，从而保证重要器官的能量供应。

四、糖异生

由非糖物质转变为葡萄糖或糖原的过程称为糖异生作用（gluconeogenesis）。能在体内转变为糖的非糖物质有甘油、生糖氨基酸及某些有机酸（乳酸、丙酮酸、三羧酸循环中的酸等）。生理情况下，糖异生的场所主要是肝，肾居其次。饥饿时，肾也成为糖异生的主要器官。

（一）糖异生途径

糖异生途径基本上是糖酵解的逆反应过程。糖酵解途径大多数反应步骤是可逆的，但由己糖激酶、磷酸果糖激酶和丙酮酸激酶催化的反应不可逆，所以糖异生途径中必须由另外的酶催化才能通过这三步不可逆反应。

现以丙酮酸生糖为例说明糖异生的途径。

1. 丙酮酸羧化支路　由两步均消耗能量的反应组成，使丙酮酸转变为磷酸烯醇式丙酮酸。

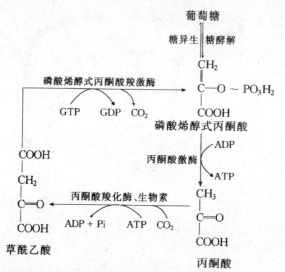

2. 1,6-二磷酸果糖转变为6-磷酸果糖

$$6-磷酸果糖 \xleftarrow[\text{果糖二磷酸酶}]{\substack{ATP \quad \xrightarrow{\text{磷酸果糖激酶}} \quad ADP}} 1,6-二磷酸果糖$$

Pi   H₂O

3. 6-磷酸葡萄糖水解生成葡萄糖

$$葡萄糖 \xleftarrow[\text{葡萄糖-6-磷酸酶}]{\substack{ATP \quad \xrightarrow{\text{己糖激酶}} \quad ADP}} 6-磷酸葡萄糖$$

Pi   H₂O

丙酮酸羧化酶、磷酸烯醇式丙酮酸羧激酶、果糖二磷酸酶和葡萄糖-6-磷酸酶是糖异生途径的限速酶，它们主要分布在肝和肾皮质，所以其他的组织不能进行糖异生作用。糖氧化与糖异生的途径归纳于图2-11。

（二）糖异生的生理意义

1. 维持空腹或饥饿状态下血糖浓度的相对恒定　正常成人的脑组织及成熟红细胞不能利用脂肪酸供能，只能依赖血糖作为能源。在不进食时，肝糖原分解维持血糖最多只能维持12小时，此时机体主要靠糖异生来维持血糖浓度的相对恒定，以保证脑组织的正常功能。

2. 利用乳酸　乳酸是糖酵解的终产物，肝可将乳酸经糖异生作用转变成葡萄糖或肝糖原，既充分利用了能源物质，又避免了因乳酸堆积而引起的酸中毒。

五、血糖

血糖（blood sugar）是指血液中的葡萄糖。通过血液循环把葡萄糖送到各组织细胞利用。血糖浓度的变化是判断机体细胞内糖代谢状况的重要指标。

正常人空腹血糖浓度相对恒定，维持在 3.9～6.1 mmol/L。血糖浓度受进食糖量的影响，饭后可增高，饥饿时有所下降，但在很短的时间内即可恢复正常水平。血糖浓度之所以如此恒定，与血糖的来源和去路的动态平衡有关。

（一）血糖的来源与去路

1. 血糖的来源

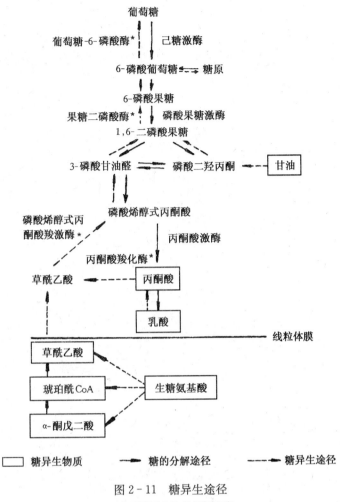

葡萄糖

葡萄糖-6-磷酸酶* ↑↓ 己糖激酶

6-磷酸葡萄糖 ⇄ 糖原

6-磷酸果糖

果糖二磷酸酶* ↑↓ 磷酸果糖激酶

1,6-二磷酸果糖

3-磷酸甘油醛 ⇄ 磷酸二羟丙酮 ---→ 甘油

磷酸烯醇式丙酮酸

磷酸烯醇式丙
酮酸羧激酶*

丙酮酸激酶

丙酮酸羧化酶*

草酰乙酸 ←--- 丙酮酸

乳酸

线粒体膜

草酰乙酸

琥珀酰CoA ⟸--- 生糖氨基酸

α-酮戊二酸

▢ 糖异生物质　　━━▶ 糖的分解途径　　---▶ 糖异生途径

图 2-11　糖异生途径

*表示糖异生途径的限速酶

(1) 食物中糖类经胃肠道消化吸收入血,这是血糖的最主要来源。

(2) 空腹时肝糖原分解成葡萄糖。

(3) 饥饿状态下非糖物质经糖异生作用转变为葡萄糖。

2. 血糖的去路

(1) 在各组织中氧化分解供能,这是主要去路。

(2) 合成糖原储存。

(3) 转变成脂肪、非必需氨基酸及其他糖类(如核糖)。

(4) 当血糖浓度超过肾糖阈(8.8 mmol/L)时,一部分糖随尿排出。

现将血糖的来源与去路归纳于图 2-12。

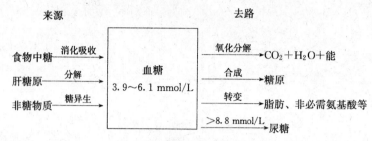

图 2-12 血糖的来源与去路

（二）血糖浓度的调节

血糖浓度的恒定与来源和去路的平衡有密切的关系，而血糖的来源和去路的平衡受到神经、激素和组织器官的调节。

调节血糖的激素有 2 类。一类是降低血糖的激素，主要是胰岛素，其总的作用是增加血糖的去路，减少血糖的来源；另一类是升高血糖的激素，有胰高血糖素、肾上腺素、糖皮质激素和生长激素，它们总的作用是增加血糖的来源，减少血糖的去路（表 2-7）。

表 2-7　　　　　　　　　　　激素对血糖浓度的影响

调节血糖浓度的机制
降低血糖的激素
胰岛素
1. 增加组织细胞对葡萄糖的通透性，促进糖进入细胞内氧化分解
2. 促进糖原的合成
3. 抑制糖异生
4. 促进糖转变成脂肪
升高血糖的激素
胰高血糖素
1. 促进肝糖原分解成葡萄糖
2. 促进糖异生
肾上腺素
1. 促进肝糖原、肌糖原分解
2. 促进糖异生
糖皮质激素
1. 抑制肌肉和脂肪组织利用葡萄糖
2. 增强肝外组织蛋白分解成氨基酸，促进糖异生作用
生长激素
1. 促进糖异生
2. 抑制肌肉和脂肪组织利用葡萄糖

（三）血糖测定与糖代谢紊乱

1. 血糖测定　空腹血糖和餐后 2 小时血糖都是糖尿病病人血糖测定的重要指标。空腹血糖是指晚 8 点以后不吃不喝，第二天清晨抽血测定血糖；餐后 2 小时血糖是指吃饭时按时服降血糖药或打胰岛素，从吃第一口饭计时间，饭后 2 小时所测的血糖。糖尿病病人空腹血糖<6.1 mmol/L，饭后 2 小时血糖<7.8 mmol/L。

医学研究证明，早餐后 2 小时血糖的临床意义比空腹血糖意义大。早餐后 2 小时血糖正常，可以推测全天的血糖基本正常；而空腹血糖正常则不能推测全天的血糖正常。所以糖尿病病人去门诊看病时，应以化验早餐后 2 小时血糖为主。但应注意的是：病人去医院之前，应该在家里与往常一样吃早餐，服降糖药或打胰岛素，再去医院化验早餐后 2 小时血糖，这样才能反映平时上午血糖水平。

2. 糖代谢紊乱

(1) 低血糖：血糖浓度<3.9 mmol/L 时，称为低血糖（hypoglycemia）。低血糖影响脑的正常功能，可出现头晕、倦怠无力、心悸、出冷汗及饥饿感等症状。严重时出现昏迷，称为低血糖昏迷。此时，立刻给病人静脉补充葡萄糖，症状即可缓解。引起低血糖的原因很多，常见的有：①胰性低血糖（胰岛 β 细胞功能亢进、胰岛 α 细胞功能低下）；②肝性低血糖（肝癌、其他肝病）；③内分泌异常（垂体功能低下、肾上腺皮质功能低下等）；④饥饿或不能进食。

(2) 高血糖：血糖浓度>7.2 mmol/L 时，称为高血糖（hyperglycemia）。若血糖浓度>8.8 mmol/L，即超过了肾小管对糖的重吸收能力即可产生糖尿。高血糖时出现糖尿，既有生理原因，也有病理原因。如人的情绪紧张时，交感神经兴奋，肾上腺素一时分泌增多会引起高血糖及糖尿，称为情感性糖尿；一次大量摄入葡萄糖引起高血糖及糖尿，称为饮食性糖尿。这些都属于暂时性的生理性高血糖及糖尿，特点是空腹血糖浓度正常。

病理性高血糖及糖尿一般多见于下列两种情况。

1) 糖尿病：其病理基础是胰岛 B 细胞功能障碍，胰岛素合成或分泌减少，或胰岛素受体病变而致的高血糖及糖尿。患糖尿病时葡萄糖进入肌肉和脂肪细胞减少，故血糖增高而细胞内糖氧化利用受阻，细胞供能不足产生饥饿感而多食。多食又进一步造成血糖增高，大量的糖从尿中排出时产生渗透性利尿作用而引起多尿。多尿造成体内水分大量丢失，血液浓缩，此时病人感到口渴又出现多饮。同时糖氧化供能受阻，体内脂肪、蛋白质消耗加强，机体出现消瘦，体重下降。这就是糖尿病病人的典型临床表现，称为"三多一少"（多食、多饮、多尿、体重减少）。严重时可出现酮症酸中毒。

2) 肾性糖尿：由于肾脏疾患导致肾小管重吸收功能下降，重吸收葡萄糖的能力下降。此时尽管血糖正常，但因肾糖阈下降而出现糖尿，称为肾性糖尿，如慢性肾炎、肾病综合征时出现的糖尿。

（四）糖耐量与耐糖曲线

机体处理进入体内的葡萄糖的能力，称为糖耐量；检查这种能力的试验，称为糖耐量试验。正常人饱食后，血糖升高但较快就恢复至正常水平。如果血糖上升后恢复缓慢或无明显升高甚至无变化，均反映糖代谢和血糖调节障碍。此试验可用于难以确诊的糖尿病病人，并可评估其疗效和预后，也可协助升血糖激素分泌异常病人的诊断。

糖耐量试验的方法是：先测定受试者清晨空腹血糖，然后口服 100 g 葡萄糖（或者按 1.5~1.75 g/kg 计算），在给糖之后 0.5、1.0、2.0、3.0 小时分别取血检测血糖。然后以血糖浓度为纵坐标，时间为横坐标绘制糖耐量曲线。健康人空腹血糖浓度在正常范围，服糖后血糖浓度在 0.5~1 小时达高峰，2 小时内恢复正常。糖尿病病人则空腹血糖高于正常，服糖后血糖浓度急剧上升，2 小时后也不能恢复到空腹水平。艾迪生病病人（肾上腺皮质功能低下）因其糖异生作用减弱，空腹血糖浓度低于正常值，进食糖后由于糖吸收缓慢，吸收后又被组织迅速利用，所以血糖升高不明显，且在很短时间内又恢复到原水平（图 2-13）。

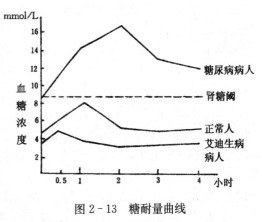

图 2-13　糖耐量曲线

第三节　脂类代谢

脂类（lipid）是脂肪（fat）及类脂（lipoid）的总称。脂类均不溶于水而溶于有机溶剂。

脂肪由 1 分子甘油和 3 分子脂肪酸组成，故又称甘油三酯（triglyceride）。脂肪主要储存在皮下、肾周、大网膜和肠系膜等处，这些组织统称为脂库。成年男性脂肪含量占体重的 10%～20%，女性则稍高。体内脂肪含量常受营养状况和体力活动情况等因素的影响而有较大的波动，故脂肪又称可变脂。

脂肪的主要生理功能是：①供能与储能。1 g 脂肪在体内彻底氧化可产生 37.7 kJ 的能量，比等量的糖或蛋白质高 1 倍多。脂肪还是有效的储能物质。空腹时，体内所需能量的 50% 以上来自脂肪的氧化；禁食 1～3 天，约 85% 的能量来自脂肪的氧化。②保持体温。脂肪不易导热，皮下脂肪可防止体温的散失。③保护内脏。分布在脏器周围的脂肪犹如软垫可缓冲机械撞击而保护内脏。

类脂包括磷脂、糖脂、胆固醇和胆固醇酯。类脂约占体重的 5%，分布于各种组织中，以神经组织含量较多。营养状况及体力活动情况对体内类脂含量影响不大，故类脂又称固定脂或基本脂。

类脂的主要生理功能是：①参与生物膜的构成，类脂约占膜质量的一半；②参与神经髓鞘的构成，以维持神经冲动的正常传导；③胆固醇在体内可转变成胆汁酸盐、维生素 D_3 及类固醇激素等多种重要物质。

一、血脂与血浆脂蛋白

（一）血脂的种类与含量

血浆中所含的脂类统称为血脂，包括甘油三酯、磷脂、胆固醇、胆固醇酯和游离脂肪酸。

血脂有 2 个来源：

1. 从食物中摄取的脂类经消化道吸收进入血液。

2. 体内肝、脂肪细胞以及其他组织中的脂类释放入血。正常成人空腹血脂含量见表 2-8。由表可知正常成人血脂含量波动范围较大，这主要是因为血脂含量易受膳食、年龄、性别及不同生理状况的影响。因此，临床上测定血脂时，常在饭后 12～14 小时采血，以避免饭后引起的血脂波动。

表 2-8　正常成人空腹血脂含量

	血浆含量	
	mg/dL	mmol/L
总脂	400～700	
甘油三酯	10～150	0.11～1.69
总磷脂	150～250	48.44～80.73
总胆固醇	100～250	2.59～6.47
游离脂肪酸	5～20	

引自：《生物化学》，第 6 版，周爱儒主编，人民卫生出版社，2004 年

（二）血浆脂蛋白

1. **血浆脂蛋白的组成**　脂类不溶于水，它在血浆中与蛋白质结合形成溶于水的脂蛋白（lipoprotein），以便于运输。因此，脂蛋白是脂类在血浆中的存在和运输形式。脂蛋白由脂类和蛋白质两部分组成。脂类包括甘油三酯、磷脂、胆固醇及胆固醇酯，蛋白质部分称为载脂蛋白。游离脂肪酸（free fatty acid，FFA）不参

与血浆脂蛋白的构成,在血浆中是与清蛋白结合而运输。

2. 载脂蛋白　迄今已从人血浆中分离出的载脂蛋白(apolipoprotein,Apo)有 18 种之多,把它们分为 ApoA、ApoB、ApoC、ApoD 和 ApoE 5 型,每一型又分成若干亚型。各种脂蛋白中所含的载脂蛋白是不相同的。

载脂蛋白除了作为脂类运输的载体外,还具有调节脂蛋白代谢限速酶活性、识别脂蛋白受体的功能,在脂蛋白代谢中发挥重要作用。如 ApoC$_{II}$ 是脂蛋白脂肪酶(LPL)的激活剂,LPL 的作用是催化 CM 及 VLDL 中的脂肪水解成甘油和脂肪酸,在这两种脂蛋白的分解代谢中起着关键性作用。ApoB 和 ApoE 能识别 LDL 受体,有利于 LDL 及胆固醇的代谢。

3. 血浆脂蛋白的分类　用电泳法或超速离心法可将血浆脂蛋白分成 4 类。

(1)电泳法:由于各种脂蛋白中的载脂蛋白部分不同,因而其表面所带电荷不同、颗粒大小不同,所以在电场中它们的迁移率不同而得以分离开来。在醋酸纤维薄膜作为支持物的电泳图谱上可出现 4 条区带,按电泳速度的快慢依次为 α-脂蛋白、前β-脂蛋白、β-脂蛋白及停留在原点的乳糜微粒(图 2-14)。

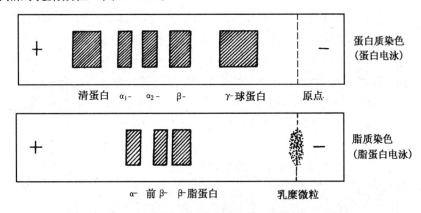

图 2-14　血清蛋白质和脂蛋白电泳图谱(醋酸纤维薄膜电泳)

(2)密度法:由于各种脂蛋白中脂类所占比例不同,因而其密度也不同。将血浆放在相对密度为 1.063 的 NaCl 溶液中进行超速离心时,比溶液密度低的脂蛋白浮在上面,比溶液密度高的沉在下面,从而将不同的脂蛋白分开。按密度由低到高顺序依次为乳糜微粒(chylomicron,CM),极低密度脂蛋白(very low density lipoprotein,VLDL),低密度脂蛋白(low density lipoprotein,LDL)及高密度脂蛋白(high density lipoprotein,HDL)。2 种分类法命名的各类脂蛋白之间的关系及化学组成、生理功能见表 2-9。

表 2-9　　　　　　　血浆脂蛋白分类、化学组成和主要功能

分类		化学组成(%)				主要功能
电泳法	密度法	蛋白质	甘油三酯	胆固醇	磷脂	
乳糜微粒	CM	0.5~2	80~95	1~4	5~7	转运外源性脂肪(将食物中脂肪运到体内)
前β-脂蛋白	VLDL	5~10	50~70	15	15	转运内源性脂肪(将肝中脂肪运到肝外)
β-脂蛋白	LDL	20~25	10	45~50	20	转运胆固醇(将肝中胆固醇运到肝外)
α-脂蛋白	HDL	50	5	20	25	转运胆固醇(将肝外胆固醇运到肝内代谢)

引自:《生物化学》,第 6 版,周爱儒主编,人民卫生出版社,2004 年。

4. 血浆脂蛋白的代谢

(1) 乳糜微粒（CM）：CM 是在小肠黏膜细胞中合成的。食物中脂肪的消化产物甘油一酯、脂肪酸等吸收入小肠黏膜细胞，在细胞中重新合成脂肪，并与磷脂、胆固醇、载脂蛋白等形成新生的 CM。CM 经淋巴管进入血液循环，CM 中的 ApoC$_{II}$ 可激活毛细血管内皮细胞表面的 LPL，在该酶的催化下，CM 中的脂肪被水解成脂肪酸和甘油并被组织细胞摄取利用。在 LPL 的作用下，CM 不断脱脂使颗粒变小，成为 CM 残余颗粒，最后被肝细胞摄取代谢。因此，CM 的功能是转运外源性脂肪（将食物中吸收的脂肪运到体内）。CM 在血浆中的半寿期为 5～15 分钟，所以正常人空腹血浆中不含 CM。

(2) 极低密度脂蛋白（VLDL）：VLDL 主要在肝中合成。肝是体内合成脂肪的主要场所之一，肝合成的脂肪必须运往肝外组织去利用。肝细胞可利用糖转变成的脂肪酸、脂肪动员出来的脂肪酸以及 CM 残余颗粒中的脂肪酸来合成脂肪，然后与磷脂、胆固醇、载脂蛋白等形成 VLDL 并分泌入血。VLDL 在血液循环中与 CM 一样，受到 LPL 的作用，不断水解脱脂，水解出来的脂肪酸和甘油被组织细胞摄取利用。这时，VLDL 颗粒逐渐变小，密度增加，组成比例上也发生改变，由原来富含脂肪的颗粒转变为富含胆固醇的颗粒，最后转变为 LDL。所以，VLDL 的功能是转运内源性脂肪（将肝合成的脂肪运到肝外）。

(3) 低密度脂蛋白（LDL）：LDL 是由 VLDL 在血浆中转变而来。正常人空腹血浆中的胆固醇主要存在于 LDL 中。LDL 含有较多的胆固醇及胆固醇酯，在肝外组织能与细胞膜上的 LDL 受体结合而进入细胞内，被溶酶体分解释出游离胆固醇，然后被细胞利用。可见，LDL 的功能是转运内源性胆固醇（将肝合成的胆固醇运到肝外）。

(4) 高密度脂蛋白（HDL）：HDL 主要在肝中合成。HDL 进入血液循环后，其表面的 ApoA$_I$ 可激活血浆中的磷脂酰胆碱胆固醇脂酰转移酶（LCAT），在该酶的催化下，胆固醇与磷脂酰胆碱作用生成胆固醇酯。

$$胆固醇＋磷脂酰胆碱 \xrightarrow{\text{LCAT}} 胆固醇酯＋溶血磷脂酰胆碱$$

此反应所需的游离胆固醇、磷脂酰胆碱可不断地从 CM、VLDL、衰老的细胞膜等处得到补充。HDL 在血液中经过一系列代谢转变后，又运回肝降解，降解后释出的胆固醇被肝细胞转变为胆汁酸或直接随胆汁排至体外。因此，HDL 的功能是逆向转运胆固醇（将肝外的胆固醇运到肝内）。

(三) 高脂蛋白血症

血脂浓度高于正常，称为高脂血症。由于血脂在血浆中是以脂蛋白的形式存在，所以，高脂血症可以认为是高脂蛋白血症（hyperlipoproteinemia）。

1970 年世界卫生组织（WHO）建议，将高脂蛋白血症分为 6 型，其脂蛋白及血脂的变化见表 2-10。

表 2-10　　　　　　　　　　　　　高脂蛋白血症分型

分型	脂蛋白变化	血脂变化
I	CM 增高	甘油三酯 ↑↑↑，胆固醇↑
IIa	LDL 增高	胆固醇↑↑
IIb	LDL 与 VLDL 同时增高	甘油三酯↑↑，胆固醇↑↑↑

分型	脂蛋白变化	血脂变化
Ⅲ	中间密度脂蛋白增高（电泳出现宽β带）	甘油三酯↑↑，胆固醇↑↑
Ⅳ	VLDL增高	甘油三酯↑↑
Ⅴ	VLDL与CM同时增高	甘油三酯↑↑↑，胆固醇↑

二、脂肪的代谢

（一）脂肪的分解代谢

1. 脂肪的水解　储存在脂肪细胞中的脂肪，在脂肪酶的催化下逐步水解为脂肪酸及甘油，并释放入血供其他组织氧化利用，该过程称为脂肪动员。

$$甘油三酯 \xrightarrow[\substack{H_2O \quad 脂肪酸}]{\substack{甘油三酯\\脂肪酶}} 甘油二酯 \xrightarrow[\substack{H_2O \quad 脂肪酸}]{\substack{甘油二酯\\脂肪酶}} 甘油一酯 \xrightarrow[\substack{H_2O \quad 脂肪酸}]{\substack{甘油一酯\\脂肪酶}} 甘油$$

脂肪先后在甘油三酯脂肪酶、甘油二酯脂肪酶及甘油一酯脂肪酶的催化下逐步水解。其中甘油三酯脂肪酶为脂肪分解的限速酶。此酶易受许多激素的调节，又称激素敏感脂肪酶（hormone-sensitive triglyceride lipase，HSL）。肾上腺素、去甲肾上腺素、胰高糖素等能使该酶活性增强，促进脂肪水解，故这些激素称为脂解激素；胰岛素能使该酶活性降低，称为抗脂解激素。

2. 甘油的代谢　甘油主要运到含甘油激酶（glycerokinase）丰富的肝、肾、小肠黏膜等组织中进行代谢。

$$\underset{甘油}{\substack{CH_2OH\\|\\CHOH\\|\\CH_2OH}} \xrightarrow[\substack{ATP \quad ADP}]{甘油激酶} \underset{\alpha-磷酸甘油}{\substack{CH_2OH\\|\\CHOH\\|\\CH_2O\text{P}}} \xrightarrow[\substack{NAD^+ \quad NADH}]{\alpha-磷酸甘油脱氢酶} \underset{磷酸二羟丙酮}{\substack{CH_2OH\\|\\C=O\\|\\CH_2O\text{P}}} \begin{array}{l} \xrightarrow{糖异生} 葡萄糖、糖原 \\ \xrightarrow{氧化分解} CO_2 + H_2O + 能量 \end{array}$$

3. 脂肪酸的氧化　脂肪酸氧化分为四个阶段：首先在胞液中，脂肪酸活化为脂肪酰CoA；接着脂肪酰CoA进入线粒体；在线粒体内，脂肪酰基经β氧化作用生成多个二碳的乙酰CoA；乙酰CoA再进入三羧酸循环彻底氧化分解成CO_2和H_2O，同时释放出能量。

（1）脂肪酸的活化：在胞液中，脂肪酸在脂肪酰CoA合成酶（acyl-CoA synthetase）的催化下生成脂肪酰CoA的过程称为脂肪酸的活化。

$$\underset{脂肪酸}{RCOOH} + HSCoA + ATP \xrightarrow[Mg^{2+}]{脂肪酰CoA合成酶} \underset{脂肪酰CoA}{RCO{\sim}SCoA} + AMP + PPi$$

（2）脂肪酰CoA进入线粒体：脂肪酰CoA不能直接通过线粒体内膜，需要在线粒体内膜外侧的肉毒碱脂肪酰基转移酶Ⅰ（carnitine acyl transferaseⅠ）和内侧的肉毒碱脂肪酰基转移酶Ⅱ的催化下，以肉毒碱（carnitine）作为载体，把脂肪酰基运到线粒体内（图2-15）。

（3）脂肪酸的β氧化：活化的脂肪酸在线粒体中被氧化，其氧化部位发生在脂肪酰基的β-碳原子上，故称为β氧化。每经过一次脱氢、加水、再脱氢和硫解的β氧化过程，从脂肪酰CoA（C_n）裂解出一个二碳的乙酰CoA，该脂肪酰CoA（C_{n-2}）再进入β氧化过程，直

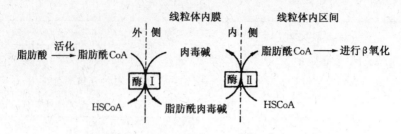

图 2-15　脂肪酰 CoA 通过线粒体内膜示意图

至全部裂解为乙酰 CoA（图 2-16）。

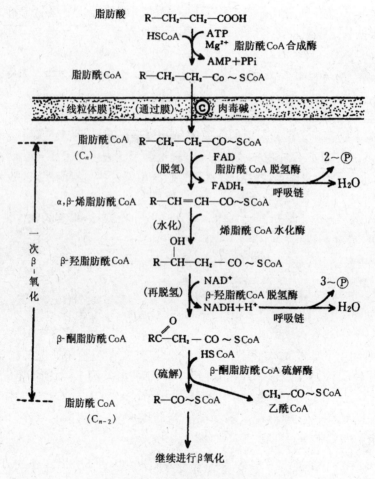

图 2-16　脂肪酸 β 氧化过程

（4）乙酰 CoA 进入三羧酸循环彻底氧化：脂肪酸在体内氧化可释放大量的能量，一部分以热能的形式散发，一部分以化学能形式储存在 ATP 分子中。现以软脂酸为例，计算其彻底氧化产生的 ATP 数：软脂酸为十六碳的饱和脂肪酸，经 7 次 β 氧化，生成 7 分子 $FADH_2$、7 分子 $NADH+H^+$ 和 8 分子乙酰 CoA，那么，$2\times7+3\times7+12\times8=131$ 分子 ATP（可简化为 $5\times7+12\times8=131$），减去脂肪酸活化时消耗的 2 个高能磷酸键（相当于消耗了 2 分子 ATP)，净生成 129 分子 ATP。

4. 酮体的生成和利用

(1) 酮体的生成：脂肪酸在心肌、骨骼肌等组织中能彻底氧化，释放出能量被利用。但在肝中脂肪酸经 β 氧化生成的乙酰 CoA 不能全部进入三羧酸循环被氧化，部分乙酰 CoA 缩合成乙酰乙酸，继而生成 β-羟丁酸和丙酮，这 3 种中间代谢产物统称为酮体（ketonebod-ies）。因此，酮体合成的原料是脂肪酸 β 氧化生成的乙酰 CoA。酮体合成的场所是肝细胞线粒体。合成过程为：①2 分子乙酰 CoA 在乙酰乙酰 CoA 硫解酶的作用下缩合成 1 分子乙酰乙酰 CoA；②乙酰乙酰 CoA 在 β-羟-β-甲基戊二酸单酰 CoA（HMG-CoA）合成酶催化下再与 1 分子乙酰 CoA 缩合成 HMG-CoA；③在 HMG-CoA 裂解酶催化下，HMG-CoA 裂解成乙酰乙酸和乙酰 CoA；④乙酰乙酸在 β-羟丁酸脱氢酶催化下加氢还原成 β-羟丁酸，少量乙酰乙酸也可自动脱羧生成丙酮（图 2-17）。

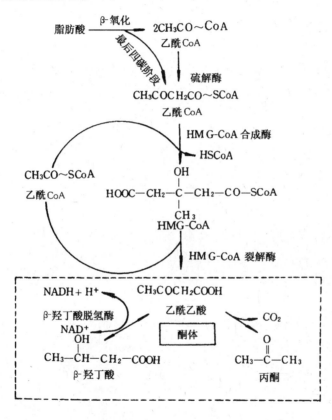

图 2-17　肝内酮体生成过程

(2) 酮体的利用：肝缺乏利用酮体的酶，因此，肝内生成的酮体需运到肝外组织被利用。在心、肾、脑、骨骼肌等组织中含有琥珀酰 CoA 转硫酶，在心、肾、脑等组织中还含有乙酰乙酸硫激酶。这两种酶都可催化乙酰乙酸活化成乙酰乙酰 CoA，后者又在硫解酶的催化下生成 2 分子乙酰 CoA，再进入三羧酸循环氧化释能。β-羟丁酸氧化成乙酰乙酸再沿上述途径代谢。丙酮可随尿或通过呼吸道排出体外，也可经一系列酶作用转变为丙酮酸或乳酸，进而氧化分解或异生为糖。

$$CH_3COCH_2COOH + \begin{array}{l} CH_2COOH \\ | \\ CH_2CO\sim SCoA \end{array} \underset{琥珀酰\ CoA\ 转硫酶}{\overset{}{\rightleftharpoons}} CH_3COCH_2CO\sim SCoA + \begin{array}{l} CH_2COOH \\ | \\ CH_2COOH \end{array}$$

乙酰乙酸　　　　　　琥珀酰 CoA　　　　　　　　　　乙酰乙酰 CoA　　　　琥珀酸

$$CH_3COCH_2COOH + HSCoA + ATP \xrightarrow{\text{乙酰乙酸硫激酶}} CH_3COCH_2CO\sim SCoA + AMP + PPi$$

乙酰乙酸　　　　　　　　　　　　　　　　　　　乙酰乙酰 CoA

$$CH_3COCH_2CO\sim SCoA + HSCoA \xrightarrow{\text{硫解酶}} 2CH_3CO\sim SCoA \longrightarrow 三羧酸循环$$

乙酰乙酰 CoA　　　　　　　　　　乙酰 CoA

（3）酮体代谢的生理意义：

1）酮体是肝输出的一种特殊形式的能源物质，它可以作为大脑及肌肉组织的重要能源。酮体分子小，溶于水，易运输，能透过血-脑屏障及肌肉组织中毛细血管壁，为这些组织提供能量。尤其是饥饿时，更显出酮体对脑的重要性。长期饥饿或糖供给不足时，脂肪动员增强，体内大多数组织主要依靠脂肪酸供能，脑组织不能氧化脂肪酸，却能利用由脂肪酸转变成的酮体，获得其所需要的能量。

2）酮体过多时可导致酮症酸中毒。正常情况下，血中仅含有少量酮体（0.03～0.5 mmol/L）。而在饥饿及糖尿病时，脂肪动员及脂肪酸分解氧化增强，肝内酮体增多，超过肝外组织的利用能力，将引起血中酮体升高，称为酮血症（ketonemia）。此时，一部分酮体可随尿排出，称为酮尿（ketonuria）。丙酮可以从呼吸道挥发排出，使呼出的气体具有酮味。由于酮体中的乙酰乙酸和 β-羟丁酸都是酸性物质，酮血症时可引起代谢性酸中毒，又称酮症酸中毒。

（二）脂肪的合成代谢

肝、脂肪组织及小肠是体内合成脂肪的主要部位。肝不储存脂肪，它所合成的脂肪以极低密度脂蛋白的形式运到肝外；脂肪组织合成的脂肪就储存在脂肪组织中；小肠黏膜细胞利用食物提供的原料合成脂肪，然后以乳糜微粒的形式运往全身。体内合成脂肪的原料是甘油及脂肪酸的活化形式：α-磷酸甘油和脂肪酰 CoA。

1. α-磷酸甘油的来源　α-磷酸甘油可来自甘油的磷酸化，也可由糖代谢的中间产物磷酸二羟丙酮还原而来。

2. 脂肪酰 CoA 的来源　脂肪酸活化生成脂肪酰 CoA。脂肪酸可来自食物，也可在体内合成。体内合成脂肪酸的主要原料是乙酰 CoA，并主要来自于糖。由此可见，糖在体内很容易转变成脂肪。

脂肪酸的合成是在胞液中进行的。首先，乙酰 CoA 在乙酰 CoA 羧化酶的催化下生成丙二酸单酰 CoA；后者再在脂肪酸合成酶系的催化下合成长链的饱和脂肪酸，主要产物是软脂酸。

$$CH_3CO\sim SCoA + CO_2 + ATP + H_2O \xrightarrow[\text{生物素,Mg}^{2+}]{\text{乙酰 CoA 羧化酶}} HOOCCH_2CO\sim SCoA + ADP + Pi$$

乙酰 CoA　　　　　　　　　　　　　　　　丙二酸单酰 CoA

$$CH_3CO\sim SCoA + 7HOOCCH_2CO\sim SCoA + 14NADPH + H^+ \longrightarrow$$

乙酰 CoA　　　　丙二酸单酰 CoA

$$CH_3(CH_2)_{14}COOH + 7CO_2 + 8CoA-SH + 6H_2O + 14NADP^+$$

软脂酸

3. 脂肪的合成　以 α-磷酸甘油及脂肪酰 CoA 为原料，在脂肪酰基转移酶及磷酸酶的催化下合成脂肪。

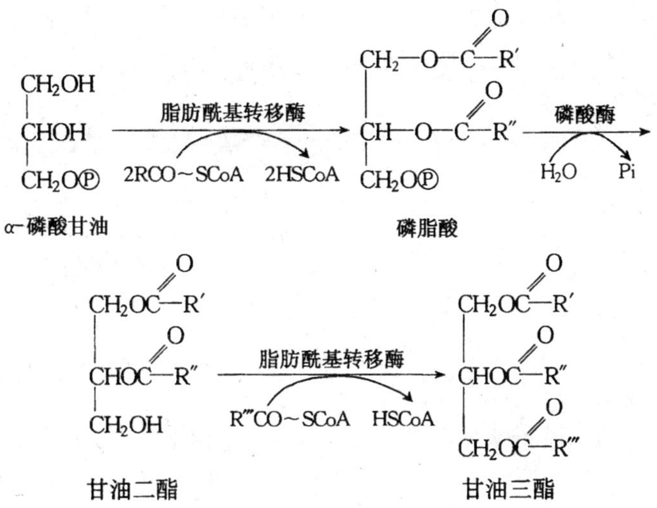

CH₂OH
CHOH
CH₂OⓅ
α-磷酸甘油
脂肪酰基转移酶
2RCO～SCoA
2HSCoA
CH₂—O—C—R′
CH—O—C—R″
CH₂OⓅ
磷脂酸
磷酸酶
H₂O
Pi
CH₂OC—R′
CHOC—R″
CH₂OH
甘油二酯
脂肪酰基转移酶
R‴CO～SCoA
HSCoA
CH₂OC—R‴
甘油三酯

脂肪分解及合成代谢的概况归纳于图 2－18。

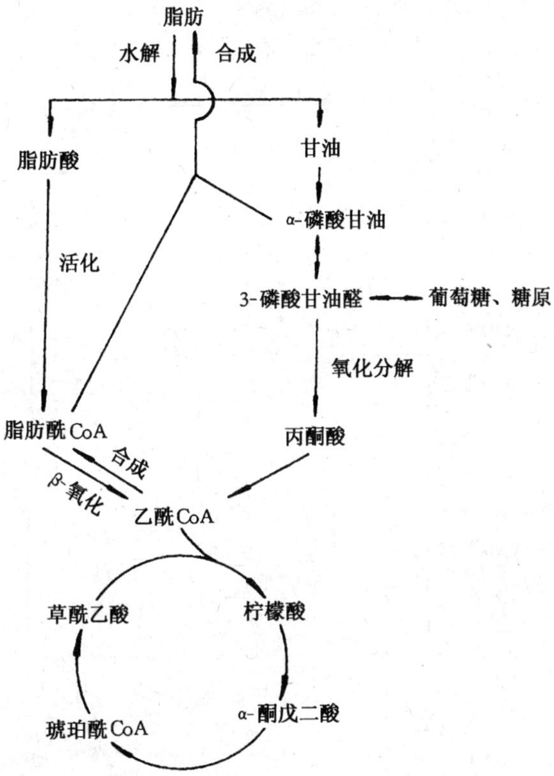

脂肪
水解
合成
脂肪酸
甘油
α-磷酸甘油
活化
3-磷酸甘油醛
葡萄糖、糖原
氧化分解
脂肪酰 CoA
丙酮酸
合成
β-氧化
乙酰 CoA
草酰乙酸
柠檬酸
琥珀酰 CoA
α-酮戊二酸

图 2－18　脂肪分解及合成代谢的概况

三、磷脂的代谢

含有磷酸的脂类称为磷脂。机体的各种生物膜中几乎都有磷脂的存在。磷脂的种类很多，根据其化学结构的特征主要可分为两大类：一类是以甘油为基本骨架的甘油磷脂

（phosphoglycerides），如磷脂酰胆碱（卵磷脂）和磷脂酰乙醇胺（脑磷脂），是体内含量最多的磷脂；另一类是不含甘油的磷脂，如神经磷脂等。

（一）甘油磷脂的合成代谢

体内的磷脂有两个来源：一是食物中磷脂消化吸收后在肠黏膜细胞内重新合成的；二是在各组织细胞内合成的，以肝、小肠和肾组织合成磷脂最为活跃。

磷脂酰乙醇胺的化学结构与磷脂酰胆碱相似，所不同之处仅是磷脂酰胆碱中磷酸上连接的是胆碱，而磷脂酰乙醇胺中磷酸上连接的是乙醇胺。合成磷脂酰乙醇胺和磷脂酰胆碱的原料是甘油二酯、胆碱、乙醇胺（又称胆胺），合成过程中还需要 ATP 和 CTP 参加。其中甘油二酯上 β-位脂肪酸为不饱和脂肪酸，大部分属于人体内不能合成的必需脂肪酸，所以必须从食物中获得，其他原料可以在体内合成。

磷脂酰乙醇胺与磷脂酰胆碱在体内合成步骤基本上相同。胆碱和乙醇胺可由食物供给，也可在体内由丝氨酸转变而来。首先是丝氨酸脱羧生成乙醇胺，乙醇胺再得到由 S-腺苷蛋氨酸提供的 3 个甲基转变成胆碱，以后的合成过程均相同。乙醇胺和胆碱先与 ATP 作用生成磷酸乙醇胺和磷酸胆碱，然后与 CTP 作用生成具有活性的二磷酸胞苷乙醇胺（CDP-乙醇胺）和二磷酸胞苷胆碱（CDP-胆碱），最后两者再与甘油二酯作用，生成磷脂酰乙醇胺和磷脂酰胆碱。此外，磷脂酰乙醇胺也可甲基化转变为磷脂酰胆碱（图 2-19）。

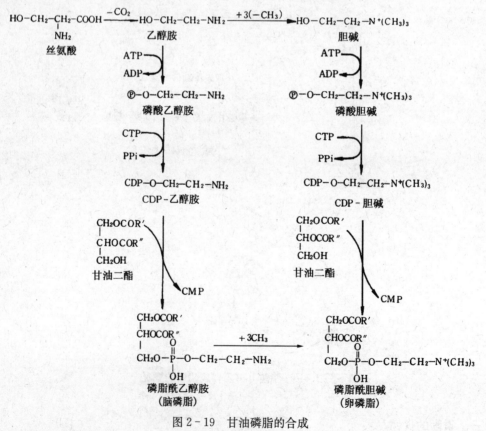

图 2-19 甘油磷脂的合成

合成过程中的甘油二酯也是脂肪合成中的中间产物，如果磷脂合成增多，则甘油二酯转变成脂肪就减少；反之，磷脂合成减少，则甘油二酯转变成脂肪增多。CTP 在磷脂合成中特别重要，它既是使乙醇胺和胆碱活化所不可缺少的，又为合成反应提供能量。

（二）甘油磷脂的分解代谢

生物体内存在多种能使甘油磷脂水解的磷脂酶类，它们分别作用于甘油磷脂分子中不同的酯键，使其逐步水解，最后生成甘油、脂肪酸、磷酸及胆碱或乙醇胺。这些水解产物在体内再进一步代谢。

$$\begin{array}{c}CH_2O{-}COR' \\ | \\ CHO{-}COR'' \\ | \\ O \\ | \\ CH_2O{-}P{-}O{-}X \\ | \\ OH\end{array} \xrightarrow{\text{磷脂酶}} \begin{array}{c}CH_2OH \\ | \\ CHOH \\ | \\ CH_2OH\end{array} +2RCOOH+H_3PO_4+X$$

磷脂酰胆碱或磷脂酰乙醇胺　　　　　　甘油　　　　　　　　胆碱或乙醇胺

（三）磷脂代谢与脂肪肝

正常情况下肝的脂类含量为 4% ～ 7%，其中半数为脂肪。若脂类含量超过 10%，且增多的主要是脂肪，这种肝中脂肪过量存积的现象称为脂肪肝（fatty liver）。由于大量脂肪在肝中堆积，可影响肝细胞功能，进而使肝细胞坏死、结缔组织增生，甚至导致肝硬化。形成脂肪肝的原因有：

1. 营养过剩　如长期高脂肪、高糖饮食使机体营养过剩，导致肝合成脂肪增多。

2. 肝功能降低　各种肝病引起肝功能降低时，肝氧化脂肪酸和合成脂蛋白的能力均降低。尤其是肝炎后伴有体重增加的病人，脂肪肝的发生率较高。因为这些病人患病时食欲较差，而处于疾病恢复期时食欲明显增加，但机体活动量不大，导致营养过剩，肝中脂肪合成增加，但肝功能尚未完全恢复，不能将肝中合成的脂肪运到肝外而引起脂肪肝。

3. 合成磷脂的原料不足　特别是缺乏胆碱或合成胆碱的原料蛋氨酸，以及缺乏必需脂肪酸，使磷脂合成减少。而磷脂是合成 VLDL 不可缺少的原料，磷脂的减少，VLDL 的形成也减少，使肝中的脂肪不能顺利运出而存积。另一方面，肝内磷脂合成与脂肪合成又是密切相关的，即甘油二酯既可转变成磷脂又可转变成脂肪。当原料不足使磷脂合成减少时，甘油二酯则进入脂肪的合成途径使脂肪合成增多，进一步加重了肝内脂肪的堆积。

因此，胆碱、蛋氨酸可作为抗脂肪肝的药物。维生素 B$_{12}$ 和叶酸是甲基转移的必要因素，这些药物若同时使用则可增强疗效。

四、胆固醇的代谢

人体内胆固醇总量约 2 g/kg。胆固醇（cholesterol）在体内分布很不均匀，以肾上腺中的胆固醇含量特别高，约 10 g/100 g 组织，占全身总胆固醇的 10%，这与肾上腺皮质激素的合成有关。脑和神经组织的胆固醇含量也很高，约 2 g/100 g 组织，占全身总胆固醇的 25%。肝等内脏及皮肤的胆固醇含量也较高。

（一）胆固醇的合成代谢

人体内的胆固醇一部分来自动物性食物，以蛋黄、脑及内脏中含量较高，称为外源性胆固醇；一部分是由体内各组织细胞自行合成的，称为内源性胆固醇。体内几乎所有的组织均可合成胆固醇，而以肝的合成能力最强，其合成量占全身总量的 3/4 以上。肾上腺和脑组织的胆固醇含量虽然高，但合成速度慢，主要从血浆中摄取。故肝承担了供给全身胆固醇的任务。

胆固醇合成酶系分布在细胞液和滑面内质网上。体内糖、脂肪、蛋白质分解产生的乙酰CoA 是合成胆固醇的基本原料，合成过程中需要 ATP 提供能量，需要 $NADPH+H^+$ 提供氢。胆固醇合成过程很复杂，可概括为 3 个阶段：①由乙酰 CoA 缩合成六碳的甲基二羟戊酸（MVA）。乙酰 CoA 先缩合成乙酰乙酰 CoA，再与 1 分子乙酰 CoA 缩合成羟甲基戊二酸单酰辅酶 A（HMG-CoA），然后经还原酶的作用生成 MVA。②MVA 经磷酸化反应，成为活泼的焦磷酸化合物，再相互缩合，增长碳链，生成三十碳的多烯烃——鲨烯。③鲨烯由载体蛋白携带从胞液进入内质网，先环化成羊毛脂固醇，然后再转变成胆固醇（图 2-20）。

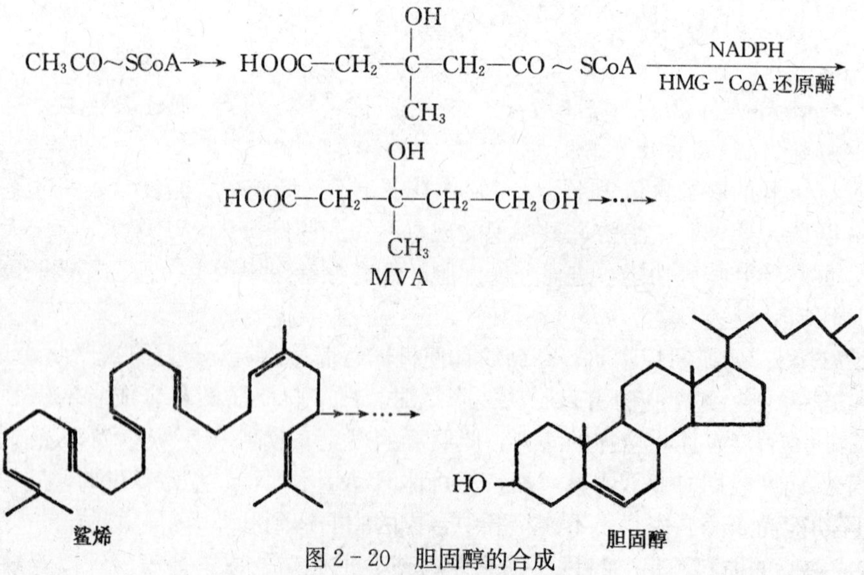

图 2-20 胆固醇的合成

（二）胆固醇的转变与排泄

胆固醇在体内不能彻底氧化分解为 CO_2 和 H_2O，不能作为能源物质。它在体内除构成细胞膜成分和参与血浆脂蛋白合成外，其主要代谢去路是转变成其他活性物质或直接排泄。

1. 转变为胆汁酸　胆固醇在肝内可被氧化成胆酸和鹅脱氧胆酸，然后以胆汁酸盐的形式随胆汁排入肠道，促进食物中脂类的消化吸收。

2. 转变为维生素 D_3　胆固醇在肝、小肠黏膜和皮肤等处，可被氧化成 7-脱氢胆固醇，由血液运至皮下组织储存，经紫外线照射转变为维生素 D_3。

3. 转变为类固醇激素　胆固醇在肾上腺皮质可转变为肾上腺皮质激素和少量性激素；在性腺可转变为性激素。

4. 胆固醇的排泄　肝可直接将胆固醇排入胆管，再随胆汁排入肠道，与粪便一起排至体外。

体内胆固醇的来源与去路归纳于图 2-21。

（三）胆固醇代谢与动脉粥样硬化

综上所述，胆固醇在体内具有重要的生理功能。但是，如果血浆胆固醇过高也将对机体造成不良影响。这是因为血浆胆固醇增高时，将会沉积于动脉管壁中，引起动脉粥样硬化，使动脉管壁增厚、管腔变小、弹性减弱，进而导致高血压和冠心病。从流行病学观察结果分析，高胆固醇血症（hypercholesterolemia）是导致冠心病的最危险因素之一，因而控制血

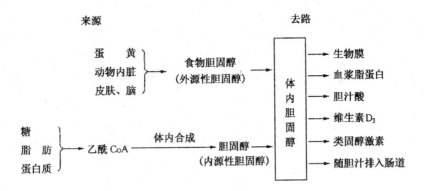

图 2-21 胆固醇的来源与去路

浆胆固醇水平被列为预防冠心病的一种有效措施。

以胆固醇代谢为理论依据，可采取以下几种方法来降低血浆胆固醇。

1. 限制胆固醇的摄入 HMG-CoA 还原酶是体内合成胆固醇的限速酶，多种因素可影响其活性，如胆固醇本身就可反馈抑制其活性。当摄入高胆固醇食物时，肝内胆固醇合成减慢。但由于肠黏膜细胞内的胆固醇合成可能不受此反馈调节，故大量摄入高胆固醇食物仍可使血浆胆固醇水平升高。因此，限制胆固醇的摄入量可以适当降低血浆胆固醇水平。

2. 多进行运动 多运动使机体耗能增加，能加快乙酰 CoA 的氧化，使胆固醇的合成原料减少，导致胆固醇合成量降低。游离脂肪酸能诱导 HMG-CoA 还原酶的合成，运动还可加速体内游离脂肪酸的氧化，使 HMG-CoA 还原酶活性降低，胆固醇合成速度减慢。

3. 多食高纤维素食物 纤维素能促进肠蠕动，使胆汁酸重吸收减少，加速胆固醇转变为胆汁酸。

4. 服用降胆固醇药物

(1) 洛伐他丁 (lovastatin)：为 HMG-CoA 还原酶的抑制剂。

(2) 考来烯胺 (cholestyramine，又称消胆胺)：该药能促进肠道中胆汁酸的排泄，使 7-α 羟化酶 (胆固醇转变为胆汁酸的限速酶) 活性增强，促进胆固醇转变为胆汁酸达到降低血浆胆固醇的目的。

第四节 蛋白质分解代谢

蛋白质 (protein) 是人体基本组成成分和生命的物质基础，蛋白质代谢在生命活动中起着非常重要的作用。蛋白质分解时先要水解成氨基酸，后者再进一步代谢，所以氨基酸代谢是蛋白质分解代谢的中心内容。本节重点讨论氨基酸分解代谢，首先叙述蛋白质的营养作用。

一、蛋白质的营养作用

(一) 蛋白质的生理功能

1. 参与多种重要的生理活动　蛋白质是生命活动的重要物质基础，几乎各种生理活动都有蛋白质的参与，如机体的免疫作用、催化功能、肌肉收缩、血液凝固及多种物质的运输等。

2. 维持机体生长发育和组织细胞的更新、修补　蛋白质是组织细胞的重要组成成分，各种组织蛋白都要不断地自我更新，因此食物中必须提供足量的蛋白质以维持正常组织的更新、生长及修复。蛋白质的这种作用是不能由糖或脂肪来代替的。

3. 供能作用　蛋白质也是能源物质之一，每克蛋白质氧化分解时可产生 17 kJ 能量。一般成人每天约有 18% 的能量来自蛋白质，但其供能作用可由糖和脂肪替代。

(二) 氮平衡与蛋白质的生理需要量

1. 氮平衡 (nitrogen balance)　氮平衡是一种研究蛋白质营养作用及人体蛋白质需要量，进而判断机体蛋白质代谢状况的方法。食物中的氮主要存在于蛋白质中，故通过测定食物中的含氮量，就可知道蛋白质的摄入量；测定粪、尿、汗等途径排出的含氮物多少，就可知道体内蛋白质的分解量。通常将每天氮的摄入量与排出量之间的关系称为氮平衡，氮平衡有 3 种类型。

(1) 总氮平衡：指人体每天氮的摄入量与排出量相等。它意味着体内蛋白质的合成与分解处于动态平衡，见于正常的成人。成人机体不再生长，每天摄入的蛋白质仅用于补充组织蛋白的更新与修复。

(2) 正氮平衡：指每天氮的摄入量大于排出量，它反映体内蛋白质的合成大于分解。见于生长发育较快的儿童、青少年以及对蛋白质的需要量增多的孕妇、乳母、恢复期的病人，尤其是婴幼儿对蛋白质的进入量按体重计算比成人要高 3 倍，应特别注意蛋白质补充。

(3) 负氮平衡：指每天氮的摄入量小于排出量。体内蛋白质的合成不足或蛋白质的分解过强，均可导致负氮平衡。见于恶性肿瘤、甲状腺功能亢进、结核、高热等慢性消耗性疾病、饥饿及营养不良等。

2. 蛋白质的生理需要量　正常成人在不进食蛋白质时，每天仍排出约 20 g 蛋白质的含氮代谢废物，经实验测定推算出成人每天蛋白质的最低生理需要量为 30～50 g。为了保持机体总氮平衡及营养需要，我国营养学会根据自己的国情，推荐成人每天蛋白质需要量为 80 g，即每千克体重每天供给 1.2 g 左右蛋白质。婴幼儿对蛋白质不仅需要量多，且要求优质蛋白，母乳喂养者每千克体重每天供给蛋白质为 2 g，另外尚需提供比成人多 5～10 倍的必需氨基酸。儿童、孕妇、哺乳期妇女、恢复期病人、术后病人及重体力劳动者按适当的比例增加。老年人的蛋白质供给在数量上不仅不能减少，而且还要提高其质量，以防止发生水肿、营养性贫血及低蛋白血症。蛋白质虽是重要营养物质，并非多多益善。若摄入过多的蛋白质，机体又不能大量储存，既导致浪费，又加重肝、肾功能负担。故对肝、肾功能不好的人应适当控制蛋白质的摄入量，否则会造成不良后果。

(三) 必需氨基酸与蛋白质的互补作用

1. 必需氨基酸　组成蛋白质的氨基酸有 20 种，其中 8 种属必需氨基酸 (essential amino acid)。所谓必需氨基酸是指机体自身不能合成而必须由食物供给的氨基酸，它们是赖氨酸、甲硫氨酸（蛋氨酸）、苯丙氨酸、色氨酸、苏氨酸、亮氨酸、异亮氨酸、缬氨酸 8 种。而其他 12 种氨基酸都可在体内合成，不一定依赖食物蛋白供给，故称为非必需氨基酸（nonessential amino acid）。其中某些可由体内的必需氨基酸转来，如苯丙氨酸可转变为酪氨酸，甲硫氨酸可转变为半胱氨酸，故把酪氨酸和半胱氨酸称为半必需氨基酸。若在食物中添加这两种氨基酸可减少苯丙氨酸和甲硫氨酸的消耗。另有组氨酸和精氨酸虽能在体内合成，但合成的量远不够机体生理需要，故有人主张将这两种氨基酸也列为小儿生长发育所必需的氨基酸。当机体缺乏必需氨基酸时，会导致负氮平衡，影响小儿生长发育。如赖氨酸缺乏时，常引起各种酶的活性下降、贫血、体重减轻、食欲不振等现象。

2. 蛋白质的互补作用　食物蛋白质的营养价值取决于这种蛋白质所含必需氨基酸的种类和比例。如果必需氨基酸的种类、数量和比例与人体组织蛋白相接近，其营养价值就高。若将几种营养价值较低的蛋白质混合食用，它们各自所含的必需氨基酸可以相互补充，从而提高其营养价值，称为蛋白质的互补作用。如谷类蛋白含赖氨酸较少，但色氨酸较多；而豆类蛋白质中赖氨酸含量较高，色氨酸较少。两者若混合食用，在氨基酸组成上起到取长补短、互相补充的作用，提高了蛋白质的营养价值，使之更适合人体的需要。故应提倡食品多样化，不偏食，不择食，达到合理营养、保障健康的目的。

（四）患病时氨基酸的补充

在某些疾病情况下，病人较长时间不能进食，食物蛋白质摄入不足或受到限制时，为保证病人对氨基酸的需要，可从静脉补充氨基酸以防止负氮平衡。如给病人补充酪蛋白或乳清蛋白水解液是临床常用方法之一。但蛋白质水解不完全时，可产生一些中间产物进入血液后，导致机体发热、过敏等现象。此外，某些蛋白质水解液的氨基酸组成与人体所需要的氨基酸有较大的差异，其治疗效果并不理想。若将各种氨基酸的组成以人体血清清蛋白的氨基酸组成为标准，必需氨基酸与非必需氨基酸按约 1：1 搭配，组成混合氨基酸液，机体的利用率将会提高。

二、氨基酸的一般代谢

（一）氨基酸的代谢概况

体内的氨基酸以游离形式分布在血液和组织中，形成氨基酸代谢池（amino acid metabolic pool）。代谢池内氨基酸的浓度常恒定在一定的范围，这主要与池内氨基酸的来源与去路保持着动态平衡有关。

1. 氨基酸的来源

（1）食物蛋白质经消化吸收后进入体内的氨基酸。

（2）体内的组织蛋白降解而来的氨基酸。

（3）体内自身合成的部分非必需氨基酸。

2. 氨基酸的去路

（1）参与蛋白质的合成，这是氨基酸的主要去路。

（2）参与氨基酸脱氨基及脱羧基作用的分解代谢。

1）脱氨基：产生氨和 α-酮酸（α-ketoacid）。氨可转变为尿素、谷氨酰胺、嘌呤及嘧啶等。α-酮酸可氧化供能，也可转变为糖及脂肪。

2）脱羧基：氨基酸脱羧基，生成胺类及 CO_2。

（3）转变为嘌呤、嘧啶、肾上腺素、甲状腺激素等生理活性物质。

氨基酸在体内的动态平衡概况见图2-22。

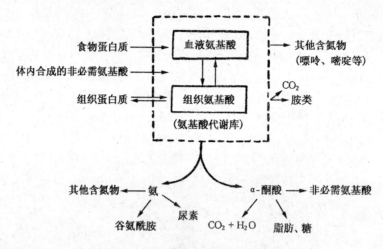

图2-22　氨基酸在体内的动态平衡概况

（二）氨基酸的脱氨基作用

氨基酸分解代谢的主要方式是脱氨基作用，脱氨基方式主要有氧化脱氨基、转氨基、联合脱氨基及嘌呤核苷酸循环等。

1. 氨基酸脱氨基方式

（1）氧化脱氨基作用：氨基酸经谷氨酸脱氢酶（glutamate dehydrogenase）作用，发生氧化、水解产生氨（ammonia）的过程称为氧化脱氨基作用。此反应分两步完成：首先，氨基酸经酶催化，脱氢产生亚氨基酸，后者自发水解生成氨和 α-酮酸。能催化氨基酸氧化脱氨基的酶有数种，其中以谷氨酸脱氢酶最重要，它的特点是分布广、特异性高、活性强。反应式如下：

$$
\begin{array}{ccc}
\text{COOH} & \text{COOH} & \text{COOH} \\
| & | & | \\
\text{CH}_2 & \text{CH}_2 & \text{CH}_2 \\
| & | & | \\
\text{CH}_2 & \text{CH}_2 & \text{CH}_2 \\
| & | & | \\
\text{CHNH}_2 & \text{C=NH} & \text{C=O} \\
| & | & | \\
\text{COOH} & \text{COOH} & \text{COOH}
\end{array}
$$

谷氨酸脱氢酶　NAD^+　$NADH+H^+$　　H_2O　NH_3

谷氨酸　　　　　　　　　　亚谷氨酸　　　α-酮戊二酸

（2）转氨基作用：在转氨酶（transaminase）作用下，氨基酸的氨基转移到 α-酮酸的 α-碳原子上的过程，称为转氨基作用（transamination）。通过氨基转移后，使原来的氨基酸变为相应的 α-酮酸，而原来的 α-酮酸生成相应的氨基酸。全过程是可逆的，体内大多数氨基酸都能进行转氨基作用，但赖氨酸、苏氨酸、甘氨酸、脯氨酸、羟脯氨酸例外。转氨酶广泛分布在体内，其中以肝和心肌中含量最多。如丙氨酸氨基转移酶（ALT）〔又称谷丙转氨酶（GPT）〕在肝中活性最强；而天冬氨酸氨基转移酶（AST）〔又称谷草转氨酶（GOT）〕在心肌中活性最高。催化反应的辅酶是磷酸吡哆醛或磷酸吡哆胺，彼此通过互变而完成氨基的转移作用。ALT和AST催化的反应式如下：

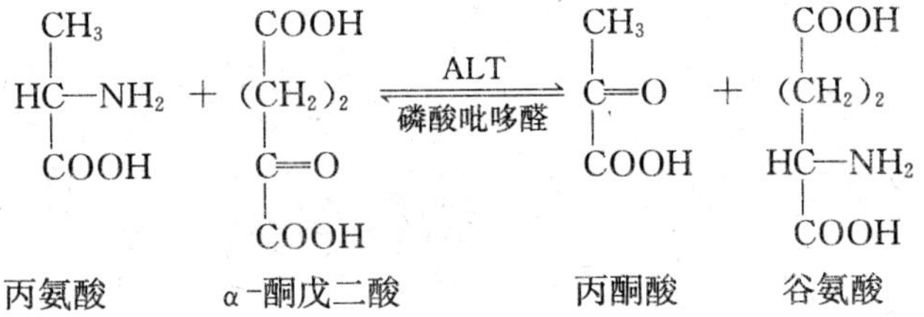

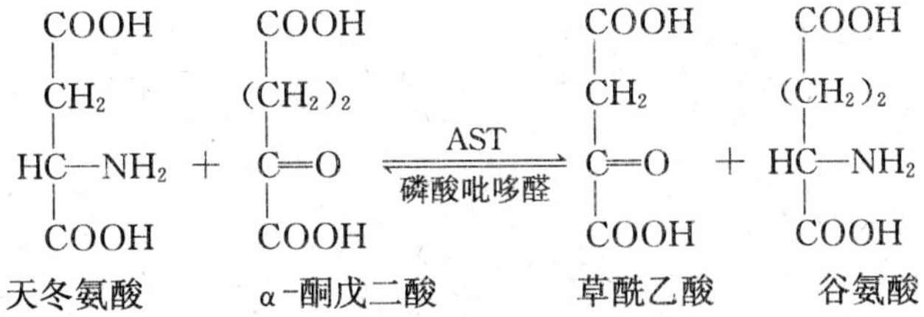

$$\text{丙氨酸} \quad \alpha\text{-酮戊二酸} \quad \xrightarrow[\text{磷酸吡哆醛}]{\text{ALT}} \quad \text{丙酮酸} \quad \text{谷氨酸}$$

$$\text{天冬氨酸} \quad \alpha\text{-酮戊二酸} \quad \xrightarrow[\text{磷酸吡哆醛}]{\text{AST}} \quad \text{草酰乙酸} \quad \text{谷氨酸}$$

转氨基作用的特点：整个反应中只发生了氨基的转移，并未真正地把氨基脱下来，若将氨基酸经氨基酸氧化酶和转氨酶联合起来进行作用，就会把氨基脱下来。转氨酶主要存在于细胞内，正常人血清中含量较低。只有当组织细胞受损、坏死及有炎症时，才会渗透到血液。如肝炎时，血中 ALT 明显增加；心肌梗死时，血中 AST 明显增加。故临床上常将血清转氨酶活性改变作为判断心、肝功能及观察疗效和预后的生化指标。

（3）联合脱氨基作用：是体内氨基酸最主要的脱氨基方式。所谓联合脱氨基是指氨基酸在转氨酶及谷氨酸脱氢酶联合作用下脱去氨基。脱氨基过程是：氨基酸与 α-酮戊二酸经转氨基作用生成 α-酮酸及谷氨酸，后者再在谷氨酸脱氢酶作用下，脱去氨基生成 α-酮戊二酸并产生氨。该过程完全可逆，逆反应是体内非必需氨基酸合成的重要途径。反应式如下：

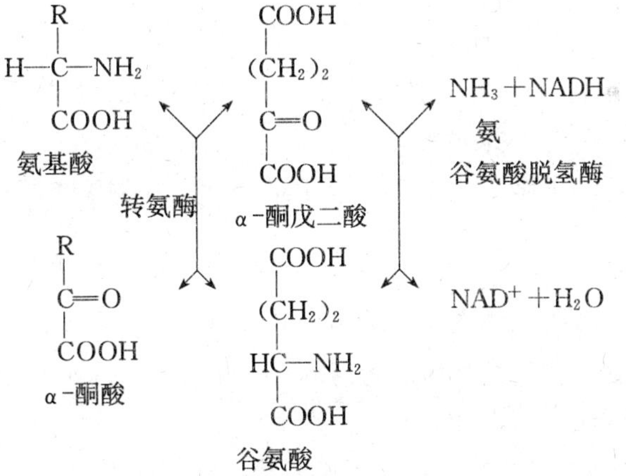

（4）嘌呤核苷酸循环：联合脱氨基作用虽是体内氨基酸脱氨基的最主要方式，但心肌和骨骼肌中的谷氨酸脱氢酶活性低，难以进行上述的联合脱氨基作用，但可由腺苷酸脱氨酶等与转氨基作用相偶联而脱去氨基，形成嘌呤核苷酸循环（purine nucleotide cycle）。其特点是能将氨基酸的氨基连续转移给草酰乙酸，生成天冬氨酸，然后天冬氨酸与次黄嘌呤核苷酸（IMP）结合生成腺苷酸代琥珀酸，后者经过裂解作用生成延胡索酸与 AMP，AMP 在腺苷酸脱氨酶催化下脱下氨基生成 IMP，IMP 可以再参加循环。其全过程见图 2-23。

2. 氨的代谢　氨是剧毒物质，它主要危害神经系统。正常人的血氨含量一般小于 60 μmol/L，说明体内的氨有来源，也有去路，并且两者保持动态平衡。

（1）氨的来源：

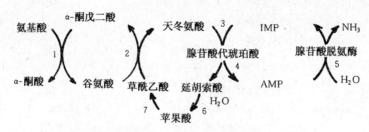

图2-23 嘌呤核苷酸循环

1. 转氨酶；2. 天冬氨酸氨基转移酶；3. 核苷酸代琥珀酸合成酶；4. 腺苷酸代琥珀酸
裂解酶；5. 腺苷酸脱氨酶；6. 延胡索酸酶；7. 苹果酸脱氢酶

1）体内氨基酸脱氨基及胺类分解产生的氨。

2）肠道产生氨：肠道内未被消化吸收的蛋白质和氨基酸经腐败作用产生氨，血中尿素入肠道经尿素酶分解产生氨。肠道氨吸收情况与 pH 值有关：碱性环境下，氨吸收入血增多，反之氨的吸收减少，故高血氨病人应禁用碱性肥皂水灌肠，以防止血氨更高引发肝性脑病。

3）肾产生氨：主要来自于肾小管上皮细胞中的谷氨酰胺分解。

$$\underset{\text{谷氨酰胺}}{\begin{array}{c}O\\\parallel\\C-NH_2\\|\\CH_2\\|\\CH_2\\|\\CHNH_2\\|\\COOH\end{array}}+H_2O\xrightarrow{\text{谷氨酰胺酶}}\underset{\text{谷氨酸}}{\begin{array}{c}O\\\parallel\\C-OH\\|\\CH_2\\|\\CH_2\\|\\CHNH_2\\|\\COOH\end{array}}+NH_3$$

肾产生的氨吸收入血的多少，主要取决于肾小管腔液的 pH 值。酸性尿时，氨自尿液排出增加，吸收入血减少；碱性尿时，氨吸收入血增加，排出减少。所以临床上对肝硬化腹水病人不能用碱性利尿药，以防血氨升高，诱发肝性脑病。

（2）氨的去路：氨是有毒物质，机体必须及时将有毒的氨转变为无毒或毒性小的物质随尿排出体外。如氨转变为尿素是机体解氨毒的最有效方式，其次可把氨转变为谷氨酰胺、非必需氨基酸、嘌呤及嘧啶等化合物。

1）合成尿素：氨转变为尿素是氨的主要去路，也是体内解氨毒的主要方式。肝是合成尿素的主要器官。肝细胞能以 CO_2、NH_3 为原料，在一系列酶作用下合成尿素，然后自尿液排出。合成尿素的途径称为鸟氨酸循环，详细过程包括以下 4 个阶段。

氨基甲酰磷酸的合成：在肝细胞的线粒体内，氨和 CO_2 经氨基甲酰磷酸合成酶Ⅰ的催化而生成氨基甲酰磷酸。

$$CO_2+NH_3+H_2O+2ATP\xrightarrow{\text{氨基甲酰磷酸合成酶}}\text{氨基甲酰磷酸}+2ADP+Pi$$

瓜氨酸的合成：在鸟氨酸氨基甲酰转移酶催化下，氨基甲酰磷酸与鸟氨酸反应生成瓜氨酸。

$$\text{氨基甲酰磷酸}+\text{鸟氨酸}\xrightarrow{\text{鸟氨酸氨基甲酰转移酶}}\text{瓜氨酸}+H_3PO_4$$

精氨酸的合成：瓜氨酸在线粒体合成后转移到细胞液，由 ATP 供能，先与天冬氨酸结合成精氨酸代琥珀酸，然后再分裂为精氨酸和延胡索酸。

$$瓜氨酸 + 天冬氨酸 \xrightarrow[\text{ATP}\quad\text{AMP}+\text{PPi}\quad\text{H}_2\text{O}]{\text{精氨酸代琥珀酸合成酶}} 精氨酸代琥珀酸$$

$$精氨酸代琥珀酸 \xrightarrow{\text{精氨酸代琥珀酸裂解酶}} 精氨酸 + 延胡索酸$$

　　尿素生成：精氨酸经精氨酸酶的作用水解为尿素与鸟氨酸，后者再重复上述过程，把有毒的氨不断地转变为无毒的尿素。

$$精氨酸 \xrightarrow[+\text{H}_2\text{O}]{\text{精氨酸酶}} 尿素 + 鸟氨酸$$

鸟氨酸循环过程见图 2-24。

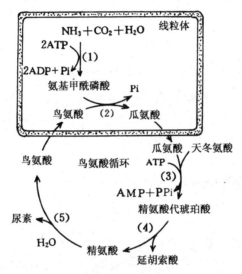

图 2-24　鸟氨酸循环

引自：《生物化学》，第 3 版，马如骏主编，人民卫生出版社，2004 年

　　每循环一次，消耗 3 分子 ATP，将 2 分子 NH_3 及 1 分子 CO_2 转变为 1 分子尿素。尿素是无毒及水溶性强的物质，是蛋白质或氨基酸分解的最终产物，从血液运输到肾，随尿液排出体外。当肾功能下降或肾衰竭时，排出尿素减少，而引起血中尿素升高。故检测血中尿素氮（BUN）的含量，可了解肾的排泄功能。

　　2）合成谷氨酰胺：氨与谷氨酸在谷氨酰胺合成酶催化下生成谷氨酰胺，并由血液输送到肝和肾。

$$
\begin{array}{l}
\text{COOH} \\
| \\
\text{CH}_2 \\
| \\
\text{CH}_2 \\
| \\
\text{CHNH}_2 \\
| \\
\text{COOH}
\end{array}
\ +\text{NH}_3+\text{ATP} \xrightarrow[\text{Mg}^{2+}\quad\text{Mn}^{2+}]{\text{谷氨酰胺合成酶}}
\begin{array}{l}
\text{C}{-}\text{NH}_2\ (\text{O}) \\
| \\
\text{CH}_2 \\
| \\
\text{CH}_2 \\
| \\
\text{CHNH}_2 \\
| \\
\text{COOH}
\end{array}
\ +\text{ADP}+\text{Pi}+\text{H}_2\text{O}
$$

谷氨酸　　　　　　　　　　　　　　　　　　　谷氨酰胺

肾中的谷氨酰胺可经谷氨酰胺酶分解，生成谷氨酸和氨，后者可与原尿中的 H^+ 结合生成 NH_4^+，以铵盐形式随尿液排出体外。

谷氨酰胺合成的意义：①为蛋白质合成提供原料；②为体内储存、运输 NH_3 及解氨毒的方式，故临床上对氨中毒的病人可用谷氨酸盐来降低血氨。

3）合成嘌呤、嘧啶等含氮物质和非必需氨基酸。

（3）高血氨与肝性脑病：高血氨是由于肝功能严重受损，尿素合成障碍所致。大量的氨进入脑组织，引起脑功能障碍而出现的昏迷称为肝性脑病（又称肝昏迷）。

血氨增高导致肝性脑病的生化机制是：氨入脑组织后与 α-酮戊二酸结合生成谷氨酸，后者再与氨结合生成谷氨酰胺。随着进入脑中氨的增加，而消耗脑中三羧酸循环的中间物质——α-酮戊二酸，导致三羧酸循环受阻，为脑组织供能减少，出现脑功能障碍，这就是肝性脑病氨中毒学说的生化基础。对高血氨的防治通常采用减少氨的来源、增加氨的去路措施，如用谷氨酸加速合成谷氨酰胺、以精氨酸或鸟氨酸来促进尿素合成及限制蛋白质摄入量等。

3. α-酮酸的代谢　氨基酸脱去氨基后生成的 α-酮酸可进一步代谢，主要有 3 条途径：①氧化分解供能；②经氨基化作用生成非必需氨基酸，如丙酮酸──→丙氨酸，草酰乙酸──→天冬氨酸，α-酮戊二酸──→谷氨酸；③转变为糖及脂肪。体内大部分氨基酸脱氨基生成的 α-酮酸可经糖异生作用转变为糖，这些氨基酸称为生糖氨基酸，如丙氨酸、甘氨酸等。而亮氨酸、赖氨酸脱下氨基形成的 α-酮酸，在体内转变为乙酰 CoA 或乙酰乙酸，然后参与酮体或脂肪合成，故将亮氨酸、赖氨酸称为生酮氨基酸。有些氨基酸则两种作用兼有，称为生糖兼生酮氨基酸，如色氨酸、苏氨酸、苯丙氨酸、异亮氨酸以及酪氨酸。

（三）氨基酸的脱羧基作用

氨基酸的脱羧基作用（decarboxylation）虽不是体内氨基酸分解的主要代谢途径，但分解后产生的胺类物质却有重要的生理作用，如果过多堆积在体内会引起心血管及神经系统功能紊乱。催化氨基酸脱羧基作用的酶是氨基酸脱羧酶（decarboxyase），辅酶是磷酸吡哆醛。

1. 组胺（histamine）　又称组织胺，主要分布在肥大细胞中，是由组氨酸脱羧生成。当创伤和过敏反应时，肥大细胞释放组胺增加。

组胺是一种血管扩张剂，能使血压下降。组胺能增加毛细血管壁通透性，可引起荨麻疹、偏头痛等。组胺还能促进胃蛋白酶和胃酸的分泌。

2. γ-氨基丁酸（γ-aminobutyric acid，GABA）　主要存在于脑组织中，它由谷氨酸脱羧后生成。

γ-氨基丁酸是一种抑制性神经递质，对中枢神经系统有抑制作用。磷酸吡哆醛为谷氨酸脱羧酶的辅酶，故临床上常用维生素 B_6 来治疗妊娠呕吐和婴儿惊厥。还可用来防止长期应用抗结核药异烟肼所引起的副作用，因异烟肼在体内可与维生素 B_6 结合为异烟腙，加速维生素 B_6 的排出，影响 GABA 合成而出现神经系统的不良反应。

3. 牛磺酸（taurine） 是由半胱氨酸氧化成磺酸丙氨酸后，再脱羧生成的，是结合型胆汁酸的成分。

$$
\begin{array}{ccc}
\underset{\text{半胱氨酸}}{\begin{array}{c}CH_2SH \\ | \\ CHNH_2 \\ | \\ COOH\end{array}} & \xrightarrow{3\,(O)} & \underset{\text{磺酸丙氨酸}}{\begin{array}{c}CH_2SO_3H \\ | \\ CHNH_2 \\ | \\ COOH\end{array}} & \xrightarrow[\text{磺酸丙氨酸脱羧酶}]{} & \underset{\text{牛磺酸}}{\begin{array}{c}CH_2SO_3H \\ | \\ CH_2NH_2\end{array}} + CO_2
\end{array}
$$

4. 5-羟色胺（5-hydroxytryptamine，5-HT） 是由色氨酸经羟化脱羧产生的。

（色氨酸 ——色氨酸羟化酶——→ 5-羟色氨酸 ——5-羟色氨酸脱羧酶，$-CO_2$——→ 5-羟色胺）

5-羟色胺具有收缩血管的作用，但对骨骼肌血管主要是扩张；能抑制中枢神经系统过度兴奋，与镇痛、睡眠、体温调节有关；还能使胃肠道平滑肌兴奋。

5. 多胺（polyamines） 是由某些氨基酸脱羧后产生的，如鸟氨酸脱羧产生腐胺，然后再转变为精脒（spermidine）、精胺（spermine）。多胺能促进 DNA、RNA 和蛋白质合成，加速组织细胞的增殖与分裂，故生长旺盛的组织如胚胎、再生肝及癌瘤组织等浓度高。恶性肿瘤病人血及尿中的多胺常明显增多，故可作为观察和辅助诊断恶性肿瘤的生化指标之一。

三、个别氨基酸的代谢

氨基酸的分解除主要依赖脱氨基作用方式代谢分解外，尚有特殊代谢途径分解氨基酸，如氨基酸脱羧基而产生 CO_2 和胺类物质，以及氨基酸分解供出"一碳单位"（one carbon unit）。

（一）一碳单位代谢

1. 一碳单位的定义和种类 某些氨基酸在分解代谢过程中产生的含有 1 个碳原子的基团，称为一碳基团或称一碳单位。重要的一碳单位有亚氨甲基（HN＝CH—）、甲酰基（—CHO）、次甲基（—CH＝）、亚甲基（—CH₂—）、甲基（—CH₃）等。应注意的是，CO_2、—COOH、HCO_3^- 等不属于一碳单位。

2. 一碳单位的载体或辅酶 一碳单位主要由四氢叶酸（tetrahydrofolic acid，FH₄）携带和转移，四氢叶酸是一碳单位的载体，也就是一碳单位代谢的辅酶。一碳单位是结合在四氢叶酸的 N^5，N^{10} 上被转运的。

3. 一碳单位的来源与相互转变 体内一碳单位主要来自于丝氨酸、甘氨酸、组氨酸和色氨酸的代谢，其中以丝氨酸代谢产生的一碳单位为最主要来源。各种一碳单位的来源及相互转变见图 2-25。

由图 2-25 可知，由 N^{10} 甲酰四氢叶酸一直转变为 N^5—CH₃—FH₄ 后不能再逆转，故体内 N^5—CH₃—FH₄ 的含量为最高，是细胞内储存 FH₄ 最多的一种形式。

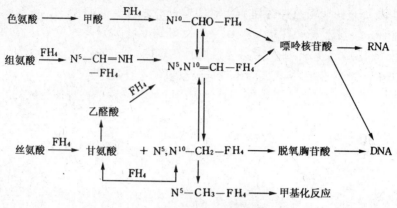

图 2-25 一碳单位的来源及相互转变

4. 一碳单位代谢的意义 一碳单位是氨基酸分解代谢产生的产物，它可为嘌呤、嘧啶核苷酸合成供应原料（C原子），故在核酸合成代谢中有着十分重要的作用。与细胞的生长、发育、增殖紧密地联系在一起。此外还可为肌酸、胆碱、儿茶酚胺类物质合成提供甲基。当一碳单位代谢紊乱时，严重妨碍 DNA、RNA 及蛋白质的合成，导致巨幼细胞贫血。

临床上使用的抗肿瘤药甲氨蝶呤及氨基蝶呤等，能干扰四氢叶酸的合成，进而使其不能运输一碳单位，影响 DNA 合成，阻止癌细胞分裂增殖，达到抗癌目的。

（二）含硫氨基酸的代谢

机体内有甲硫氨酸（蛋氨酸）、胱氨酸和半胱氨酸 3 种氨基酸属于含硫氨基酸。半胱氨酸与胱氨酸之间可相互转变。

1. 甲硫氨酸代谢

（1）甲硫氨酸的转甲基作用：甲硫氨酸在酶的催化下接受 ATP 提供的腺苷生成 S-腺苷甲硫氨酸（SAM），SAM 在甲基转移酶（methy transferase）作用下，为体内许多化合物的合成提供甲基，如参加肾上腺素、胆碱、肌酸、核酸等的合成，是体内不可缺少的生理活性物质。

（2）甲硫氨酸循环及其意义：ATP 与甲硫氨酸作用生成 S-腺苷甲硫氨酸，供出甲基后变为 S-腺苷同型半胱氨酸，脱去腺苷成为同型半胱氨酸（homocysteine），后者再甲基化（methylation），重新合成甲硫氨酸，该循环过程称为甲硫氨酸循环（methionine cycle）（图2-26）。循环的意义是将其他来源的甲基转变为 S-腺苷甲硫氨酸中的活性甲基，以参与体内的多种甲基化反应。

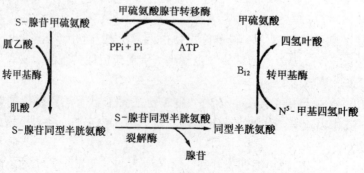

图 2-26 甲硫氨酸循环

（3）肌酸的生成、转变及代谢终产物：肌酸（creatine）是由胍乙酸经甲基化作用（活性甲硫氨酸提供甲基）生成。肌酸进行磷酸化生成磷酸肌酸（creatine phosphate），它是心肌、骨骼肌及脑组织中重要的储能物质。

$$胍乙酸+S\text{-}腺苷甲硫氨酸 \xrightarrow[\text{（肝）}]{\text{甲基转移酶}} 肌酸+S\text{-}腺苷同型半胱氨酸$$

$$肌酸 \xrightarrow[\text{+ATP}]{\text{肌酸激酶}} 磷酸肌酸 \xrightarrow[\text{-Pi}]{\text{自动}} 肌酐$$

肌酐是肌酸和磷酸肌酸代谢的终产物，它必须经肾才能排出。当肾功能严重下降时，引起肌酐排出受阻，故血中肌酐浓度升高。

2. 半胱氨酸与胱氨酸代谢 2 分子的半胱氨酸发生氧化反应可生成胱氨酸，而后者再还原又可重新生成半胱氨酸，即两者之间可相互转变。

$$
\begin{array}{ccccc}
CH_2{-}SH & & HS{-}CH_2 & & CH_2{-}S{-}S{-}CH_2 \\
| & & | & & | \qquad\qquad | \\
HC{-}NH_2 & + & HC{-}NH_2 & \underset{+2H}{\overset{-2H}{\rightleftharpoons}} & HC{-}NH_2 \quad HC{-}NH_2 \\
| & & | & & | \qquad\qquad | \\
COOH & & COOH & & COOH \qquad COOH \\
\end{array}
$$

半胱氨酸   胱氨酸

半胱氨酸分子中含有巯基（—SH），而胱氨酸分子中含有二硫键。巯基是某些酶的必需基团，与酶的活性密切相关，故称"巯基酶"。而二硫键在维持蛋白质的结构中起重要作用。

半胱氨酸经分解代谢可产生硫酸根，其中一部分从尿中排出，另一部分与 ATP 作用生成"活性硫酸根"，即 $3'$-磷酸腺苷-$5'$磷酸硫酸（$3'$-phospho-adenosine-$5'$-phosphosulfate，PAPS）。它提供硫酸根与某些物质结合生成硫酸酯，参与肝的生物转化作用，如类固醇激素可形成硫酸酯而失去活性。

（三）芳香族氨基酸代谢

色氨酸、酪氨酸及苯丙氨酸因其结构中都含有苯环，故称为芳香族氨基酸。

1. 苯丙氨酸和酪氨酸的代谢 苯丙氨酸由苯丙氨酸羟化酶（phenylalanine hydroxylase）作用生成酪氨酸，后者进一步脱氨分解为乙酰乙酸和延胡索酸。若经羟化反应分解为黑色素（melanin）和儿茶酚胺（catecholamine），类激素如多巴胺（dopamine）、去甲肾上腺素（norepinephrine）、肾上腺素（epinephrine）。反应过程如下：

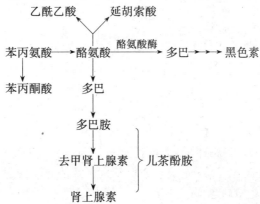

当苯丙氨酸羟化酶缺乏时，苯丙氨酸转变为苯丙酮酸的通路加强，尿中出现大量的苯丙酮酸，故称为苯丙酮酸尿症（phenyl ketonuria，PKU）。多见于小儿，主要表现为中枢神经系统的毒性作用，如病人的智力差、皮肤或毛发变浅，及早发现可适当控制饮食中的苯丙氨

酸摄入量。缺乏酪氨酸酶的人，因影响酪氨酸转变为黑色素，而使皮肤、毛发变白，导致白化病的发生。

2. 色氨酸的分解代谢　可经5-羟色氨酸生成5-羟色胺，还能转为烟酸等。

四、糖、脂肪、蛋白质在代谢上的联系

机体内三大有机物质在代谢上彼此之间既可相互联系，又相互制约。它们主要依靠某些共同的中间产物和代谢机构三羧酸循环来联系、沟通的。糖、脂肪、蛋白质代谢途径之间相互转变的关系见图2-27。

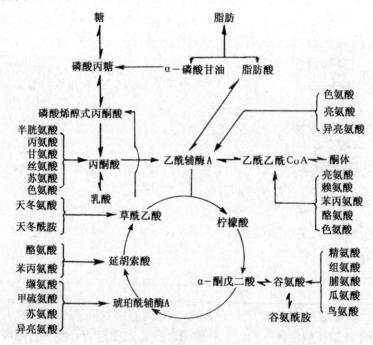

图2-27　糖、脂肪、蛋白质在代谢上的相互联系
引自：《生物化学》，第3版，马如骏主编，人民卫生出版社，2004年

（一）氨基酸与糖之间的互变

氨基酸可转变为糖，糖也可转变为氨基酸。体内氨基酸转变为糖时，首先必须转变为糖代谢的中间产物。如丙氨酸、甘氨酸、丝氨酸、苏氨酸等都能经脱氨基作用后生成相应的α-酮酸，再沿糖异生途径转变为糖。氨基酸在体内变为糖的反应有重要的生理意义，如机体缺糖时（饥饿、禁食等），氨基酸通过糖异生方式转变为葡萄糖，以维持大脑的能量供应。而糖代谢的中间产物丙酮酸、草酰乙酸及α-酮戊二酸等可经氨基化转变为非必需氨基酸。糖转变为氨基酸实际上不能增加体内氨基酸的数量，而仅能调整某些氨基酸之间的比例，因糖转变为氨基酸时，只是供给了α-酮酸，而氨基是由其他氨基酸通过转氨基作用提供的。

（二）氨基酸与脂肪之间的互变

氨基酸经氧化分解后可产生乙酰CoA，为脂肪酸合成提供了原料，进一步转变为脂肪。但脂肪转变为氨基酸较难，因脂肪中的甘油部分占脂肪分子中的比例较少，所以甘油转变为α-酮酸经氨基化转变为氨基酸的数量也较少。脂肪酸不能转变为氨基酸。

（三）脂肪与糖之间的互变

糖变脂肪最容易，但脂肪变糖较难。糖分解产生磷酸二羟丙酮经还原作用生成甘油，糖分解而来的乙酰 CoA 作为原料参加脂肪酸的合成，这就是为什么高糖饮食的人又不参加体力活动，或活动少的人容易肥胖的原因。脂肪中的甘油部分可异生为糖，脂肪酸部分不能转变为糖。由此可知，糖过多时可转变为脂肪来储存能量，从而可以防止能源物质浪费，起到节约能源的作用。

第五节　核苷酸代谢

人体内的核苷酸主要有嘌呤核苷酸和嘧啶核苷酸两类。另外尚有少量游离形式的核苷酸分布在细胞内。它们都是构成核酸的基本单位，但不属于机体必需营养素，因在体内可自身合成。它们的含量虽不高但作用很重要：①参与辅酶的构成（$NADP^+$、NAD^+、FMN、CoA 等都含核苷酸）；②作为激素的信使物质（如 cAMP、cGMP）参与物质代谢及生理调节；③为核酸（DNA、RNA）合成提供原料；④供能作用，如 ATP 是机体活动时的主要供能物质，另外 GTP、CTP、UTP 分别为蛋白质、磷脂及糖原合成供给能源。本节重点介绍核苷酸的合成与分解代谢。

一、核苷酸的合成代谢

（一）嘌呤核苷酸的合成代谢

嘌呤核苷酸的合成原料有氨基酸、一碳单位、CO_2 和磷酸核糖等。合成途径有从头合成途径（denovo synthesis）和补救合成途径（salvage pathway）。前者途径主要在肝中进行，后者则在脑及骨髓中完成。

1. 嘌呤核苷酸的从头合成途径　机体利用氨基酸、磷酸核糖、一碳单位、CO_2 为原料来合成嘌呤核苷酸的途径称为从头合成途径。首先是 5-磷酸核糖与 ATP 作用生成磷酸核糖焦磷酸（phosphoribosyl pyrophosphate，PRPP），然后在该分子上以 CO_2、一碳单位、天冬氨酸、甘氨酸、谷氨酰胺等为原料合成嘌呤环，形成次黄嘌呤核苷酸（IMP），然后再转变为 AMP 和 GMP（图 2-28）。

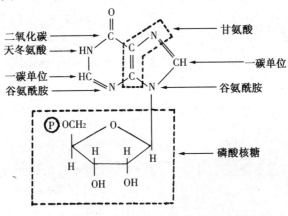

图 2-28　合成次黄嘌呤核苷酸的原料来源

当 AMP 和 GMP 合成后可分别进一步磷酸化，生成二磷酸核苷和三磷酸核苷。反应式如下：

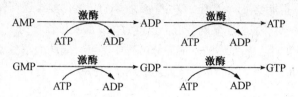

2. 嘌呤核苷酸补救合成途径　从头合成途径虽是合成嘌呤核苷酸的主要途径，但大脑及骨髓等组织缺乏从头合成途径的酶，故不能通过上述途径来合成嘌呤核苷酸，必须依靠其他组织提供的嘌呤碱或嘌呤核苷来合成，故把这种利用现成的嘌呤核苷作为原料来合成嘌呤核苷酸的作用称为补救（再利用）合成途径。

补救合成共有两种方式，即嘌呤碱的直接磷酸核糖化作用和嘌呤核苷的磷酸化作用方式。

（1）嘌呤碱的磷酸核糖化反应过程：

$$腺嘌呤 + PRPP \xrightarrow{\text{腺嘌呤磷酸核糖转移酶（APRT）}} 腺苷酸 + PPi$$

$$\begin{array}{c} 鸟嘌呤 + PRPP \xrightarrow{\text{次黄嘌呤-鸟嘌呤磷酸核糖转移酶（HGPRT）}} 鸟苷酸 + PPi \\ （次黄嘌呤或黄嘌呤） \qquad\qquad\qquad\qquad\qquad\qquad （次黄苷酸或黄苷酸） \end{array}$$

（2）嘌呤核苷的磷酸化反应过程：

$$腺嘌呤核苷 + ATP \xrightarrow{\text{腺苷激酶}} 腺苷酸 + ADP$$

嘌呤核苷酸补救合成的生理意义：一方面，可以节省从头合成时的能量和一些氨基酸的消耗；另一方面，体内某些器官如大脑、骨髓等因缺乏从头合成嘌呤核苷酸的酶，不能从头合成嘌呤核苷酸，故只能依赖补救合成途径来合成嘌呤核苷酸。对这些组织器官，补救合成途径具有重要意义。如因基因缺陷导致 HGPRT 活性完全缺失的患儿，使补救合成途径无法进行，而嘌呤的分解增强产生尿酸过多，除引起痛风外，还可导致神经系统功能障碍。患儿常表现为咬伤下唇，咬断手指、足趾，抓伤面部和共济失调等，称为莱施-奈恩（Lesch-Nyhan）综合征（又称自毁容貌征）。此外还可引起巨幼细胞贫血。

3. 嘌呤核苷酸的抗代谢物　抗代谢物有嘌呤类似物，主要以假乱真或竞争方式来抑制酶活性，达到阻止嘌呤核苷酸及核酸和蛋白质合成的目的，如巯嘌呤（MP）、硫鸟嘌呤、硫唑嘌呤等药物就是依据这种作用来治疗癌症的。其生化机制是：①以竞争性抑制作用阻止次黄嘌呤转变为 IMP；②干扰鸟嘌呤转变为 GMP，而阻止 DNA 及 RNA 不能合成；③MP 磷酸核糖化后生成巯基嘌呤核苷酸来抑制嘌呤核苷酸合成，故临床上常用 MP 来治疗急性白血病及绒毛膜上皮癌等。

（二）嘧啶核苷酸的合成代谢

嘧啶核苷酸的合成主要在肝内进行，它也有从头合成和补救合成途径。嘧啶核苷酸合成的原料主要来自 CO_2、天冬氨酸、谷氨酰胺及磷酸核糖。肝利用这些原料最先合成尿苷酸（uridine monophosphate，UMP）。胞嘧啶核苷酸及胸嘧啶核苷酸都是由尿嘧啶核苷酸转变而来的。

1. 尿嘧啶核苷酸（UMP）的从头合成　肝利用谷氨酰胺和 CO_2，经过氨基甲酰磷酸合成酶Ⅱ和天冬氨酸氨基甲酰转移酶的催化，经过六步反应合成 UMP。嘧啶碱合成的原料来源见图 2-29。

UMP 合成后可进一步磷酸化生成二磷酸核苷及三磷酸核苷。

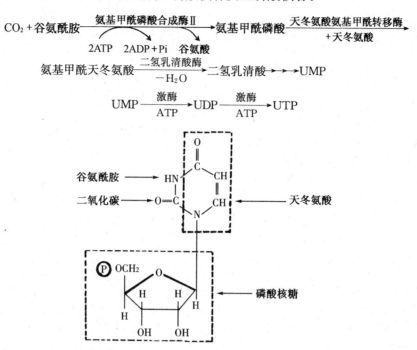

图 2-29　合成尿嘧啶核苷酸的原料来源

2. 胞嘧啶核苷酸的合成　UTP 由谷氨酰胺提供氨基，经三磷酸胞苷合成酶作用耗去 ATP 而生成三磷酸胞苷（CTP）。

$$UTP \xrightarrow[\text{（氨基来自谷氨酰胺）}]{\text{氨　基　化}} CTP$$

3. 脱氧胸腺嘧啶核苷酸的合成（dTMP 合成）　dTMP 是由 dUMP（脱氧尿苷酸）经胸苷酸合成酶（thymidylate synthetase）催化，由 $N^5,N^{10}-CH_2-FH_4$ 提供甲基而生成。反应式如下：

$$dUMP \xrightarrow[\substack{N^5,N^{10}亚甲基\\四氢叶酸}]{\text{胸腺嘧啶核苷酸合成酶}} dTMP$$
$$\qquad\qquad\qquad 二氢叶酸$$

其他的脱氧核糖核苷酸是由相应的核糖核苷酸在二磷酸核苷水平上还原生成。

$$
\left.\begin{array}{l}
ADP \\
GDP \\
CDP
\end{array}\right\}
\xrightarrow{\text{还原酶}}
\left.\begin{array}{l}
dADP \text{（脱氧二磷酸腺苷）} \\
dGDP \text{（脱氧二磷酸鸟苷）} \\
dCDP \text{（脱氧二磷酸胞苷）}
\end{array}\right\}
\xrightarrow[ATP]{\text{激酶}}
\begin{array}{l}
dATP \text{（脱氧三磷酸腺苷）} \\
dGTP \text{（脱氧三磷酸鸟苷）} \\
dCTP \text{（脱氧三磷酸胞苷）}
\end{array}
$$

4. 嘧啶核苷酸的补救合成　机体利用原有嘧啶碱或嘧啶核苷来重新合成嘧啶核苷酸的过程称为嘧啶核苷酸的补救合成途径。机体能利用尿嘧啶及胸腺嘧啶、乳清酸做原料，主要经嘧啶磷酸核糖转移酶作用与 PRPP 结合，生成一磷酸嘧啶核苷和焦磷酸。催化反应通式如下：

$$嘧啶+PRPP \longrightarrow 嘧啶核苷酸+PPi$$

注意：胞嘧啶不能经此酶催化而合成嘧啶核苷酸。

嘧啶核苷可通过相应的激酶来合成核苷酸：

$$尿苷 \xrightarrow[+ATP]{尿苷激酶} 尿苷酸$$

5. 嘧啶核苷酸的抗代谢物　此类药物与嘌呤核苷酸抗代谢物一样，也是以竞争性抑制嘧啶核苷酸合成过程中的主要酶活性来阻断核苷酸及 DNA、RNA 和蛋白质的合成。如氟尿嘧啶（5-fluorouracil，FU）的抗肿瘤作用机制是：因 FU 的结构与胸腺嘧啶相似，故可竞争性抑制尿嘧啶和胸腺嘧啶核苷酸补救合成途径；当 FU 转变为氟尿嘧啶脱氧核苷酸（F-dUMP）时，因其结构与 dUMP 相似，从而抑制 TMP 合成酶，故有抗肿瘤作用。

二、核苷酸的分解代谢

（一）嘌呤核苷酸的分解代谢

核苷酸的分解与核苷酸的消化过程有类似之处，各种核苷酸经核苷酸酶作用，去掉磷酸而生成嘌呤核苷。后者再经核苷酶分解，释放出碱基和戊糖。得到的终产物是尿酸（uric acid，UA）。分解过程如下：

$$嘌呤核苷酸 \xrightarrow[Pi]{核苷酸酶} 嘌呤核苷 \xrightarrow[戊糖]{核苷酶} 嘌呤碱 \xrightarrow{氧化} \cdots \to 尿酸$$

以上分解过程主要在肝、肾及小肠中完成，终产物尿酸经肾随尿液排出体外。

正常成人血中尿酸含量为 $0.12 \sim 0.36$ mmol/L，女性稍低于男性。当血液中尿酸 > 0.48 mmol/L 时，尿酸沉积在关节、耳垂、软组织及软骨等处，导致关节炎、疼痛，称为痛风性关节炎。若沉积在泌尿道，则引起泌尿道结石。痛风的发生男性多于女性，其机制不清。

引起血中尿酸增高的原因可能与下列因素有关。

1. 肾脏病变，使尿酸排出受阻。

2. 参与嘌呤核苷酸补救合成的 HGPRT 酶活性低，使嘌呤碱的重新利用受阻，血中嘌呤碱呈游离状态的增多，分解产生尿酸增加。

3. 某些疾病如白血病、癌症及红细胞增多症时，体内核酸大量被分解，产生尿酸增多。

高尿酸引起的痛风可用别嘌醇（allopurinol）来治疗。其治疗机制是：抑制黄嘌呤氧化酶活性，阻止次黄嘌呤转变为黄嘌呤，使尿酸生成减少。还可用排尿酸药物如丙磺舒、水杨酸、辛可芬等治疗。

（二）嘧啶核苷酸的分解代谢

嘧啶核苷酸主要在肝中经过酶促反应发生脱氨、氧化、还原和脱羧等反应，分解产生 CO_2、NH_3 及 β-丙氨酸和 β-氨基异丁酸（β-aminoisobutyric acid）。分解过程简示如下：

$$胞嘧啶 \xrightarrow[NH_3]{} 尿嘧啶 \xrightarrow{+2H} 二氢尿嘧啶 \xrightarrow{+2H_2O} β\text{-丙氨酸} + CO_2 + NH_3$$

$$胸腺嘧啶 \xrightarrow{+2H} 二氢胸腺嘧啶 \xrightarrow{+2H_2O} β\text{-氨基异丁酸} + CO_2 + NH_3$$

由此可知，胞嘧啶、尿嘧啶分解的终产物是 β-丙氨酸、CO_2、NH_3，而胸腺嘧啶分解的终产物是 β-氨基异丁酸、NH_3 和 CO_2。β-氨基异丁酸在体内还可进一步分解或直接随尿液排出。食入含 DNA 丰富的食物及用放射线治疗的癌症病人，尿中排出 β-氨基异丁酸增多。

〔余庆皋　舒景丽　朱艳平　黄建国　李　钟〕

第三章　细胞的基本功能

　　细胞是人体及其他生物体的基本结构和功能单位，机体的各种生理功能及生化反应都是在细胞及其代谢产物的物质基础上进行的。因此，要想阐明各种生命活动以及生长、发育、衰老等生命现象，阐明各系统、器官的功能活动机制，就必须首先从学习细胞的功能开始。

　　构成机体的细胞不仅数量多，种类也很多。不同的细胞具有不同的功能，如神经细胞具有传导功能、肌细胞具有收缩功能、腺细胞具有分泌功能等。虽然细胞的形态和功能各有不同，但都是由细胞膜、细胞质和细胞核（成熟红细胞无细胞核）组成。本章重点讨论各细胞所共有的基本功能，即细胞膜结构的基本化学组成、细胞膜的物质转运功能、细胞膜受体功能，以及细胞膜对不同离子通透性能改变为基础的生物电现象；最后讨论肌细胞在细胞膜电位变化的影响下出现的机械性收缩功能。

第一节　细胞膜的基本结构与基本功能

一、细胞膜的基本结构

　　细胞膜（cell membrane）是指细胞外表的一层薄膜，是细胞的屏障。它将细胞内容物与细胞外部环境加以分隔，使细胞内容物不致流失，又使细胞的化学成分保持相对恒定，从而使细胞成为一个完整而又相对独立的功能单位。细胞膜具有多方面的功能，如保护功能、物质转运功能、识别功能及兴奋功能等。这些功能都是建立在细胞膜特殊结构的基础之上的。

　　电子显微镜下观察发现，细胞膜由内、外两层致密带和中层透明带 3 层结构组成。这种结构不仅见于细胞膜，也见于线粒体膜、溶酶体膜等。因此，这 3 层结构形式的膜是细胞共有的基本结构形式，称为单位膜（unit membrane）。

　　多年来许多学者一直在积极地研究细胞膜的分子结构，现已明确，细胞膜结构的物质基础是脂质、蛋白质和糖类物质。关于细胞膜的结构，提出了多种假说，但目前为大多数人接受的是"液态镶嵌式模型"（fluid mosaic model）学说。该学说的基本观点是：细胞膜是以脂质双分子层为基架，其中镶嵌着各种具有不同功能的球形蛋白质（图 3-1）。

　　细胞膜的脂质双层（lipid ilayer）是由 2 个分子层的脂质构成。每一个脂质分子都分为头部和尾部。头部为亲水端，朝向膜内外两侧；尾部为疏水端，朝向膜中央。脂质分子这种定向而整齐的排列，是由脂质分子本身的理化特性和热力学定律所决定的，这样的结构最为稳定。由于细胞膜是以脂质双层为基架，因此，一些水溶性物质一般不易自由通过细胞膜。

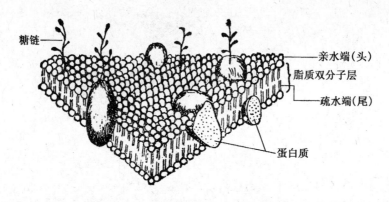

糖链 —

亲水端(头)
脂质双分子层
疏水端(尾)

蛋白质

图 3-1 液态镶嵌式模型结构示意图

另外，脂质的溶点较低。在一般体温条件下呈液态，从而具有一定的流动性。但由于脂质分子具有极性，因而它们的移动一般只限于同一分子层。脂质双分子层在热力学上的稳定性和流动性，可使细胞在较大压力及外形改变情况下不易破裂，而且有时膜结构发生一些较小的断裂可很快自动融合而修复。

在细胞膜上镶嵌着具有不同功能的球形蛋白质，有的镶嵌在膜的内侧面或外侧面，有的贯穿整个脂质双层，两端露在膜的两侧。由于脂质双分子层是液态的，镶嵌在脂质层中的蛋白质可以在膜的脂质分子间横向漂浮移位，但这些蛋白质分子存在着区域特性的分布。

细胞膜内还含有少量的糖类物质，它们大多是一些寡糖或多糖，以共价键的形式与膜内脂质或蛋白质结合形成糖脂或糖蛋白。结合在脂质和蛋白分子的糖链，大多数伸向膜外。由于这些糖链在化学结构上的特异性，因而可以作为细胞或所结合蛋白质的特异性"标志"。它们有的作为受体的识别部分，能特异地与某些激素或其他化学物质结合；有的作为抗原物质，表示某种免疫信息。如 ABO 血型系统中，红细胞上的不同抗原特性就是由结合在脂质上的寡糖链所决定的。

二、细胞膜的物质转运功能

细胞在新陈代谢过程中所需的营养物质，以及细胞产生的代谢产物，都必须跨越细胞膜这一屏障才能转运到相应的部位，即物质转运。常见的细胞膜物质转运方式有以下几种。

（一）单纯扩散

一些脂溶性小分子物质由膜的高浓度一侧向低浓度一侧移动的过程称为单纯扩散（simple diffusion）。它是一种物理现象。决定扩散量的因素有：①膜两侧溶质分子的浓度差（又称浓度梯度）。在一般情况下，扩散量与膜两侧溶质浓度差成正比；若为电解质溶液，离子的移动不仅取决于该离子的浓度，也取决于离子所受的电场力。②膜对该物质的通透性（permeability）。所谓通透性是指细胞膜对某物质通过的阻力大小或难易度。阻力小，通透性大，物质容易通过，扩散量就大；反之，则扩散量小。

由于细胞膜的基架是脂质双层，因而只有脂溶性物质才能以单纯扩散方式通过细胞膜。而体液中脂溶性物质并不多，目前比较肯定的只有 CO_2、O_2 等气体分子是以单纯扩散方式通过细胞膜，而水、无机盐、葡萄糖等物质则不能以此方式转运。

（二）易化扩散

一些非脂溶性小分子物质在膜中蛋白质的帮助下，由膜的高浓度一侧向低浓度一侧移动的过程，称为易化扩散（facilitated diffusion）。根据参加帮助的膜蛋白质的不同，将易化扩散分为两种。

1. 载体转运（carrier transport） 通过细胞膜中的载体蛋白构型变化，将物质由膜的高浓度一侧转向低浓度一侧的过程。这种方式就像"渡船"一样，来回摆渡，可反复进行。葡萄糖、氨基酸等物质就是以这种方式通过细胞膜的。

载体转运具有以下特点。

（1）高度特异性：即一种载体只能转运某种特定结构的物质，这同载体蛋白与它所转运的物质之间具有高度结构特异性有关。

（2）饱和现象：物质转运量在一定范围内随物质浓度增加而增加，但超过某一限度时，物质浓度的增加则不能使转运量再增加，这种现象称为饱和现象。其原因是细胞膜上的载体蛋白数量或与某物质结合的位点数量有限，当全部载体蛋白或结合位点与物质结合后，物质浓度再增加而没有多余载体与之结合，物质的转运因此受到限制。

（3）竞争性抑制：如果一个载体可以同时转运 A 和 B 两种物质，而且物质通过细胞膜的总量又是一定的，那么当 A 物质转运增加时，B 物质的转运就会减少。这是因为载体或结合位点的数量有限，当 A 物质增加时所占载体或位点多，则 B 物质所占载体少因而转运少。

2. 通道转运（channel transport） 指物质借细胞膜中通道蛋白质的帮助而完成的转运。细胞膜上的通道蛋白质就像贯通细胞膜的一条管道，在一定条件下迅速开放或关闭。开放时，物质从膜的高浓度一侧向低浓度一侧移动。关闭时，虽然膜两侧存在浓度差，但不能通过细胞膜。控制通道开放或关闭的因素是环境中某化学物质的浓度或膜电位改变。

根据引起通道开闭的条件不同，将通道分为两类。

（1）化学门控通道：由化学物质浓度改变控制开或关（如细胞外液中某种递质、激素或 Ca^{2+} 浓度改变等）。

（2）电压门控通道：由膜电位改变控制开或关。当膜两侧电位差变化到某一临界值时或环境中某种化学物质出现时，通道蛋白质分子的结构发生突然变化，出现一条允许某物质通过的通道，该物质即可顺浓度差移动。

很多离子如 K^+、Na^+、Ca^{2+} 等都是以通道转运方式通过细胞膜的。各种通道也具有一定特异性，但其特异性不如载体严格。如用四乙基胺可阻断 K^+ 通道，一般只影响 K^+ 的转运而不影响 Na^+ 的转运；用河豚毒可阻断 Na^+ 通道，一般只影响 Na^+ 的转运而不影响 K^+ 的转运。但有的离子也可以通过结构与功能不同的多种通道，如 Ca^{2+} 就可能通过 3 种以上的不同通道。现认为，除上述两类通道外，还有机械门控通道，即由机械刺激控制其开或关。

易化扩散是跨细胞膜物质转运的一种重要而又普遍的方式。由于易化扩散可以调控，调控载体与物质的结合或调控通道闸门的开闭，继而控制物质能否进出细胞及其进出细胞的数量，从而调整人体的生理功能。

上述的单纯扩散与易化扩散，物质分子都是顺浓度差移动的，它们通过膜时细胞并未对该过程直接提供能量，是一种不耗能的转运，因而统称为被动转运（passive transport）。被动转运所需的动力，来自高浓度溶液本身所含的势能，就像骑自行车下坡一样靠势能自动下滑，而不需要另外供能。（图 3-2）

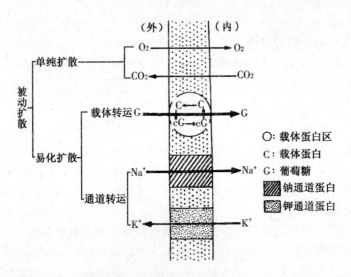

图 3-2 膜的物质被动转运方式

（三）主动转运

细胞膜在泵蛋白的帮助下将某种小分子物质由低浓度一侧移向高浓度一侧的耗能过程，称为主动转运（active transport）。主动转运又分为以下 2 种：

1. 原发性主动转运 即细胞直接利用代谢产生的能量，将某种物质由低浓度一侧移向高浓度一侧的过程。原发性主动转运就像"水泵"引水上山需要耗能一样，因此有人提出了"泵"的概念来解释主动转运过程。体内不同类型的细胞膜或细胞内的膜性结构上存在各种主动转运系统转运各种物质。但目前研究最多和最清楚的是膜对 Na^+ 和 K^+ 的主动转运。大量研究证明，转运 Na^+ 和 K^+ 的钠-钾泵（sodium potassium pump，简称钠泵，sodium pump），其化学本质实际上是一种镶嵌在脂质双层中具有 ATP 酶活性的特殊蛋白质，它能被细胞内 Na^+ 增高和细胞外 K^+ 增高所激活。因而又称 Na^+-K^+ 依赖式 ATP 酶。当细胞内 Na^+ 增高和细胞外 K^+ 增高时，钠泵被激活，钠泵的 ATP 酶作用发挥，分解 ATP 释放能量，在有能量供应的情况下，将 Na^+ 从细胞内泵出，同时将细胞外的 K^+ 泵入。通常每分解 1 个 ATP 分子，可将 3 个 Na^+ 泵出膜外，同时将 2 个 K^+ 泵入膜内。但这种化学定比关系在不同情况下可以改变。

钠泵活动的生理意义：钠泵活动所引起的细胞内高 K^+ 是许多代谢过程的必需条件。引起的细胞内低 Na^+ 它可阻止细胞外水分大量进入细胞内，从而维持细胞的正常形态和功能；钠泵活动所形成细胞外高 Na^+ 和细胞内高 K^+ 的势能储备，可用于完成一些其他物质的跨膜转运，如葡萄糖、氨基酸等营养物质的跨膜转运所需的能量来自钠泵活动所形成的细胞上 Na^+ 的高势能，而不是直接来自 ATP 的分解。因此，这类转运形式称为继发性主动转运。此外，细胞外高 Na^+ 和细胞内高 K^+ 的不均匀分布，也是维持神经肌肉等组织细胞正常兴奋性和生物电产生的物质基础。

钠泵广泛存在于机体各细胞膜上，其活动是机体最重要的物质转运方式。除钠泵外，机体还存在钙泵、碘泵、负离子泵等，它们对细胞的功能活动亦起着重要作用。

2. 继发性主动转运 细胞间接利用离子泵转动所储备的势能来完成自身物质由低浓度一侧移向高浓度一侧的过程，称为继发性主动转运。如小肠黏膜对葡萄糖和氨基酸的吸收、肾小管上皮细胞对葡萄糖的重吸收等都是逆浓度差进行的，他们所需要的能量来源于钠泵。甲状腺泡细胞的聚碘作用也是通过继发性主动运转来实现的。

（四）胞吞作用与胞吐作用

以上3种物质转运方式，主要涉及一些小分子物质或离子。对于一些大分子物质或团块类物质进出细胞，还需细胞膜的更为复杂的结构和功能变化才能实现。

1. 胞吞作用（endocytosis） 指大分子或团块物质从细胞外进入细胞内的过程，又称入胞作用。若进入的物质为固体物称为吞噬（phagocytosis），如白细胞或巨噬细胞将异物或细菌吞噬到细胞内部的过程。吞噬进行时，首先是细胞膜对某些异物（如细菌）进行识别，然后细胞向异物周围伸出伪足，伪足逐渐将异物包围起来，形成吞噬小体，再通过膜的融合和断裂，最后将吞噬物连同包被它的这部分细胞膜移入细胞内（图3-3A）。若所进入的物质为液体称为吞饮（pinocytosis），如小肠上皮细胞对营养物质的吸收过程。

2. 胞吐作用（exocytosis） 指大分子或团块类物质由细胞内排放到细胞外的过程，又称出胞作用。如消化腺分泌消化液、内分泌腺分泌激素、神经递质释放等，都是通过胞吐作用完成的（图3-3B）。

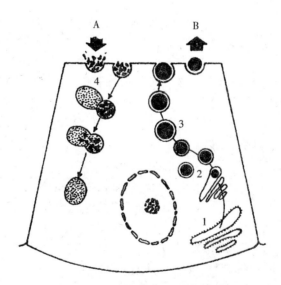

图3-3 胞吞作用和胞吐作用示意图
A. 胞吞作用；B. 胞吐作用
1. 粗面内质网；2. 高尔基复合体；3. 分泌颗粒；4. 溶酶体

第二节 细胞膜的受体功能

各种形式的外界信号作用于细胞时，一般并不进入细胞或直接影响细胞内过程，而是作用于细胞膜表面，通过引起膜结构中的一种或多种特殊蛋白质分子的变构作用，将外界环境变化的信息以新的信号形式传递到膜内，继而引发靶细胞相应的功能改变，这一过程称为跨膜信号转导。能接受外界信号的是受体（receptor）。受体是指存在于细胞膜或细胞内能与某些化学物质（统称配体）特异结合并引发特异生理效应的特殊生物分子，其化学本质为特殊蛋白质。按照存在的部位不同，可将受体分为细胞膜受体、细胞质受体和细胞核受体。本文仅涉及细胞膜受体。

1. 细胞膜受体的分类：根据膜受体分子结构、信号传递方式和效应性质等特点，将细胞膜受体分为以下几种。

（1）离子通道受体：这类受体本身是一种或几种离子通道，它与配体结合后，使离子通道开放或关闭，从而控制离子进出细胞。

（2）酶偶联受体：这类受体本身具有酶的活性，它与配体结合后，使底物磷酸化，由此引发细胞功能变化。

（3）G蛋白偶联受体：这类受体是目前发现最为广泛的膜受体，体内大多数含氮激素及递质的效应，都是经过这类受体转导的。

现认为，G蛋白偶联受体可分为3个部分。

（1）分辨部（调节亚单位）：即狭义的受体，位于膜的外表面，具有识别与结合配体的功能。

（2）效应部（催化亚单位）：位于膜的内表面，具有酶（如腺苷酸环化酶等）的活性，在受体与配体结合后被激活（或被抑制），引起胞质中第二信使物质生成增加（或减少）。

（3）转换部（G蛋白）：是调节亚单位与催化亚单位间的偶联成分，它能将调节亚单位所接受的信息，转换为蛋白质的构象变化，传给催化亚单位，改变效应器酶的活性。

2. 细胞膜受体的功能：①识别与结合，受体能分辨环境中的化学物质并与其特异结合从而接受外界信号；②转发信息，受体接受外界信号后能将这一信号转化为细胞内的一系列生化反应，从而对细胞的结构与功能产生影响。

第三节　细胞的生物电现象

活的组织细胞在安静或活动时所伴有的电现象称为生物电（bioelectricty）现象。它是一种普遍存在而又十分重要的生命现象，与细胞兴奋性的产生和传导有着密切关系。临床上所做的心电图、脑电图等检查，实际上就是将心肌细胞、脑细胞等的生物电引导出来加以放大，描记在记录纸上的结果。因此，生物电在临床上已广泛应用，对疾病的诊断和监护都具有重要的辅助作用。

细胞生物电现象有两种表现形式，即细胞安静时的静息电位（resting potential）和细胞受刺激而活动时的动作电位（action potential）。现以单个神经细胞为例加以叙述。

一、静息电位

（一）静息电位的概念及特征

细胞在安静时存在于细胞膜两侧的电位差称为静息电位或膜电位（membrane potential）。静息电位可用示波器进行观察测量。将示波器的两个测量电极放置在神经细胞表面的任意两点时，示波器上的光点在 0 位线上作横向扫描成一条直线（图 3 - 4A），表明细胞膜外表面各处的电位是相等的，不存在电位差。若将其中一电极置于膜外表面，另一电极插入神经细胞内，则示波器光点立即从 0 位向下移动，并以此水平作横向扫描（图 3 - 4B），说明细胞膜内电位较膜外低，细胞内外存在着电位差，即静息电位。若以膜外电位为零，则膜内电位为负值。

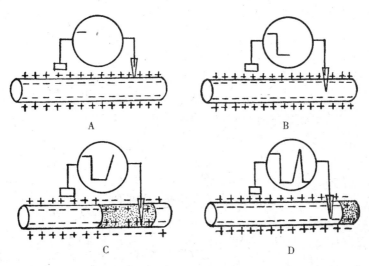

图 3 - 4　静息电位（A、B）与动作电位（C、D）的测量

不同细胞的静息电位正常值不同。据测定，枪乌鲗的巨大神经轴突和蛙的骨骼肌细胞静息电位为 $-70 \sim -50$ mV；哺乳类动物的骨骼肌和神经细胞为 $-90 \sim -70$ mV，平滑肌细胞为 $-60 \sim -50$ mV；人的红细胞为 -10 mV 等。静息电位所表现出的是一种稳定的直流电位，只要细胞不受刺激，保持安静状态，静息电位就会稳定于某一数值。安静时细胞膜两侧存在的内负外正状态，称为极化（polarization）；静息电位数值向膜内负值增大方向变化，称为超极化（hyper-polarization）；静息电位数值向膜内负值减小方向变化，称为除极（de-polarization，又称去极化）；膜外电位由正变负，膜内电位由负变正，称为反极化（inverted polarization），即极化状态的反转；发生除极或反极化后，膜电位又恢复到原来静息时极化状态的过程，称为复极（repolarization）。

（二）静息电位的产生机制

关于静息电位的产生机制，目前采用的是"离子流学说"。该学说认为，任何生物电的产生必须具备 2 个条件：①细胞膜内外两侧离子的浓度和分布不同；②细胞膜在不同情况下对离子的选择通透性。细胞在安静状态下，膜主要对 K^+ 有通透性，而静息时膜内 K^+ 浓度比膜外高，于是细胞内的 K^+ 顺浓度差向细胞外扩散，细胞内带负电荷的蛋白质（A^-）有随同 K^+ 外流的倾向，但因膜对 A^- 无通透性而被阻隔在膜的内侧面。由于 K^+ 带正电荷、K^+ 的外流，使膜外正电荷逐渐增多，而膜内负电荷也逐渐相对增多，这样细胞膜两侧出现了一个外正、内负的电位差。这一电位差的存在对 K^+ 外流起着阻止作用。随着 K^+ 外流的增多，电位差增大，对 K^+ 外流的阻力增大，最后当促使 K^+ 外流的浓度差和阻止 K^+ 外流的电位差两种相互的拮抗力量达到平衡时，K^+ 外流停止。此时，由 K^+ 外流所造成的电位差也稳定于某一数值，即静息电位。所以，静息电位是由 K^+ 外流引起的，是 K^+ 平衡电位

(equilibrium potential)。

　　静息电位的大小主要受细胞内外 K^+ 浓度的影响，当细胞外 K^+ 浓度增高时，细胞内外 K^+ 浓度差减少，推动 K^+ 外流的力量减小，K^+ 外流减少，因而静息电位减小；反之，细胞外 K^+ 浓度降低，细胞膜内外两侧 K^+ 浓度差增大，K^+ 外流增多，可使静息电位增大。

二、动作电位

（一）动作电位的概念

　　可兴奋细胞受刺激后，在静息电位的基础上发生一次快速、可逆可扩布的电位变化，称为动作电位。动作电位的出现标志细胞受刺激后产生的兴奋状态，是大多数可兴奋细胞受刺激时共有的特征性表现。机体各细胞的外部反应或表现虽各不相同，如肌细胞的收缩、腺细胞的分泌等，但实际上都是由细胞膜的电变化进一步触发引起的。

（二）动作电位的变化过程

　　继续用图 3-4 装置对神经细胞进行观察。在静息电位的基础上，在神经纤维的左侧给予一个有效刺激，使它产生一个冲动，待冲动通过电极处时，可在示波器上观察到一个动作电位（图 3-4C）；细胞内由原静息状态的 −90 mV（即静息电位），迅速上升到 +30 mV 左右，细胞内电位由负变正，出现极化状态的倒转，构成动作电位上升相。动作电位在神经纤维某一点上持续时间非常短，当上升达到顶峰后，冲动迅速离开电极处，电位迅速下降到静息电位水平，构成动作电位下降相。因此，动作电位的构成是：上升相由除极过程引起，下降相由复极过程引起（图 3-4D）。

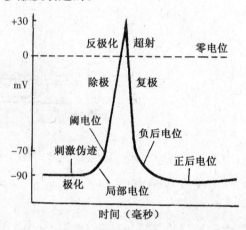

图 3-5　神经纤维动作电位

除极与复极都非常短暂，形成一个快速上升和快速下降的组合，就像一个尖锐的剑锋一样，故称为锋电位（spike potential）。上升相超过 0 mV 的净变正部分，称为超射（overshoot），在神经纤维约 +30 mV。在锋电位下降相恢复到静息电位水平之前，还有一个缓慢的电位波动，即膜两侧经历的一个微小而缓慢的电位变化，这种时间较长、波动较小的电变化，称为后电位（afterpotential）。后电位又可分为首先出现的一段持续 5～30 毫秒的负后电位，继后出现的一个持续较长的正后电位（又称超极化后电位）（图 3-5）。

（三）动作电位的产生机制

　　动作电位产生的机制与静息电位基本相似，都与细胞膜的通透性及离子转运有关。当细胞受刺激时，受刺激部位膜内的钠通道激活而开放，细胞膜对 Na^+ 通透性增大。由于细胞外 Na^+ 的浓度比细胞内高，Na^+ 顺浓度差从细胞外向细胞内扩散，加之静息电位所表现出的外正内负，也促使 Na^+ 向细胞内扩散。由于 Na^+ 带正电荷，Na^+ 的内流使细胞内的负电位迅速减少，转而出现正电位，形成动作电位上升相。由于 Na^+ 内流所造成的膜内电位变正，对 Na^+ 的内流起着阻力作用。随着 Na^+ 内流的增加，这种阻力不断增大，而促使 Na^+ 内流的浓度差则逐渐减小；当两种拮抗力量达到平衡时，Na^+ 内流停止，膜两侧电位差达到一个新的平衡点。因此，动作电位上升相是由 Na^+ 内流引起的，是 Na^+ 的平衡电位。

钠通道开放时间很短，经过短暂时间后，钠通道失活而关闭，钾通道激活而开放，膜对 K^+ 的通透性增大，于是 K^+ 借助浓度差和电位差快速外流，使膜内电位迅速降低达零电位，然后在浓度差的推动下，继续外流直到静息电位水平。因此，动作电位下降相是 K^+ 外流引起的。

动作电位之后，膜电位虽然恢复到静息电位水平，但膜内外离子的浓度和分布尚未恢复。细胞内 Na^+ 浓度稍有增加，而细胞外 K^+ 浓度亦稍有增加，这种细胞内外离子浓度的改变，使钠泵激活。钠泵活动，将进入细胞内的 Na^+ 泵出和细胞外的 K^+ 泵入，从而使细胞内、外离子浓度和分布得以恢复。

（四）动作电位传导的特点

1. 双向性　动作电位在同一细胞上的传导是双向性的。如当一条神经纤维的中间受到有效刺激后，产生的动作电位可同时向神经纤维的两端传导，这是由于局部电流可以向两侧传导的缘故。

2. 不衰减性传导　即动作电位的幅度不会因传导距离的增加而减小。

（五）动作电位产生的条件

1. 阈电位　刺激能引起组织细胞产生动作电位，但不是所有刺激都可触发动作电位，引起组织兴奋。只有刺激引起细胞内正电位增加，使静息电位绝对值减少到一定临界值时，动作电位才会产生。这种能诱发动作电位的临界膜电位数值，称为阈电位（threshold potential）。阈刺激和阈上刺激，由于刺激强度较大，一次就能引起细胞内电位变化达到阈电位，从而触发动作电位产生。而阈下刺激，由于刺激强度小，只能引起受刺激局部出现一个较小的除极，达不到阈电位水平，因而不能触发动作电位产生。这种限于受刺激膜局部出现的微小除极称为局部反应（local response）或局部兴奋（local excitation）。关于局部反应的产生机制，目前认为是 Na^+ 内流所致，只是在阈下刺激时，钠通道开放的数目少，Na^+ 内流少，引起较小的除极，其幅度不足以达到阈电位水平而已。

2. 局部反应的特点　与动作电位比较，局部反应具有以下特点。

（1）等级性：即局部电位的大小随刺激强度增大而增大（图3-6）。

（2）电紧张性扩布：局部兴奋可向周围扩布，但不能远传，随着扩布距离增加，其电位变化逐渐减少，最后消失，这种方式称为电紧张性扩布。

（3）无不应期，可总和：局部兴奋无不应期，能持续一段时间，因而几个阈下刺激引起的局部电位可叠加起来，称为总和（summation）。总和可分为时间性总和（temporal summation）和空间性总和（spatial summation）。前者是指细胞膜的同一部位，先后接受多个阈下刺激，所引起的局部电位叠加起来；后者是指细胞膜相邻部位同时给予多个阈下刺激，所引起的局部电位叠

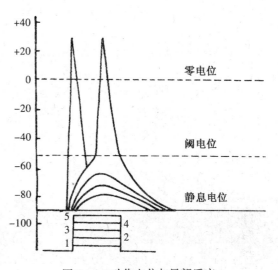

图3-6　动作电位与局部反应

图下的1～5代表不同的刺激强度

加在一起。通过总和使细胞内电位变化达到阈电位，从而触发动作电位。

总之，动作电位的引起可通过两条途径：一是一次的阈刺激和阈上刺激，可使细胞内电位变化达到阈电位，从而产生动作电位；二是多个阈下刺激所引起的局部电位通过总和，使细胞内电位变化达到阈电位，从而引起动作电位。

综上所述，动作电位具有以下特点：

（1）全或无现象：动作电位可因刺激强度不够而不产生（无），当刺激强度达到一定程度引起膜除极达到阈值时，即可爆发动作电位。一旦动作电位产生，其幅度就达到最大，不会因刺激强度增加而增大（全）。也就是说，动作电位要么不产生，一旦动作电位产生，其幅度就达到最大值。

（2）不衰减性传导：动作电位在细胞膜上某一点产生后，可沿细胞膜向周围传导，无论传导距离多远，其幅度不会因传导距离的增加而减小。

（3）脉冲式：由于不应期的存在，使连续多个动作电位不可能融合在一起，动作电位之间总是具有一定间隔，而形成脉冲式。

三、动作电位的传导

动作电位一旦在细胞膜某一点产生，就会沿细胞膜向周围传播，直到整个细胞膜都产生动作电位为止。这种单一细胞上的动作电位传播，称为传导（conduction）。发生在神经纤维上传导的动作电位，称为神经冲动（nerve impulse）。现以神经纤维为例加以叙述（图 3-7）。

目前常采用"局部电流学说"来解释，即细胞在安静时细胞膜处于外正、内负状态，当细胞某一处受刺激而兴奋时，兴奋部位的膜电位发生变化，膜外由正变负，膜内由负变正，使局部的细胞膜发生短暂的电位倒转；而相邻近的静息部位，仍处于膜外为正、膜内为负的状态。这样兴奋的部位与邻近静息部位之间产生了电位差，由于细胞膜两侧的溶液都是导电的，可发生电荷移动，形成局部电流。局部电流的电荷流动的方向是：膜外由未兴奋部位流向兴奋部位，膜内由兴奋

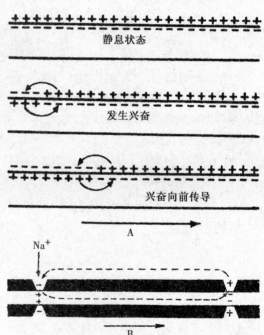

图 3-7 动作电位在神经纤维上的传导
A. 无髓鞘神经纤维；B. 有髓鞘神经纤维

部位流向未兴奋部位，形成局部电流环路。这一局部电流的作用是使邻近未兴奋部位膜外电位降低，膜内电位升高，产生除极，当除极达到阈电位水平时，引起膜的钠通道突然大量开放，从而爆发动作电位。这样动作电位即由兴奋部位传到了邻近部位。这样的过程沿细胞膜连续下去，导致全部细胞膜依次产生动作电位，表现了动作电位在整个神经纤维上的传导。由于局部电流的强度常可以超过引起兴奋所必需的阈强度数倍以上，因而以局部电流为基础的传导过程是很安全的，不易出现阻滞，这与突触传递过程有明显差别。

骨骼肌、心肌和无髓鞘神经纤维等都是以上述同样的机制完成兴奋传导。比较特殊的是有髓鞘神经纤维，由于外包有一层厚的髓鞘，不允许离子通过，具有绝缘性。但有髓鞘纤维并不是连续不断，而是每隔一定距离就中断髓鞘，失去髓鞘的部分，称为朗飞结（node of Ranvier）。在朗飞结处，轴突膜与细胞外液接触，具有导电性，并允许离子跨细胞转运。因此，有髓鞘纤维在受到刺激时，动作电位只能在朗飞结处产生，兴奋传导时的局部电流也只能在两个相邻的朗飞结之间进行，即兴奋由一个朗飞结跳到下一个朗飞结，称为跳跃式传导（saltatory conduction）。跳跃式传导速度快，可达 100 m/s 以上，而另一些细的无髓鞘神经纤维传导速度则达不到 1 m/s。因此，有髓纤维传导速度要比无髓纤维快得多，是一种"节能"的传导方式。

第四节　骨骼肌细胞的收缩功能

人体的各种运动形式，主要靠肌肉的收缩活动完成。如肢体运动、呼吸运动等由骨骼肌收缩完成，心脏的射血活动由心肌收缩完成，胃肠运动由消化道平滑肌收缩完成等。不同肌肉在结构和功能上虽各有不同，但其收缩的机制基本相似。本节以骨骼肌为例，说明肌细胞的收缩功能。

一、神经肌肉接头处的兴奋传递

在完整的机体内，骨骼肌的活动是在神经系统的控制下完成的。因此，骨骼肌又称随意肌，支配骨骼肌的神经是躯体运动神经。

（一）神经肌肉接头的结构

运动神经纤维与骨骼肌细胞之间相互接触并传递信息的部位，称为神经肌肉接头（neuromuscular junction，又称运动终板）。

运动神经纤维在接近骨骼肌细胞时，先失去髓鞘，以裸露的轴突末梢嵌入到肌细胞表面的凹陷中，形成神经肌肉接头。在接头处，神经纤维末梢与肌细胞相对应的膜为接头前膜，终板膜为接头后膜。两膜之间约有 20 nm 的间隙，称为接头间隙，其中充满细胞外液。神经末梢内含有许多小泡，小泡内含有递质——乙酰胆碱（ACh），当运动神经冲动传来时，可通过胞吐作用释放囊泡内的乙酰胆碱。在接头后膜上有与乙酰胆碱相结合的胆碱能受体。终板膜不同于一般肌膜，因缺乏电压门控性 Na^+ 通道，它对电刺激不敏感，但对乙酰胆碱的敏感性比一般肌膜大 1000 倍（图 3 - 8、图3 - 9）。

（二）神经肌肉接头处的传递过程

当运动神经兴奋时，神经冲动以单细胞传导方式到达神经末梢，引起接头前膜上的 Ca^{2+} 通道开放，Ca^{2+} 顺浓度差由细胞外液进入接头前膜，促使囊泡向前膜方向移动，并与前膜接触融合，进而破裂，囊泡内乙酰胆碱释放。乙酰胆碱通过接头间隙到达终板膜表面，并与胆碱能受体结合，引起膜通道蛋白分子发生构象变化，结果使后膜对 Na^+、K^+ 通透性增加（主要是 Na^+ 通透性增加），引起 Na^+ 内流和少量 K^+ 外流，综合效应是使终板膜处的静息电位绝对值减少，产生终板膜除极。由于这一电位变化产生在终板膜上，因而称为终板

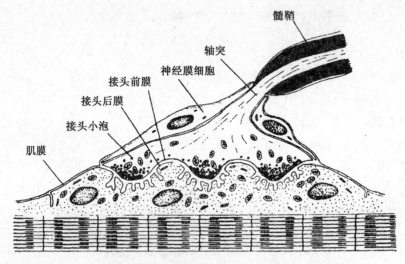

图 3-8　神经肌肉接头结构示意图

电位（endplate potential）。终板电位与前述的局部兴奋电反应有类似的性质，其大小与接头前膜释放的乙酰胆碱量成比例；无不应期，以电紧张性扩布形式影响其邻近的一般肌细胞膜，使后者发生除极，当除极达到阈电位水平时，即爆发动作电位。这样神经的兴奋便传给了肌细胞，使肌细胞兴奋。

（三）神经肌肉接头处的传递特点

神经肌肉接头处的兴奋传递与神经纤维上的兴奋传导不同，前者是兴奋在两个细胞间的化学传递，而后者是兴奋在同一细胞上的传导。与神经纤维兴奋传导比较，神经肌肉接头处的兴奋传递具有以下特点：

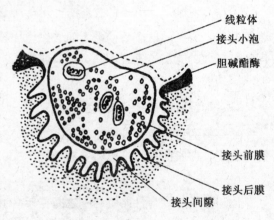

图 3-9　神经肌肉接头超微结构

1. 1:1 的传递　正常情况下，运动神经冲动所引起的乙酰胆碱释放量较多，使终板电位的大小超过肌细胞动作电位所需阈值的 3～4 倍。因此，神经-肌接头处兴奋传递是 1:1 的，即每一次运动神经兴奋都能引起一次收缩。但其兴奋传递能保持 1:1 的关系，还有赖于分布在接头间隙和接头后膜上的胆碱酯酶对乙酰胆碱的清除作用。一般情况下，每次神经冲动所释放的乙酰胆碱在引起一次肌肉兴奋后被胆碱酯酶破坏而迅速清除。否则它将持续作用于终板而使终板膜持续除极，并影响下次到来的神经冲动的效应。

2. 单向传递　在神经肌肉接头处，兴奋只能由接头前膜传给接头后膜，不能反传。这是因为乙酰胆碱只存在于神经轴突的囊泡中，而胆碱能受体只存在于接头后膜上的缘故。

3. 时间延搁　兴奋经神经肌肉接头处的传递需要消耗一定时间，比兴奋在相应长度的神经纤维上传导的时间要长得多，一个突触传递过程大约需要 0.1～1.0 毫秒。这可能与传递所需的递质释放、扩散及递质与受体结合等一系列过程耗时有关。

4. 易受环境因素变化的影响　Ca^{2+} 是兴奋-分泌偶联的促进物质，在一定范围内乙酰胆

碱释放量随 Ca^{2+} 浓度增高而增多，Mg^{2+} 可对抗 Ca^{2+} 的作用，使乙酰胆碱释放减少。Ca^{2+} 和 Mg^{2+} 通过影响乙酰胆碱释放，进而影响神经肌肉接头的传递。已知乙酰胆碱的清除主要靠胆碱酯酶的降解作用来完成。有机磷农药和新斯的明对胆碱酯酶有选择性抑制作用，使之失去分解乙酰胆碱的能力，造成神经肌肉接头处乙酰胆碱大量堆积，导致终板电位不断产生，出现肌肉震颤。美洲箭毒能与乙酰胆碱竞争受体，使终板膜不能产生终板电位，从而阻断神经肌肉接头处的兴奋传递，使肌肉失去收缩能力，故美洲箭毒可作为肌肉松弛药。

二、骨骼肌的收缩机制

（一）骨骼肌的微细结构

1. 肌原纤维与肌小节　显微镜下发现，每一条肌原纤维沿长轴平行排列，纵贯肌细胞全长，并显现出有规则的明暗交替。明处称为明带（I 带），暗处称为暗带（A 带）。明带中央有一条与肌原纤维垂直的横线，称为 Z 线。明带长度是可变的。暗带的中央有一段相对透亮区，称为 H 带，其中央有一条横向的暗线，称为 M 线。暗带长度固定。2 条相邻 Z 线之间的区域称为肌小节（sarcomere，又称肌节），它是肌肉收缩和舒张的基本功能单位（图 3 - 10）。

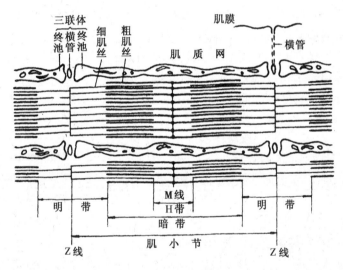

图 3 - 10　肌原纤维与肌管系统

电子显微镜下观察发现，骨骼肌的肌原纤维由两类更细的肌丝（myofilament）组成。一为粗肌丝（thick filament），二为细肌丝（thin filament）。骨骼肌舒张时，粗肌丝位于肌小节中部，细肌丝位于肌小节两侧。细肌丝的一端附于 Z 线，而另一端伸入粗肌丝之间，两种肌丝在肌小节中有规律地交错排列。暗带的长度实际上就是粗肌丝的长度，而 H 带的长度是由暗带两侧细肌丝伸入的程度所决定的。细肌丝伸入暗带越多，H 带就越短。

2. 肌管系统　肌管系统是指包绕在每一条肌原纤维周围的膜性囊管状结构，它由 2 个不同走行方向且互不相通的小管网组成。肌管系统分为：

（1）横管（transverse tubule）：又称 T 管，由肌细胞表面膜内凹而形成，与肌原纤维相垂直，在 Z 线水平形成环绕肌原纤维的管道，并与细胞外液相通。能将肌细胞膜表面的动作电位传入到肌细胞深部，同时在肌肉营养物质的运输、废物排出、离子交换等方面起重要作用。

（2）纵管（longitudinal tubule）：又称 L 管，与肌原纤维平行排列，在 Z 线附近与横管相靠近的部分膨大，称为终池（又称终末池），内有大量 Ca^{2+} 储存，其膜上有钙泵。终池的作用是通过对 Ca^{2+} 的储存、释放和再摄取，借以触发和终止肌肉收缩。每一横管和两侧终池合称三联体，是骨骼肌兴奋收缩偶联的结构基础。

（二）骨骼肌收缩机制——滑行学说

1. 肌丝的分子组成

（1）粗肌丝：由肌凝蛋白（myosin）分子组成。每一个肌凝蛋白又分为头部和杆状部。杆状部相互聚合朝向 M 线构成粗肌丝的主干；头部则有规律地伸出粗肌丝主干的表面，形成横桥（cross bridge）。横桥的特点有：①在一定条件下能与肌纤蛋白可逆性结合，拖动细肌丝向暗带中央滑行。②具有 ATP 酶活性，能分解 ATP 释放能量，为滑行过程提供能量；但在未与肌纤蛋白结合以前横桥的酶活性很低。由此可见，横桥与肌纤蛋白的相互作用是引起肌丝滑行的必要条件。

（2）细肌丝：由 3 种结构与功能不同的蛋白质组成。①肌纤蛋白（actin，又称肌动蛋白）：构成细肌丝主干。肌纤蛋白能与横桥产生可逆性结合，带动肌丝的滑行。由于肌纤蛋白与肌凝蛋白两者都与肌肉收缩有直接关系，因而被统称为收缩蛋白。②原肌凝蛋白（tropmyosin）：在肌肉舒张时，它正好处于肌纤蛋白与横桥之间，起着掩盖肌纤蛋白作用点、阻止横桥与肌纤蛋白结合的作用，称为位阻效应。③肌钙蛋白（troponin，又称原宁蛋白）：能与 Ca^{2+} 结合，当与 Ca^{2+} 结合后，则将信息传给原肌凝蛋白，使其构象和位置发生改变，解除原肌凝蛋白的位阻效应。原肌凝蛋白和肌钙蛋白虽然不直接参与肌丝的滑行，但可控制和影响肌凝蛋白与肌纤蛋白之间的相互作用，因而统称为调节蛋白。

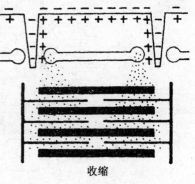

收缩

2. 肌丝的滑行过程　20 世纪 50 年代初期，Huxley 等人提出了肌丝滑行理论（sliding theory）来解释肌肉收缩的机制。该学说认为，肌肉收缩时虽然在外观上可以看到整个肌肉或肌纤维的缩短，但在肌细胞内部并没有肌丝长度缩短或卷曲，而是从 Z 线发出的细肌丝向粗肌丝中央滑行，结果两 Z 线相互靠拢，肌小节长度变短，出现肌肉收缩。这一学说的依据是：①肌丝的排列特点适宜于肌丝滑行；②肌肉缩短时暗带长度不变而明带却变短，与此同时暗带中央的 H 带也相应地变窄（图3-11）。

近年来，由于肌肉生物化学及其他细胞生物学技术的发展，肌丝滑行的机制已基本上得到阐明。当肌细胞上的动作电位引起肌质中的 Ca^{2+} 浓度升高时，肌钙蛋白与 Ca^{2+} 结合，引起肌钙蛋白分子构象的某些改

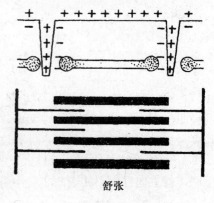

舒张

图 3-11　肌肉收缩滑行学说

变,使原肌凝蛋白移位,从而解除位阻效应,暴露的横桥与肌纤蛋白的位点结合,使横桥的ATP酶活性增加,分解ATP,释放能量,横桥发生摆动,拖动细肌丝不断向暗带中央移动,结果两Z线相互靠拢,肌小节缩短,出现肌肉收缩(图3-12)。当肌质中Ca^{2+}浓度下降时,Ca^{2+}与肌钙蛋白分离,肌钙蛋白恢复安静时的构象,原肌凝蛋白复位,位阻效应重新出现,横桥与肌纤蛋白脱离,细肌丝滑出,肌小节恢复原长度,出现肌肉舒张。

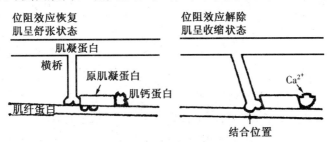

图3-12 肌肉收缩分子模型图

从上述的肌丝滑行过程可知,触发与终止肌肉收缩的关键因素是Ca^{2+},而Ca^{2+}是与肌钙蛋白结合还是分离取决于肌质中的Ca^{2+}浓度。

(三)骨骼肌的兴奋-收缩偶联

把肌细胞的兴奋与肌细胞的收缩联接起来的中介过程,称为兴奋-收缩偶联(excitation contration coupling)。现已明确兴奋-收缩偶联的结构基础是三联体,起关键作用的偶联物是Ca^{2+}。

当肌细胞兴奋而产生动作电位时,这一电变化沿凹入细胞内部的横管膜传导,深入到三联体结构,产生的电场使终池膜对Ca^{2+}通透性增加,Ca^{2+}顺浓度差由终池进入肌质并到达肌丝附近,然后与肌钙蛋白结合,从而触发肌肉的收缩。当肌细胞兴奋结束,肌质中的Ca^{2+}将终池上钙泵激活。钙泵是一种Ca^{2+}依赖式ATP酶,它可以分解ATP获得能量,将肌质中的Ca^{2+}主动转运到终池储存,这样肌质中Ca^{2+}浓度降低,Ca^{2+}与肌钙蛋白分离,粗、细肌丝的相互作用解除,细肌丝从粗肌丝中滑出,出现肌肉舒张。

综上所述,骨骼肌的兴奋-收缩偶联过程至少包括3个基本步骤:①电兴奋从横管传向肌细胞深处;②三联体结构处的信息传递;③终池释放Ca^{2+},Ca^{2+}触发肌丝滑行。

三、骨骼肌的收缩形式

骨骼肌兴奋后所引起的收缩,可因不同情况而表现出不同的收缩形式。

(一)等长收缩与等张收缩

1. 等长收缩(isometric contraction) 指肌肉收缩时长度不变而张力增加。等长收缩虽然产生了很大张力,但肌肉的长度没有缩短,肌肉作用的物体没有发生移位。因此,等长收缩所做的功为零。在正常人体内,等长收缩的主要作用是保持一定的肌张力和位置,维持人体姿势。如人在站立时,为了对抗重力、维持姿势而产生的有关肌肉收缩均为等长收缩。在手提重物时,手臂用力但物体尚未离地时,手臂屈肌的收缩属等长收缩。

2. 等张收缩(isotonic contraction) 指肌肉收缩时张力不变而长度缩短。等张收缩是在肌肉收缩时所承受的负荷小于肌肉收缩力的情况下产生的。等张收缩时,由于长度缩短,被肌肉所作用的物体移位。因此，等张收缩是做了功的，其数值等于物体的质量和物体移位距离的乘积。机体肢体的自由屈、伸主要是等张收缩。

（二）单收缩与强直收缩

1. 单收缩（single contraction） 指肌肉受到一次短促的有效刺激时，引起一次迅速的收缩，包括潜伏期、收缩期和舒张期。根据肌肉所处的负荷不同，单收缩可以是等长收缩，也可以是等张收缩。

2. 强直收缩（tetanic contraction）或强直（tetanus） 指肌肉受到连续有效刺激时，出现的强而持久的收缩。强直收缩又可分为不完全强直收缩（incomplete tetanus）和完全强直收缩（complete tetanus）。前者是指肌肉受到连续的有效刺激后，每一个新刺激落在前一收缩过程的舒张期，收缩曲线为锯齿状；后者是指肌肉受到连续的有效刺激后，每一个新刺激都落在前一收缩过程的收缩期，各次收缩完全融合在一起，收缩曲线呈一平直线。正常人体内，由于运动神经传到骨骼肌的兴奋冲动都是快速连续的过程，因此，体内骨骼肌的收缩都属强直收缩，但持续时间长短不一。强直收缩所产生的张力可达单收缩的 4 倍左右。（图3-13）

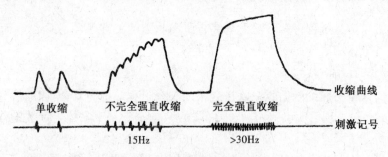

图 3-13　单收缩与强直收缩

四、影响骨骼肌收缩的主要因素

（一）前负荷

肌肉开始收缩之前所遇到的负荷，称为前负荷（preload）。肌肉收缩前，在前负荷的作用下，肌纤维被拉长。肌肉收缩前的肌肉长度，称为初长度（initial length）。前负荷的作用在于改变肌肉收缩前的长度。在其他因素不变的情况下，逐渐增加前负荷观察张力的变化，可见肌肉初长度在一定范围内与肌张力呈正变关系。超过这一限度则呈反变关系（图 3-14）。也就是说，在一定范围内，前负荷增加，初长度增加，肌张力亦增加。当初长度增加到一定限度时，肌肉产生的张力最大，此时的肌肉初长度称为最适初长度，此时的张力称为最大张力，产生最大张力的前负荷称为最适前负荷。若再继续增加前负荷，肌肉初长度进一步增加，但肌张力不但不增加，反而减少。显然，在一定范围内，初长度越长，肌肉收缩力越大。这是因为，此时粗肌丝的横桥与细肌丝上的

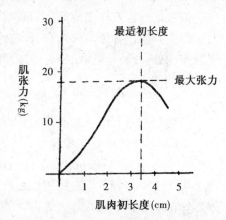

图 3-14　肌肉初长度对肌张力的影响

作用点结合的数量随初长度增加而增多，当达到最适初长度时，横桥与细肌丝作用点结合的数量最多，因而收缩力最强，做功效率最大。当肌肉在大于最适初长度后开始收缩，由于细肌丝从粗肌丝之间相应被拉出，使靠近暗带中央处的一些横桥没有与细肌丝结合，横桥与细肌丝结合的数量减少，因而收缩力减弱。

（二）后负荷

肌肉开始缩短时所遇到的负荷，称为后负荷（afterload）。在前负荷不变的情况下，增加后负荷，可见肌肉在缩短之前，首先产生张力增加，然后才出现肌肉缩短。肌肉由于遇到后负荷的阻力，不能缩短，只能增加张力，当肌张力增加到与后负荷相等时，负荷不能再阻止肌肉缩短，于是肌肉在克服后负荷引起的阻力情况下，开始缩短。一旦肌肉开始缩短，肌张力不再增加，呈现等张收缩。在一定范围内，后负荷越大，肌肉产生的张力就越大，肌肉开始缩短的时间就越迟，缩短的速度就越慢，做功效率就越小。当后负荷增加到一定限度时，肌肉缩短的速

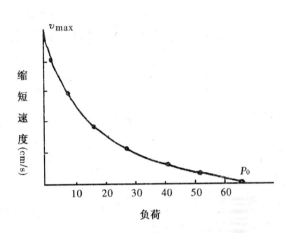

图 3-15　肌肉的张力-速度关系曲线图

度为零，呈现等长收缩。若后负荷过小，虽然肌肉缩短速度很快，但张力小，亦不利于做功。因此，后负荷过大或过小，都会影响肌肉的做功效率，只有在适度的后负荷时才能获得做功的最佳效果（图 3-15）。

（三）肌肉收缩能力

肌肉收缩能力（contractility）即肌肉本身的功能状态和内在能力，与横桥的摆动力度和速度有关。在其他条件不变的情况下，肌肉收缩能力与它的工作效率呈正变关系。肌肉收缩能力受环境因素的影响，如缺氧、酸中毒时肌肉收缩能力降低，而 Ca^{2+} 和肾上腺素则能使肌肉收缩能力增强。

〔张光主〕

第四章 血 液

　　血液（blood）是一种在心血管系统中循环流动的红色流体组织，组织学上属于结缔组织的一种。血液在体内的主要生理功能有：①运输氧气和二氧化碳等物质的运输功能；②防御致病微生物和癌细胞的免疫功能；③缓冲机体 pH 值和体温的调节功能。血液的组成成分和性质在许多疾病过程中可产生明显改变，因此，临床上检查血液成分和性质具有重要的诊断学价值。

第一节 血液的组成及理化特性

一、血液的基本组成与血量

（一）血液的组成

　　血液由血细胞和血浆两大部分构成。取一定量抗凝血，放入比容管中离心沉淀，分离出的上层淡黄色透明液体为血浆（plasma），约占全血容积的 55%。其主要成分是水分，内含有清蛋白（又称白蛋白）、球蛋白、纤维蛋白原及无机盐等溶质。分离出的下层是深红色不透明层为红细胞，中间约 1% 的白色不透明层为白细胞和血小板。血细胞在全血中所占的容积百分比称为血细胞比容（hematocrit）（图 4-1），男性 40%~50%，女性 37%~48%，新生儿约 55%。

（二）血量

　　正常成人血液总量简称血量（blood volume），血量占自身体重的 7%~8%。即每千克体重有 70~80 mL 血液。婴儿体内含水量较多，血量约为 9%。安静时，人体的血量大部分在心血管中循环流动，称为循环血量；另有一小部分（主要是血细胞）储存在肺、肝及皮下静脉丛等处，称为储存血量，因此这些器官起到了储血库的作用。必要时血液可从储血库中释放出来，补充循环血量的不足，以满足机体代谢的需要。血量的相对恒定对维持动脉血压稳定具有十分重要的意义。

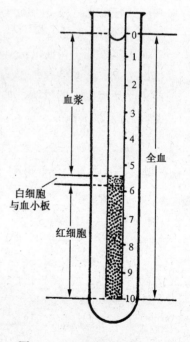

图 4-1 血细胞比容示意图

二、血浆的化学成分及作用

血浆相当于结缔组织的细胞间液，由大量的水及无机溶质和有机溶质构成，是血细胞的细胞外液。它作为内环境的重要组成部分，对沟通机体内外环境具有相当重要的作用。

（一）水

水占血浆总量的 90%～92%，作为一种溶剂，营养物质、代谢废物均溶解于血浆的水中进行运输。同时由于水的比热大，机体深部代谢所产生的热量经血浆中的水带到体表散发到体外。

（二）血浆蛋白

血浆中所含的白蛋白、球蛋白、纤维蛋白原总称为血浆蛋白。正常成人血浆蛋白总量为 65～85 g/L。其中白蛋白为 40～48 g/L，球蛋白为 15～30 g/L，纤维蛋白原含量为 2～4 g/L。这些蛋白在维持酸碱平衡、形成血浆胶体渗透压、参与免疫反应及血液凝固和纤维蛋白溶解过程中都有着非常重要的作用。清蛋白和多数球蛋白由肝生成，严重肝病时可导致清蛋白/球蛋白的比值下降。

（三）非蛋白有机溶质

血浆中非蛋白含氮化合物如尿素、尿酸、肌酐等所含的氮称为非蛋白氮（NPN）。正常人血浆中 NPN 的含量为 14～25 mmol/L，其中约一半为尿素氮。临床测定 NPN 有助于了解体内蛋白质代谢状况和肾功能。另外血浆内还有葡萄糖、乳酸、脂类及维生素、酶、激素等微量有机物。

（四）无机盐

血浆中含有多种无机盐，约占血浆质量的 0.9%。这些盐大多以离子状态分布于血浆之中，如 Na^+、K^+、Ca^{2+}、HCO_3^- 等，它们在维持神经肌肉正常兴奋性、调节酸碱平衡和形成血浆渗透压诸方面有着十分重要的作用。

三、血液的理化特性

（一）血液的一般理化特性

血液的理化特性是由血液中化学成分的质与量所决定的。血液的颜色取决于血红蛋白的氧含量，动脉血氧含量高而呈鲜红色，静脉血氧含量少而呈暗红色，血浆、血清因含胆色素而呈淡黄色。血液的相对密度取决于血液中的血细胞及血浆蛋白量，因此，全血的相对密度 1.050～1.060，血浆相对密度 1.025～1.030；与水相比全血的相对黏度 4～5，血浆黏度 1.6～2.4；血液 pH 值 7.35～7.45。血浆渗透压取决于单位体积溶液中溶质颗粒的多少，正常值 280～310 mOsm（773.3 kPa）。血液的理化特性在维持机体正常代谢和功能活动中起着十分重要的作用。

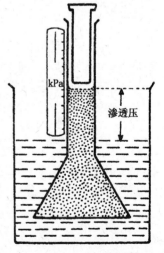

图 4-2　溶液渗透压示意图

（二）血浆渗透压

渗透压是溶液中的溶质分子形成的一种通过半透膜的吸水力，这种吸水力的大小取决于溶液中溶质颗粒数目的多少，即单位体积溶液的溶质颗粒数越多，渗透压越大（图 4-2）。根据形成血浆渗透压的溶质分子大小及作用的不同，可将其分为血浆胶体渗透压和血浆晶体渗透压两类。

1. 血浆胶体渗透压 由血浆中大分子胶体颗粒（主要是清蛋白等血浆蛋白）形成的渗透压称为血浆胶体渗透压（colloid osmotic pressure）。其正常值约 3.3 kPa（25 mmHg），大小取决于血浆清蛋白含量多少。虽然血浆胶体渗透压占血浆总渗透压比例不大，但由于血浆中的胶体溶质不易透过毛细血管壁，当血浆中有一定数目的清蛋白，它就可以促进组织中的水分进入毛细血管内（图 4-3B）。因此血浆胶体渗透压具有维持血管内外水平衡，保持一定血容量的作用。

2. 血浆晶体渗透压 由血浆中的晶体溶质（主要是 NaCl）形成的渗透压称为血浆晶体渗透压（crystic osmotic pressure）。其正常值约 5800 mmHg（770 kPa）。细胞膜对晶体溶质和水的通透有一定的选择性，所以晶体渗透压对维持细胞内外水平衡、保持细胞正常形态起重要作用。

当血浆晶体渗透压降低时，在红细胞内外渗透压差的作用下，促使水分进入红细胞，导致红细胞膨胀、变形，甚至破裂而产生溶血。相反，当血浆晶体渗透压增高时，红细胞内的水分被吸出细胞外，使细胞皱缩（图 4-3A）。

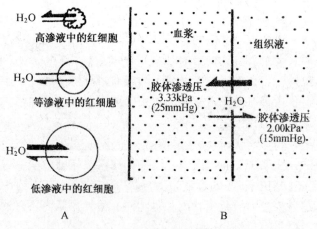

图 4-3 血浆渗透压作用示意图
A. 血浆晶体渗透压的作用；B. 血浆胶体渗透压的作用

在临床或生理实验使用的各种溶液中，其渗透压与血浆相等的溶液称为等渗溶液（isosmotie solution）（如临床常用的 0.9%NaCl 溶液和 5%葡萄糖溶液）。溶液渗透压高于或低于血浆渗透压的分别称为高渗或低渗溶液。能使悬浮于其中的红细胞保持正常体积和形态的溶液称为等张溶液（isotonic solution）。0.9%NaCl 溶液和 1.9%尿素溶液均为等渗溶液，但 NaCl 不能自由通过细胞膜，故 0.9%NaCl 溶液能维持红细胞的正常大小和形态，既是等渗溶液也是等张溶液；而尿素可自由通过细胞膜，不能维持红细胞的正常大小和形态，所以，1.9%的尿素溶液是等渗溶液但不是等张溶液。

（三）血浆的 pH 值

正常人血浆的 pH 值为 7.35～7.45，其大小主要决定于血浆中缓冲对，主要是 $NaHCO_3$ 与 H_2CO_3 的比值，正常比值约 20：1。血液中的缓冲对还包括磷酸盐缓冲对、血浆蛋白缓冲对、血红蛋白缓冲对等。此外，肺和肾能不断排出多余的酸或碱，从而共同维持血浆 pH 值的相对恒定。

第二节　血细胞生理

一、红细胞生理

(一) 红细胞的正常值和功能

红细胞 (erythrocyte, red blood cell, RBC) 经瑞特染色从光镜观察血液涂片标本的形态为双凹圆盘状，直径约 $7.5~\mu m$。成熟的正常红细胞为无核细胞，胞质内没有典型的细胞器。正常成年男性红细胞数目为 $(4.0\sim5.5)\times10^{12}/L$，成年女性的红细胞数目为 $(3.5\sim5.0)\times10^{12}/L$，新生儿为 $6.0\times10^{12}/L$。红细胞内主要成分为血红蛋白 (hemoglobin)，正常成年男性血红蛋白含量为 $120\sim160~g/L$，女性为 $110\sim150~g/L$，新生儿可达到 $200~g/L$。红细胞数目或血红蛋白含量低于正常称为贫血。

红细胞主要有两大生理功能：一是运输氧气和二氧化碳，二是调节机体酸碱平衡。如果红细胞破裂，血红蛋白由红细胞逸出，其功能则丧失，说明红细胞的功能均由细胞内血红蛋白来完成。

(二) 红细胞的主要生理特性

1. 红细胞的可塑变形性　红细胞在全身血管中运行时，常需要通过一些口径比它小的毛细血管和血窦孔隙，此时红细胞将发生变形，在通过后又恢复原状，这一特性称为红细胞的可塑变形性。当红细胞变形能力下降，易在血管内破裂而产生溶血。

影响因素：①红细胞膜表面积与体积的比值越大，变形能力越大；②红细胞内黏度越大，变形能力越小；③红细胞膜弹性降低，变形能力下降。

2. 红细胞的悬浮稳定性　正常红细胞在全血中能保持悬浮稳定而不易下沉的特性称为悬浮稳定性 (suspension stability)。该特性可经红细胞沉降率 (erythrocyte sedimentation rate, ESR, 简称血沉) 的测定加以反映。血沉是指单位时间内红细胞自然下沉的速度。魏氏法检测的正常值：男性为 $0\sim15~mm/h$，女性为 $0\sim20~mm/h$。血沉越快，表示红细胞悬浮稳定性越差。

在某些病理状况下 (如肺结核、风湿热、恶性肿瘤等)，红细胞彼此较快地以凹面相贴，形成红细胞叠连，使红细胞表面积与容积比值减少，血浆摩擦力减少，可使悬浮稳定性下降，血沉加快。现认为红细胞的悬浮稳定性与血浆成分有关，血浆中的清蛋白可增加红细胞的悬浮稳定性，而球蛋白和纤维蛋白原可降低此特性。肺结核、风湿热等疾病，血浆中球蛋白增加，可使血沉加快。因此，在临床上常通过检测血沉作为某些疾病的诊断参考和疗效观察。

3. 红细胞的渗透脆性　正常红细胞对于低渗溶液具有一定的抵抗能力，这种抵抗力的大小可用渗透脆性表示。抵抗力大则渗透脆性小，红细胞不易破裂；抵抗力小则渗透脆性大，红细胞易破裂溶血。若将红细胞悬浮于一系列浓度递减的低渗氯化钠溶液中，水将在渗透压差的作用下渗入细胞，于是红细胞逐渐膨大，成为球形。通常红细胞在 0.42% 氯化钠溶液中，由于渗透现象使部分衰老的红细胞因为水分渗入而开始破裂，产生部分性溶血；在

0.35%氯化钠溶液中，由于渗透压差增大，大量水分进入红细胞，使所有的红细胞全部破裂溶血，产生完全性溶血。衰老、受损的红细胞往往抵抗低渗溶液的能力下降，脆性增加。临床上输液时要注意避免过多输入低渗盐溶液而影响红细胞的功能。

（三）红细胞的生成和破坏

红细胞平均寿命只有120天，即红细胞从骨髓生成释放出来经成熟、衰老大约120天自然消亡。为了保障血中红细胞数目和血红蛋白量相对稳定，必须不断地有新的红细胞产生。

1. 红细胞的生成

（1）生成的部位：在胎儿期先是卵黄囊，卵黄囊退化后由肝、脾等造血组织产生，出生后主要在骨髓生成。

（2）生成条件：

1）骨髓正常的造血功能：骨髓造血功能正常是红细胞生成的基本条件。骨髓造血组织如遭受各种物理（如各种放射线）、化学（如氯霉素）等因素影响，导致造血功能受到破坏，这种骨髓造血障碍引起的贫血临床上称为再生障碍性贫血。

2）足够的造血原料：红细胞生成的主要原料是珠蛋白和铁，其来源有饮食摄入的外源性铁，以及衰老的红细胞破裂后，其内的血红蛋白分解释放出可供再利用的内源性铁。当一个人偏食使铁的摄入减少，或长期慢性失血导致内源性铁利用不全时，机体出现的贫血称为缺铁性贫血。其特点是周围血中红细胞体积变小，血红蛋白含量明显减少，而红细胞数目下降不太明显（小细胞低色素性贫血）。

3）必要的成熟因子：红细胞由骨髓生成释放至周围血有一个成熟的过程，其形态变化表现为细胞体积由大到小，细胞核和细胞器由有到无，细胞内血红蛋白由少到多。这个成熟过程需要维生素B_{12}和叶酸参与，当机体缺乏这两种物质时，红细胞成熟障碍，周围血中出现巨大、幼稚、苍白的红细胞，这类贫血临床上称为巨幼细胞贫血。

2. 红细胞生成的调节　主要受肾产生的促红细胞生成素（erythropoietin，EPO）的影响。当机体红细胞数减少或缺氧时，可刺激肾生成并释放促红细胞生成素，它的主要作用是促进骨髓内红系祖细胞加速分化为原红细胞，促进幼红细胞的分裂增殖及血红蛋白的合成，促进网织红细胞和成熟红细胞的释放，从而维持红细胞数稳定和提高血液运输氧气的能力。当缺氧改善，红细胞数有所恢复后，又可经负反馈抑制促红细胞生成素释放，以保持红细胞数不致过多（图4-4）。临床上肾功能下降的病人往往由于促红细胞生成素的减少而导致贫血，这种贫血称为肾性贫血。此外，雄激素也可刺激骨髓造血功能，因此临床常用雄激素治疗骨髓功能下降的贫血，同时也是男性的红细胞数和血红蛋白量高于女性的原因之一。

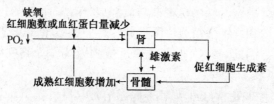

图4-4　红细胞生成的调节

3. 红细胞的破坏　破坏红细胞的主要部位在脾、肝的巨噬细胞系统（占90%）。衰老、受损的红细胞易滞留于脾、肝而被巨噬细胞吞噬破坏，所释放的血红蛋白被分解为胆红素

（排出体外）、珠蛋白和 Fe^{2+}（被机体再利用）。脾功能亢进时，可使大量正常红细胞被破坏而引起脾亢性贫血。此外，少量红细胞可随血流的机械冲击而破裂（占10％）。当红细胞结构异常时，由于红细胞的可塑变形性下降，红细胞在血管内大量破裂而引起溶血性贫血。

二、白细胞生理

（一）白细胞的分类和正常值

白细胞（leucocyte，white blood cell，WBC）是一种无色有核细胞，在血液中呈球形。正常成人安静时，血液中白细胞总数为 $(4\sim10)\times10^9$/L。

根据细胞质内有无特殊着色颗粒将白细胞分为两类：细胞质内有颗粒的称为粒细胞，无颗粒的称为无粒细胞。各类白细胞的分类值为：

$$白细胞\begin{cases}有粒白细胞\begin{cases}中性粒细胞（N）：0.5\sim0.7（50％\sim70％）\\嗜酸性粒细胞（E）：0.005\sim0.05（0.5％\sim5％）\\嗜碱性粒细胞（B）：0\sim0.01（0％\sim1％）\end{cases}\\无粒白细胞\begin{cases}单核细胞（M）：0.03\sim0.08（3％\sim8％）\\淋巴细胞（L）：0.2\sim0.4（20％\sim40％）\end{cases}\end{cases}$$

（二）白细胞的生理变异

血液中白细胞数具有明显的生理变异：①新生儿白细胞数较高；②下午比清晨高；③进食、疼痛、情绪激动以及运动时白细胞数增高；④女性妊娠末期至分娩时白细胞数增高。

（三）白细胞的生理特性和生理功能

白细胞的特性和功能主要有：①除淋巴细胞之外所有的白细胞均可伸出伪足做变形运动，白细胞以此运动可穿过血管壁，形成白细胞的渗出（diapedisis）；②白细胞朝向某一化学物质（如细胞降解产物、抗原-抗体复合物、细菌等）游走的特性称为趋化性；③白细胞还具有将其周围异物包围并吞入胞质的吞噬功能。

1. 粒细胞　依据特殊颗粒对染色剂的嗜色性又分为中性粒细胞、嗜酸性粒细胞和嗜碱性粒细胞。

（1）中性粒细胞（neutrophil，N）：具有变形运动与吞噬异物的能力，在体内起到消灭病原微生物（尤其是急性化脓菌）和清除坏死细胞的作用。因此，患急性化脓性感染疾病时，中性粒细胞数明显升高。

（2）嗜酸性粒细胞（eosinophil，E）：细胞质内含有染成橘红色的嗜酸性颗粒，这种颗粒内含组胺酶等物质，可吞噬抗原-抗体复合物。通常在寄生虫感染或过敏性疾病时嗜酸性粒细胞增加，可减轻变态反应症状，并参与对寄生虫的免疫反应。

（3）嗜碱性粒细胞（basophil，B）：细胞质内含大小不一的嗜碱性紫蓝色颗粒。该颗粒中含有肝素（heparin）、慢反应物质及组胺等物质，与组织中肥大细胞功能相似，与变态反应的引起有关。此外，肝素还具有抗凝作用。

2. 无粒细胞　包括淋巴细胞和单核细胞2种类型。

（1）淋巴细胞（lymphocyte，L）：依据细胞膜表面结构差异和免疫功能的不同，可将淋巴细胞分为T淋巴细胞和B淋巴细胞。其中T淋巴细胞具有识别、攻击和杀灭异体细胞的作用，参与细胞免疫；B淋巴细胞则能转化成浆细胞，产生抗体，凝集、中和、溶解侵入体内的病原微生物和毒素，参与体液免疫。

（2）单核细胞（mnocyte，M）：单核细胞的变形运动及吞噬功能均较强，能吞噬、消灭致病物，清除衰老组织，识别、杀伤肿瘤细胞；进入组织后分化成为巨噬细胞。

三、血小板生理

（一）血小板的正常值

正常成人血小板计数（platelet，thrombocyte）为（100～300）$\times 10^9$/L。

（二）血小板的生理特性

1. 黏附　血小板与非血小板表面的黏着称为血小板黏附（adhesion）。血小板可黏附于破损的血管壁胶原纤维上。

2. 聚集　血小板之间相互粘着聚合成团的现象称为血小板聚集（aggregation）。能引起血小板聚集的因素称为致聚剂。如 ADP、5 -羟色胺、胶原、凝血酶、细菌、免疫复合物等。血小板聚集后可形成细胞团。

血小板聚集分 2 个时相：第一时相发生迅速，为可逆性聚集，是由外源性 ADP 引起；第二时相发生较缓慢，为不可逆性聚集，是由内源性 ADP 引起。

3. 释放　血小板受到刺激后将所储存于溶酶体和致密体中的物质排出的现象称为释放（release）。释放物包括 ADP、儿茶酚胺、血小板第 3 因子（PF_3）等。血小板释放出来的物质决定血小板的功能。

4. 收缩　血小板外膜下的微管、微丝具有收缩功能，血小板收缩可导致血块回缩，使止血过程更加牢固。

5. 吸附　血小板能吸附血液中许多凝血因子，加速血液凝固过程。同时能在血凝块上吸附纤溶酶原及其激活物，通过纤溶活动使血凝块重新液化。

（三）血小板的生理功能

1. 参与生理性止血和血液凝固　当密闭的心血管破裂时，血小板能粘着于受损的血管内皮暴露出来的胶原组织上，然后聚集成团形成"白血栓"，堵塞创口以达到生理性止血的目的。同时，血小板还参与血液凝固过程。

2. 保持毛细血管内皮的完整性　血小板可与毛细血管内皮相互粘连、融合，因此具有维持和修复毛细血管内皮完整性的作用。当血小板减少时，临床上可出现皮肤、黏膜下出血或紫癜，严重者还可引起自发性出血。

第三节　血液凝固与纤维蛋白溶解

正常情况下，血液在密闭的心血管系统中周而复始循环流动。当机体受到创伤造成心血管系统密闭性受到破坏，此时血液从心血管内流出体外或血管外的体腔内，临床上称为出血（bleeding）。小血管破裂后，出血在数分钟后自行停止的现象称为生理性止血。

生理性止血过程包括：①血管收缩期，神经、体液因素和血小板释放物的作用引起受损处血管收缩，血流暂停或减缓；②血栓形成期，血小板通过黏附、聚集于受损处形成"白血栓"，堵塞小创口，达到初步止血的目的；③血液凝固期，经血液凝固过程于受损处形成

"红血栓"，成为牢固的止血栓。其中以血液凝固相对更为重要。

一、血液凝固

血液凝固（blood coagulation）是指血液由流动的液体状态转变为凝胶状态的过程。血液凝固是一个酶促生化反应过程，其本质是血液中可溶性的纤维蛋白原经一系列生化反应转变为不溶解的纤维蛋白多聚体，纤维蛋白交织成网，将血细胞网罗其内，从而形成血凝块。采取的血液标本若不加抗凝剂，静置数分钟即凝结成血凝块，1～2 小时后血块回缩，在血凝块周围所见的淡黄色透明液体称为血清（serum）。血浆与血清比较，主要是后者不含有纤维蛋白原。

（一）凝血因子

血浆与机体组织中存在的参与血液凝固过程的物质总称为凝血因子（blood coagulation factor），依据被发现的先后顺序冠以罗马数字命名的凝血因子共有 12 种（表 4 - 1），除因子Ⅲ是来自组织细胞外，其余均存在于血浆内；化学属性除因子Ⅳ属于无机盐 Ca^{2+} 外，其余均为蛋白质；这些蛋白类的凝血因子大多数由肝生成，其中因子Ⅱ、Ⅶ、Ⅸ、Ⅹ在合成过程中还依赖维生素 K 的参与。临床上肝功能不正常或缺乏维生素 K 往往出现凝血功能障碍。

表 4 - 1 按国际命名法编号的凝血因子

编号	同义名	编号	同义名
Ⅰ	纤维蛋白原	Ⅷ	抗血友病因子
Ⅱ	凝血酶原	Ⅸ	血浆凝血激酶
Ⅲ	组织凝血激酶	Ⅹ	Stuart-Prower 因子
Ⅳ	Ca^{2+}	Ⅺ	血浆凝血激酶前质
Ⅴ	前加速素	Ⅻ	接触因子
Ⅶ	前转变素	ⅩⅢ	纤维蛋白稳定因子

绝大多数凝血因子是以无活性的酶原形式存在于血浆中，这些酶原只有被激活之后才能发挥作用。被激活的凝血因子通常是在其右下角加注"a"，以表示为"活化型"的凝血因子。

（二）血液凝固的基本过程

一般将血液凝固过程分为 3 个基本步骤，即凝血酶原激活物的形成、凝血酶形成和纤维蛋白的形成。

1. 凝血酶原激活物的形成　多种凝血因子经酶促反应激活 Ⅹ 因子形成因子 Ⅹa、因子Ⅴ、Ca^{2+} 和 PF_3 复合物，这种复合物具有激活凝血酶原使其成为有活性的凝血酶的作用，因此命名为凝血酶原激活物。此阶段按启动和参与的凝血因子的不同，可将凝血分为内源性凝血与外源性凝血 2 条途径。

（1）内源性凝血（intrinsic pathway）：当心血管受损时，内膜下胶原纤维暴露，可激活血浆中的因子Ⅻ，因子Ⅻa 再激活因子Ⅺ，因子Ⅺa 在 Ca^{2+} 存在的基础上又可激活因子Ⅸ，因子Ⅸa 与因子Ⅷ及 Ca^{2+}、PF_3 共同组成因子Ⅷ的复合物，一起激活因子Ⅹ。上述过程中参与凝血的因子均存在于血管内的血浆中，故取名内源性凝血。内源性凝血过程复杂，故凝血时间长。当因子Ⅷ缺乏，内源性凝血过程障碍，轻微的损伤即可导致出血不止，临床上称为血友病。因子Ⅻa还能使前激肽释放酶激活成为激肽释放酶，此酶反过来又加强因子Ⅻ的激活，产生正反馈效应。

（2）外源性凝血（extrinsic pathway）：当血管破裂、组织损伤时，组织细胞释放因子Ⅲ，经破裂的血管口进入血浆中，与血浆内的 Ca^{2+}、因子Ⅶ共同组成因子Ⅶ的复合物，从而激活因子Ⅹ。由于这一过程参与凝血的因子Ⅲ是来自血管外的组织细胞，因此称为外源性凝血。外源性凝血过程简单，因此凝血时间短。由于临床上因子Ⅻ缺乏，并无明显的出血症状。因此，外源性凝血过程在生理止血过程中起主要作用。

机体生理性止血中的凝血过程实际上是内源性与外源性凝血同时进行的。

2. 凝血酶的形成　在上述凝血酶原激活物的作用下，血浆中无活性的凝血酶原被激活成有活性的凝血酶。

3. 纤维蛋白的形成　在有活性的凝血酶的作用下，溶于血浆中的纤维蛋白原转变为纤维蛋白。凝血酶同时激活因子ⅩⅢ，因子ⅩⅢa则可使纤维蛋白单体转变为稳定的纤维蛋白多聚体（纤维蛋白丝），这种不溶于水的纤维蛋白丝交织成网，将血细胞网罗其中即形成了血凝块。

血液凝固是一系列酶促生化反应过程，在这一系列生化反应中，有一个正反馈的放大作用，即后一生化反应产物往往对前一生化反应或本身起促进作用（图4-5）。因此，血液凝固的化学反应过程如同瀑布，其速度越来越快，保证在较短时间内的凝血止血效应。

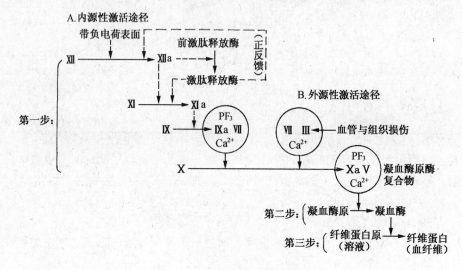

图4-5　血液凝固过程示意图

（三）抗凝与促凝

虽然血液中存在多种凝血因子，但正常情况下血管内的血液是不会发生凝固现象的。这是因为正常血管内皮是光滑完整的，而且血液内又不含有因子Ⅲ，因此内源性和外源性凝血过程均得不到启动。另外血浆中还存在抗凝物质，其中主要的是抗凝血Ⅲ和肝素。

1. 抗凝血Ⅲ　是由肝合成的血浆中最主要的抗凝物质，其化学本质是脂蛋白，它通过灭活已经激活的凝血酶来达到抗凝的效果。

2. 肝素　是由组织中肥大细胞和血液中嗜碱性粒细胞释放出来的一种抗凝物质，其作用是提高抗凝血酶的效应以加速凝血酶的灭活，同时还可抑制血小板的功能并阻止凝血酶原激活，使凝血过程得到抑制。

（1）促凝的临床应用：根据凝血是一酶促生化反应的原理，在外科手术中应用热的盐水纱布或明胶海绵压迫伤口，可加强酶的活性或加快因子Ⅻ的活化，从而加速凝血，减少出血。术前给病人补充维生素 K 则可促进肝合成凝血因子，在一定程度上达到促凝止血的功效。

（2）抗凝剂（anticoagulant）的临床应用：临床采取血浆标本时，在针头和注射器及试管内加入少量草酸钾或草酸钠，使血浆内凝血中起重要作用的因子Ⅳ（Ca^{2+}）成为草酸盐沉淀不再发挥作用，从而抑制血液凝固，达到抗凝目的。

二、纤维蛋白溶解

（一）纤维蛋白溶解的概念和意义

血凝块中不溶于水的纤维蛋白，经酶促生化反应水解为可溶的纤维蛋白降解产物的过程称为纤维蛋白溶解（plasminogen，简称纤溶）。这一过程的目的是使血凝块重新液化，由不流动的凝胶态恢复为流动的液态。因此，纤溶对防止血管内病理性凝血过程蔓延及血栓（embolism）形成，保障血管内血流通畅具有重要意义。

（二）纤维蛋白溶解的过程

纤溶可大致分为 3 个基本步骤。

1. 纤溶酶原激活物形成与释放　凡是能将无活性的纤溶酶原转换成有活性的纤溶酶的物质统称为纤溶酶原激活物。体内有 3 类物质具有这一功能。

（1）组织型纤溶酶原激活物（t-RA）：主要由血管内皮细胞产生。

（2）尿激酶型纤溶酶原激活物：主要由肾小管、集合管上皮细胞产生。

（3）激肽释放酶：当血管与异物表面接触而激活因子Ⅻ时，因子Ⅻ的活化既可启动凝血过程，又可催化血中某些物质转化成对纤溶酶原有活性的激活物，这样使凝血与纤溶形成一个对立统一体，保障出血时经凝血以止血，止血后经纤溶以防止血栓形成。

2. 纤溶酶形成　存在于血浆中的无活性纤溶酶原在上述纤溶酶原激活物作用下转换成有活性的纤溶酶。

3. 纤维蛋白降解产物形成　血凝块中不溶的纤维蛋白在纤溶酶作用下水解成可溶的碎片，即纤维蛋白降解产物。至此，凝胶态的不能流动的血凝块重新液化为液态的可以流动的血液。

（三）纤维蛋白溶解的抑制

血浆中存在对抗纤溶的物质，称为纤溶抑制物，这些物质经抑制纤溶酶的形成或降低纤溶酶的活性以阻止纤溶过程。这就是正常情况下没有凝血是不会发生纤溶的原因。但由于血小板主要吸附纤溶酶和激活物，因此，纤溶过程主要发生在血凝块上。

由此可见，正常机体凝血与纤溶 2 个生理过程构成一个对立统一体，血液凝固以达到生理止血为目的，纤溶以保持血流通畅为己任，两者形成动态平衡。凝血过强将引起病理性血栓形成，纤溶过强则导致出血不止，这对机体都是不利的。

第四节　输血与血型

一、输血

机体血量相对恒定对于维持正常生命活动是必不可少的前提条件。当机体一次失血不超过总量的 10％时，对机体健康无影响。如正常人一次献血 300 mL，由于神经、体液调节，血压立即恢复正常；血浆中的水分和无机盐在 1～2 小时即可从组织液回流中得到补充；血浆蛋白则可由于肝合成增加于一昼夜恢复；红细胞和血红蛋白也可因骨髓造血功能增强，在3～4 周恢复达到正常。如果一次失血达总量的 20％，机体可能出现一系列失血症状，产生器官功能障碍；如果一次失血超过总量的 30％以上，则可危及生命。

临床上输血是抢救大失血病人生命的最重要措施。然而，输血不慎也可造成多种不良的输血反应，其中以血型不合导致的红细胞凝集（agglutination）而溶血（hemolysis）、肾衰竭、弥散性血管内凝血（DIC）后果最为严重。因此，认识血型及其与输血的关系是十分重要的。

临床输血护理过程中，除了应注意血型相合问题之外，还应特别严格操作规程，预防艾滋病、乙型病毒性肝炎等传染病的交叉感染。

二、血型

（一）血型的概念

广义的血型（blood group）是指按血细胞上抗原的不同对人群的血液所作出的分类。通常讲的血型是根据红细胞表面抗原的不同将人群血液作出的分类。其中临床上关系较为密切的有 ABO 血型和 RH 血型系统。

（二）ABO 血型系统

1. 分型依据　ABO 血型系统是依据红细胞膜上 A、B2 种凝集原（agglutionogen）的有无和不同而将人群血液分为 A、B、AB、O 4 型。凡红细胞膜上只有 A 凝集原的为 A 型，只有 B 凝集原的为 B 型，A、B2 种凝集原均有则为 AB 型，2 种凝集原均无为 O 型。另外，在血清中存在与凝集原相对应的抗 A、抗 B 抗体（agglutinin，凝集素），A 型血清中含有抗B 凝集素，B 型血清中含有抗 A 凝集素，AB 型血清中不含凝集素，O 型血清中含有抗 A、抗 B 两种凝集素。（表 4-2）

表 4-2　　　　　　　　　　ABO 血型系统中的凝集原与凝集素

	红细胞所含凝集原	血清中所含凝集素
A 型	A	抗 B
B 型	B	抗 A
AB 型	A、B	无
O 型	无	抗 A、抗 B

2. 血型检测　正确测定血型是确保输血安全的基础。其方法是：根据 ABO 血型分型原则和红细胞凝集反应的原理，用已知的标准血清（含已知凝集素）来测知受检者红细胞膜上有无 A、B 凝集原而定型。

3. ABO 血型与输血的关系　按照免疫学原理，红细胞表面凝集原与相对应的血清凝集素相遇，将发生抗原-抗体复合物反应，从而导致红细胞凝集成团产生溶血。临床输血首先必须保障供血者的红细胞不被受血者的血清凝集素所凝集，因此 ABO 血型系统中输血原则有：①同型血可以相互输（如 A 型输给 A 型，B 型输给 B 型）；②在紧急情况下 O 型血可慎重（少量、缓慢、密切观察下）输给其他血型的受血者；③AB 血型者可慎重接受其他血型的血液。O 型血为"万能献血者"，而 AB 型血为"万能受血者"。

护理人员是输血的直接执行人，在执行输血过程中必须严格操作规程，按照"三查七对"的要求，掌握好输血速度，严密观察输血可能出现的反应，以防不测。

4. 交叉配血试验　由于人类的血型系统十分复杂，目前已经明确的血型系统就多达 15 种之多。同时在 ABO 血型系统中还存在多种亚型，如 A 型中有 A_1 和 A_2 2 个亚型，AB 型中又有 A_1B 和 A_2B 2 个亚型 。因此，即使是 ABO 同型血互相输血时，也有可能因其亚型不合产生凝集反应而导致溶血。为了避免这种情况的产生，临床在输血前除明确供血者和受血者的血型外，还要常规性地做交叉配血试验（crossmatch test）（图 4 - 6）。也就是将供血者和受血者的

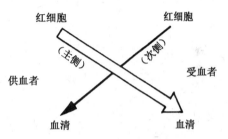

图 4 - 6　交叉配血示意图

血样分别制成红细胞和血清标本，然后将供血者红细胞与受血者血清混合称为交叉配血的主侧，将受血者的红细胞与供血者血清混合称为交叉配血的次侧，分别观察有无凝集反应。若主次两侧均无凝集反应，称为交叉配血相合，是最为理想的输血配对；若主次两侧均凝集，称为交叉配血不合，此种情况绝对不可输血；若主侧不凝集仅次侧凝集，称为交叉配血基本相合，在不得已的情况下，可以慎重地（少量、缓慢、密切观察下）进行输血。这种情况见于 O 型血输给其他 3 型或 AB 型接受其他 3 型血的输血。因为 O 型献血者红细胞膜上不含 A、B 凝集原，虽然血浆中含 A、B 凝集素，但少量、慢速输入时，献血者的凝集素可被受血者血液稀释，凝集素浓度降得很低，一般不至于产生凝集反应。同理，AB 型受血者血清中无凝集素，少量输入一般不产生凝集反应。

（三）Rh 血型系统

人的红细胞膜上除 A、B 凝集原外，还有另一种较常见的抗原：这种抗原最先在恒河猴（Rheus monkey）的红细胞上发现，故又称 Rh 抗原。Rh 抗原有 40 余种，其中抗原性最强的为 D 抗原。凡红细胞膜上含有 Rh 抗原的称为 Rh 阳性（Rh positive）；红细胞膜上不含有 Rh 抗原的称为 Rh 阴性（Rh negative）。Rh 阳性细胞膜上有 D 抗原，血清中没有 D 抗体，Rh 阴性红细胞膜上无 D 抗原，血清中也没有 D 抗体。在国人中，汉族人 Rh 阴性者仅占 1％，有的少数民族 Rh 阴性可达 8％以上。

Rh 血型的临床意义主要有 2 个方面：

1. 当 Rh 阴性受血者第 1 次输入 Rh 阳性血液，虽然不会产生溶血反应，但在其血中将

产生抗 Rh 抗体，当他再次接受 Rh 阳性血液，供血者的红细胞将凝集而溶血。

2. Rh 阴性的女性孕育 Rh 阳性胎儿时，胎儿红细胞可能进入母体血液，使母体血清中产生抗 Rh 抗体，当再次孕育 Rh 阳性胎儿时，母血中抗 Rh 抗体可经胎血屏障进入胎血，导致胎儿红细胞凝集而产生胎儿或新生儿溶血。因此，在 Rh 阴性人群较多地区应引起高度重视 Rh 血型不合问题。

〔郭争鸣　邵　琼〕

第五章　血液循环

血液循环是指血液在心血管系统内按一定的途径，周而复始地循环的过程。

心血管系统由心脏、动脉、静脉及毛细血管组成的封闭式的管道系统。心脏是心血管系统的动力中枢，它有节律地搏动，推动血液不断地循环。动脉是引导血液出心的管道，血液通过动脉输送到全身。动脉经过反复的分支，越分越细，最后成为毛细血管。毛细血管连于微动脉和微静脉之间，它的管腔很细、管壁很薄，互相吻合成网，血液与组织间的物质交换即在此进行。静脉是引导血液回心的管道，它起于毛细血管，在回心的过程中，小静脉逐渐汇合成大静脉，最后把血液输送回心脏。血液就是沿着这个密闭的管道系统周而复始地流动，形成血液循环。其主要功能是不断地把营养物质、氧气和激素等运送到体内各器官、组织和细胞，同时又将各器官、组织和细胞在新陈代谢过程中产生的二氧化碳和废物运往肺、肾和皮肤等器官排出体外。

根据血液在心血管系统内循环途径和功能的不同，可将血液循环分为体循环和肺循环两部分（图5-1）。两种循环途径是同时进行的，并实现着两种不同的功能：体循环的主要功能是把营养物质和氧输送给全身的器官和组织，同时带走器官和组织在新陈代谢过程中产生的代谢产物和二氧化碳；肺循环的主要功能是将静脉血输送至肺进行气体交换，排出二氧化碳，摄入氧，使静脉血转化为动脉血，再输送回心脏。

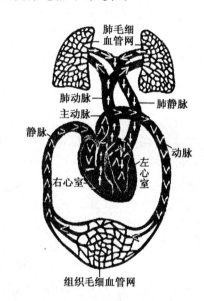

图5-1　血液循环示意图
∧表示体循环途径；↑表示肺循环途径

第一节　心脏生理

心脏是由心肌细胞构成并具有瓣膜的空腔肌性器官，是血液循环的动力装置。在生理状态下，它不断地有节律地搏动：舒张时容纳返回心脏的血液，收缩时把血液射入动脉，为血液流动提供能量，以推动血液循环的正常进行。故心脏又称心泵或血泵。

心脏不仅是血液循环的动力器官，同时还具有内分泌功能。由心房肌细胞合成的心房钠尿肽，具有排钠、利尿、舒张血管和降低血压的作用。除心房钠尿肽外，还有其他一些生物活性肽。本章主要讨论心脏的动力作用。

一、心脏的泵血功能

（一）心率与心动周期

1. 心率　每分钟心脏跳动的次数称为心跳频率，简称心率。正常成人安静时的心率为60～100 次/min，平均75 次/min。心率可因年龄、性别及其他生理情况不同而有差异。新生儿心率可达130 次/min以上，随着年龄增长而逐步减慢，到15～16 岁时接近于成人水平。成年女性的心率比男性稍快；经常进行体育锻炼和体力劳动者心率较慢；在安静或睡眠时心率较慢；情绪激动或运动时心率加快。

2. 心动周期　心房或心室每收缩和舒张一次所构成的机械活动周期称为一个心动周期（cardiac cycle），包括收缩期（systole）和舒张期（diastole）。心动周期的时程长短与心率有关，如以心率75 次/min来计算，则每个心动周期历时为0.8秒。在一个心动周期中，两心房先收缩，持续0.1秒，然后舒张，持续0.7秒，与此同时，在心房收缩完毕，两心室即开始收缩，持续0.3秒，随后舒张，持续0.5秒。从心室开始舒张到下一次心房收缩开始之前，左右心房和心室都处于舒张状态，称为全心舒张期。由于心室在心脏泵血活动中起主要作用，所以通常所说的心缩期和心舒期是指心室的收缩和舒张。（图5-2）

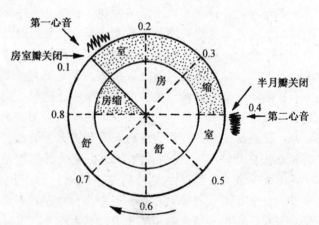

图5-2　心动周期示意图

正常时，左、右心房或心室的活动几乎是同步进行，且心房和心室的舒张期均长于收缩期，这样既有利于静脉血回心和心脏充盈，又使心脏得到了充分的休息，所以有利于心脏更有效地射血。

心率对心动周期有明显的影响。当心率加快，则心动周期缩短，而舒张期的缩短比收缩期更明显，这样使心脏的工作时间相对延长，休息时间相应变短。反之，当心率减慢，心动周期延长，则舒张期延长更明显，使心脏的工作时间相对缩短、休息时间相对延长。因此，心率过快对心脏的持久活动是不利的。

（二）心脏的射血与充盈过程

心动周期包括心缩期和心舒期，根据心室腔压力、瓣膜、血流和容积变化将每期又可分为2个时期（图5-3）。

1. 心室收缩期

（1）等容收缩期：心室舒张末期，室内压低于房内压和动脉压，此时房室瓣处于开放状态，而半月瓣处于关闭状态。心室收缩开始后，室内压迅速升高，当高于房内压时，房室瓣迅速被推上而关闭，使心室内的血液不会倒流入心房。这时，室内压尚低于动脉压，所以半月瓣仍处于关闭状态，使心室成为一个密闭的腔，血液不会发生流动，心室容积不变，故称为等容收缩期（period of isovolumic contraction），此期占时约0.05秒。因血液是不可压缩的

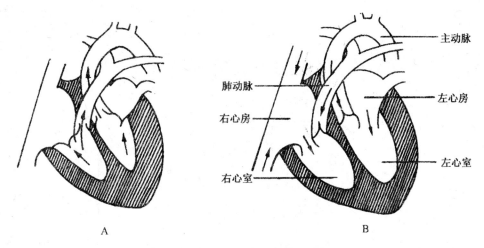

右侧标注（B图）：主动脉、左心房、左心室
左侧标注（B图）：肺动脉、右心房、右心室

图 5-3　心室的充盈和射血过程
A. 心室收缩期；B. 心室舒张期

液体,故心肌的收缩将导致室内压急剧升高,所以此期是室内压上升速度最快的时期。等容收缩期的长短与心肌收缩力及后负荷有关,心肌收缩力减弱或后负荷增大,则等容收缩期延长。

（2）射血期：由于心室继续收缩,室内压进一步升高超过动脉压时,半月瓣被推开,而房室瓣仍处于关闭状态,心室内血液便顺压差迅速射入动脉,心室容积亦迅速减小,称为射血期,此期占时约 0.25 秒。射血速度早期很快,随着心室内血量减少及心肌收缩力量的减弱而逐渐减慢,故射血期又分为快速射血期和缓慢射血期。其中,快速射血期占时 0.1 秒,射血量约占总量的 70%。

2. 心室舒张期

（1）等容舒张期：心室开始舒张,室内压急速下降低于动脉压时,主动脉内的血液向心室方向反流,冲击动脉瓣,使之关闭,从而使血液不能倒流入心室。此时,室内压仍高于心房,因此,房室瓣和半月瓣又都处于关闭状态,血流停止,心室容积不变,故称为等容舒张期（period of isovolumic relaxation）。此期室内压以极快的速度大幅度下降,持续时间为 0.06～0.08 秒。

（2）充盈期：随着心室进一步舒张,室内压继续降低,当室内压低于房内压时,房室瓣开放,心房和腔静脉内的血液迅速被心室舒张产生的负压作用抽吸入心室,心室容积随之增大,此期称为充盈期,占时约 0.42 秒。充盈的速度也是先快后慢,故常分为快速充盈期和缓慢充盈期。在心室舒张的最后 0.1 秒,心房进入下一次收缩期,使房内压主动升高,挤压血液进入心室,心室容积进一步增大,此期称为房缩期。房缩期挤入的血液只占总充盈量的 10%～30%,在正常安静状态下对心脏的射血功能影响不大,但在活动或代谢加强时,房缩期的充盈量则有重要意义。临床上,心房颤动（心房收舒频率每分钟达 350 次以上）的病人,虽然心房已不能正常收缩,使心室充盈有所减少,但对心脏的泵血功能影响不太严重。如果心室发生颤动,则心脏的泵血功能立即停止。

由此可见,心血管中血液的单向流动依赖于瓣膜的启闭,瓣膜的启闭又取决于心室与心房、动脉之间的压力差,而心室内压力的改变又有赖于心室肌的收缩和舒张。所以,心室的收缩和舒张引起室内压大幅度的升降,这是引起心房与心室之间及心室与动脉之间产生压力梯度的根本原因；而压力梯度又是导致瓣膜开闭的关键，也是推动血流的直接动力；瓣膜的单向开启则保证血液朝单一方向流动，从而实现心脏的泵血功能（图5-4）。

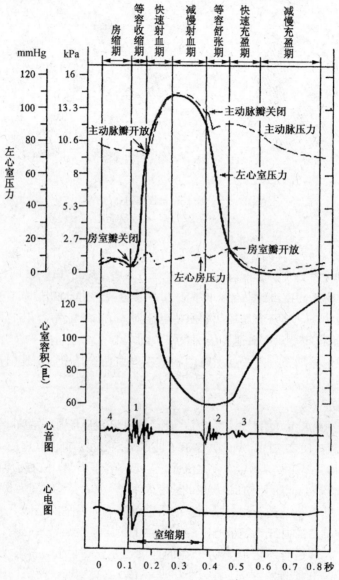

图5-4　心动周期中左心室压力、容积、心音图和心电图等变化

现将心动周期各期的变化情况归纳于表5-1。

表5-1　　　　　　　　心动周期中各期压力关系、瓣膜、血流、容积变化

| 压　力　关　系 | | 瓣　膜 | | 血流变化 | 容积变化 |
房内压：室内压：动脉压		房室瓣	动脉瓣		
收缩期					
等容收缩期	房内压＜室内压＜动脉压	关闭	关闭	停止	不变

	压 力 关 系	瓣 膜		血流变化	容积变化
	房内压：室内压：动脉压	房室瓣	动脉瓣		
射血期	房内压<室内压>动脉压	关闭	开放	心室→动脉	减少
舒张期					
等容舒张期	房内压<室内压<动脉压	关闭	关闭	停止	不变
充盈期	房内压>室内压<动脉压	开放	关闭	静脉、心房→心室	增大
房缩期	房内压>室内压<动脉压	开放	关闭	心房→心室	增大

（三）心音

在心动周期中，因心肌的收缩和舒张、瓣膜的启闭及血流冲击等因素引起的机械振动而产生、通过周围组织传导到胸壁的声音，称为心音（heart sound）。借助于听诊器在胸壁上能清晰地听到心音。用心音换能器将这些机械振动转变成电信号，并记录下来的曲线称为心音图（phonocardiogram）。在每个心动周期中，一般可听到两个心音，分别称为第一心音和第二心音。在正常人偶尔也可听到第三心音和第四心音。

1. 第一心音　是由于心室收缩、房室瓣关闭的振动以及血液撞击大动脉壁引起的振动所产生。因此，第一心音标志着心缩期的开始。其特点是音调较低，持续时间较长，为0.12～0.14秒，通常在心尖搏动处（前胸壁第5肋间左锁骨中线内侧）听得最清楚。第一心音的强弱反映了心肌收缩的强弱和房室瓣的功能状态。心室收缩力愈强，第一心音也愈强；房室瓣功能异常，则第一心音也将发生改变。

2. 第二心音　是由于心室舒张、动脉瓣关闭的振动以及血流冲击主动脉根部所产生。因此，第二心音标志着心舒期开始。其特点是音调较高，持续时间稍短，为0.08～0.10秒，通常在心底部（胸骨角左、右缘第2肋间隙）较响亮。它的强弱反映了动脉压的高低及半月瓣的功能状态。

3. 第三心音　发生在心室舒张早期，此时血流从心房突然冲入心室而使心室壁和乳头肌等振动而产生的一种低频、低幅的振动。

4. 第四心音　又称心房音，是由于心房肌收缩使血液进入心室，引起心室振动而产生。

心音可反映心脏舒缩和心瓣膜开闭情况，当瓣膜关闭不全或狭窄时，均可使血液产生湍流而发生杂音。因此，临床上听取心音对于诊断瓣膜功能和某些心血管系统疾病具有重要意义。

（四）心输出量

1. 心泵血功能的评价　评价心功能的指标有每搏量、心输出量、心指数、射血分数和搏功等。

（1）每搏量（stroke volume，又称每搏输出量）：指一侧心室每收缩一次所射出的血量。正常人在同一时间内由左、右心室输出的血量基本相同，安静时为60～80 mL，平均70 mL。

（2）心输出量（cardiac output，又称心排血量）：指每分钟由一侧心室射出的血液总量。心输出量为每搏量与心率的乘积，为5～6 L。女性的心输出量较同体重男性约低10%左右。在剧烈运动和劳动时，心输出量可增加4～5倍以上，说明心脏活动有很大潜力。

（3）心指数（cardiac index）：指每平方米体表面积的心输出量。身材高矮不同的人其新陈代谢量不相同。人在安静时的心输出量也与基础代谢率一样，与体表面积成正比。心指数的测试排除了因个体差异而造成心输出量的不同，因此是分析比较不同个体心功能时常用的指标。心指数正常值为每平方米体表面积 3.0～3.5 L/min。

（4）射血分数（ejection fraction）：指每搏量占心室舒张末期容积的百分比，正常人为 55%～65%。在心室异常扩大、心室功能减退的情况下，射血量可能基本正常，但射血分数明显降低。因此，射血分数更有利于在不同心室舒张末期充盈量条件下衡量心脏功能。

（5）每搏功和每分功：心脏做功所释放的能量转化为压强能和血流的动能两部分。心室一次收缩所做的功称为每搏功（stroke work），可用搏出的血液所增加的动能和压强能来表示。

$$左心室每搏功(J)=(平均动脉压-平均左心房压)(mmHg)\times 每搏量(L)\times 13.6\times 9.807\times (1/1000)$$
$$每分功=每搏功\times 心率$$

心脏收缩不仅仅能排出一定的血液量，而且还可使这些血液具有较高的压强和较快的流速。因此，用做功量来评定心脏泵血功能更有意义。

2. 影响心输出量的因素　正常情况下，心脏泵血功能是随不同生理情况的需要而改变的。这种及时而精确的调整是通过复杂的神经、体液调节来实现的。心泵血功能具体体现在心输出量，因此，本节主要从心脏本身来阐明控制心输出量的因素。

心输出量是每搏量和心率的乘积，而每搏量又取决于心肌收缩力、动脉血压（后负荷）和静脉回心血量（前负荷）。因此，上述因素均可影响心输出量。

（1）心肌的前负荷：心输出量的大小以静脉回心血量为前提，当回心血量增加时，心室舒张末期容积增大（前负荷增加），使心肌收缩前的长度（心肌初长）增加，在一定范围内随心肌前负荷增加，其心肌收缩力增强，每搏量增多；但如果静脉回心血量增加超过一定范围（使心肌初长超过最适初长），则心肌收缩力反而会减弱，使心输出量减少，说明心肌的前负荷与心输出量在一定范围内呈正变关系。

由此可见，心脏的泵血功能具有一定的自我调节能力，心脏的这种不需要神经、体液因素参与，而是通过改变自身长度调节心脏泵血功能的方式，称为异长自身调节。在临床静脉输血、输液过程中，应严格注意输液量及输入速度，并注意观察病人的反应，防止因回心血量过多而发生急性心力衰竭。

（2）心肌收缩力：心肌收缩力是影响心输出量的主要因素。一般来说，心肌收缩力的大小与每搏量成正比，心肌收缩力越大，每搏量越多，反之每搏量则减少。心肌收缩力是指心肌细胞不依赖于前、后负荷而能改变其力学活动的一种内在特性，其强弱取决于心肌本身力学活动的收缩强度和速度，并受神经、体液和心肌供能状况的调节。这种通过心肌本身收缩强度和速度的变化，使心脏泵血功能发生改变的方式，称为等长自身调节。当胞质内 Ca^{2+}浓度增加、横桥联结数增加、横桥摆动的力度和速度增大，均可引起心肌收缩力增大。劳动和体育锻炼可促使心肌发达，增强心肌收缩力，影响心输出量。某些心脏疾病病人（如心肌炎）由于心肌收缩力下降，心脏不能有效地射血，容易发生心力衰竭。

（3）心肌的后负荷：心室肌的后负荷是指动脉血压。在其他因素不变的条件下，动脉血压升高，后负荷增大，等容收缩期室内压值也必须相应增高，从而使等容收缩期延长，半月瓣推迟开放，射血期缩短，导致每搏量减少。在正常情况下，由于后负荷增大，导致每搏量减少，因心室内残余血量增加，故又可使前负荷增加，通过心肌收缩力加强使每搏量恢复正常。但如动脉血压长期升高，可引起心脏扩大，最终产生心力衰竭。在临床上，对心力衰竭病人可使用血管扩张药，降低动脉血压，减轻心脏负担，改善心脏功能。

（4）心率：若每搏量不变，在一定范围内心率与心输出量成正比。心率加快可使心输出量相应增加。但心率过快时（＞160～180 次/min），由于心动周期缩短，心舒期的缩短更为明显，使心室充盈量不足，导致心输出量减少；而且心率过快，心脏过度消耗供能物质也会使心肌收缩力下降，心输出量减少。当心率过慢时（低于 40 次/min），心室充盈量增加，每搏量虽有所增加，但因每分钟射血次数太少，心输出量仍会减少。

现将影响心输出量的因素归纳如下：

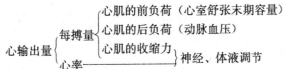

3. 心力储备（cardiac reserve） 指心输出量能随代谢需要而增加的能力。储备能力的大小，取决于心率和每搏量最大适宜变化的限度。在心率加快的同时，每搏量也增加，则心输出量显著增加。心力储备反映心脏功能的潜力，静息时健康成人心输出量为 5 L/min，强体力劳动或运动时可达到 25～30 L/min，说明正常人心力储备能力是很大的，是安静时的 5～6 倍。此时的心输出量称为最大输出量。但整体内心力储备能力能否有效发挥，则依赖于神经、体液调节。

心力储备包括心率储备和每搏量储备：

（1）心率储备：心率加快使心输出量增加是最简单有效的途径。健康人安静状态下心率平均为 75 次/min，运动时可达 160～180 次/min，可使心输出量增加 2～2.5 倍，经常锻炼的运动员可更高。但心率过快会增加心脏的负担，所以，动用心力储备宜选择每搏量储备。

（2）每搏量储备：每搏量是心室舒张末期容积与收缩末期容积之差。正常人静息时的每搏量为 70 mL，运动时可达 150 mL，包括收缩期储备和舒张期储备。

1）收缩期储备：正常人静息状态下，每搏量为 70 mL，心室收缩末期心室容积为 75 mL。当心肌收缩力加强时，收缩末期容积可低于 20 mL，从而使每搏量增加 50～60 mL。可见，收缩期储备主要是通过增加心肌收缩力来实现的。

2）舒张期储备：静息时心室舒张末期心室容积为 145 mL，运动时可升高到 160 mL，增加了 15 mL。舒张期储备主要是增加心肌初长引起的自身调节过程，但舒张期储备不如收缩期储备大。

经常劳动和体育锻炼的人可提高心力储备，增加心血管活动的适应能力，特别是心肌发达可使心肌的收缩力量增强。经常锻炼的人，在安静时心率虽然比一般人慢一些，但在运动时主要通过增强心肌收缩力来增加心输出量，所以在从事一般体力活动时，其心率和呼吸频率的变化小而恢复快，心力储备能力大，能胜任较重的体力劳动和从事较大运动量的活动。对于缺乏锻炼的人，则主要靠加快心率来增加心输出量，从而加重心脏的负担，不利于心脏的持久活动。

二、心肌细胞的生物电现象

心脏活动是以心肌细胞的生物电现象为基础的。心肌细胞根据其结构及功能特点不同而分为两类：一类是普通心肌细胞（心房肌和心室肌细胞），即具有收缩功能的工作细胞，由于不能产生自动节律性兴奋，又称非自律细胞，其主要功能是收缩；另一类是特殊心肌细胞（心脏特殊传导系统），除结区外都具有自动产生节律性兴奋的能力，又称自律细胞，由于细胞内无肌原纤维，因此无收缩功能。

心肌和其他组织一样，安静状态时存在静息电位，兴奋过程中会产生动作电位。现以心室肌细胞和窦房结细胞分述两类细胞的生物电现象。

（一）心室肌细胞的生物电现象

心肌细胞跨膜电位与神经细胞跨膜电位形成的原理相同，即膜离子学说。取决于离子的跨膜电-化学梯度和膜对离子的选择性通透。

1. 静息电位　心室肌细胞的静息电位约－90 mV，其形成机制与神经纤维相似，膜主要对 K^+ 有选择性通透。因此，K^+ 顺浓度差外流而产生静息电位。

2. 动作电位　心室肌细胞的动作电位与神经纤维比较，主要是复极过程复杂，历时较长，动作电位上、下支不对称。整个动作电位分为 0、1、2、3、4 期（图 5-5）。

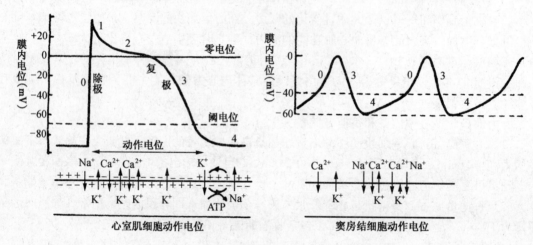

图 5-5　心室肌和窦房结细胞动作电位与离子转运

（1）0 期：是动作电位除极过程，此期与神经纤维的除极过程相似。当心肌细胞受到刺激，膜的静息电位减小到阈电位（约－70 mV）时，钠通道突然大量开放，Na^+ 迅速内流而使膜电位从－90 mV 升至＋30 mV（接近 Na^+ 平衡电位），产生动作电位的上升支。电位变化幅度约 120 mV，历时 1～2 毫秒，除极速度很快。

（2）1 期：复极初期，膜电位迅速由＋30 mV 降至 0mV 左右，历时约 10 毫秒，故称快速复极 1 期。此期膜主要对 K^+ 具有通透性，K^+ 顺浓度差外流而形成快速复极 1 期。此期与 0 期共同形成心室肌的峰电位。

（3）2 期：膜电位停滞在零电位，下降很慢，构成平台状，故又称平台期，是心室肌动作电位的主要特征。由于慢钙通道激活慢，虽然膜从 0 期开始便激活慢钙通道，但在 0 期后才表现为持续开放；此外，膜对 K^+ 也具有通透性。因此，此期的产生是由 Ca^{2+} 内流和 K^+ 外流共同构成，历时较长，为 100～150 毫秒。平台期 Ca^{2+} 内流量增加，可引起心肌收缩力增强，同时也可引起有效不应期延长。

（4）3 期：此期膜电位从零电位迅速下降到－90 mV。此期产生的原因是：钙通道关闭，Ca^{2+} 内流停止，膜对 K^+ 通透性恢复并增强。因此，K^+ 外流直达 K^+ 平衡电位而形成快速复极 3 期。此期历时为 100～150 毫秒。

（5）4 期：4 期是复极完毕后，膜电位基本上稳定于静息电位水平，故又称静息期。此期离子泵活跃，将动作电位产生过程中流动的离子重新泵回到原位。如钠泵将进入细胞的 Na^+ 泵出至细胞外，而将外流的 K^+ 泵入至细胞内等，以恢复离子的正常分布。

（二）窦房结的生物电现象

窦房结动作电位的特点是：只有 0、3、4 期，0 期除极速度慢，动作电位幅度小，其幅值约 70 mV；4 期膜电位不稳定，可缓慢自动除极，称为 4 期自动除极，当除极达阈电位水平（－40 mV）时产生动作电位，这就是心脏自律性形成的基础。因此，窦房结细胞称为自律细胞。

0 期：当细胞自动除极达阈电位水平时，激活细胞膜上慢钙通道，Ca^{2+} 缓慢内流形成除极过程；膜电位从 －70 mV 上升到零电位。

3 期：膜电位从零电位回复到 －70 mV，此期由于钾通道被激活，K^+ 外流，使膜电位逐渐复极并达最大复极电位水平，形成复极 3 期。

4 期：4 期的产生是由于进行性增强的 Na^+ 内流和递减性 K^+ 外流，加上 Ca^{2+} 内流，共同形成 4 期自动除极的电位变化，产生自动节律性活动。

根据 0 期速度快慢，将心肌细胞分为快反应细胞（普通心肌细胞、浦肯野细胞）和慢反应细胞（窦房结细胞、房室交界）；根据 4 期能否自动除极而将心肌分为自律细胞（特殊心肌细胞）和非自律细胞（普通心肌细胞）。

（三）心电图

在正常人体，由窦房结发出的一次兴奋，按一定的途径依次传向心房和心室，引起整个心脏的兴奋。心脏各部位电位变化发生的传播方向、途径、次序和时间有一定的规律。通过引导电极将身体表面的一定部位与心电图机相连，就能获得心电活动的记录。这种借助于心电图机在人体体表描记下来的心电变化曲线称为心电图（electrocardioguam，ECG）。心电图反映整个心脏兴奋的产生、传导和恢复过程中的电变化（图 5-6）。

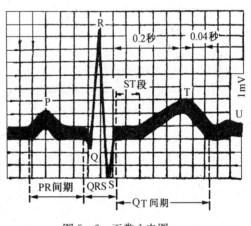

图 5-6　正常心电图

1. 正常心电图的波形及生理意义　正常心电图包括 P 波、QRS 波群、T 波，偶然有 U 波，此外还有几条重要的线段。

（1）P 波：小而圆钝，历时 0.08～0.11 秒，波幅不超过 0.25 mV。P 波反映左、右心房除极过程。P 波的宽度反映除极在整个心房传播所需的时间。当心房肥厚时，P 波持续时间和波幅可超过正常。

（2）QRS 波群：历时 0.06～0.10 秒，反映左、右心室除极过程。典型的 QRS 波群包括第 1 个向下的 Q 波，第 2 个向上的 R 波和第 3 个向下的 S 波，Q、R、S 各波的波幅在不同的导联中变化较大，且不一定同时出现。当心室肥厚或兴奋传导异常时，此波可发生变化。

（3）T 波：反映左、右心室复极过程，相当于动作电位复极 2 期末和 3 期。T 波的时程明显长于 QRS 波群，历时 0.05～0.25 毫秒，波幅为 0.1～0.8mV。波幅一般不低于主波的 1/10，T 波的方向与 QRS 波群的主波方向一致。当心肌炎、冠状动脉供血不足时，可见 T 波低平。

心房的复极形成 Ta 波，但幅度小，且融合于 QRS 波群内，一般正常心电图上看不到。如果心脏传导阻滞，P 波后可看到 Ta 波。

（4）U 波：在心电图上有时可见到 T 波之后小的波形，称为 U 波。其产生原因可能与浦肯野纤维网的复极有关。

（5）ST 段：从 QRS 波群终止至 T 波起点之间的线段称为 ST 段。在此期间，心室全部处于兴奋状态，无电位差存在，所以 ST 段与基线平齐，一般上移不超过 0.1 mV，下移不超过 0.05 mV。ST 段反映心室肌细胞动作电位平台期的长短。当心肌缺血或损伤，可见 ST 段上抬或下移。

（6）PR（PQ）间期：指从 P 波起点至 QRS 波群起点之间的时程，历时 0.12～0.20 秒，反映兴奋由心房传到心室所需要的时间。PR 间期显著延长时，表示房室阻滞。

（7）QT 间期：指 QRS 波群起点到 T 波终点之间的时程，历时 0.36～0.44 秒，表示心室兴奋和复极过程所需要的时间。QT 间期的长短与心率成反比，心率越长，间期越短。

2. 心电图测试的意义　心电图反映心脏兴奋的产生、传导和恢复过程的生物电变化，而与心脏的机械收缩活动无直接关系。心电图测定对心脏疾病的临床诊断具有一定价值。

三、心肌的生理特性

心房肌和心室肌细胞具有传导性、兴奋性和收缩性，但无自律性，故称为非自律细胞。传导系的特殊心肌细胞具有自律性、传导性和兴奋性，但无收缩性，故称为自律细胞。在此主要介绍心肌细胞在这些方面所表现的特点。

（一）自动节律性

1. 自动节律性的概念　组织、细胞在没有外来刺激的条件下，自动地发生节律性兴奋的特性称为自动节律性（autorhythmicity，简称自律性），而具有自律性的细胞称为自律细胞。

2. 自动节律性的产生　离体心脏在适宜的条件下，虽未受到任何刺激，但仍能自动产生节律性兴奋，因此，心脏也具有自律性。心脏自律性来源于心脏特殊传导系中的自律细胞，但心脏各自律细胞的 4 期自动除极速度并不相同，其中以窦房结的自律性最高（约 100 次/min），其次是房室交界（40～60 次/min），浦肯野纤维网最低（约 25 次/min）。正常心脏的节律性活动是受自律性最高的窦房结控制，从而成为整个心脏活动的正常起搏点（pacemaker），由窦房结控制的心跳节律称为窦性节律。窦房结以外的自律组织在正常时其自律性表现不出来，称为潜在起搏点。由潜在起搏点控制的心跳节律称为异位节律。

窦房结对于潜在起搏点的控制机制：

（1）抢先占领：指窦房结的自律性高于潜在起搏点，在潜在起搏点 4 期自动除极还未达阈电位水平之前，窦房结的兴奋已传到，因此潜在起搏点的兴奋节律按窦房结的节律进行。

（2）超速驱动压抑：指正常情况下由于窦房结的抢先占领，使潜在起搏点的自律性受到抑制，一旦失去窦房结的驱动作用，潜在起搏点需经过一段时间后才能从压抑状态中恢复过来。

当心脏兴奋的引起或兴奋的传导发生障碍，心脏活动的频率或节律发生异常时，称为心律失常。

3. 自动节律性的影响因素

（1）4 期自动除极的速度：当除极速度快，达阈电位所需时间短，单位时间内产生兴奋的次数则增加，自律性加快，反之则减慢。如交感神经兴奋，能加速 4 期的除极速度，因此可使心率加快。

（2）最大复极电位水平：其绝对值变小，与阈电位之间的距离就减小，到达阈电位的时间缩短，自律性增高，反之则降低。如心迷走神经兴奋时，可增加膜对 K^+ 的通透性，最大复极电位水平的负值更大，从而引起心率减慢。

（3）阈电位水平：阈电位水平降低，则最大复极电位水平到阈电位之间的距离缩小，自律性增高，反之则自律性降低。

（二）传导性

1. 传导性的概念　心肌细胞传导兴奋的能力称为传导性（conductivity）。

2. 传导途径　正常心脏内兴奋的传导主要依靠特殊传导系统来完成，其具体途径如下所示：

```
                    ┌──────→心房肌
窦房结→优势传导通路→房室交界（房室结及其周围区域）→
          房室束→左、右束支→浦肯野纤维网→心室肌
```

3. 传导速度　心脏内兴奋的传导过程中，各处的速度不一样，其中浦肯野纤维网兴奋传导速度最快（4 m/s），因而有利于将窦房结传来的兴奋通过浦肯野纤维网迅速而广泛地传向两侧心室，以保证左、右心室的同步收缩。在房室交界处，兴奋传导速度很慢（0.02～0.05 m/s），兴奋从窦房结到房室交界起点约需 0.06 秒，兴奋从房室交界终点到心室肌约需 0.06 秒，而兴奋在房室交界内部传导则需 0.1 秒。

4. 兴奋在心脏内传导的特点及意义　"一慢一快"："一慢"是指兴奋的传导在房室交界处延搁了一段时间，称为房-室延搁（atrio-ventricular delay）。房-室延搁的存在可使心室在心房收缩完毕之后才开始收缩，有利于心房内的血液进一步挤入心室，保证了心室舒张末期有足够的充盈量。"一快"是指浦肯野纤维网传速最快，能将兴奋迅速传到左、右心室，保证心室肌收缩的同步进行。传导系统内任何部分发生障碍时，都会引起不同程度的传导阻滞。

5. 影响传导性的因素

（1）细胞直径：兴奋传导速度与细胞的直径呈正比，细胞直径越大，电阻越低，局部电流传导速度越快。如房室交界中结区细胞直径很小，因此传导速度很慢。

（2）动作电位 0 期除极速度和幅度：除极速度越快，局部电流形成越快，则传导速度越快；除极幅度越大，局部电流跨越距离越远，因此传导速度加快。所以，快反应细胞的传导速度比慢反应细胞快。

（3）邻近部位膜的兴奋性：取决于以下两个方面。一是静息电位与阈电位之间的距离，距离短，传速快；二是 0 期除极通道蛋白的状况。

（三）兴奋性

1. 兴奋性的概念　心肌细胞与其他可兴奋细胞一样，具有对刺激发生兴奋反应的能力，称为兴奋性。

2. 兴奋性的周期性变化　心肌细胞在每次兴奋过程中，其兴奋性将发生一次周期性变化，这种变化可分为有效不应期、相对不应期和超常期，然后兴奋恢复正常（图5-7）。

（1）有效不应期（effective refractory period，ERP）：从除极开始至膜电位复极达 -60 mV 这段时间，包括绝对不应期（从0期除极开始到复极 -55 mV）和局部反应期（指复极 $-55 \sim -60$ mV），任何强大的刺激均不引起动作电位，称为有效不应

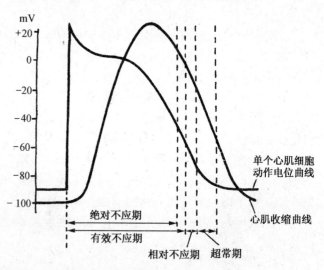

图5-7　心肌兴奋性的周期变化

期。此期心肌细胞的兴奋性为0。在复极 $-55 \sim -60$ mV 这段时间内，强大的刺激可产生局部电位，称为局部反应期。

此期产生的原因是：膜上钠通道处于失活状态（绝对不应期）或开始复活但尚未恢复达备用状态（局部反应期），因此任何强大的刺激均不引起心肌细胞产生动作电位，故此期心肌细胞是不可能产生兴奋和收缩的。

（2）相对不应期（relative refractory period，RRP）：从复极 $-60 \sim -80$ mV 这段时间，阈上刺激能引起动作电位，而阈刺激则不能。因为钠通道蛋白的活性虽然在逐渐恢复，但其开放能力尚未达正常状态。因此，此期兴奋性虽然有所恢复，但仍低于正常，所产生的动作电位比正常要偏小，传导速度偏慢。

（3）超常期（supranormal period）：从复极 $-80 \sim -90$ mV 这段时间，阈下刺激亦可引起动作电位，表示兴奋性超出正常水平。此期钠通道蛋白基本恢复到备用状态，且由于膜电位与阈电位水平之间的距离小于正常，因而容易产生兴奋，故阈下刺激也可引起动作电位。但由于通道仍未完全恢复，所产生的动作电位仍比正常偏小，传导速度偏慢。

3. 兴奋性周期性变化的特点　有效不应期特别长，一直延续到心肌机械收缩反应的舒张期早期，在这段时间里，心肌细胞对任何强大的刺激都不产生反应，因此心肌将不产生强直收缩，使心脏始终保持收、舒交替进行，保证心脏的射血和充盈过程，从而有利于心脏的泵血功能。

4. 早搏与代偿间歇　正常情况下，心脏是按窦房结的节律进行活动，而由窦房结产生的兴奋是在前一次兴奋的不应期之后才传到心房肌和心室肌，从而导致心脏节律性交替收舒。如果在心室肌的有效不应期后、下一次窦房结兴奋到来之前受到一次较强的额外刺激，则心室会产生一次提前的兴奋和收缩，称为期前兴奋和早搏（又称期前收缩）。由于期前兴奋也有自己的不应期，来自窦房结的下一次冲动正好落在期前兴奋的不应期内，从而造成一次正常窦性节律的脱失，必须等到再下一次窦房结的兴奋传到心室时才能引起心室收缩，这

样就在早博之后出现了一个较长的代偿间歇（图 5 - 8）。正常情况下由于情绪激动、过度劳累或烟酒过量等因素，也可能出现早博，但在休息后一般可很快恢复正常。在某些病理情况下，心脏某部的兴奋性异常升高，过频地发生期前兴奋，则可引起心律失常。

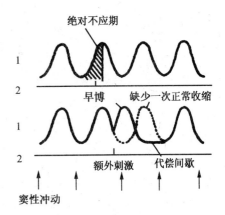

图 5-8 早博与代偿间歇
1. 心室收缩曲线；2. 刺激记号

5. 兴奋性的影响因素

（1）静息电位：静息电位绝对值越小，距阈电位之间的差距越小，引起兴奋所需要的刺激强度越小，则兴奋性增加，反之则相反。

（2）阈电位：阈电位水平下移，与静息电位之间的距离缩小，则兴奋性增加，反之则相反。

（3）钠通道蛋白的性状：通道蛋白具有激活、失活和备用 3 种状态。只有当通道蛋白处于备用状态时，才能保证其正常的兴奋性；而在失活状态下，任何强大的刺激均不可引起其通道开放。通道蛋白处于哪种状态，取决于当时的膜电位水平（电压依从性）和时间进程（时间依从性）。

（四）收缩性

收缩性（contractivity）是指心肌细胞受到刺激而兴奋时，可通过兴奋-收缩偶联，引起心肌细胞收缩的特性。与骨骼肌相比，心肌的收缩具有下列特点：

1. 对细胞外液 Ca^{2+} 浓度有明显依赖性　因为心肌细胞的终池不发达，Ca^{2+} 储存量少，不能满足心肌收缩时的需要，因而心肌兴奋-收缩偶联过程中对细胞外液 Ca^{2+} 浓度有较大的依赖性。所以，在一定范围内，细胞外液中 Ca^{2+} 浓度增高，可使心肌收缩力增强；反之，则使心肌收缩力减弱。

2. 同步收缩或"全或无"式收缩　心肌细胞通过闰盘相连。由于闰盘处电阻很低，兴奋容易通过，同时心壁内的特殊传导系统可加速兴奋在心脏内的传导，从而使整个心房或心室产生同步收缩，且收缩强度不随刺激强度的改变而改变，表现为同步收缩或"全或无"式收缩，这对完成心脏的泵血功能是十分有利的。因此，常将心房或心室视为功能上的合胞体。

3. 不发生强直收缩　由于心肌兴奋的有效不应期很长，整个收缩期和舒张早期都位于有效不应期内。因此，在收缩期，任何刺激均不能引起心肌产生兴奋和收缩，故心肌不发生强直收缩，从而使心脏始终保持舒缩交替进行的节律性活动。

（五）理化因素对心肌生理特性的影响

机体内环境理化性质的相对稳定是维持心脏正常活动的必要条件。

1. K^+　是细胞内液中的主要正离子。血液中 K^+ 浓度变化，将通过两个方面影响跨膜电位：一是通过改变细胞膜两侧 K^+ 的浓度差，二是膜对 K^+ 的通透性。此外，通过 K^+-Ca^{2+} 竞争，影响心肌的收缩力。

（1）高血钾：高血钾对心肌有抑制作用。当细胞外血 K^+ 浓度不同程度升高时，使静息电位绝对值不同程度缩小，兴奋性呈双相性变化：轻、中度升高，静息电位与阈电位之间的距离缩短，心肌细胞的兴奋性升高；重度高血钾时，静息电位与阈电位之间的距离过度缩短，通道蛋白已失活，则兴奋性完全丧失。

血钾升高，静息电位与阈电位之间距离缩短，0 期除极速度减慢、幅度减小，则兴奋传导的速度减慢。

血钾升高，使膜对 K^+ 的通透性增加，一方面使复极过程 K^+ 外流加速，复极加快，平台期缩短，不应期缩短；另一方面使 4 期自动除极速度减慢，心肌的自律性下降。

高血钾，通过 K^+-Ca^{2+} 竞争，使 Ca^{2+} 内流减少，则心肌收缩力下降。

由上述可见，严重高血钾对心脏将产生全面抑制，导致心动过缓、传导阻滞和收缩力下降，严重时可使心脏停搏于舒张状态，称为钾抑制。所以临床上用氯化钾溶液补 K^+ 时，严禁静脉注射，只能口服或静脉滴注，同时必须做到"不宜过多，不宜过浓，不宜过快"。

(2) 低钾：当血 K^+ 浓度降低时，主要通过降低细胞膜对 K^+ 的通透性而实现。当 K^+ 外流减少时，使静息电位与阈电位之间的距离缩短，兴奋性提高；使 0 期除极速度减慢、幅度减小，则传导减速；使 4 期自动除极速度加快，则心肌的自律性升高，易发生早搏；使复极速度减慢，则不应期延长。

2. Ca^{2+}　由于心肌细胞收缩时对细胞外液中的 Ca^{2+} 浓度有明显的依赖性，所以当 Ca^{2+} 浓度下降时，心肌收缩力减弱；而细胞外液中 Ca^{2+} 浓度升高时，心肌收缩力加强。如细胞外液中 Ca^{2+} 浓度过高时，可引起心脏停搏于收缩状态，称为"钙僵直"。

此外，由于 Na^+-Ca^{2+} 竞争性抑制的关系，高血钙时，由于 Na^+ 内流受阻，兴奋性下降（阈电位水平上移），快反应细胞传导速度减慢（0 期除极速度和幅度减小），而慢反应细胞传导速度则加快（Ca^{2+} 内流加快）。

3. Na^+　是维持细胞外液渗透压的主要离子，也是保持心肌正常生理特性的重要离子，但临床上血 Na^+ 浓度明显变化的情况不多，因而 Na^+ 对心肌影响的临床意义不是很大。血钠升高时，可使传导加速、自律性增高、心肌收缩力下降，反之则作用相反。

4. 温度和 pH 值的影响　在一定范围内温度升高时，心率加快，反之心率减慢；pH 值也可通过 H^+-Ca^{2+} 竞争而影响心肌收缩力，当血液 pH 值降低时，心肌收缩力减弱，反之则心肌收缩力加强。

第二节　血管生理

血管与心脏互相串连成一个封闭的管道系统，虽然心脏的射血是间断的，但血管内血流是连续的。血管的主要功能是输送血液、维持血压、分配血量和进行物质交换。但由于各类血管的结构不同，所以在血液循环的过程中，它们又有着不同的功能。

一、各类血管的结构特点及功能

1. 大动脉　通常是指接近心脏的动脉。管壁坚厚，富含弹性纤维，有明显的扩张性和较大的弹性，故称为弹性储器血管。其作用是缓冲血压，维持血流的连续性。

2. 中动脉　一般指介于大动脉和小动脉之间的动脉。管壁的主要成分是平滑肌，管壁的收缩性强，所以常把中动脉称为肌性血管（又称分配血管），其主要作用是分配血流。

3. 小动脉和微动脉　一般指管径＜1 mm 的动脉。这类血管的口径小，管壁富含平滑肌，且交感神经分布比较多，在神经的作用下可使其口径变小，血流阻力增加。因此，小动脉和微动脉是产生血流阻力的主要部位，称为阻力血管。

4. 毛细血管　此类血管管径最细，数量最多，血流速度最慢，其分支相互交织成网，其管壁仅由单层内皮细胞构成，通透性大，因此，是实现血管内外物质交换的场所，故又称为交换血管。

5. 静脉　静脉管壁多塌陷，且比同类型动脉壁薄、腔大。静脉血管能容纳循环血量的 $60\%\sim70\%$，而且血量变化大，因此在血液循环系统中起着储存血液的作用，称为容量血管。

二、血流量、血流阻力与血压

血液在心血管系统中流动的一系列物理学问题属于血流动力学的范畴。血流动力学的基本研究对象是血流量、血流阻力和血压之间的关系。

（一）血流量与血流速度

1. 血流量（blood flow）　指单位时间内流过血管某一截面的血量，又称容积速度，单位通常以 mL/min 或 L/min 表示。根据泊肃叶定律，单位时间内液体的流量（Q）与管道两端的压力差（P_1-P_2）以及管道半径（r）的 4 次方成正比，而与管道的长度（L）和血液的黏滞性（η）成反比。

$$Q=\frac{\pi(P_1-P_2)r^4}{8\eta L}$$

2. 血流速度　指血液中的一个质点在血管内移动的直线速度。血流速度与血流量成正比，而与血管的总截面积成反比。由于毛细血管的总截面积最大，主动脉总截面积最小，因此，血流速度在毛细血管最慢，为 0.5～1.0 mm/s，而在主动脉最快，约 220 mm/s。在同一血管中，靠近管壁的血流因摩擦力较大，则流速慢；靠近管腔中心，则流速快。

（二）血流阻力

血流阻力是指血液在血管内流动时所遇到的阻力。根据欧姆定律，电流强度与导体两端的电压差成正比，与导体的电阻成反比。这一关系也适用于血流：即血流量与血管两端的压力差成正比，与血流阻力（R）成反比，即 $Q=P/R$。根据泊肃叶定律推算：

$$R=8\eta L/\pi r^4$$

血流阻力主要取决于血管半径和血液黏滞性，其中血管半径是最主要的因素。因此，通过神经、体液因素的调节，改变血管的口径，可调节血流阻力，影响血流量。

（三）血压

血压（blood pressure，BP）是指血管内流动的血液对于单位面积血管壁产生的侧压力，也即压强。按照国际标准计量单位的规定，压强的单位用帕（Pa）或千帕（kPa）表示，但血压的单位现用毫米汞柱（mmHg）表示，1 mmHg＝0.133 kPa。

血压形成的前提条件是在血管系统内有足够的血液充盈。其大小取决于血液容量与血管容量之间的相对关系。只有当血液容量大于血管容量时，血液才能够形成对血管壁的侧压力。

血压形成的基本因素是在前提条件具备的情况下，心脏射血和外周阻力两者同时作用于血液，从而形成血流对血管的侧压力。

心室肌收缩时所释放的能量，一部分用于推动血液流动（动能），另一部分形成对管壁的侧压力（势能或压强能）。血压是心室肌收缩时释放出的一部分能量，它可扩张血管，并在心舒期继续推动血液在血管内流动。但血液在流动的过程中需要不断地消耗能量以克服阻力，所以从动脉经毛细血管到静脉，血压依次递减，到腔静脉时血压已接近于零。由此形成的压力差是推动血液流动的基本动力。从图5-9可见，血液流经小动脉、微动脉后的血压降

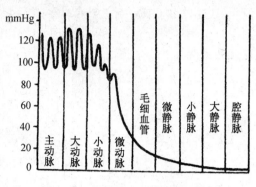

图5-9　体循环中不同部位的血压

落幅度最大，由此可证实小动脉、微动脉对血流产生的阻力是最大的。

三、动脉血压与动脉脉搏

（一）动脉血压的概念及正常值

1. 动脉血压的概念　动脉血压是指血液对单位面积动脉血管壁的侧压力。通常所说的血压就是指动脉血压。在每一个心动周期中，动脉血压呈现周期性变化。当心室射血时，动脉血压急剧升高，心缩期动脉血压升高达到的最高值称为收缩压（systolic pressure，SBP）。当心室停止射血时，动脉血压下降，心舒末期动脉血压下降达到的最低值称为舒张压（diastolic pressure，DBP）。收缩压与舒张压之间的压差称为脉搏压（pulse pressure，简称脉压），可反映动脉血压波动的幅度。在整个心动周期中，动脉血压的平均值称为平均动脉压（mean arterial pressure）。因心动周期中，心舒期长于心缩期，因此平均动脉压接近于舒张压，约等于舒张压加1/3的脉压。

2. 动脉血压的正常值　临床上测量的一般是肱动脉血压。其测量结果的习惯记录方法是："收缩压/舒张压"，读数时也应收缩压读在前，舒张压读在后。在安静状态下，我国健康成人的收缩压为100～120 mmHg（13.3～16.0 kPa），舒张压为60～80 mmHg（8.0～10.7 kPa），脉压为30～40 mmHg（4.0～5.3 kPa）。正常人的动脉血压随着年龄、性别而略有差异：男性略高于女性；儿童低于成人，随着年龄的增长，血压可逐渐升高。体力劳动或情绪激动时血压可暂时升高。

目前，我国采用国际上统一的标准，即收缩压≥140 mmHg（18.7 kPa）和（或）舒张压≥90 mmHg（12.0 kPa），诊断为高血压。

（二）动脉血压的形成

根据流体力学的原理，人体内血压与血流量和血流阻力成正比，即$P \propto QR$。在封闭的心血管系统中，必须要有足够的血液充盈才会对血管壁产生侧压力。因此，足够的血量是形成血压的前提，充盈的血量越多，则血压越高。

心室收缩射血产生的动力和血流过程中所遇到的外周阻力是形成动脉血压的基本因素。心室收缩时，将血液射入大动脉内，但由于外周阻力的存在，仅有少部分的血液流向外周，还有大部分的血液暂存留在大动脉内，形成对动脉管壁较大的侧压力，使动脉血压升高产生收缩压。同时使大动脉管壁被动扩张，这样不仅使心室收缩给予血液的动能一部分转化为弹

性势能储存在大动脉管壁的弹性纤维上，而且使收缩压不致过高。心室舒张时，心脏射血停止，此时由于大动脉的弹性回缩作用，储存的势能转变为血流的动能，推动血液继续流向外周，以维持舒张压不致过低，并保持血流的连续性。所以，大动脉的弹性能缓冲收缩压，维持舒张压，保持血流的连续性。

总之，在心血管系统中有足够血液充盈的前提下，心脏射血的动力和血管对血流的阻力这一对矛盾相互作用产生了动脉血压。大动脉的弹性能缓冲血压，减小脉压，维持血液的连续性。（图 5-10）

（三）影响动脉血压的因素

由于足够的血容量、心肌收缩力、外周阻力以及大动脉管壁的弹性，都在动脉血压的形成过程中起着十分重要的作用，所以，凡能对以上几个方面产生影响的因素，都可影响动脉血压。

1. 每搏量　当心肌收缩力加强时，每搏量增加，心缩期射入大动脉的血量增加，对血管壁的侧压力增加，使收缩压明显升高。由于收缩压的增高，导致血流速度加快，则大动脉内增加的血量在心舒期流向外周。至舒张末期，存留在大动脉内的血量增加不如收缩期，故舒张压上升幅度不如收缩压。因此，在其他因素变化不大时，当每搏量增加，动脉血压升高主要表现为收缩压升高，舒张压稍升高，脉压增大。在一般情况下，收缩压的高低主要反应每搏量的大小。

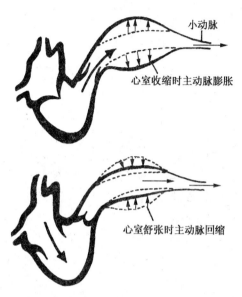

图 5-10　动脉血压形成示意图

2. 心率　当其他因素不变时，心率加快，可使心动周期缩短（主要是舒张期缩短），则流向外周的血量减少，致使舒张末期主动脉内存留血量明显增加，使舒张压升高。由于收缩压高，血流速度快，因此，收缩压的升高不如舒张压明显，故脉压减少。如心率减慢，则舒张压降低，脉压增大。

3. 外周阻力　若心输出量不变，外周阻力增大时，可使血压升高，但主要使舒张压升高。这是因为外周阻力增大时，主要使血流速度减慢，导致心舒末期存留于大动脉内的血量增多，从而使舒张压增高幅度较大。当外周阻力减小时，舒张压的降低也较收缩压明显。因此，舒张压的高低主要反映外周阻力的大小。临床上高血压病人主要是小动脉硬化，口径变小，外周阻力升高，这是产生高血压的主要原因。

4. 大动脉管壁的弹性　大动脉管壁的弹性具有缓冲动脉血压，减小脉压和维持血流连续性的作用。而老年人大动脉管壁由于胶原纤维增加，弹性纤维减少，血管壁弹性下降，使收缩压明显升高而舒张压降低，导致脉压增大。但若同时伴有小动脉的硬化而使外周阻力增加时，则收缩压和舒张压均会升高。

5. 循环血量和血管容量　正常情况下，机体的循环血量与血管容量相适应，使血管内血液保持一定的充盈压，是维持正常血压的前提。如果循环血量减少或血管容量增大，都可使血管充盈度降低而导致血压下降。如在大失血时，循环血量迅速减少，而血管容量未相应减小，可导致血压急剧下降而危及生命，故对大失血病人的急救措施主要是补充血容量。又如，由于药物过敏或细菌毒素的作用，可导致全身小动脉扩张，血管内血液充盈度降低，导致血压急剧下降，此时应使用血管收缩药物，使小血管收缩，血管容积减小，血压回升。

在完整的机体内，上述各种因素是相互影响且不断变化的。因此，动脉血压的变化常是多种因素共同作用的结果。所以，在分析血压变化的因素时，应全面综合考虑。现将影响动脉血压的基本因素及相互关系归纳如下：

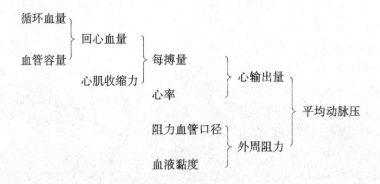

（四）动脉血压相对稳定的生理意义

正常情况下，动脉血压虽在一定范围内波动，而且影响的因素也很多，但通过神经、体液调节作用，人体动脉血压却能维持相对恒定。

动脉血压是克服外周阻力，推动血液流向各器官、组织的动力。一定高度的平均动脉压是维持各器官特别是脑、心和肾等重要器官血流量的主要因素。当动脉血压过低时，血液的供应不能满足各器官和组织需要，则可因缺血、缺氧而产生严重后果。如动脉血压过高，心室射血的后负荷过重，久之可引起心室肌的肥厚、扩大，产生高血压心脏病，最终发生心力衰竭。此外，高血压持续作用于动脉管壁，还可造成动脉管壁的损伤和破坏，如脑血管受损，可造成脑出血。因此，动脉血压保持相对稳定，对维持机体正常的新陈代谢和生命活动是十分重要的。

（五）动脉脉搏

心动周期中动脉血管壁伴随心脏舒缩而产生的周期性起伏搏动，称为动脉脉搏或脉搏（pulse）。这是由于心室节律性收缩和舒张，引起血管弹性扩缩而导致血管的搏动。脉搏起始于主动脉，然后沿着动脉管壁以波动的形式向外周传播。正常人脉搏频率与心率一致，在一些浅表动脉处，如桡动脉、颞浅动脉、足背动脉，用手指即可触到动脉脉搏。

脉搏的节律和强弱等可以反应心率、心律和心肌收缩力，也可以反应血管壁的弹性和外周阻力等心血管的功能状态。因此，脉搏的特征在一定程度上可反应心血管的功能状态。护理人员通过测脉来测量病人的基本生命指征，了解病人健康需要，有助于对病人心血管功能的了解。

四、静脉血压与静脉血回流

静脉系统既是汇集血液返回心脏的通道，又是容纳血液较多的场所，故静脉系统具有储血库的作用。静脉的收缩、舒张，可有效地调节回心血量和心输出量，使循环功能能适应机体各种生理功能的需要。

（一）静脉血压与中心静脉压

血液在血管内流动的过程中，由于不断克服阻力而消耗能量，使压力逐渐降低。当到达小静脉时，压力已明显下降，越接近心脏静脉内血压越低，当到达体循环的终点腔静脉、右心房处时，静脉的血压已接近于零。

中心静脉压（central venous pressure）是指胸腔内大静脉和右心房内的压力，而各器官静脉的血压称为外周静脉压。中心静脉压的正常值为 $4 \sim 12$ cmH$_2$O（$0.39 \sim 1.18$ kPa），其高低取决于心脏的射血能力与静脉回心血量及速度之间的相互关系。如果心脏的射血功能良好，能及时将回心血量射入动脉，那么中心静脉血量减少，中心静脉压则较低；反之，若心功能减弱，心脏射血能力差，则心腔内血液不能及时射出，中心静脉压则升高。此外，如果静脉回心血量多（如输液量过多或全身静脉收缩）、速度过快，中心静脉压也会升高；反之，静脉血回流量少，速度减慢，中心静脉压则下降。可见中心静脉压是反应心血管功能的重要指标。所以，临床上测定中心静脉压，有助于了解心血管功能，同时可作为控制补液速度和补液量的主要指标。

（二）影响静脉血回流的因素

单位时间内的静脉血回流量决定于外周静脉压与中心静脉压之间的压力差，因此，凡能影响此压力差的因素均可影响静脉血回流。

1. 心肌收缩力　心肌收缩力增强，心输出量增多，心舒期室内压越低，则中心静脉压下降，从而促进静脉血回流。反之，当心肌收缩力减弱时，心输出量减少，使心舒期室内压升高，中心静脉压升高，不利于静脉血回流。如右心衰竭病人可因心肌收缩乏力而静脉血回流减少，产生肝脾大、腹水和下肢水肿；而左心衰竭病人则可因肺静脉血回流慢，而产生肺淤血和肺水肿。

2. 重力和体位　静脉血回流受重力和体位的影响较大。当人平卧时，身体各部分血管的位置与心脏基本处于同一水平，失去重力的影响，因此回流速度快。所以水肿病人在平卧后水肿减轻。当人体变换姿势，由蹲而立或由躺而立时，心脏水平以下的静脉血回流减慢，使总的回心血量减少。如长期卧床的病人，静脉管壁紧张度较低，易扩张，加之肌肉无力，挤压作用减弱，所以由平卧位或蹲位突然起立，血流大量淤滞于下肢，从而导致静脉回心血量不足，心输出量减少，动脉血压急剧下降，而出现眼前发黑（视网膜缺血等），甚至晕厥（脑缺血），产生直立性低血压，严重者可致休克。所以对于重病病人、长期卧床病人及体弱多病者不能突然改变体位，防止产生意外。

3. 呼吸运动　吸气时，胸膜腔内负压增大，胸腔静脉和右心房扩张，使中心静脉压降低，与外周静脉压的压力差增大，有利于静脉血回流。呼气时，静脉血回流相对减少，但由于静脉瓣的存在，血液不会倒流。故呼吸运动可促进静脉血回流。

4. 骨骼肌的挤压作用　由于肢体深静脉走行于肌肉中，当骨骼肌收缩时，挤压静脉血管，能促进静脉血回流；而骨骼肌舒张时，在静脉瓣的作用下，能防止血液倒流，同时促进毛细血管血流入静脉使之充盈。所以，骨骼肌节律性的舒缩能挤压静脉血管，加上静脉瓣的协助，具有肌肉泵的作用，从而促进静脉血回流。肌肉泵的这种作用，对于在站立位情况下降低下肢静脉血压和减少血液在下肢静脉内潴留具有十分重要的生理意义。但长期从事站立工作的人（如农民、教师、外科医生等），由于骨骼肌经常处于持续收缩状态，挤压血管，导致静脉血回流受阻，从而使下肢静脉淤血，甚至引起下肢静脉曲张。

总的来说，在整体内静脉血回流量受多种因素影响，其中心脏功能影响最大。

五、微循环

微循环（microcirculation）是指微动脉与微静脉之间的血液循环，它是血液循环系统与组织细胞直接接触的部分，也是血液循环的基本功能单位，能调节局部血液，对组织和细胞的代谢以及功能活动有很大的影响。

典型的微循环由微动脉、后微动脉、毛细血管前括约肌、真毛细血管、通血毛细血管、动静脉吻合支及微静脉7个部分组成（图5-11）。

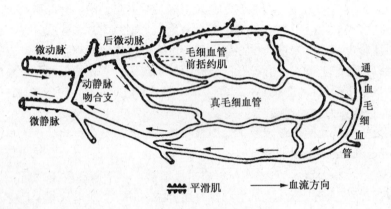

图5-11 肌肉内的微循环示意图

（一）微循环的通路及功能

微循环是血液与组织细胞之间实现物质交换的场所，即向各组织细胞提供营养物质和氧，带走组织细胞的代谢产物和二氧化碳；其次还有调节组织血流分配的功能，并参与维持动脉血压。微循环根据其血流途径及功能的不同而分为3条通路，现分述如下。

1. 迂回通路（circuitous channel） 其血流途径是：血液经微动脉→后微动脉→毛细血管前括约肌→真毛细血管→微静脉。这条通路中的真毛细血管迂回曲折、相互交织成网，故称为真毛细血管网。真毛细血管网与组织细胞接触面广，血流速度很慢，管壁的通透性大，是血液与组织液进行物质交换的主要场所，所以又称营养通路。真毛细血管处于交替性开放状态，其开闭的多少取决于当时该器官的代谢水平。

2. 直捷通路（thoroughfare channel） 其血流途径是：血液经微动脉→后微动脉→通血毛细血管→微静脉。直捷通路直接贯通于微动脉与微静脉，且直而短，由于承受的压力大而经常处于开放状态，血液流动速度较快，所以物质交换甚少。这条通路的主要功能在于使血液迅速通过微循环，经静脉系统回流到心脏，从而保证回心血量。

3. 动静脉短路（arteriovenous shunt） 其血流途径是：血液经微动脉→动静脉吻合支→微静脉。由于微动脉和微静脉之间的压力差大，所以这条通路一旦开放，血流速度将很快，加之动静脉吻合支管壁较厚，又常处于关闭的状态，因此完全不能进行物质交换，故又称非营养性通路。人体皮肤动静脉吻合支较多，当环境温度升高时，此通路大量开放，可增加皮肤的血流量，以促进散热，具有调节体温的作用。在某些病理情况下，如感染、中毒性休克时，动静脉吻合支大量开放，可加重组织缺氧。

（二）微循环血流的调节

正常情况下，微循环的血流量是与组织器官代谢水平相适应的。微循环能随机体代谢的需要而改变其血液量。

微动脉和后微动脉是控制微循环流入量的前阻力血管，称为"总闸门"。在神经、体液因素的调节下，通过血管的舒缩而影响进入微循环的血液量。当交感神经兴奋和去甲肾上腺素等全身缩血管活性物质增多时，可使"总闸门"趋于关闭；局部的舒血管活性物质如组胺等，可使这些血管舒张。毛细血管前括约肌是控制微循环血流分配的"分闸门"，全身性缩血管物质可使其收缩，局部舒血管物质可使其舒张，其中局部体液因素是主要的调节因素。当某处真毛细血管关闭一段时间后，该处将积聚较多的代谢产物，舒血管活性物质增多，从而使该处的毛细血管前括约肌舒张，真毛细血管开放，血流量增多。与此同时，另一部分原先处于开放状态的毛细血管由于代谢产物被清除，使相应的毛细血管前括约肌收缩而关闭，血流量减少。如此反复交替，造成不同部位的真毛细血管交替开闭。平时大部分毛细血管前括约肌收缩，使真毛细血管关闭，当组织代谢水平增高时，局部代谢产物增多，开放的真毛细血管数量将增加，流经微循环的血流量相应增加，以适应组织器官活动的需要。微静脉是微循环的后阻力血管，称为"后闸门"，其舒缩活动可影响微循环的流出量，也主要受神经、体液因素的调节。

如果由于机体受到强烈刺激导致微循环障碍，灌流不足，组织缺血、缺氧，可引起细胞代谢、器官结构和功能的改变，产生以微循环障碍为主的急性循环功能不全，引起休克。

六、组织液的生成与回流

（一）组织液的生成与回流过程

组织液是存在于组织间隙中的液体，它由血浆从毛细血管滤出而形成，是血液与组织细胞进行物质交换的媒介。组织液的不断更新是维持内环境稳态和组织细胞正常新陈代谢的基本条件。由于毛细血管壁具有较大的通透性，所以，血浆中除大分子的蛋白质外，其余成分均可透过管壁而成为组织液，因此，组织液的成分除蛋白质含量很低外，其余都与血浆相同。

毛细血管壁的通透性是组织液生成与回流的基本条件，组织液生成与回流的动力是有效滤过压（effective filtration pressure）。形成有效滤过压的因素有毛细血管血压、组织液胶体渗透压、血浆胶体渗透压和组织液静水压。其中前两项是促进组织液生成的因素，后两项是促进组织液回流的因素。促进生成的力量与促进回流的力量之差，即为有效滤过压。这4项因素中，除毛细血管血压在毛细血管的动脉端到静脉端血压变化较大外，其他3项的数值近似不变。

有效滤过压＝（毛细血管血压＋组织液胶体渗透压）－（血浆胶体渗透压＋组织液静水压）

按上式计算，毛细血管动脉端的有效滤过压为 10 mmHg（＋1.33 kPa），毛细血管静脉端的有效滤过压为－8 mmHg（－1.07 kPa）。在毛细血管动脉端有血浆自毛细血管内滤出生成组织液，在毛细血管静脉端大部分组织液回流入毛细血管；另有一部分组织液进入毛细淋巴管，生成淋巴液，通过淋巴循环再回到血液（图5-12）。

（二）影响组织液生成与回流的因素

正常时，组织液的生成与回流是维持动态平衡的，但一旦此平衡失调，则组织间隙中液

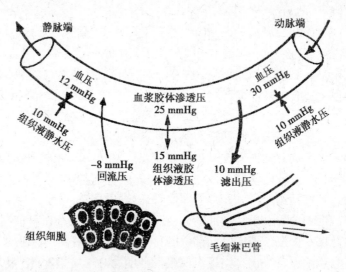

图 5-12　组织液生成与回流示意图

体潴留，引起水肿。当右心衰时，静脉血回流受阻，毛细血管血压升高，有效滤过压升高，使组织液生成增加而引起组织水肿；当蛋白质摄入不足（如营养不良）、合成障碍（如肝脏疾患）、丧失过多（如肾病综合征），均可引起血浆胶体渗透压下降，而导致有效滤过压增高，出现水肿。此外，毛细血管壁通透性增加（如组织炎症时）、淋巴回流受阻（如肿瘤、丝虫病）和组织间隙渗透压增高等情况下也可引起组织水肿。因此，凡能影响有效滤过压形成及淋巴回流等的因素均可影响组织液量的改变。

（三）淋巴循环的功能

由于组织液的生成大于回流，还有 10%～20% 的组织液进入毛细淋巴管，成为淋巴液，通过淋巴循环再返回到血液循环之中。每天生成的淋巴液有 2～4 L。

1. 调节血液容量与组织液量之间的液体平衡　组织液生成大于回流，滤出的组织液有 10%～20% 从毛细淋巴管进入淋巴循环再返回血液。

2. 回收蛋白质　少量滤出的蛋白质不易从毛细血管返回血液，而是通过淋巴循环回收后再返回血液，从而防止组织水肿。

3. 运输脂肪　由小肠吸收的脂肪，80%～90% 经淋巴循环吸收和运输。

4. 防卫和屏障作用　能清除组织中的红细胞、细菌及其他微粒，此作用取决于淋巴结内的巨噬细胞的吞噬作用等。

第三节　心血管活动的调节

心血管的活动能随内、外环境变化而变化，使心输出量与各组织器官的血流量及当时体内代谢水平相适应，并保持动脉血压的相对恒定。完成这一功能，主要依靠神经、体液调节来实现，自身调节亦能发挥一定的作用。

一、神经调节

心脏和血管平滑肌接受自主神经的支配。机体对心血管活动的神经调节是通过种种心血管反射来实现的。神经调节对心血管的作用主要是通过改变心肌收缩力、心率以及血管的口径，从而调节心输出量和各器官组织的血流以适应机体新陈代谢的需要，同时能维持动脉血压的相对恒定。

（一）心脏和血管的神经支配

1. 心脏的神经支配及作用　心脏受心交感神经和心迷走神经的双重支配（图 5-13）。其中，心交感神经对心脏产生兴奋作用，而心迷走神经作用相反。

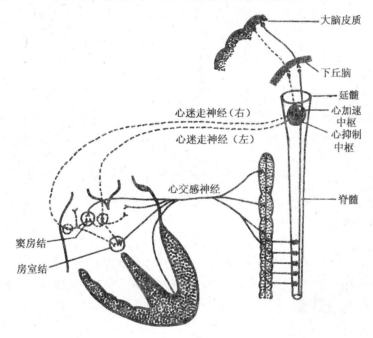

图 5-13　心脏的神经支配

（1）心交感神经：起源于脊髓胸段（T1～T5）侧角，节后纤维支配心传导系统和心房肌、心室肌。当心交感神经兴奋时，通过释放去甲肾上腺素，作用于心脏上的 β_1 受体，提高膜 Ca^{2+} 的通透性，平台期 Ca^{2+} 内流增加，增加窦房结 4 期进行性 Na^+ 内流，使 4 期自动除极速率增快，从而使心脏产生兴奋效应：心率加快、心肌收缩力增强、心脏兴奋传导加速。

（2）心迷走神经：起源于延髓的迷走神经背核和疑核，节后纤维主要支配窦房结、房室结、房室束及其分支和心房肌，少量纤维分布到心室肌。两侧心迷走神经对心脏的支配有所差异：右侧对窦房结的影响占优势（主要影响心率），左侧对房室交界占优势（主要影响传导速度）。当心迷走神经兴奋时，通过释放乙酰胆碱，作用于心脏上的 M 受体，抑制 Ca^{2+} 内流和 Na^+ 内流，增加 K^+ 外流。其主要作用是使心率减慢，心肌收缩力减弱（主要是心房肌），兴奋传导减慢。

2. 血管的神经支配及作用　体内绝大部分血管只受交感神经的单一支配，特别是富含平滑肌的小动脉和微动脉分布最密，包括缩血管神经纤维（vasoconstrictor fiber）和舒血管神经纤维（vasodilator fiber）。

（1）交感缩血管神经：当交感缩血管神经兴奋时，通过释放去甲肾上腺素，作用于α受体，导致血管平滑肌收缩，尤其是小动脉、微动脉，使外周阻力增加，血压升高。体内几乎所有的血管平滑肌都受交感缩血管神经支配，但不同部位的血管其神经分布的密度不同：皮肤血管＞骨骼肌和内脏血管＞冠状血管和脑血管；动脉＞静脉；微动脉最多，而毛细血管前括约肌分布很少。

（2）交感舒血管神经：有少部分血管除受交感缩血管神经支配外，还受交感舒血管神经支配（如骨骼肌）。它通过释放乙酰胆碱，作用于血管壁上 M 受体，引起血管平滑肌舒张。其主要作用是在运动时使肌肉、血管舒张，保证肌肉有足够的血液供应。

（3）副交感舒血管神经：分布于唾液腺、胃肠的外分泌腺、脑膜、外生殖器等处的血管。它通过释放乙酰胆碱，作用于血管壁上 M 受体，引起血管平滑肌舒张。其主要作用是舒张血管，维持局部组织血液量。

（二）心血管中枢

中枢神经系统内调节心血管活动的神经元集中的部位称为心血管中枢（cardiovascular center）。心血管中枢分布在脊髓至大脑皮质的各级水平，其基本中枢位于延髓（包括心抑制中枢、心加速中枢、交感缩血管中枢）。除延髓外，脊髓有调节局部血管反射的低级中枢，在大脑皮质和下丘脑还有调节心血管活动的高级和较高级的中枢。正常情况下，延髓心血管中枢与其他各级中枢相互配合，作为一个完整机构共同完成对心血管活动的精确调节作用。

延髓的心血管中枢的神经元是指位于延髓内心迷走神经元、控制心交感神经和交感缩血管神经活动的神经元，平时这些神经元通过其紧张性活动使心迷走神经、心交感神经和缩血管神经对心血管产生持久的影响。安静时，心迷走神经元活动占优势，使心脏保持低频率活动，减少不必要的消耗；但运动时，控制心交感神经的神经元活动占优势，使心脏活动加强，以适应机体代谢的需要。

（三）心血管反射

体内、外环境的变化，作用于相应的感受器，可反射性地调节心血管活动。主要的反射有：

1. 颈动脉窦、主动脉弓压力感受器反射

（1）反射过程：颈动脉窦、主动脉弓压力感受器反射简称压力感受器反射（baroreceptor reflex）。在颈动脉窦和主动脉弓壁外膜下有压力感受器（bororeceptor），对血管壁的牵拉和机械刺激很敏感。当血压升高时，由于管壁扩张，使压力感受器受到的刺激增强，沿传入神经（窦神经、主动脉弓神经，然后分别经舌咽神经、迷走神经）传到延髓的冲动增多，使延髓心抑制中枢兴奋，心加速中枢抑制；同时，交感缩血管中枢抑制，通过传出神经（心迷走神经、心交感神经和交感缩血管神经）传到效应器，引起心跳减慢，心肌收缩力减弱，心输出量减少，血管扩张，外周阻力下降，导致血压回降。由于这一过程使血压下降，故称为降压反射。其反射过程简单表示如图 5-14 所示：

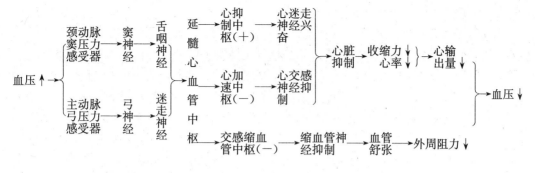

图 5-14 降压反射示意图

当血压下降时，对压力感受器的刺激减弱，传入中枢的冲动减少，对心加速中枢和交感缩血管中枢的抑制作用减弱，心抑制中枢的紧张性降低，降压反射减弱，结果血压又回升。

（2）生理意义及特点：降压反射是典型的负反馈，在调节动脉血压的相对稳定中起着重要的作用。压力感受器对波动在 60～180 mmHg（8.0～24.0 kPa）范围内的血压变化具有调节作用。此外，降压反射对快速波动的血压变化敏感，而对慢性血压变化不敏感。因此，降压反射主要对快速变化的血压调节作用较强。临床上有时通过压迫刺激颈动脉窦的方式，增强心迷走中枢的紧张性，以治疗室上性心动过速。

2. 颈动脉体、主动脉体的化学感受性反射　颈总动脉分叉处和主动脉弓区域，存在特殊的化学感受器（chemoreceptor）颈动脉体和主动脉体。颈动脉体和主动脉体对血液中 Po_2 降低、Pco_2 升高以及［H^+］升高很敏感，可引起感受器兴奋，冲动沿传入神经（窦神经、主动脉神经）传入延髓，主要兴奋延髓呼吸中枢，使呼吸运动加深加快；同时又通过兴奋交感缩血管中枢，使血管收缩，动脉血压升高，所以又称升压反射。此外，通过引起呼吸加深加快，间接引起心率加快，心输出量增加，外周阻力增大，血压升高。

化学感受性反射只对呼吸运动具有经常性调节，平时对心血管活动并无明显调节作用，只是当动脉血压过低［40～80 mmHg（5.3～10.7 kPa）］、窒息、低氧、酸中毒等情况下才发挥较明显的调节作用。

二、体液调节

调节心血管活动的体液因素根据其作用范围大致可分为全身性体液因素和局部性体液因素。全身性体液因素作用范围广泛，主要是肾上腺素、去甲肾上腺素及血管紧张素。局部性体液因素只能在局部发挥作用，主要有组织代谢产物、激肽、组胺、前列腺素等。

（一）全身性体液因素

1. 肾上腺素和去甲肾上腺素　血液中的肾上腺素和去甲肾上腺素主要来自于肾上腺髓质的分泌，两者作用上的异同点主要是由于两者选择的受体不同。其中肾上腺素对 α、β 受体的作用都很强；而去甲肾上腺素主要选择 α 受体，其次才是 $β_1$ 受体。两者都能使心跳加快、加速，心输出量增多，但肾上腺素对心脏的作用强于去甲肾上腺素，通过强心可使血压升高，故临床上常用肾上腺素作为"强心药"。两者对血管的作用也有所不同。肾上腺素既可使皮肤、腹腔脏器的血管收缩，又可使骨骼肌血管、冠状血管扩张，所以总的外周阻力变化不大。去甲肾上腺素能使除冠状动脉外的其他血管收缩，尤其是小血管强烈收缩，外周阻力增大，血压明显升高，尤以舒张压升高为主。因此，临床上可用去甲肾上腺素作为"升压药"。由于去甲肾上腺素的缩血管作用强，血压升高所引起的降压反射效应常可掩盖其直接兴奋心脏的作用而出现心率变慢，故整体作用下去甲肾上腺素可使心率减慢。

2. 血管紧张素　血管紧张素包括血管紧张素Ⅰ、血管紧张素Ⅱ、血管紧张素Ⅲ 3 种。当肾血流量不足时，引起肾近球细胞分泌肾素，作用于肝脏产生的血管紧张素原，使其变成十肽的血管紧张素Ⅰ，然后在肺血管内的血管紧张素转化酶的作用下变成八肽的血管紧张素Ⅱ，在血液和组织中的血管紧张素酶 A 的作用下再失去 1 个氨基酸，成为七肽的血管紧张素Ⅲ。其中血管紧张素Ⅱ可使全身的阻力血管收缩，外周阻力明显增加，容量血管收缩，静脉回心血量增多，随之心输出量也增加，血压升高。血管紧张素Ⅱ的升高效应是去甲肾上腺素的 40 倍。此外，血管紧张素Ⅲ和血管紧张素Ⅱ还可刺激肾上腺皮质分泌醛固酮，具有保钠、保水和排钾的作用，增加血容量，提高动脉血压。

正常情况下，血中的血管紧张素并不多，平时对血压的调节作用不大。只有当血压明显下降、肾血流量不足时，肾素-血管紧张素系统的活动才加强，提高心输出量，升高血压，保证心、脑、肾等重要器官的血液供应，是机体抵抗低血压的一种有效措施。

3. 血管升压素　生理剂量的血管升压素主要提高肾小管和集合管上皮细胞对水的通透性，使尿量减少，故又称抗利尿激素；大剂量血管升压素可使小血管收缩，外周阻力增加，引起动脉血压升高。在禁水、失血、循环血量减少等情况下，血管升压素大量释放，保留体液，升高血压。临床上可用此药治疗消化道或支气管出血疾病。

4. 心房钠尿肽　又称心钠素，是由心房肌合成和释放的肽类物质，具有排钠、利尿、舒张血管、抑制肾素-血管紧张素-醛固酮系统和对抗去甲肾上腺素、减少血容量、降低血压等作用。

（二）局部性体液因素

除上述全身性体液因素外，由组织细胞所产生的某些化学物质，如激肽、组胺、前列腺素以及组织代谢产物，都能使组织微血管扩张，对局部组织和血液循环起一定的调节作用。

近年来，新发现血管内皮细胞产生的内皮素（具有强烈的缩血管作用）、内皮舒张因子（具有舒张血管的作用），对心血管活动具有重要的调节作用，并应用于临床。

1. 激肽释放酶-激肽系统　激肽原在激肽释放酶的作用下分解成激肽。其主要作用是舒张血管，增加血管壁的通透性，降低血压，是体内最强的舒血管局部性体液因素。此外，激肽还能促进肾排钠利尿、致痛和吸引白细胞的功能。因此，激肽在调节局部组织血流量、血液凝固、水盐代谢等方面均有作用。

2. 组胺　广泛存在于组织中。其作用是舒张小动脉、增加局部毛细血管和微静脉的通透性，使组织液生成增加。因此，当局部组织感染时，由于组胺的释放，引起局部水肿。

3. 前列腺素　存在于全身的组织中。其作用为使心率加快、心肌收缩力增强、血管舒张、血压下降。

4. 局部组织代谢产物　其作用是舒张血管，使局部组织血流量增加。因此，当组织代谢增强时，代谢产物则增加，局部血流增多，以适应代谢活动的需要。

第四节　心、肺、脑血流的特点

一、冠脉循环

（一）冠脉循环的解剖特点

1. 起始于主动脉根部的左、右冠状动脉，承受的血压高。

2. 血管垂直穿插通过心肌壁到心内膜，因此，心肌收缩可压迫血管影响血流量。

3. 毛细血管极为丰富，与心肌纤维呈 1∶1，故心肌肥厚时，毛细血管数目不能相应增加，而易发生缺氧。

（二）冠脉循环血流的特点

1. 路途短、血流快、血压高。

2. 血流量大，耗氧量多　冠状动脉的血液供应在安静时占心输出量的 4%～5%，运动时可增加 4～5 倍。心肌活动时的能量来源几乎惟一地依靠有氧代谢，安静状态下心肌的耗氧量在全身各组织中占首位。

心肌代谢过程中产生的代谢产物，可使冠状动脉血管扩张，血流量增加，其中以腺苷的作用最强。心肌代谢活动增强时，代谢产物增加，冠状动脉血流量也增加，以保证心肌活动时的氧供量。所以，冠状动脉血流量主要与心肌代谢水平相适应，从而有利于心脏活动。

3. 毛细血管丰富　平均每一条肌原纤维有一条毛细血管供应，因此心肌和冠状动脉血液之间的物质交换可很快地进行，从而有利于心脏的功能。

4. 周期性波动　心舒期血流量大于心缩期。由于冠状动脉血管的大部分分支深埋于心肌内，心脏每次收缩时将对其内的血管产生压迫，血流阻力大，从而使心缩期血流量减少，仅占心脏供血量的 20%～30%。心舒期虽然主动脉血压下降，但由于心肌舒张，解除了对血管的压迫作用，血流阻力减小，冠状动脉血流增加。左心室壁肌层厚于右心室壁肌层，收缩时对冠状动脉血管的挤压作用更为显著。当心率加快引起心舒张期缩短或主动脉舒张压下降，均可致冠状动脉血流下降。因此，主动脉舒张压的高低和心舒期长短是决定冠状动脉血流的重要因素。

（三）冠脉循环血流的调节

1. 代谢因素　心肌代谢水平与冠状动脉血流量呈正比。心肌代谢增强，局部代谢产物增加（特别是腺苷），血管舒张，冠状动脉血流增加。

2. 神经调节　迷走神经使冠状动脉舒张，但又使心脏活动受抑制，代谢减弱，冠状动脉收缩，以后者占优势。交感神经使冠状动脉收缩，但同时又使心脏活动加强，代谢增强，冠状动脉舒张，以代谢因素占优势。

3. 体液调节　肾上腺素和去甲肾上腺素通过增加心肌代谢活动和耗氧量而使冠状动脉舒张，血管升压素通过收缩冠状动脉血管而使血流减少。

二、肺循环

（一）肺循环血流的特点

肺循环的功能是使血液在流经肺泡时与肺泡气之间进行气体交换，实现摄入氧、排出二氧化碳的作用。肺循环的血流特点有：

1. **血流阻力小，血压低** 肺动脉管壁厚仅为主动脉的 1/3，其分支短而直径大，扩张性较高，因此，血流阻力小，血压低。

2. **肺循环毛细血管处的液体交换** 因肺循环血压低，其毛细血管血压平均为 7 mmHg（0.9 kPa），远低于血浆胶体渗透压，从而有利于肺泡内液体的吸收，保持肺泡内干燥，有利于肺泡气体交换。如左心衰时，肺毛细血管血压升高，有效滤过压增大，使肺泡与肺组织间隙内液体积聚，产生肺水肿。

3. **肺血容量大** 肺血容量约 450 mL，占全身血量的 9%。加上肺血管和肺组织的可扩张性大，故肺部血容量的变动波动范围较大，从而起到储血库的作用。

（二）肺循环血流的调节

1. **神经调节** 交感神经直接使肺血管收缩，血流阻力增大，但同时通过全身血管收缩、血压升高而使肺血流量增加。迷走神经通过释放乙酰胆碱使肺血管舒张。

2. **肺泡气的氧分压** 氧分压下降，肺血管收缩，血流阻力增大。肺泡气二氧化碳分压升高时，低氧引起的血管收缩更明显。

三、脑循环

（一）脑循环血流的特点

1. **血流量大** 占心输出量的 15% 左右。

2. **耗氧量大** 占全身耗氧量的 20%，而且对缺氧的耐受性极差，脑血流量减少可很快引起脑功能障碍。

3. **脑血流量相对稳定** 由于颅腔是固定的，而脑组织、脑血管和脑脊液三者充满颅腔，且相对不可压缩，脑血管的扩缩受到限制，加上其自身调节作用，使脑血流量相对稳定。

（二）脑循环血流量的调节

脑循环血流量主要取决于脑动脉和静脉之间的压力差与脑血管对血流的阻力。

1. **体液因素** 主要是血流中的 CO_2、H^+ 和 O_2。其中 P_{CO_2} 变化对脑血管的舒缩起主要作用。当 CO_2↑、H^+↑或 O_2↓，均可引起脑血管扩张，脑血流增加。

2. **自身调节** 当动脉血压波动在 60～140 mmHg（8.0～18.0 kPa）范围内时，脑血流通过自身调节保持血流量相对恒定。在此范围内，当血压升高，脑动脉收缩，血流阻力增加；反之，脑动脉舒张，血流阻力减小，均可保持脑血流量不变。

（三）血-脑脊液屏障与血-脑屏障

1. **血-脑脊液屏障** 血液与脑脊液之间存在的一种特殊屏障称为血-脑脊液屏障（blood cerebrospinal fluid barrier）。脂溶性物质易通过此屏障，而非脂溶性物质（如离子）则不易通过。

2. **血-脑屏障** 血液与脑组织之间的物质通透屏障称为血-脑屏障（blood brain barri-

er）。此屏障对种种物质有特殊的通透性。脂溶性物质易通透。不同的水溶性物质通透性有较大的区别，如葡萄糖、氨基酸易通透，而离子不易通透。

3. 作用　保持脑组织周围内环境的稳定，防止血流中有害物质侵入脑组织。

〔朱艳平〕

第六章 呼吸功能

机体在新陈代谢过程中，需要不断从外界摄入氧气，排出二氧化碳。这种机体与环境之间的气体交换过程称为呼吸（respiration）。呼吸过程由以下4个相互联系的环节组成。

1. 肺通气 即肺泡与外界环境之间的气体交换。
2. 肺换气 即肺泡与血液之间的气体交换，肺通气与肺换气合称为外呼吸。
3. 气体的运输 即气体在血液中的运输。
4. 组织换气 即组织细胞与血液之间的气体交换，又称内呼吸（图6-1）。

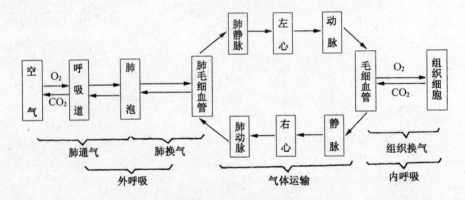

图6-1 呼吸的全过程

机体呼吸活动的完成是由呼吸系统来实现的。呼吸系统的功能主要是从外界摄入氧气供机体代谢所需，同时排出二氧化碳，维持酸碱平衡。当呼吸功能障碍，则可引起机体缺氧和二氧化碳堆积，影响机体新陈代谢正常进行，甚至危及生命。呼吸功能还有赖于血液循环来配合（运输氧气和二氧化碳到达相应的组织器官），共同维持机体正常生命活动。

呼吸系统不仅仅具有呼吸功能，还有许多非呼吸功能，如发音、言语、吸吮和咳嗽等活动需要呼吸活动配合。此外，呼吸系统也参与免疫防御功能和内分泌功能等。

第一节 肺通气

一、呼吸系统的结构特点及功能

呼吸系统由呼吸道和肺两部分组成。

（一）呼吸道

1. 呼吸道黏膜富含黏液细胞和杯状细胞，能分泌黏液，可粘着尘埃、异物。

2. 黏膜上有纤毛，且可向鼻腔方向节律性摆动，将进入呼吸道的异物、尘埃排向鼻腔再清除至体外。

3. 黏膜上有丰富的毛细血管网，对吸入的空气有加温、加湿的作用。

4. 黏膜内有一些感受器，当异物、有害物质进入呼吸道后可刺激感受器引起咳嗽或喷嚏等防御反射。

5. 气管及其分支是由不完全的环状软骨、平滑肌和弹性纤维等组织构成，其收缩可改变呼吸道的口径，因此可调节进入肺泡的气体量。

总之，呼吸道既是传送气体的管道，同时还具有对空气的加温、加湿作用，对机体产生防御和保护作用，以及调节肺通气量。

（二）肺泡与呼吸膜

肺是进行气体交换的器官。其肺泡是气体交换的场所，呼吸膜是肺换气时气体跨越的结构膜。

1. 肺泡　是由上皮细胞构成的半球囊状的小泡。肺泡的数量多，为气体交换提供了很大的交换面积。肺泡上皮细胞有Ⅰ型和Ⅱ型两种细胞，其中Ⅰ型细胞扁平，是构成肺泡的主要细胞，也是实现气体交换的场所；Ⅱ型细胞为分泌细胞，散在地分布于Ⅰ型细胞之间，能合成并分泌一种磷脂类活性物质，称为肺表面活性物质（pulmonary surfactant，又称肺泡表面活性物质），其主要成分是二棕榈酰卵磷脂。

（1）肺表面张力：指一种使肺泡表面缩小的力量，产生于肺泡内的液-气界面（肺泡内壁上的薄层液体与肺泡腔内的气体构成的界面）。由于液体分子之间具有一种相互吸引、力图减小液-气界面的力量，从而使肺泡趋于缩小，使肺内压增加。

（2）肺表面活性物质：分布于液-气界面之间，从而具有降低表面张力的作用。根据 Laplace 定律，P（肺泡内压）$=2T$（表面张力）$/r$（肺泡半径），如果大小肺泡表面张力相等时，则肺泡内压与其半径成反比：小肺泡内压力大，而大肺泡内压力小，则小肺泡气体顺压差进入大肺泡，使大肺泡膨胀、小肺泡萎缩（图 6-2）。但由于肺表面活性物质的存在，且其分布密度与肺泡的半径呈反变，因而能稳定大小肺泡内压，保持肺泡的大小，通过减弱肺表面张力而降低其对肺毛细血管中液体的吸引作用，从而防止液体渗入肺泡，有利于保持肺泡的干燥和肺的呼吸功能。因此，肺表面活性物质具有降低表面张力、稳定大小肺泡内压和防止肺毛细血管内液体渗出的作用。如肺表面活性物质缺乏，则肺表面张力增加，可引起肺不张或肺水肿。

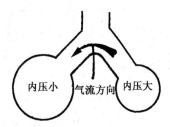

图 6-2　肺表面活性物质稳定
肺内压示意图
大小不同肺泡内压及其
相通时气体流动的方向

2. 呼吸膜　指肺泡内气体交换所跨越的膜性结构。从肺泡腔至肺毛细血管内皮共有 6 层结构（图 6-3）：含有肺表面活性物质的液体层、肺泡上皮细胞层、肺泡上皮基膜层、肺泡与毛细血管之间由胶原纤维和弹性纤维交织成网的间质层、毛细血管基膜层、毛细血管内皮细胞层。但其总厚度不到 1 μm，有的还不到 0.2 μm，且呼吸膜的面积很大，有 60～100 m^2，因此有利于气体交换。

二、肺通气的原理

肺通气（pulmonary ventilation）是指肺泡与外界环境之间的气体交换过程，是由于肺通气的动力克服肺通气的阻力而实现的。

（一）肺通气的动力

根据物理原理，实现肺通气的直接动力是肺内压与大气压之差。当肺内压低于大气压时，外界气体顺压差进入肺泡产生吸气过程；当肺内压高于大气压时，肺泡内气体顺压差呼出体外产生呼气过程。在自然呼吸条件下，此压力差产生于肺的扩缩引起肺容积的变化，但肺不能自主扩缩，其扩缩有赖于呼吸运动。因此，呼吸运动才是实现肺通气的原动力。

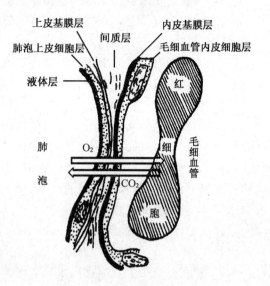

图 6-3　呼吸膜的结构示意图

1. 呼吸运动　由呼吸肌节律性地收缩和舒张，而引起胸廓扩大和缩小的活动称为呼吸运动（respiratory movement），习惯上称为呼吸，它包括吸气动作和呼气动作。

（1）平静呼吸和用力呼吸：根据呼吸的深度不同，将呼吸运动分为平静呼吸（eupnea）和用力呼吸（forced breathing）。人在安静时平稳、均匀的呼吸称为平静呼吸；在劳动或运动时用力而加深的呼吸称为用力呼吸或深呼吸。

当平静吸气时，膈肌收缩，膈顶下移，胸廓上、下径增大（图 6-4），同时肋间外肌收缩，肋骨、胸骨上提，胸廓前后、左右径增大（图 6-5）。由于胸腔容积增大，在胸膜腔负压的偶联作用下，肺也随之扩张，肺内压降低，低于大气压，空气顺气压差经呼吸道进入肺内，产生主动吸气过程；当肋间外肌和膈肌舒张时，胸廓弹性回位，肺随之缩小，肺内压升高，超过大气压，肺内气体经呼吸道顺气压差呼出，产生被动呼气过程。所以，平静呼吸时，吸气是主动的，而呼气是被动的。

用力吸气时，除膈肌和肋间外肌收缩加强外，还有胸锁乳突肌、胸大肌等辅助吸气肌也参加收缩，使胸廓和肺更加扩大，从而使吸气加强。呼气时，除肋间外肌、膈肌等吸气肌舒张外，而且还有呼气肌（肋间内肌、腹肌）参加收缩，使胸廓和肺更加缩小，从而加强呼气。可见用力呼吸时，吸气和呼气均为主动的。

在机体缺氧或二氧化碳增多较严重时，可出现呼吸困难。此时，不仅呼吸加深加快，而且出现鼻翼扇动等，同时主观上也会产生不舒服的困压感。

（2）胸式呼吸和腹式呼吸：根据呼吸的形式不同，将呼吸运动又分为胸式呼吸（thoracic breathing）和腹式呼吸（abdominal breathing）。以肋间肌舒缩为主，表现为胸壁明显起伏的呼吸运动，称为胸式呼吸；以膈肌舒缩为主，引起腹壁明显起伏的呼吸运动，称为腹式呼吸。正常成人为混合型呼吸，通常女性和青年人胸式呼吸占优势，而成年男性和儿童腹式呼吸占优势。但在妊娠晚期、腹水、腹腔肿瘤等疾病时，膈肌活动受限，主要表现为胸式呼吸；而胸膜炎、胸腔积液等病人，因为呼吸运动可使疼痛加重而反射性抑制胸廓的扩缩，

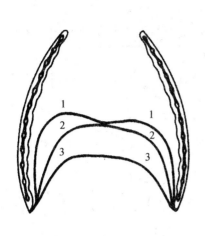
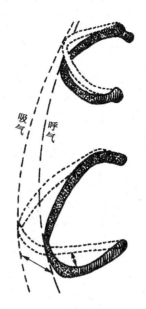

图 6-4 膈肌在呼吸运动中
的位置变化

1. 呼气；2. 安静状态；3. 吸气

图 6-5 呼吸时肋骨位置的变化

此时主要表现为腹式呼吸。

　　（3）呼吸频率：每分钟呼吸运动的次数称为呼吸频率。正常人安静时的呼吸频率为
12～18 次/min，可随年龄、性别、肌肉活动和情绪等的不同而变化。如新生儿呼吸频率比
成人快；运动时呼吸可暂时加快。

　　2. 肺内压（intrapulmonary pressure）　　指肺泡内的压力。肺内压的变化是肺通气的动
力。在呼吸运动过程中，由于肺容积的扩大或缩小，使肺内压呈周期性变化。在呼吸暂停、
声带开放、呼吸道通畅时，肺内压与外界大气压相等。平静呼吸时，吸气之初，肺容积随胸
廓扩大而增加，肺内压下降低于大气压 0.133～0.266 kPa（1～2 mmHg），外界气体随压差
进入肺泡，肺内压也随气体的进入而压力逐渐升高；至吸气末，肺内压与大气压相等，吸气
停止。反之，在呼气时，肺容积随胸廓的缩小而减小，肺内压升高超出大气压 0.133～
0.266 kPa（1～2 mmHg），肺内气体随压力差呼出于体外。随着气体的呼出，肺内压逐渐
下降，至呼气末，肺内压与大气压相等（图 6-6）。由此可见，在呼吸运动过程中，由于肺
内压的周期性变化而造成肺与大气之间的压力差，这一压力差就是推动肺通气的直接动力。
此外，肺内压变化的大小与呼吸运动的深浅、缓急和呼吸道是否通畅等因素有关。

　　3. 人工呼吸　　指用人工方法使胸廓扩大和缩小相交替运动。即人为地造成肺内与大气
之间的压力差，来暂时维持肺通气，以改善机体缺氧状态，促使自主呼吸的恢复。

　　临床上或生活中，遇到呼吸突然停止的病人（如溺水、触电、麻醉过深、煤气中毒等），
可根据呼吸运动的规律，用人工呼吸方法进行抢救。人工呼吸的作用不仅能暂时维持病人的
呼吸，而且还能使节律性呼吸恢复。人工呼吸方法虽然有很多种，但基本原理相似。根据产
生压力差的方法不同，人工呼吸可分为两类。一类是正压吸气式呼吸（正压呼吸），即施用
加压送气到肺内，肺和胸廓扩大，产生吸气，撤除压力后，胸廓回缩而呼气，如口对口人工

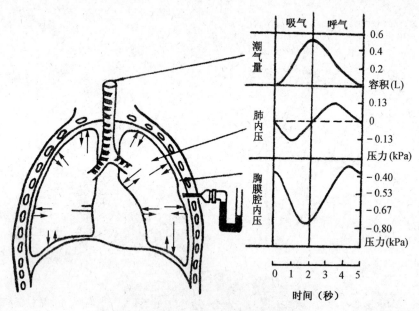

图 6-6　呼吸时肺内压和胸膜腔内压的变化

向外的箭头表示肺内压，向内的箭头表示肺回缩力

呼吸、使用人工呼吸机等。另一类是负压吸气式呼吸（负压呼吸），即人工地使胸廓扩大，使肺内压低于大气压而产生吸气，然后使胸廓缩小而呼气，如举臂压胸法。

（二）胸膜腔内压的形成及意义

胸膜腔是指胸膜脏层与壁层之间形成的一潜在、密闭的腔隙，其内并无气体，只有少量浆液。浆液除起润滑作用和减轻呼吸运动时胸膜脏、壁两层之间的摩擦之外，还可产生内聚力的作用，使胸膜脏、壁两层紧紧贴在一起，从而将胸廓和肺这两个自然容积不相等且具有弹性的组织联系在一起，不易分开，使本身没有扩张能力的肺可随胸廓的运动而运动。

胸膜腔内的压力称为胸膜腔内压（intrapleural pressure）。由于胸膜腔内并无气体，其压力是外界压力与肺回缩力共同形成的。通过用连接检压计的针头刺入胸膜腔直接测量，其压力通常低于大气压，因此，习惯上称为胸膜腔负压，简称胸内负压。

胸廓和肺均是具有弹性的组织器官。但由于出生后，胸廓的生长速度比肺快，加上胸膜腔的作用将肺和胸廓紧紧联系在一起，使肺在正常情况下总处于被动扩张状态，而肺的弹性又驱使肺产生弹性回缩力。所以，胸膜腔实际上受到了两种作用方向相反力的影响：肺内压（使肺泡扩张）与肺的回缩力（使肺泡缩小）。即：

$$胸膜腔内压＝肺内压－肺回缩力$$

正常人在吸气末或呼气末，肺内压等于大气压，因而：

$$胸膜腔内压＝大气压－肺回缩力$$

通常将大气压视为 0，则：

$$胸膜腔内压＝－肺回缩力$$

可见胸内负压主要决定于肺回缩力（由肺泡壁弹性纤维和表面张力产生的使肺泡缩小的力量）。吸气时肺回缩力大，胸内负压值升高，平静吸气末为 $-1.33 \sim -0.665$ kPa（$-10 \sim -5$ mmHg）；呼气时肺回缩力小，胸内负压值减小，平静呼气末为 $-0.665 \sim -0.399$ kPa

（一5～一3 mmHg）（图 6-6）。

胸内负压的意义在于维持肺的扩张状态，使肺内部总能维持一定量的气体，能不间断地与血液进行气体交换；同时，胸内负压也作用于心房、腔静脉和淋巴导管，使之扩张，降低中心静脉压，有利于静脉血和淋巴液的回流。当胸壁外伤或肺组织损伤使胸膜腔密闭性受到破坏时，空气进入胸膜腔内，称为气胸（pneumothorax）。气胸时胸内负压消失，同侧肺叶塌陷而丧失肺通气和肺换气功能，并影响静脉血及淋巴回流，导致呼吸及循环功能障碍，严重时可危及生命。

（三）肺通气的阻力

肺通气的动力需克服其阻力方能实现肺通气。肺通气的阻力包括弹性阻力和非弹性阻力。平静呼吸时，弹性阻力占总呼吸阻力的 70%。

1. 弹性阻力　指弹性组织在外力作用下被变形所产生的对抗变形的力，包括呼吸器官的肺弹性阻力和胸廓的弹性回缩力。弹性阻力的方向总是与使其变形的外力方向相反。

弹性阻力的大小一般用顺应性来表示。顺应性（compliance）是指肺和胸廓在外力作用下扩张的难易程度，当肺和胸廓弹性回缩力增大时，肺和胸廓不易被扩张，则顺应性小；当肺和胸廓弹性回缩力减小时，肺和胸廓易被扩张，则顺应性大。所以顺应性与弹性阻力呈反变关系，即顺应性＝1/弹性阻力。肺和胸廓的顺应性，可用单位压力所引起的容积变化来衡量：

$$顺应性＝容积变化/压力变化（L/kPa）$$

因此，在临床上肺水肿、肺不张、肺纤维化等病理情况下，肺容积变化减小，肺的顺应性则减小，表现为呼吸困难。

肺弹性阻力包括肺表面张力和肺弹性纤维的弹性回缩力，肺回缩力总是使肺泡缩小，故成为吸气的阻力和呼气的动力来源之一。当肺表面活性物质缺乏时，吸气阻力增大而产生肺不张。

2. 非弹性阻力　主要来自气流通过呼吸道时的呼吸道阻力，是肺通气时气体流经呼吸道产生的摩擦阻力。

呼吸道阻力的大小主要决定于呼吸道口径，呼吸道阻力与呼吸道半径的 4 次方成反比。女性呼吸道口径比男性小，故其呼吸道阻力大于男性。当支气管、细支气管的管径缩小时，呼吸道阻力就显著增加。如支气管哮喘病人由于支气管平滑肌痉挛，口径变小，使呼吸道阻力明显增加，从而造成呼吸困难。呼吸道阻力与气流速度成正比，呼吸加快时，呼吸道阻力增大。因此，支气管哮喘采取深而慢的呼吸，使气流速度减慢，以尽量降低呼吸道阻力。

三、肺容量与肺通气量

肺容量（pulmonary volume）是指肺所容纳的气体量。肺通气量是指单位时间内进或出肺的气体总量。肺通气的目的在于实现肺与外界环境之间的气体交换，而肺容量与肺通气量的各项指标测试可反应肺的呼吸功能好坏。

（一）肺容量

在呼吸运动中，肺容量随着进出肺的气量而变化，可用肺量计表进行测量和描记（图 6-7）。

1. 潮气量　每次呼吸时吸入或呼出的气量，称为潮气量（tidal volume，TV）。正常人平静呼吸时潮气量为 400～600 mL，平均为 500 mL。运动时潮气量增加。

2. 补吸气量或吸气储备量 在平静吸气之末再用力吸气所能增加的吸入气量，称为补吸气量（inspiratory reserve volume，IRV）。正常成人为 1500～2000 mL。补吸气量与潮气量之和，称为深吸气量。

3. 补呼气量或呼气储备量 平静呼气末再用力呼气所能增加的呼出气

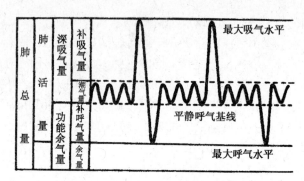

图 6-7　肺容量变化的记录曲线

量，称为补呼气量（expiratory reserve volume，ERV）。正常成人为 900～1200 mL。

4. 肺活量和用力肺活量 用力吸气后再尽力呼气，所能呼出的最大气量称为肺活量（vital capacity，VC），其数值等于潮气量、补吸气量和补呼气量之和。肺活量的大小受性别、年龄、身材大小、呼吸肌强弱以及肺和胸廓弹性等因素影响，故有较大的个体差异。正常成人男性肺活量平均约 3500 mL，女性约 2500 mL。

肺活量反映了肺一次通气的最大能力，在一定程度上可作为肺通气功能的指标，也常作为身体健康指标之一。但由于肺活量测定没有时间限制，所以在临床上某些病人因肺组织弹性降低或呼吸道狭窄时（如肺气肿病人），通气功能已受到影响，而在延长呼气时间后，所测得肺活量仍可在正常范围内。因此，提出了用力肺活量（forced vital capacity，FVC，又称时间肺活量）的概念。它是指单位时间内呼出的气量占肺活量的百分数，即受试者做最大吸气后以最快的速度尽力呼气，分别记录 1、2、3 秒末呼出的气量，计算其所占肺活量的百分数。正常成人第 1、2、3 秒末应分别呼出其肺活量的 83%、96% 和 99%。用力肺活量是一种动态指标，不仅反映肺活量容量大小，而且反映呼吸所遇阻力变化，所以是评价肺通气功能的较好指标。肺组织弹性降低或呼吸道阻力增加等情况的病人，用力肺活量明显下降。

5. 余气量和功能余气量 在最大呼气之后肺仍处于一定的扩张状态，这时肺内残余气量称为余气量（residual volume，RV）。正常成人为 1000～1500 mL，支气管哮喘和肺气肿病人余气量增加。在平静呼气末，肺内尚存留的气量称为功能余气量（functional residual capacity，IC）。正常成年男性约 2500 mL，女性约 2000 mL。肺气肿病人功能余气量增加，肺实变时则减少。功能余气量的生理意义是缓冲呼吸过程中肺泡气的氧和二氧化碳分压过度变化，以利气体交换。

6. 肺总容量 肺所能容纳的最大气量称为肺总容量（total lung capacity，TLC），它等于肺活量加余气量之和。正常成年男性约 5000 mL，女性约 3500 mL。

（二）肺通气量

1. 每分肺通气量 每分钟吸入或呼出肺的气体总量称为每分肺通气量（minute ventilation volume）。每分肺通气量随年龄、性别、身材和活动量的不同而不同。

每分肺通气量＝潮气量×呼吸频率

成人安静时每分通气量为 6～9 L。劳动或运动时，每分肺通气量增加。尽力作深快呼吸时，每分钟所能吸入或呼出的最大气量称为最大通气量（maximal voluntary ventilation）。最大通气量一般可达 70～120 L。最大通气量与每分平静通气量之差，可反应通气储备能力的大小。正常人的肺通气功能具有较大的储备能力，通气储量可达 93% 以上，如少于 70% 则表示通气功能不良。

$$通气储量百分比=\frac{最大通气量-每分平静通气量}{最大通气量}\times100\%$$

2. 肺泡通气量　每分钟进入肺泡的新鲜空气量称为肺泡通气量（alveolar ventilation volume），也是能够进行气体交换的有效通气量。呼吸时，每次吸入的新鲜空气，一部分留在上呼吸道至呼吸性细支气管以前的呼吸道内，一部分进入肺泡。但只有进入肺泡内的空气才能与血液进行气体交换，而存留于呼吸道内的气体是不能进行气体交换的。这一段不能进行气体交换的呼吸道容积称为解剖无效腔（anatomical dead space），其容量约 150 mL。故：

$$肺泡通气量=（潮气量-无效腔气量）\times呼吸频率$$

改变潮气量和呼吸频率，可以对每分肺通气量和肺泡通气量产生不同的影响。在一定范围内深而慢的呼吸比浅而快的呼吸效率为高，浅而快的呼吸对机体不利，适当的深而慢的呼吸可增大肺泡通气量（表 6 - 1）。

表 6 - 1　　　　不同呼吸频率和潮气量时的肺通气量和肺泡通气量

	呼吸频率 （次/min）	潮气量 （mL）	肺通气量 （mL/min）	肺泡通气量 （mL/min）
平静呼吸	12	500	6000	4200
深慢呼吸	6	1000	6000	5100
浅快呼吸	24	250	6000	2400

经常进行体育锻炼，可使呼吸肌的收缩力量加强，扩大胸廓活动范围，使参与呼吸作用的肺泡数量增大。在剧烈运动时主要以增加呼吸深度的方式提高肺通气量，以满足机体对氧气的需要，从而适应较大的运动量；同时，经常进行体育锻炼，尤其是在冬季坚持锻炼，还能增进呼吸系统适应气温变化的能力，对抵抗呼吸道的传染病有重要意义。

第二节　气体的交换和运输

气体交换是指肺泡与血液之间以及血液与组织液之间的气体交换过程，气体由肺泡到组织或由组织到肺泡都必须经过血液运输。

一、气体交换

（一）气体交换的原理

气体交换包括肺换气和组织换气，两处交换的原理一样，即以扩散方式进行。气体分子不停地进行着无定向的运动，其结果总是从分压高处向分压低处发生净移动，这一过程称为气体扩散。单位时间内气体扩散的容积称为气体扩散速率（diffusion rate, D）。下列因素可影响气体扩散速率：

1. 气体的分压差　混合气体中，某种气体分子运动所产生的压力为该气体的分压。两个区域之间的某气体分压的差值，称为气体的分压差，它是气体扩散的动力，分压差大，扩散速度快。

$$气体分压＝混合气体总压力×该气体的容积百分比$$

据测算，肺泡气、静脉血、动脉血和组织内的氧和二氧化碳分压各不相同（表 6-2）。

表 6-2 　　　　　　　　　空气、肺泡气、血液及组织中各种气体的分压　　　　　　　　　kPa

	空　气	肺泡气	静脉血	动脉血	组　织
P_{O_2}	21.2	13.9	5.3	13.3	4.0
P_{CO_2}	0.04	5.3	6.1	5.3	6.7
P_{N_2}	79.6	75.8	76.4	76.4	76.4
H_2O	0.5	6.3	6.3	6.3	6.3
合计	101.3	101.3	94.1	101.3	93.4

由表 6-2 可见，肺泡气、血液和组织内的 P_{O_2} 和 P_{CO_2} 各不相同，彼此间存在着分压差，从而确定了血液流经肺泡和组织时 O_2 和 CO_2 的扩散方向。

2. 气体的分子量和溶解度　气体扩散速率与溶解度成正比、与分子量的平方根成反比，质量轻、溶解度大的气体扩散速度快。正常时肺泡气与静脉血之间的 O_2 与 CO_2 的分压差之比为 10∶1，溶解度之比为 1∶24，分子质量平方根之比为 1∶1.14。综上所述，CO_2 扩散速度是 O_2 扩散速度的 2 倍。

3. 气体扩散距离和面积　扩散速率与气体交换面积成正比，与气体扩散距离成反比。

（二）气体交换过程

1. 肺换气过程　来自肺动脉的静脉血流经肺泡时，由于肺泡气中氧分压高于静脉血，而二氧化碳分压低于静脉血，因此 O_2 自肺泡向静脉血扩散，而 CO_2 自静脉血向肺泡扩散，通过交换，使静脉血变成了动脉血。

$$肺泡 \underset{CO_2}{\overset{O_2}{\rightleftharpoons}} 肺毛细血管（静脉血）\longrightarrow 动脉血$$

2. 组织换气过程　由于组织中的氧分压低于动脉血，而二氧化碳分压高于动脉血，因此，O_2 自动脉血向组织细胞扩散，而 CO_2 自组织细胞向动脉血中扩散，通过交换，使动脉血又转为静脉血。

$$组织 \underset{O_2}{\overset{CO_2}{\rightleftharpoons}} 组织毛细血管（动脉血）\longrightarrow 静脉血$$

由此可见，血液在通过肺循环中的肺泡毛细血管时，不断获得 O_2 而排出 CO_2；通过体循环中的组织毛细血管时，不断释放 O_2 而带走 CO_2（图 6-8）。

（三）影响肺换气的主要因素

1. 气体扩散速度　气体扩散速度与气体分压差和溶解度成正比，与气体分子质量的平方根成反比。CO_2 扩散速度比 O_2 快，所以肺换气障碍时，缺 O_2 往往比 CO_2 潴留明显。

2. 呼吸膜的面积和厚度　呼吸膜是肺换气的场地，呼吸膜面积与交换速率成正比，而厚度与交换速率成反比。安静状态下，呼吸膜的扩散面积为 40 m^2；运动时，因肺毛细血管开放数目和程度增大，扩散面积可大大增加，说明呼吸膜扩散面积有很大的储备能力。呼吸膜厚度非常薄，从而有利于肺换气过程。任何因素减少呼吸膜面积（如肺气肿）或增加其厚度（如肺纤维化），都将使气体交换效率下降。

3. 通气/血流比值（ventilation/perfusion ratio） 指每分肺泡通气量与每分肺血液量的比值。正常成人安静时每分肺泡通气量为 4.2 L，每分肺血液量为 5 L，通气/血流比值则为 0.84，此时肺换气效率最高。当肺泡通气量减少时，比值＜0.84（增加了功能性动静脉短路）；当肺血流减少时，则比值＞0.84（增加了肺泡无效腔），均可导致肺换气效率下降。

二、气体的运输

O_2 和 CO_2 在血液中的运输形式有物理溶解和化学结合两种。物理溶解的量虽然很少，但它是化学结合和释放的先决条件。因为在肺或组织进行气体交换时，进入血液的 O_2 和 CO_2 都是先溶解，再出现化学结合；O_2 和 CO_2 从血液释放时，也是溶解的先逸出，分压下降，结合型再分离出来补充物理溶解的气体。此外，这部分物理溶解的气体所形成的分压，在呼吸的化学性调节中发挥重要的作用。

（一）氧的运输

1. 氧气运输形式（图 6-9）

（1）物理溶解：动脉血氧分压在 13.3

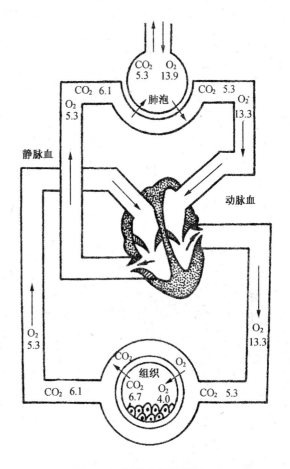

图 6-8 气体交换示意图
单位：kPa

kPa（100 mmHg）时，每 100 mL 动脉血中溶解的 O_2 仅 0.3 mL，约占血液运输 O_2 总量的 1.5%。物理溶解的量与气体的分压成正比。

（2）化学结合：即 O_2 和血红蛋白（hemoglobin，Hb）中 Fe^{2+} 的化学结合，形成氧合血红蛋白（Hb O_2），由于 Fe^{2+} 与 O_2 结合后仍保持二价铁的状态，因而该反应是氧合（oxrgenation）作用，而不是氧化（oxidation）。正常成人这种运输形式占总量的 98.5%。

Hb 能与 O_2 迅速结合成 Hb O_2，Hb O_2 又可解离释放出 O_2，成为还原血红蛋白或称脱氧血红蛋白。这种快速、可逆的反应不需酶催化，其主要取决于血液中的氧分压。当血液流经氧分压高的肺部时，Hb 与 O_2 结合形成 Hb O_2；而当血液流经氧分压低的组织时，则 Hb O_2 迅速解离，释放出 O_2 成为脱氧血红蛋白。即：

$$Hb + O_2 \underset{\text{氧分压低（组织）}}{\overset{\text{氧分压高（肺）}}{\rightleftharpoons}} Hb\ O_2$$

氧合血红蛋白 Hb O_2 呈鲜红色，动脉血中 Hb O_2 较多，所以动脉血呈鲜红色。脱氧血红蛋白（Hb）呈紫蓝色，静脉血中 Hb 较多，因此静脉血呈暗红色。当体表浅毛细血管内的血液中含 Hb 达 50 g/L 以上时，皮肤、黏膜和指甲床呈现浅蓝色，称为发绀（cyanosis）。发绀通常是缺氧的指征之一，但在严重贫血病人，其 Hb 少于 50 g/L 时，虽无发绀但却有缺氧症状；而红细胞数增多或血红蛋白异常升高时，也可能显示出发绀，但并不一定缺氧；煤气中毒病人有缺氧，但无发绀。此外，当皮肤血液流速减慢或停滞时，由于血液中氧大多数被摄取利用，局部也可呈现出发绀现象。假如血红蛋白中 Fe^{2+} 被氧化成 Fe^{3+}，则称为高铁血红蛋白。它丧失运氧能力，呈暗蓝色，故也可引起发绀。

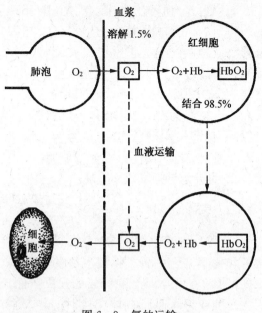

图 6-9　氧的运输

2. 氧解离曲线　100 mL 血液中，Hb所能结合的最大氧量称为 Hb 的氧容量（oxygen capacity），此值主要受 Hb 浓度的影响；而 Hb 实际结合的氧量称为 Hb 的氧含量（oxygen content），此值可受 P_{O_2} 的影响。Hb 氧含量占氧容量的百分比称为 Hb 的氧饱和度（oxygen saturation）。P_{O_2} 与 Hb 氧饱和度关系之间的曲线称为氧解离曲线（oxygen dissociation curve）。

氧解离曲线反应在不同 P_{O_2} 下，O_2 与 Hb 的分离和结合情况。曲线呈 S 形，各段的特点如下（图 6-10）：

（1）氧解离曲线上段：曲线较平坦，相当于 P_{O_2} 在 7.98～13.3 kPa（60～100 mmHg）。表明 P_{O_2} 的变化对 Hb 氧饱和度影响不大。如动脉血 P_{O_2} 从 13.3 kPa（100 mmHg）下降到9.31 kPa（70 mmHg），而 Hb 氧饱和度只从 97.4％下降到 94％。因此，机体在吸入气或肺泡气 P_{O_2} 较明显下降时（如在高原、某些呼吸系统功能障碍时），只要 P_{O_2} 不低于 7.98 kPa（60 mmHg），Hb 氧饱和度仍能保持在 90％以上。这种曲线的特点有利于肺泡处氧气的摄入。

（2）氧解离曲线下段：曲线较陡，相当于P_{O_2} 在 5.32～7.98 kPa（40～60 mmHg）。表明 P_{O_2} 的变化对 Hb 氧饱和度影响很大。P_{O_2} 只要稍有下降，则 Hb 氧饱和度则明显降低，将释放更多的氧以供组织利用。这种曲线的特点有利于组织处氧气的供给。组织代谢增强时，产生的某些物质可促进 Hb 氧饱和度更进一步下降，为组织的代谢活动提供更多的氧。

氧解离曲线的特点既可促进肺毛细血管血液的氧合，又有利于组织毛细血管血液释放氧。代谢加强时，Hb 氧饱和度下降，能满足代谢的需要而释放更多的氧。

影响氧解离曲线的因素主要是血液中的P_{CO_2}、pH 值和温度。当 P_{CO_2}↑、pH↓、体温

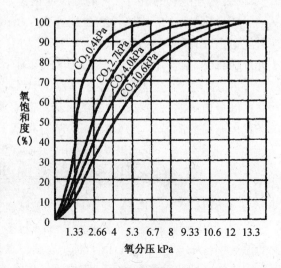

图 6-10　氧解离曲线

升高，使曲线右移，血氧饱和度降低，有利于氧的释放；反之，曲线左移，血氧饱和度增加，$Hb\,O_2$ 形成增多。

（二）二氧化碳的运输

1. 物理溶解　正常成人每 100 mL 静脉血中 CO_2 含量约 53 mL，其中物理溶解的 CO_2 仅 5 mL，约占 5%。

2. 化学结合　CO_2 化学结合的形式有：氨基甲酸血红蛋白和碳酸氢盐两种。

（1）氨基甲酸血红蛋白（carbaminohemoglobin）：约占 CO_2 运输量的 7%。但因为其解离速度快，故从肺排出的 CO_2 有 17.5% 来自于氨基甲酸血红蛋白释放。

此反应迅速、可逆，亦不需要酶的参与。即：

$$CO_2 + Hb\,NH_2 \underset{\text{在肺}}{\overset{\text{在组织}}{\rightleftharpoons}} Hb\,NHCOOH$$

当血液流经组织时，$Hb\,O_2$ 解离释放 O_2，去氧的 Hb 则与进入红细胞的 CO_2 结合生成氨基甲酸血红蛋白，同时 Hb 可与 H^+ 结合而促进反应向右进行；当血液流经肺时，$Hb\,O_2$ 生成增多，氨基甲酸解离释放 CO_2 和 H^+，促进反应向左进行。因此，调节此反应的主要因素是氧合作用。

（2）碳酸氢盐：约占 CO_2 运输量的 88%。当血液流经组织时，CO_2 扩散至毛细血管内，使血浆中的二氧化碳分压升高，CO_2 很快透入红细胞内，在碳酸酐酶的作用下，可迅速与水分子反应生成碳酸（H_2CO_3），碳酸又迅速解离为氢离子（H^+）和碳酸氢根（HCO_3^-），这样 CO_2 不断进入红细胞，使 HCO_3^- 浓度不断增加。由于红细胞膜对负离子容易通透，因此 HCO_3^- 除一小部分在红细胞内形成碳酸氢钾外，其余大部分扩散入血浆，与血浆中 Na^+ 结合成碳酸氢钠而被运输。为保持电平衡，血浆中的 Cl^- 则向红细胞膜内转移，以恢复红细胞膜两侧正、负离子的平衡，此现象称为氯离子转移。这一化学结合过程是可逆的，当血液流经肺部时，由于肺泡内二氧化碳分压低，上述反应即按相反方向进行。（图6-11）

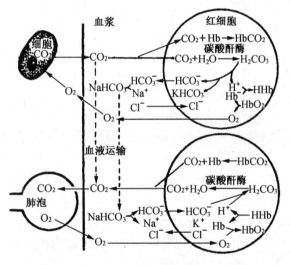

图 6-11　二氧化碳的运输

血红蛋白不但能与氧气、二氧化碳结合，还与一氧化碳（CO）有更大的亲和力，比 O_2 与 Hb 的亲和力大 210 倍，而且结合后不易分离。所以当吸入气中的 CO 浓度升高后，CO 就迅速与 Hb 结合，使之失去与 O_2 结合的能力，这样机体的组织细胞得不到氧气的供应而产生功能障碍。这种病人往往会出现头晕、眼花、恶心呕吐、全身乏力、嘴唇呈樱桃红色等症状和体征，严重时会出现昏迷甚至死亡，称为一氧化碳中毒（即煤气中毒）。煤炭在燃烧后会产生 CO，尤其是在供氧不足时产生的 CO 更多。因此，冬天用煤炉取暖时应注意保持室内的通风，并且要装烟囱，防止煤气中毒。遇到煤气中毒的病人，应立即转移至空气流通处；如果病人停止了呼吸，可进行人工呼吸。

第三节　呼吸运动的调节

正常的呼吸运动是吸气与呼气交替进行的节律性活动，昼夜不停，其深度和频率随体内、外环境条件的改变而改变，以适应机体代谢的需要。这是一种非意识性节律活动，受呼吸中枢的调节。此外，呼吸肌属于骨骼肌，在清醒状态下，呼吸运动可受大脑皮质的意识性控制。因此，呼吸运动除了具有自主性外，还有一定的随意性。

一、呼吸中枢

在中枢神经系统内产生和调节呼吸运动的神经细胞群，总称为呼吸中枢。它们分布在大脑皮质、间脑、脑干和脊髓等部位，对呼吸运动具有不同层次的调节作用。

（一）脊髓

脊髓前角的呼吸运动神经元发出膈神经和肋间神经支配膈肌和肋间肌的活动。但在脊髓与延髓断离后，呼吸运动立即停止。这说明节律性呼吸运动不是在脊髓产生，脊髓只实现了上位脑与呼吸肌的联系，并整合某些呼吸反射的初级中枢。

（二）延髓呼吸中枢

动物实验表明，在延髓与脑桥的交界处横断脑干，动物仍能保持一定节律性的呼吸运动，这说明呼吸运动的基本中枢在延髓。

在延髓呼吸中枢内，与呼吸运动有关的神经元主要可分为两组。一组与吸气有关，称为吸气神经元（IN）；另一组与呼气有关，称为呼气神经元（EN）。吸气神经元与呼气神经元之间，其功能表现为交互抑制的关系，从而共同调节着呼吸运动。但是，仅保留延髓的动物，其呼吸运动节律很不规则，不能满足机体代谢的需要，这说明呼吸节律还需依靠延髓以上神经中枢参与。

（三）脑桥呼吸中枢

脑桥有呼吸调整中枢，它可抑制延髓的吸气活动，防止吸气过长、过深，促进吸气转为呼气。动物实验证明，保留脑桥与延髓正常联系的动物，可维持正常的呼吸节律，说明正常呼吸节律是延髓和脑桥呼吸中枢共同作用的结果。

（四）高位中枢对呼吸运动的调节

延髓、脑桥等呼吸中枢的活动，常受到间脑、大脑皮质等高位中枢的影响。在大脑皮质的控制和精确调节下，人体可在一定限度内有意识地控制呼吸的深度和频率，如做短时间的屏气或加速、加深呼吸。此外，如讲话、唱歌等都需要呼吸运动的配合。

二、呼吸运动的反射性调节

呼吸节律虽然产生于脑，但其活动可接受各种感受器传入冲动，通过反射而调节呼吸运动，使之深度和频率发生改变。现简述其中一些重要的反射。

（一）肺牵张反射

由肺的扩大或缩小引起的反射性呼吸运动变化，称为肺牵张反射（pulmonary stretch reflex），包括肺扩张反射和肺萎陷反射，以前者比较重要。

吸气时肺扩张达到一定程度时可刺激位于支气管和细支气管平滑肌内的肺牵张感受器，使之兴奋，冲动经迷走神经传入到延髓呼吸中枢，使吸气切断而转为呼气，加速了吸气和呼气的交替，从而使呼吸频率加快。因此，剪断双侧迷走神经后，吸气时间延长、加深，呼吸变得深而慢，这是由于失去了肺牵张反射调节的缘故。呼气时，肺缩小，对牵张感受器的刺激减弱，传入冲动减少，使之作用减弱，吸气中枢兴奋，再次产生吸气，开始一个新的呼吸周期。

肺扩张反射的意义在于使吸气及时转为呼气，防止吸气过深过长，从而调节呼吸的深度和频率。在成人由于肺扩张反射的敏感性较低，平静呼吸时，肺扩张反射一般不参与呼吸运动的调节，而在深呼吸时、初生婴儿和某些肺部病理情况下此反射才有较明显的作用。

肺萎陷反射是指肺萎陷而引起的吸气活动的反射，但一般在较大程度的肺萎陷时才出现，平静呼吸时并不参与调节，在深吸气和肺不张等情况下才可能起一定的作用。

（二）化学感受性反射

血液中化学成分的改变，尤其是氧分压、二氧化碳分压以及氢离子浓度的改变，都可直接或间接地影响呼吸中枢的活动，反射性地调节呼吸运动的深度和频率。

化学感受器包括外周化学感受器（颈动脉体和主动脉体，又称颈动脉小球和主动脉小球）和中枢化学感受器（延髓的化学敏感神经元）。

1. CO_2 对呼吸的调节　　CO_2 是维持呼吸中枢正常兴奋性和促进呼吸的一种最重要的体液因素。如人作过度通气，CO_2 排出过多时，使血液中二氧化碳分压过低，可引起呼吸暂停，待 CO_2 回升后，才恢复正常呼吸。临床上给某些病人吸氧时，要混入一定量的 CO_2（5%），有助于氧气的吸入，当吸入气中 CO_2 浓度过高（>7%）时，肺通气量并不能随之按比例上升，肺泡气和动脉血二氧化碳分压将明显升高，可出现不安、头痛和头晕等症状。当吸入气中 CO_2 含量超过 15% 时，可出现意识丧失；超过 20% 时出现惊厥，进而呼吸中枢麻痹而死亡。

当血液中二氧化碳分压在一定范围内升高时，通过两条途径使呼吸中枢兴奋：一条是通过刺激外周化学感受器，另一条是刺激中枢化学感受器再兴奋呼吸中枢，反射性地引起呼吸加深加快，使肺通气量增加。其中后者是 CO_2 对呼吸调节的主要途径。但 CO_2 对中枢化学感受器的作用是通过 H^+ 而产生的，中枢化学感受器的生理性刺激是脑脊液和局部细胞外液中的 H^+。CO_2 能迅速通过血-脑屏障，使化学感受器周围细胞外液中的 H^+ 浓度升高，刺激中枢化学感受器而引起呼吸中枢兴奋。

2. 缺氧对呼吸的调节　　缺氧对延髓呼吸中枢的直接作用是抑制，而通过外周化学感受器的反射作用却是兴奋，使呼吸加强加快。当轻度缺氧时，以外周化学感受器间接兴奋作用为主，可反射性地引起呼吸加深加快；但是当严重缺氧时，来自外周化学感受器的冲动，对抗不了缺氧对呼吸中枢的抑制作用，于是呼吸减弱，甚至停止。

3. H^+ 对呼吸的调节　　血液中的 H^+ 因其难以通过血-脑屏障而主要刺激外周化学感受器，反射性地使呼吸加强。临床上酸中毒病人，出现呼吸加强的现象，也说明了 H^+ 浓度增高有兴奋呼吸的作用。

（三）防御性呼吸反射

防御性呼吸反射包括咳嗽反射（cough reflex）和喷嚏反射。当呼吸道黏膜受到机械和化学刺激时，可引起防御性呼吸反射，以清除异物，避免其进入肺泡。

1. 咳嗽反射　当机械或化学刺激作用于呼吸道感受器时所触发的一系统反射效应，称为咳嗽反射。它是最重要的防御性呼吸反射，其感受器位于喉、气管和支气管的黏膜。咳嗽时，先是短促或深吸气，接着声门紧闭，呼气肌强烈收缩，肺内压和胸膜腔内压急速上升，然后声门突然打开，由于气压极大，气体便以极高的速度从肺内冲出，将呼吸道内异物或分泌物排出。因此，咳嗽反射具有防御作用。但剧烈咳嗽时，因胸膜腔内压显著升高，可阻碍静脉回流，使静脉压和脑脊液压升高，而且过于强烈的咳嗽也可损伤肺组织，此时，应及时终止异常咳嗽反射。

2. 喷嚏反射　类似于咳嗽反射，其感受器位于鼻黏膜。当鼻黏膜受到刺激时，反射性引起腭垂下降，舌压向软腭，呼出气体主要从鼻腔喷出，以清除鼻腔中的刺激物。

〔朱艳平〕

第七章　消化系统的功能

人体在新陈代谢过程中，除需要氧气外，还必须有足够的营养物质，新陈代谢才能正常进行。食物是人体获得营养物质的来源，食物中除水、无机盐及大多数维生素可直接被吸收利用外，蛋白质、脂肪和糖类等物质都是结构复杂的大分子有机化合物，必须在消化道内经加工分解，使之成为小分子物质，才能被消化道黏膜吸收，供组织细胞新陈代谢利用。

肝脏是人体内体积最大和具有多种重要代谢功能的实质性器官。它参加体内大部分的物质代谢，故有体内"物质代谢中枢"或"人体化学工厂"之称。如体内非营养性物质的生物转化、胆汁酸及胆色素的代谢都是在肝内完成的，而且还是机体三大有机物质、维生素及激素代谢的重要场所。

第一节　概　　述

一、消化与吸收的概念及方式

（一）消化与吸收的概念

食物在消化道内的分解过程，称为消化（digestion）；消化后的食物成分，通过消化道黏膜进入血液和淋巴的过程，称为吸收（absorption）。消化和吸收是两个紧密联系、相辅相成的过程。未被消化和吸收的食物残渣在大肠内形成粪便，最后经消化道末端排出体外。

（二）消化的方式

消化的方式包括机械消化（mechanical digestion）和化学消化（chemical digestion）两种方式。机械消化是指通过消化道肌肉的舒缩活动，将食物磨碎，使食物与消化液充分混合，并推动食物向下段消化道移动的过程；化学消化是指通过消化腺分泌的消化液对食物的化学分解过程。两种方式紧密联系，共同完成消化功能。

二、消化道平滑肌的特性

消化道的运动是由消化道肌肉完成的。整个消化道除口腔、咽、食管上段及肛门外括约肌是骨骼肌外，其余部分都是平滑肌。消化道平滑肌与其他肌肉一样，具有兴奋性、传导性和收缩性，但还有其自身的特性。

（一）消化道平滑肌的一般特性

1. 兴奋性低、收缩缓慢　消化道平滑肌的兴奋性较骨骼肌低，收缩的潜伏期、收缩期和舒张期都较骨骼肌长，即收缩缓慢。

2. 伸展性大　消化道平滑肌能适应实际需要而舒张伸展，最长时可比原长度增加 2~3 倍。这一特性的生理意义在于使中空性消化器官特别是胃容纳大量食物，而不发生明显的压力变化和运动障碍。

3. 紧张性　消化道平滑肌经常保持一种微弱的持续的收缩状态，称为紧张性（tonicity）。它的生理意义在于：①维持消化道内的一定基础压力和保持胃肠一定形状和位置；②是平滑肌产生各种运动的基础。

4. 自动节律性　消化道平滑肌离体后放置在适宜的环境中，仍能进行良好的节律性收缩和舒张，但收缩节律不如心肌规则，频率也较慢。

5. 对某些理化刺激的敏感性　消化道平滑肌对牵拉、化学和温度等刺激敏感，如微量的乙酰胆碱可引起强烈的收缩，微量的肾上腺素则使它舒张。但消化道平滑肌对电刺激不敏感。

（二）消化道平滑肌的电生理特性

1. 静息电位　消化道平滑肌细胞的静息电位为 $-60\sim-55$ mV。静息电位的形成主要与 K^+ 外流有关。

2. 基本电节律　消化道平滑肌能在静息电位基础上，产生一种缓慢的节律性自动除极波，称为慢波（slow wave）或基本节律（basal electric rhythm，BER）。这种慢波可能是肌源性的。有人认为与细胞膜上生电性钠泵活动的周期性变化有关。其波幅为 5~15 mV，持续时间为 1~4 秒。在消化道不同部位，频率不同。如胃为 3 次/min，十二指肠为 11~12 次/min，回肠末端为 8~9 次/min。

3. 动作电位　平滑肌的动作电位发生在慢波的基础上。当慢波除极达到阈电位时即可触发动作电位，引起平滑肌收缩。消化道平滑肌动作电位主要由 Ca^{2+} 内流引起，而 Na^+ 内流的影响较小。

上述慢波、动作电位和肌肉收缩的关系是：在慢波的基础上产生动作电位，动作电位触发平滑肌收缩。因此，慢波是平滑肌的起步电位，是平滑肌收缩节律的控制波。

三、消化腺的分泌功能

消化道的各部都存在许多消化腺。如在口腔内有唾液腺，胃内有胃腺，小肠内有小肠腺，大肠内有大肠腺。此外，胰腺和肝脏也是两个重要的消化腺。这些消化腺所分泌的消化液均进入消化道内，对食物进行化学性消化。不同的消化腺分泌不同的消化液，各种消化液具有其特殊的化学组成，因而各有不同的作用。

正常成人每天由消化腺分泌的消化液总量达 6~8 L，其主要成分是水、无机盐和有机物。在有机物中最重要的是各种消化酶，其次是黏液。总的来说，消化液具有以下几方面作用：①稀释食物使之与血浆渗透压相等，以利吸收；②形成一定的酸碱环境，以适应消化酶分解作用的需要；③水解结构复杂的食物，使之便于吸收；④保护消化道黏膜，防止物理性和化学性损伤；⑤稀释干稠食物，形成流态，以便在消化道内运送。

四、消化功能的调节

（一）胃肠道的神经支配与作用

整个消化道除口腔、食管上端及肛门外括约肌受躯体运动神经支配外，其余部分受交感和副交感神经双重支配（图7-1）。

1. 副交感神经 支配消化器官的副交感神经来自迷走神经和盆神经。迷走神经支配从胃至横结肠部分，盆神经支配结肠其余部分。副交感神经的节前纤维终止于内在神经丛的节细胞，再由节细胞发出节后纤维支配消化道平滑肌和消化腺。副交感神经通过节后纤维释放乙酰胆碱，引起胃肠运动增强、消化腺分泌和括约肌舒张。

2. 交感神经 支配消化器官的交感神经节前纤维起始于脊髓 T1～L5 节段的灰质侧角，在腹腔神经节和肠系膜下神经节换元后发出节后纤维，支配胃、小肠、结肠各部。交感神经通过节后纤维释放去甲肾上腺素，抑制胃肠运动和消化腺分泌，但使括约肌收缩。

3. 内在神经丛 胃肠的内在神经丛又称壁内神经丛，包括肌间神经丛和黏膜下神经丛。内在神经丛由许多神经节细胞和神经纤维构成。它们相互交织成网，形成丛状结构。内在神经丛有感觉神经元、运动神经元和中间神经元，形成一个完整的局部反射系统（图7-2）。在整体情况下，外来神经对内在神经丛具有调控作用，但去掉外来神经，仍可形成局部反射，引起消化道运动和消化腺分泌。

此外，内在神经丛中还存在一种肽能神经，其末梢释放的递质可能是肽类物质，如舒血管肠肽、P物质、脑啡肽等。肽能神经的作用主要是舒张平滑肌、舒张血管和加强小肠、胰腺的分泌活动。目前认为，胃的容受性舒张、机械刺激引起的小肠血管充血等，均为该神经兴奋释放舒血管肠肽所致。

（二）胃肠的内分泌功能

胃肠道黏膜层内，不仅存在多

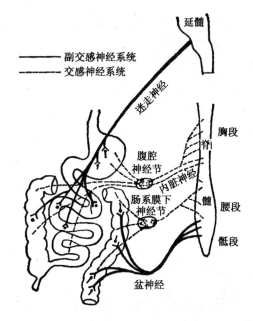

图7-1 胃肠的神经支配示意图

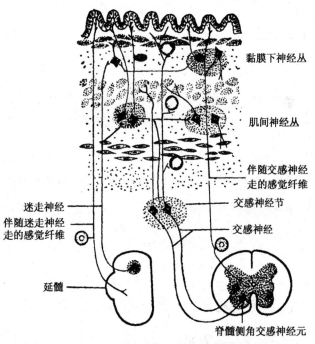

图7-2 壁内神经丛

种外分泌腺体，还散在地分布许多内分泌细胞，它们能分泌多种激素，这种由胃肠黏膜内分泌细胞分泌的激素统称为胃肠激素（gastrointestinal hormone）。目前已经发现的胃肠激素有20多种，如促胃液素、促胰液素、缩胆囊素、糖依赖性胰岛素释放肽、生长抑素等。这些激素经血液循环或通过细胞间液弥散，对消化系统及其他器官发挥调节作用。因此，消化道不仅仅是人体的消化器官，也是体内最大的内分泌器官。

胃肠激素的生理作用可归纳为：①调节消化腺分泌和消化道运动；②调节其他激素的释放；③营养作用，即能促进消化道黏膜组织生长和促进代谢。现将几种主要胃肠激素的来源及生理作用归纳于表 7-1。

表 7-1   几种主要胃肠激素的来源及主要生理作用

	来　源	主要生理作用
促胃液素	胃窦及十二指肠黏膜 G 细胞	促进胃液分泌和胃的运动，促进胰液和胆汁分泌
促胰液素	十二指肠、空肠黏膜 S 细胞	促进胰液中的水和碳酸氢盐分泌及胆汁分泌，抑制胃液分泌和胃的运动，加强缩胆囊素的作用
缩胆囊素	十二指肠、空肠黏膜 I 细胞	促进胰酶分泌及胆囊收缩、肝胰壶腹括约肌舒张、胆汁排放，加强促胰液素的作用
糖依赖性胰岛素释放肽	十二指肠、空肠黏膜 K 细胞	抑制胃液分泌及胃的运动
生长抑素	胃、十二指肠黏膜、胰岛、结肠的 D 细胞	抑制胃酸、胰液及小肠液分泌，抑制胃运动和胆囊收缩
舒血管肠肽	胃肠黏膜 D_1 细胞	促进胰液及小肠液分泌，抑制胃酸分泌、胃的运动及胆囊收缩

第二节　口腔内消化

食物的消化是从口腔开始的。在口腔内经咀嚼将大块食物磨碎并使食物与唾液充分混合成食团，然后被吞咽入胃。食物在口腔内停留的时间很短。

一、唾液及其作用

唾液是由 3 对大唾液腺及其口腔黏膜中许多散在的小唾液腺分泌的，每天分泌量为 1~2 L。

（一）唾液的性质和成分

唾液是一种无色无味、近于中性（pH 值为 6.6~7.1）的液体，其中水的含量约 99%，其余为唾液淀粉酶、黏蛋白、溶菌酶及无机物等。

（二）唾液的作用

1. 湿润和溶解食物，使其易于吞咽，并引起味觉。

2. 唾液淀粉酶能水解淀粉为麦芽糖。

3. 清洁和保护口腔，唾液能清除口腔内食物残渣，稀释和中和有毒物质。溶菌酶有杀菌作用。

4. 唾液还具有排泄功能，它能排出进入人体内的某些物质如铅、汞及致病微生物如狂犬病病毒等。

（三）唾液分泌的调节

唾液的分泌完全是神经反射性的，包括条件反射和非条件反射2种。

进食时，食物的机械、化学及温度刺激口腔黏膜感受器和舌感受器，反射性引起唾液腺分泌唾液。传出神经主要是副交感神经，其次为交感神经。副交感神经通过节后纤维末梢释放乙酰胆碱，引起多而稀的唾液分泌。临床上用阿托品阻断乙酰胆碱的作用后，可使唾液分泌受到抑制，出现口干。交感神经兴奋时只引起少量黏稠的唾液分泌。唾液分泌可建立起条件反射，如食物的形状、气味、颜色以及进食的环境等，均可引起唾液分泌。

二、咀嚼与吞咽

（一）咀嚼

咀嚼（mastication）是由咀嚼肌协调而有顺序收缩所形成的反射性动作。它的作用是配合牙齿将大块食物切割、磨碎，并使食物与唾液充分混合形成食团，便于吞咽。咀嚼时，食物对口腔、咽部黏膜感受器的刺激可反射性地引起唾液、胃液、胰液、胆汁等消化液的分泌，为下一步食物消化准备了有利的条件。

（二）吞咽

吞咽（swallowing）是指食团由口腔进入胃的过程。它是一种复杂的反射动作。根据食团在吞咽时所经过的部位，可将吞咽运动分为3期。

1. 第一期　食团由口腔到咽，这是在大脑皮质控制下的随意动作，通过舌的翻卷，将食团由口腔推向咽部。

2. 第二期　食团由咽到食管上端，这是通过一系列的反射动作完成的。当食团推送到咽部时，刺激咽部感受器，反射性引起软腭上升，咽后壁向前突出，封闭鼻与咽的通路；同时，喉头上升，向前紧贴会厌，封闭咽与气管的通路，使呼吸暂停；由于喉头前移，食管上端舒张，食团从咽进入食管上端。此期若大声讲话、大笑，易导致食物误入呼吸道而引起窒息，尤其是幼儿。

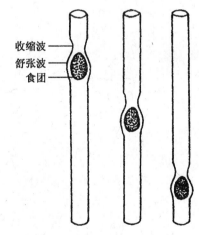

3. 第三期　食团由食管下行至胃，食团进入食管后引起食管蠕动，这种蠕动是一种向前推进的波形运动，食团前端是舒张波，后端是收缩波（图7-3）。这样，食团很自然地被推送到胃。在食管与贲门连接处，有一段长为4～6 cm的高压区，正常情况下能阻止胃内容物逆流入食管，起着类似括约肌的作用，因而有人称这段

图7-3　食管的蠕动示意图

食管为"食管-胃括约肌"。食物进入食管时，可反射性地引起食管-胃括约肌舒张。

深度麻醉、昏迷及某些患有神经系统疾病的人，均可引起吞咽反射障碍，易使食物或上呼吸道的分泌物误入气管。

食物在口腔内的消化主要是机械消化，其形状由大变小；而化学消化仅是淀粉被分解成麦芽糖。

第三节　胃内消化

胃是消化道最膨大的部分，起着暂时储存食物和对食物进行初步消化的作用。进入胃内的食物，经胃的机械消化和化学消化后形成食糜，通过胃排空进入十二指肠。

一、胃液及其作用

胃液主要由胃的外分泌腺分泌。外分泌腺包括贲门腺、胃底腺和幽门腺。胃黏膜表面上皮组织分泌少量浓稠黏液。正常成人胃液每天分泌量为 1.5～2.5 L。

（一）胃液的性质、成分和作用

纯净的胃液是一种无色酸性液体，pH 值为 0.9～1.5。胃液中除水外，主要成分是盐酸、胃蛋白酶原、黏液和内因子。

1. 盐酸　胃液中的盐酸又称胃酸，由胃底腺的壁细胞分泌。盐酸的生理作用包括以下几方面：①激活胃蛋白酶原，使之变成胃蛋白酶，并为该酶的作用提供适宜的酸性环境；②使食物中的蛋白质变性，易于分解；③杀灭进入胃内的细菌；④盐酸进入小肠后能促使胰液、胆汁和小肠液分泌；⑤在小肠内形成的酸性环境，能促使铁和钙的吸收。因此，盐酸分泌不足时，易引起消化不良，产生腹胀；盐酸分泌过多时，对胃及十二指肠黏膜有侵蚀作用，易引起胃和十二指肠溃疡。

2. 胃蛋白酶　由胃腺的主细胞分泌。此酶以无活性酶原颗粒向主细胞外分泌，在盐酸或已被激活的胃蛋白酶作用下，无活性的胃蛋白酶原变成有活性的胃蛋白酶。该酶的作用是将食物中的蛋白质水解成䏖和胨及少量多肽和氨基酸。胃蛋白酶只有在酸性环境中才发挥作用，其作用的最适 pH 值为 2.0。临床上对消化不良的病人常采用胃蛋白酶与稀盐酸合用治疗，可收到较好效果。

3. 黏液　由泌酸腺的黏液细胞、贲门腺及幽门腺及胃黏膜表面上皮细胞分泌，其主要成分是糖蛋白。胃黏液的作用是：①润滑食物，并保护胃黏膜不受坚硬食物的机械性损伤；②降低胃液酸度，减弱胃蛋白酶活性及防止酸和胃蛋白酶对黏膜的消化作用。

4. 内因子（intrinsic factor）　由胃腺壁细胞分泌的一种糖蛋白。其作用是：保护维生素 B_{12} 不被消化液破坏，并促进维生素 B_{12} 吸收。当内因子减少或缺乏时，维生素 B_{12} 吸收不良，影响红细胞发育成熟，从而产生巨幼细胞贫血。

（二）胃的自身保护作用

胃黏膜经常处于高酸度和胃蛋白酶的环境中，这些因素对胃黏膜都能产生损伤作用。然而，正常人的胃黏膜能保持完整而不受损害，说明胃具有自身保护作用，主要表现在以下几个方面：

1. 黏液-碳酸氢盐屏障　在正常情况下，黏液覆盖在胃黏膜表面，形成一凝胶层。它具有润滑作用，可减少粗糙食物对胃黏膜的机械损伤。由于凝胶层具有较高的黏滞度，可减慢 H^+ 在黏液层内的扩散速度，从而减少 H^+ 对胃黏膜的侵蚀；H^+ 从黏膜表层向深层扩散中，不断被胃黏膜细胞分泌的 HCO_3^- 中和，使胃黏膜表面侧黏液呈中性或稍偏碱性（pH 值为

7.0）。因此，胃黏液和 HCO_3^- 共同形成的一道抵抗胃酸侵蚀的屏障，称为黏液-碳酸氢盐屏障（mucus-bicarbonate barrier）（图7-4）。

2. 胃黏膜屏障　由胃黏膜上皮细胞的腔面膜和细胞间的紧密连接构成的胃腔与胃黏膜上皮细胞之间的一道生理屏障，称为胃黏膜屏障（gastric mucosal barrier）。这一屏障能防止 H^+ 由胃腔扩散入黏膜内，又能防止 Na^+ 从黏膜内向胃腔扩散，从而使胃黏膜免受 H^+ 的侵害。如果胃黏膜受损，大量 H^+ 迅速向黏膜内扩散，破坏胃黏膜细胞，可导致胃溃疡（图7-4）。

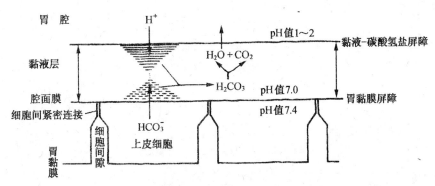

图7-4　胃黏液、胃黏膜的屏障作用示意图

3. 胃黏膜的细胞保护作用　近年来发现，胃黏膜上皮细胞能不断合成和释放前列腺素，以及生长抑素、胰多肽等肽类物质。这些物质不仅可防止胃溃疡的发生，而且还能加速溃疡的愈合。胃内各种食物、胃酸、胃蛋白酶以及反流的胆汁，经常对胃黏膜构成弱刺激，这种弱刺激能促使胃黏膜持续少量地分泌前列腺素，以实现对胃黏膜的细胞保护作用，这是人体对进入胃内的有害物质的局部防御反应。但若服用大量乙醇、吲哚美辛或阿司匹林等药物，不仅抑制黏液及 HCO_3^- 的分泌，破坏胃黏膜屏障，而且抑制胃黏膜合成前列腺素，降低细胞的保护作用。此时，即使是胃液的正常成分或对胃壁无害的刺激也能损伤胃黏膜。临床上所用的硫糖铝等药物能与胃黏膜黏蛋白结合，并有抗酸作用。因此，对黏液-碳酸氢盐屏障和胃黏膜屏障的作用都有保护和加强作用，可用于治疗消化性溃疡。

（三）胃液分泌的调节

1. 促进胃液分泌的因素　内源性的促进因素包括：①促胃液素；②乙酰胆碱；③组胺，由胃肠黏膜分泌，刺激胃液分泌。

2. 抑制胃液分泌的因素　消化期的胃液分泌，除上述的兴奋因素外，还有抑制因素，是兴奋和抑制两种对立因素共同作用的结果。消化期内抑制胃液分泌的因素有盐酸、脂肪和高渗溶液。

（1）盐酸：是胃腺活动的产物，但它又能抑制胃腺活动，产生一种负反馈调节作用。当胃内盐酸增加时，能直接抑制胃窦黏膜 G 细胞分泌促胃液素。盐酸进入小肠后，通过小肠黏膜促胰液素释放，对盐酸的分泌产生明显的抑制作用。

（2）脂肪：脂肪及其消化产物能刺激小肠黏膜分泌肠抑胃素，经血液循环到达胃，抑制胃液分泌。

（3）高渗溶液：高渗食物进入十二指肠后刺激小肠黏膜渗透压感受器，通过肠-胃反射

（enterogastric reflex），抑制胃液分泌。另外，高渗溶液通过刺激小肠黏膜释放抑制性激素，进而抑制胃液分泌。

二、胃的运动

（一）胃的运动形式

1. 容受性舒张　进食时，食物刺激口腔、咽、食管等处感受器，反射性地通过迷走神经引起胃底、胃体部肌肉舒张，称为容受性舒张（receptive relaxation）。它的生理意义是：能使胃腔容量增加，以适应大量食物的涌入，完成容纳和储存食物的功能，并且保持胃内压基本不变。

现认为在迷走神经的传出纤维中，除含有胆碱能纤维外，还含有抑制性纤维，通过抑制性纤维末梢释放肽类物质，引起胃容受性舒张。

2. 紧张性收缩　胃壁平滑肌经常处于持续微弱的收缩状态，称为紧张性收缩（tonic contraction），这种运动能使胃保持一定的形状和位置以及保持一定的胃内压。紧张性收缩也是胃进行其他运动的基础。

3. 蠕动　食物入胃后5分钟，胃开始蠕动（peristalsis）。它起始于胃的中部，有节律地逐渐向幽门方向推进，3次/min，常见一波未平，另一波又起。开始时较微弱，在传播中逐渐加强，一直传到幽门，有时传播到十二指肠。

胃蠕动的生理意义是：①搅拌和粉碎食物，并使食物与胃液充分混合，以形成食糜，有利于胃液发挥作用；②推送食糜通过幽门进入十二指肠。

（二）胃排空

食物由胃进入十二指肠的过程称为胃排空（gastric emptying）。通常食物入胃后5分钟开始胃排空。不同食物胃排空速度不同，液体食物较固体食物排空快；颗粒小的食物比颗粒大的排空快；在三大营养物质中，糖排空最快，其次为蛋白质，脂肪排空最慢，混合食物的胃排空时间为4～6小时。

胃排空主要取决于胃和十二指肠的压力差，其动力来源于胃的运动。胃内食物的机械和化学刺激作用于胃部感受器，一方面通过内在神经反射和迷走-迷走神经反射引起胃运动增强，胃内压增高；另一方面，通过胃窦黏膜释放促胃液素，促使胃运动增强和幽门括约肌舒张，结果胃内食糜排入十二指肠，即胃排空。进入十二指肠的食糜通过引起肠-胃反射和小肠黏膜释放某些抑制激素如促胰液素、糖依赖性胰岛素释放肽等，抑制胃运动，使胃内压下降、胃排空停止。

随着十二指肠内食糜的盐酸被中和、消化产物被吸收，食糜对十二指肠的刺激作用减弱，抑制胃运动的神经、体液因素作用解除。在胃内食糜的刺激下，胃运动增强，胃内压增高，胃又开始排空。如此反复进行，直到胃内食糜被完全排空为止。

从上述可知，胃排空受两方面因素的影响：一是胃内因素，它促进胃排空；二是十二指肠因素，抑制胃排空。当促进因素占优势时，出现胃排空；当抑制因素占优势时，抑制胃排空。因此，胃排空是间断进行的。

（三）呕吐

胃和部分肠内容物经口腔强力驱出的反射性动作，称为呕吐（vomiting）。引起呕吐的感受器分布在舌根、咽部、胃、胆总管、泌尿生殖器及前庭器官等处。呕吐中枢位于延髓。

呕吐可分为两类：一类是通过刺激外周感受器引起，称为反射性呕吐，其特点是呕吐前常有恶心、流涎、呼吸急促等症状；另一类是由于中枢病变或某些药物通过中枢化学感受器或直接作用于呕吐中枢引起，称为中枢性呕吐，其特点是呕吐前无任何前驱症状，突然发生快速的喷射性呕吐。

呕吐是一种具有保护意义的防御反射，能将胃内有害物质排出。临床上遇到误服毒物或食物中毒的病人，常以催吐的方法促使毒物排出，以减轻或消除毒物的危害。但长期剧烈的呕吐会影响正常的消化活动，并使大量水、电解质丧失，导致水、电解质及酸碱平衡紊乱，必须给予止吐并纠正上述的紊乱。

第四节　小肠内消化

食物由胃进入小肠后，开始了小肠内消化。在小肠内，食物通过小肠运动的机械消化和胰液、胆汁及小肠液的化学消化作用，营养物质变成了可以吸收的小分子物质，通过小肠黏膜吸收进入血液和淋巴。余下未消化的食物残渣经小肠运动排入大肠。因此，小肠内消化是整个消化过程中最重要的阶段。

一、胰液及其作用

胰液由胰腺外分泌部分泌。外分泌部的腺泡细胞分泌胰酶，小导管管壁细胞分泌碳酸氢盐和水，正常成人每天分泌的胰液量为 $1\sim2\ L$。

（一）胰液的性质和成分

胰液是一种无色透明的碱性液体，pH 值为 $7.8\sim8.4$，其渗透压与血浆相等。胰液中除含大量水分外，主要成分为碳酸氢盐和多种消化酶。

（二）胰液的作用

1. 碳酸氢盐的作用　胰液中的无机成分，以碳酸氢盐最为重要，其主要作用是：①中和进入十二指肠的胃酸，使小肠黏膜免受强酸的侵蚀；②为小肠内多种消化酶的作用提供适宜的碱性环境。

2. 消化酶的作用　胰液中的消化酶主要有胰淀粉酶、胰脂肪酶、胰蛋白酶和糜蛋白酶。

（1）胰淀粉酶：能将淀粉水解成麦芽糖，其作用的最适 pH 为 $6.7\sim7.0$。胰淀粉酶有少量入血，是血浆淀粉酶的来源之一。胰腺炎时，该酶进入血液增多。因此，测量血浆淀粉酶的含量，有助于早期诊断胰腺炎。

（2）胰脂肪酶：能将脂肪水解为甘油、脂肪酸和甘油一酯，其作用的最适 pH 为 $7.5\sim8.5$。目前认为，胰脂肪酶只有在胰腺分泌的辅酯酶存在的条件下，才能发挥作用。

（3）胰蛋白酶和糜蛋白酶：这两种酶都以无活性的酶原形式存在于胰液中。胰蛋白酶原在肠致活酶的作用下转变为胰蛋白酶。此外，盐酸和胰蛋白酶本身也能激活胰蛋白酶原。糜蛋白酶原在胰蛋白酶的作用下转变成糜蛋白酶。胰蛋白酶与糜蛋白酶的作用相似，能将蛋白质分解为胨和胨，在两者共同作用下，使蛋白质分解为小分子多肽和氨基酸。

胰液中除上述消化酶外，还含有羧基肽酶、核糖核酸酶、脱氧核糖核酸酶等水解酶。由于胰液含消化酶数量多、种类全，是所有消化液中最重要的一种。当胰液分泌减少或缺少时，可引起脂肪、蛋白质消化不良，但糖的消化和吸收一般不受影响。

二、胆汁的分泌和排出

胆汁（bile）由肝细胞分泌，其分泌是持续不断的。在非消化期间，胆汁储存于胆囊内；进食后，胆囊收缩，肝胰壶腹括约肌舒张，胆汁排入十二指肠。正常成人每天胆汁的分泌量为 0.8~1.0 L。

（一）胆汁的性质、成分及作用

1. 胆汁的性质和成分　胆汁是一种有色、味苦、较为浓稠的液体。肝胆汁为金黄色或橘黄色，透明清亮，偏碱性（pH 值为 7.4）。胆囊胆汁因被浓缩而颜色加深，又因碳酸氢盐被吸收而呈弱酸性（pH 值为 6.8）。胆汁中除水外，还有胆盐、胆色素、胆固醇、卵磷脂等，胆汁中不含消化酶。正常情况下，胆汁中的胆盐、胆固醇、卵磷脂保持适当比例，以维持胆固醇呈溶解状态。若胆固醇过多或胆盐、卵磷脂减少，三者比例失调，胆固醇易沉积下来而形成胆结石。

2. 胆汁的作用　胆汁中虽无消化酶，但对脂肪的消化与吸收起着重要作用。

（1）促进脂肪消化：胆盐可提高脂肪酶的活性，促进脂肪的消化分解；胆汁中的胆盐、胆固醇和卵磷脂等都可作为乳化剂，能降低脂肪的表面张力，将脂肪乳化成微滴，分散在肠腔中，从而增加脂肪酶的作用面积，加速脂肪的分解。

（2）促进脂肪和脂溶性维生素吸收：胆盐能与脂肪酸、甘油一酯等结合成水溶性复合物，从而促进脂肪的吸收，并促进脂溶性维生素的吸收。

（3）促进胆汁自身分泌：进入小肠后的胆盐，在回肠黏膜吸收入血后，经血液循环返回肝脏，参与组成胆汁，再由肝细胞分泌到小肠这一过程，称为胆盐的肠肝循环（enterohepatic circulation）。返回到肝脏的胆盐能刺激肝细胞分泌胆汁，这是胆盐的利胆作用。

胆结石、肿瘤等可压迫胆管，使胆汁排出困难，从而影响脂肪的消化与吸收及脂溶性维生素吸收。由于胆汁排出受阻，使胆管内压升高，部分胆汁进入血液，引起黄疸。

（二）胆囊的功能

胆囊是一个具有弹性的囊状结构，容量约 50 mL。其主要功能有：①储存并浓缩胆汁。在非消化期间，肝胰壶腹括约肌收缩，胆汁经胆囊管流入胆囊储存。胆汁中的水及某些无机盐被胆囊黏膜吸收，使胆汁浓缩，从而增加了胆囊的储存功能。②调节胆管内压。在非消化期间，因胆汁不能排入十二指肠，将会使胆管内压升高，但由于胆囊舒张，胆汁流入胆囊，使胆管内压升高不明显。

正常情况下，胆囊和肝胰壶腹括约肌的活动是相互协调的。在非消化期间，肝胰壶腹括约肌收缩，胆囊舒张，肝胆汁储存在胆囊中；在消化期间，肝胰壶腹括约肌舒张，胆囊收缩，肝胆汁和胆囊胆汁排入十二指肠。

三、小肠液及其作用

小肠液由十二指肠腺和小肠腺分泌，正常成人每天分泌量为 1~3 L。

小肠液是一种弱碱性液体，pH 值为 7.6。小肠液中除水外，还有无机盐、黏蛋白及肠致活酶。小肠液中的其他酶如多肽酶、麦芽糖酶等，由小肠脱落的上皮细胞释放，对小肠内的消化不起作用。但在小肠上皮细胞的刷状缘或细胞内含有多种寡糖酶和肽酶，能将进入上皮细胞的营养物质继续进行消化分解。

小肠液的作用有：①保护十二指肠黏膜免受胃酸的侵蚀；②稀释消化产物，使其渗透压接近血浆，有利于吸收；③小肠内的肠激活酶可激活胰蛋白酶原，使之变为有活性的胰蛋白酶，从而促进蛋白质消化。

四、小肠的运动

小肠的运动是依靠小肠外层纵行肌和内层环行肌舒缩活动完成的。

（一）小肠的运动形式

1. 紧张性收缩　小肠平滑肌经常保持一定程度的收缩。这种紧张性收缩是小肠进行其他运动的基础，并能使小肠保持一定的形状和位置。另外，还能使小肠保持一定的基础压力，有助于小肠内营养物质的消化与吸收。

2. 分节运动（segmentation）　是一种以环行肌为主的节律性舒缩运动。食物所在的一段肠管的环行肌以一定的间隔同时收缩，将食物分割成许多节段，随后，收缩处的肠段舒张，舒张处的肠段收缩，将原食糜节段分成两半，相邻两半食糜又合在一起形成一个新的节段（图7-5）。如此反复进行，使肠管内的食糜不断分开，又不断混合。分节运动的意义在于：①使食物与消化液充分混合，有利于化学消化；②增加食糜与肠黏膜的接触面积，以及不断挤压肠壁，促进血液与淋巴回流，有利于吸收。

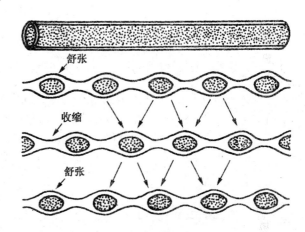

图7-5　小肠的分节运动

小肠分节运动在空腹时几乎不存在，进食后分节运动逐渐增强，其频率在小肠上部较高，下部较低，这可能与小肠平滑肌基本电节律的频率有关。

3. 蠕动　是一种环行肌与纵行肌共同参与的运动。速度为0.5～2.0 cm/s，每次蠕动波只把食糜推进数厘米后即消失。食糜在小肠内实际推进速度只有1 cm/min，以此计算，食糜从幽门部到回盲瓣需要3～5小时。

蠕动的意义在于将分节运动后的食糜向前推进到一个新节段，再开始分节运动。有时在小肠内还可见到一种传播速度快（2～25 cm/s）、距离远的蠕动，称为蠕动冲（peristaltic rush），它能将食糜从小肠的始端推到末端甚至大肠。这种蠕动冲可能与吞咽或食糜进入十二指肠有关。小肠受到强烈的异物刺激（如感染）时也可引起蠕动冲。它的作用是尽快将小肠内容物驱入大肠，以缓解小肠内异物的刺激。此外，在小肠的末端还存在一种逆向蠕动，发生在回肠末端，其作用是使食糜在小肠内停留时间延长，有利于食物的消化与吸收。

蠕动时，由于肠内容物（包括水和气体）被推动，可产生一种声音，称为肠鸣音，肠蠕动亢进时，肠鸣音增强；肠麻痹时，肠鸣音减弱或消失。临床上听取肠鸣音，可粗略判断肠活动情况。

（二）回盲括约肌的功能

在回肠末端与盲肠交界处的环行肌增厚，起着括约肌的作用，称为回盲括约肌，平时保持一定的收缩状态。其作用是：

1. 防止小肠内容物过快进入结肠，延长食糜在小肠内的停留时间，有利于食物在小肠的消化和吸收。

2. 阻止大肠内容物倒流入回肠。食物进入胃内，可通过胃-回肠反射引起回肠蠕动，当蠕动波到达回肠末端最后数厘米时，回盲括约肌舒张，小肠内容物进入结肠。内容物对盲肠黏膜的机械刺激，通过局部反射引起回盲括约肌收缩，阻止回肠内容物向盲肠排入。

第五节　大肠内消化

大肠的主要生理功能是吸收水分和电解质，储存食物残渣，形成并排出粪便。

一、大肠液及其作用

大肠液是一种由大肠黏膜表面的柱状上皮细胞和杯状细胞分泌的碱性液体（pH 值为 8.3～8.4），主要成分为黏液和碳酸氢盐，酶的含量极少，对消化的作用不大。大肠液的主要作用是润滑粪便，保持肠黏膜免受食物的机械损伤。大肠液的分泌，主要由食物残渣对肠壁的机械刺激引起。副交感神经兴奋时可使大肠液分泌增加，交感神经兴奋时可使正在进行的大肠液分泌减少。

二、大肠的运动与排便

大肠的运动少而慢，对刺激的反应迟钝，这些特点适合于粪便的暂时储存。

（一）大肠的运动形式

大肠的运动形式有多种，如袋状往返运动、蠕动、分节或多袋推进运动等。此外，大肠内还有一种进行速度快、传播距离远的蠕动，称为集团蠕动（mass peristalsis）。它能将一部分大肠内容物从横结肠迅速推向降结肠、乙状结肠甚至直肠，引起便意。其发生的原因是，进食后胃内食物进入十二指肠，刺激肠黏膜，通过十二指肠-结肠反射引起。

（二）排便反射

排便（defaecation）是一种反射动作，受意识控制。正常人的直肠无粪便存在。当肠的蠕动将粪便推入直肠时，刺激直肠壁内的感受器，冲动经盆神经和腹下神经传入脊髓腰骶段的初级排便中枢，同时上传到大脑引起便意。大脑皮质可加强或抑制排便活动。在条件允许的情况下，大脑皮质兴奋脊髓初级排便中枢，冲动经盆神经传出，引起降结肠、乙状结肠和直肠收缩，肛门内括约肌舒张，同时抑制阴部神经，使肛门外括约肌舒张，于是粪便排出体外。此外，在排便时，膈肌、腹肌加强收缩，以增加腹内压，进一步促使粪便排出。在条件不允许的情况下，大脑皮质抑制脊髓初级排便中枢活动，排便反射被抑制，便意消失。如果经常发生这种抑制，可使直肠对粪便的刺激敏感性下降，加之粪便中水分被吸收，使粪便变得干硬，引起排便困难，而产生便秘。

（三）大肠内细菌的作用

大肠内存在许多细菌，主要来自食物和空气。由于大肠内的酸碱度和温度对一般细菌繁殖极为适宜，细菌便在此大量繁殖。据估计，粪便中的细菌占粪便固体总量的20％～30％。这些细菌在大肠内的作用是：

1. 抑制其他细菌的生长繁殖。

2. 分解食物残渣。大肠内细菌中含有能分解食物残渣的酶，能将糖、脂肪和蛋白质分解。前两者分解称为发酵，后者分解称为腐败。

3. 大肠内细菌能利用较简单物质合成B族维生素和维生素K，这些维生素可被机体吸收利用。

第六节　吸　　收

一、吸收的部位

由于消化道各部位的组织结构、食物性质及食物在各处停留时间不同，因而消化道不同部位吸收能力差异很大。口腔和食管基本不吸收（硝酸甘油可通过口腔黏膜吸收），胃只能吸收少量水和乙醇，大肠主要吸收水和盐类，而小肠是物质吸收的主要部位（图7-6）。

小肠之所以能成为营养物质吸收的主要部位，其原因为：

1. 小肠的吸收面积大　成人的小肠长约4 m，是消化道最长的一段。由于环行皱褶、绒毛和微绒毛的存在，小肠黏膜吸收的表面积是小肠腔面积的600倍，达200 m² 左右，这为食物的吸收提供了巨大场所。

2. 可吸收物质多　食物在小肠内已被消化成适于吸收的小分子物质。

3. 食物在小肠的停留时间长　食物在小肠内的停留时间长达3～8小时，这为小肠的吸收提供了充足的时间。

4. 小肠绒毛内有丰富的毛细血管和毛细淋巴管　绒毛的伸缩与摆动可加速绒毛内血液和淋巴液的流动，有助于吸收。

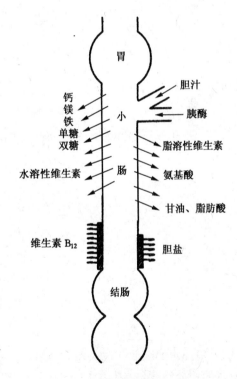

图7-6　各种营养物质大、小肠吸收部位示意图

二、小肠内主要营养物质的吸收

（一）糖的吸收

糖的吸收形式为单糖，如葡萄糖、果糖等。一般认为，单糖的吸收是由载体和钠泵共同作用实现的，属继发性主动转运。在小肠黏膜的刷状缘上，存在转运葡萄糖的载体蛋白，只有当载体蛋白与 Na^+ 和葡萄糖结合，形成钠-载体-葡萄糖三联体时，才能使葡萄糖转运到细胞内，然后葡萄糖经扩散入血，Na^+ 由钠泵转运到细胞间隙后扩散入血。可见，单糖转运所需的能量，实际上是由钠泵提供的。糖吸收的途径主要是经毛细血管直接进入血液。

（二）蛋白质的吸收

蛋白质的吸收形式是氨基酸。它的吸收也是一种继发性主动转运过程，其机制与葡萄糖相似。吸收的途径是全部经毛细血管直接进入血液。

（三）脂肪的吸收

脂肪吸收的主要形式是甘油、甘油一酯、游离脂肪酸和胆固醇。甘油溶于水，同单糖一起被吸收，而脂肪酸、甘油一酯、胆固醇则与胆盐形成混合微粒，经胆盐携带到达微绒毛上。在这里，甘油一酯、脂肪酸和胆固醇等又逐渐从混合微粒中分离出来，透过微绒毛的脂蛋白膜而进入黏膜细胞。进入黏膜细胞后，长链脂肪酸和甘油一酯在内质网中大部分又重新合成甘油三酯，并与细胞中的载脂蛋白形成乳糜微粒（chylomicron）。然后以胞吐作用形式进入淋巴液。中、短链脂肪酸因它们是水溶性的，可直接进入血液。因此脂肪的吸收有 2 条途径，但以淋巴途径为主（图 7-7）。

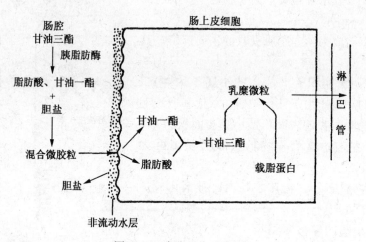

图 7-7　脂肪吸收示意图

（四）水、无机盐、维生素的吸收

1. 水的吸收　成人每天摄水 1.5～2.0 L，加之每天分泌的消化液，每天通过消化道吸收的水分约 8 L。其主要通过渗透作用将水分绝大部分吸收。因此，水的吸收是被动的，余下约 150 mL 水分随粪便排出体外。

2. 钠的吸收　进入消化道的 Na^+ 95%～99% 被吸收。Na^+ 的吸收是主动转运过程。Na^+ 通过易化扩散进入上皮细胞内，然后经钠泵转运到细胞间液，再扩散到血液。

3. 铁的吸收　人每天吸收的铁约 1 mg，仅为每天膳食中含铁量的 1/10。当机体缺铁时，铁的吸收量增加。铁是以亚铁（Fe^{2+}）形式被吸收的，而食物中的铁为三价高铁（Fe^{3+}），不易被吸收。Fe^{2+} 主要在小肠上段被吸收，特别是十二指肠。维生素 C 能将 Fe^{3+} 还原为 Fe^{2+}，而促进 Fe^{2+} 的吸收。铁在酸性环境中易溶解而便于吸收，故胃酸能促进铁的吸收。胃大部分切除病人，由于胃酸分泌减少，铁的吸收减少，常引起缺铁性贫血。

4. 钙的吸收　食物中的钙只有少部分被吸收，大部分随粪便排出。维生素 D、脂肪、酸性环境都能促进小肠吸收钙。钙只有在水溶状态而且不被肠腔中其他物质沉淀的情况下，才能吸收。钙的吸收是主动转运过程，在十二指肠吸收最快。

5. 负离子的吸收　小肠内的负离子主要是 Cl^- 和 HCO_3^-。由钠主动转运后产生的电位差而被动吸收。

6. 维生素的吸收　水溶性维生素的吸收是以易化扩散形式在小肠上段被吸收，维生素 B_{12} 的吸收需内因子参与在回肠吸收。脂溶性维生素的吸收机制与脂肪相似。它们先与胆盐结合成水溶性复合物，通过小肠黏膜静水层进入细胞，然后与胆盐分离，再透过细胞膜进入血液或淋巴液。

第七节　肝脏的功能

肝脏是人体内体积最大和具有多种重要代谢功能的实质性器官。肝脏有如此重要的作用，主要是与它的解剖及组织结构、化学组成特点有关。如肝脏有 2 条输入通路和输出通路，即有肝动脉和肝门静脉的双重血液供应，为肝细胞提供了充足的氧气、营养物和代谢物等，有助于各种代谢的进行。输出到肝外的 2 条通路是：肝静脉与体循环相通，有利于肝与身体各组织之间的物质代谢相联系，还可将肝内的代谢终产物经肾脏排出体外；胆道和肠道相通，使肝内代谢产物、有毒及解毒产物都可经胆道进入肠道，然后随粪便排出体外。

肝脏具有丰富的血窦，在血窦中血流速度较慢，使肝细胞与血液的接触面积大，时间长，有助于肝细胞与血液之间进行充分的物质交换。加上肝内有精巧的肝小叶结构以及富含线粒体、内质网和核蛋白体及大量酶类，故可完成多样、复杂的代谢功能。

一、肝脏在物质代谢中的作用

（一）肝脏在糖代谢中的作用

肝脏在糖代谢中的作用，主要以糖原合成及分解、糖异生的方式来维持血糖浓度的相对恒定。当机体进食后，血糖浓度升高，肝脏将葡萄糖转变为糖原的形式储存起来，从而使血糖恢复到正常范围。反之，在短期饥饿时，血糖降低，肝脏将糖原进行分解，产生的葡萄糖释放入血以弥补血糖不足，重点保证脑组织对糖的需要。

随着饥饿的延续，糖来源减少，而糖原被耗竭时，肝脏的糖异生作用成为血糖供应的主要途径。此时肝脏加速利用非糖物质，如糖代谢分解而来的丙酮酸、乳酸，脂肪、蛋白质分解产生的甘油、氨基酸在肝脏转变为葡萄糖。肝功能严重下降时，肝的糖异生、糖原合成与分解能力下降，进食后易发生一时性血糖升高；饥饿时，则易出现低血糖。

（二）肝脏在脂类代谢中的作用

1. 肝脏在脂类消化、吸收中的作用　因肝细胞能分泌胆汁，其中的胆汁酸盐有乳化作用，能加速脂类物质的乳化及消化吸收。故有肝胆病者，因分泌胆汁减少及胆道阻塞，使胆汁排出受阻，常妨碍脂类物质的消化吸收，而病人出现厌油感、脂肪泻、腹胀等不良现象。

2. 肝脏是甘油三酯、磷脂、脂蛋白合成的重要场所　肝细胞能利用糖和氨基酸分解而来的乙酰 CoA，经脂肪酸合成酶系的作用合成甘油三酯，然后运至脂肪组织内储存；饥饿时，又进行脂肪动员，供给其他组织分解利用。

肝脏合成磷脂也非常活跃，当磷脂合成后，可参与生物膜（如细胞膜）的构成。肝脏还是血浆脂蛋白合成的场所，故当肝功能受损（如肝炎等）时，磷脂及脂蛋白的合成受到障碍，大量的脂肪堆积在肝脏，导致脂肪肝。

3. 肝脏与胆固醇的代谢　人体内的胆固醇主要来自于体内自身合成。如肝脏能利用乙酰 CoA 作原料加速胆固醇合成，故肝脏是合成胆固醇的主要器官。此外，胆固醇还可在肝内转变为胆汁酸，协助脂类的消化吸收。

4. 肝脏在脂肪酸氧化、酮体合成代谢中的作用　肝脏除有脂肪合成的酶类外，还有氧化分解脂肪或脂肪酸 β 氧化的酶类。如肝有活性很强的酮体合成酶系，脑组织缺糖时可利用酮体供能。肝脏是合成酮体的惟一器官，也是脂肪酸 β 氧化的重要场所。酮体在血中增多时，常见于糖尿病或严重饥饿、长期禁食病人。

（三）肝脏在蛋白质代谢中的作用

1. 肝脏在蛋白质合成中的作用　蛋白质在体内大部分组织细胞中都可合成，但以肝脏合成蛋白质的能力最强。肝细胞不仅能合成肝脏本身需要的蛋白质，而且还能合成血浆清蛋白、纤维蛋白原、凝血因子及部分球蛋白。所以，肝脏是蛋白质合成的主要器官。由此可知，测定血浆总蛋白、清蛋白和球蛋白的含量及清蛋白与球蛋白比值（A/G），可了解肝功能。正常人血浆清蛋白（A）为 40～50 g/L，球蛋白（G）为 20～30 g/L，A/G 比值为（1.5～2.5）:1。当肝功能受损（如肝硬化等），肝脏合成蛋白质尤其是清蛋白的合成将会严重减少，球蛋白含量却增加（可能是免疫刺激作用代偿性合成增加），引起清蛋白/球蛋白（A/G）比值下降，甚至倒置。由于清蛋白的合成减少，引起血浆胶体渗透压下降而出现水肿，各种凝血因子的合成减少而导致出血倾向。

2. 肝脏是体内合成与分解氨基酸的主要器官　因肝细胞富含许多参与氨基酸合成与分解代谢的酶类，如转氨酶、脱羧酶、脱氢酶等，且活性都比其他组织强。尤其是肝中的 ALT 活性明显高于其他组织器官。当肝有病变如肝炎时，因肝细胞膜的通透性增加，ALT 大量释放入血，临床上常可检查此酶作为诊断肝炎的生化指标之一。肝脏含有大量合成尿素的酶类，如精氨酸代琥珀酸合成酶等，它能把有毒的氨转变为无毒的尿素。但当肝脏有严重病变如肝硬化、肝癌时，尿素合成能力下降，可引起血氨升高。

（四）肝脏在激素代谢中的作用

激素是调节物质代谢和生理活动的重要物质。当激素发挥正常调节作用后，必须经过肝脏转化为活性低或无活性的物质，然后自尿液排出体外。所以，肝脏是灭活激素的重要场所。当肝功能受到严重障碍时，对体内激素的灭活能力降低。如对雌激素的灭活能力下降时，往往出现表面毛细血管扩张，而在颈项部即上腔静脉分布区有蜘蛛痣，并出现肝掌、男性乳房女性化等；对醛固酮和抗利尿激素的灭活能力下降时，导致水、钠潴留，出现水肿（如肝硬化腹水）。

（五）肝脏在维生素代谢中的作用

肝脏主要参与维生素的储存、吸收与转变。

1. 参与维生素的储存　肝脏能储存脂溶性维生素，如维生素 A、维生素 E、维生素 K，同时也是储存维生素 B_{12} 的主要场所。当肝细胞病变时，对上述维生素的储存能力下降，将引起血中维生素含量降低。

2. 促进脂溶性维生素的吸收　肝细胞分泌的胆汁酸是一种乳化剂，随胆汁排入肠道后可帮助维生素 A、维生素 D、维生素 E、维生素 K 的吸收。肝胆疾患时，胆汁排入肠道受阻，这些维生素的吸收减少而出现相应的维生素缺乏病，如凝血功能下降、夜盲症、干眼病等。

3. 促进维生素的转变　维生素是一些辅酶的组成成分，如维生素 PP 可经肝脏作用参与组成辅酶 I 及辅酶 II（NAD^+ 及 $NADP^+$），焦磷酸硫胺素（TPP）辅酶可由维生素 B_1 转变来，维生素 B_6 可转变为磷酸吡哆醛，泛酸可在肝内转变为辅酶 A 等。肝脏还是维生素 A 原和维生素 D 的重要转变场所。如肝脏能将维生素 A 原转变为维生素 A，维生素 D_3 经肝中的 25-羟化酶催化后转变为 25-羟维生素 D_3。

二、肝脏的生物转化作用

（一）生物转化概述

体内非营养性物质经肝脏加工（氧化、还原、水解、结合）转变为极性强的物质，而易于排出体外的过程称为生物转化（biotransformation）。

非营养性物质既不能氧化供能，也不构成组织细胞的组成成分，而且其中许多物质有一定的毒性和生物活性，机体必须及时清除，以保证机体内各种生理活动的正常进行。非营养性物质分外源性和内源性两大类。体内产生的活性物质及代谢终产物如激素、神经递质、氨、胺类、胆红素等属于内源性非营养性物质，而从体外进入体内的药物、毒物、食品添加剂及从肠道吸收的腐败产物等属于外源性非营养性物质。

某些非营养性物质经过肝脏生物转化后，生物活性发生了变化，有的毒性减弱或消失（即解毒），但有些毒性反而加强了（致毒）。如临床常用的磺胺类药物经过肝脏生物转化后（如乙酰化）变成的乙酰磺胺，水溶性下降，易在肾小管中形成结晶而沉淀，损伤肾脏；又如香烟中的有毒成分 3,4-苯并芘本身并不直接致癌，若经肝脏生物转化后却可转变为有强大致癌作用的物质 7,8-二氢二醇-9,10 环氧化物。故不能将肝脏的生物转化作用单纯理解为解毒作用（detoxication）。

非营养性物质经体内生物转化后，极性增强，溶解度增大，易于自胆道或尿液排出体外。这种生物转化代谢作用，是机体自我保护的一种机制。

（二）生物转化的类型

生物转化主要有氧化、还原、水解及结合 4 种类型，其中氧化、还原、水解反应属第一相反应，结合反应属第二相反应。少数物质经第一相反应后，易于排出体外，但多数物质必须经过第二相反应才能排出体外。

1. 氧化反应　在肝的微粒体、线粒体、胞液中都含有生物转化作用的不同氧化酶系，其中以加单氧酶催化的氧化反应最重要。

(1) 加单氧酶系：此类酶有催化氧分子中的一个氧原子加入底物中去的作用，故称为加单氧酶（monooxygenase）。又因该酶催化的底物被羟化了，生成的产物是羟化物，故又称羟化酶。该酶除了能激活 O_2 向底物中加入氧原子外，还可将另一个氧原子被 NADPH 还原为 H_2O，故加单氧酶又称混合功能氧化酶。反应式如下：

$$RH + O_2 + NADPH + H^+ \longrightarrow ROH + NADP^+ + H_2O$$
底物   氧化产物

该酶催化的反应有重要的生理意义：①能增强药物或毒物的水溶性，有利于排出体外。如苯巴比妥的苯环羟化后，极性增加，催眠作用减弱或消失。②促进维生素 D_3 羟化为有活性的维生素 D_3，参与胆固醇羟化为雌激素、雄激素和胆汁酸。

（2）脱氢酶系：此类酶有醛脱氢酶（aldehyde dehydrogenase，ALDH）和醇脱氢酶（alcohol dehydrogenase，ADH），辅酶是 NAD^+，它们分别可作用于醛及醇类分解，得到的产物有酸和醛，后者进一步氧化为 CO_2、H_2O。反应式如下：

故有肝病者不能酗酒，以免造成酒精中毒。

2. 还原反应 催化此种反应的酶主要有硝基还原酶（nitroreductase）和偶氮还原酶（azoreductase）两类，供氢体是 $NADPH + H^+$ 或 $NADH + H^+$，这些酶能作用于硝基苯、化妆品及染料中的偶氮化合物，生成胺类产物。

3. 水解反应 体内的酰胺和酯类物质经肝中的酰胺酶与酯酶作用而发生水解反应。

4. 结合反应（conjugation reaction） 是体内最重要的生物转化方式。体内许多非营养性物质先经第一相反应后再与内源性活性供体发生结合反应，使其极性增强，生物活性改变，易于从尿液排出体外。非营养性物质主要与甲基、乙酰基、硫酸、葡萄糖醛酸、氨基酸或谷胱甘肽等极性强的物质发生结合反应，其中最主要的结合物质是葡萄糖醛酸（GA）。

（1）葡萄糖醛酸结合反应：

苯酚 $+$ UDPGA $\xrightarrow{\text{葡萄糖醛酸转移酶}}$ 苯-β-葡萄糖苷酸 $+$ UDP

苯甲酸 $+$ UDPGA $\xrightarrow{\text{葡萄糖醛酸转移酶}}$ 苯甲酰-β-葡萄糖苷酸 $+$ UDP

有毒的胆红素经过此种结合反应后，从脂溶性转变为水溶性，且易从尿液排出体外，故对肝病病人可补给葡萄糖，有助于对非营养性物质胆红素的解毒作用。

（2）与乙酰基结合反应（即乙酰化反应）：芳香胺类物质如异烟肼、磺胺类药可与乙酰CoA 的乙酰基结合而失去活性。

对氨基苯磺酰胺 $+ CH_3CO\sim SCoA \xrightarrow{\text{乙酰转移酶}}$ 对乙酰氨基苯磺酰胺 $+ HS-CoA$

但磺胺类药经乙酰化反应后，溶解度反而降低，在酸性尿液中易形成结晶而损伤肾脏。故在服用磺胺类药时应多喝水并同时服用适量的小苏打碱化尿液，以增加其溶解度，防止结晶的形成。

（3）与硫酸结合反应：机体中的芳香胺类或酚、醇等非营养性物质如水杨酸、氯霉素、雌激素、肾上腺素等，都可与由 $3'$-磷酸腺苷 $5'$-磷酸硫酸（PAPS）提供的硫酸基结合生成硫酸酯而灭活。

雌酮 $+ PAPS \xrightarrow{\text{硫酸转移酶}}$ 雌酮硫酸 $+ PAP$（$3'$-磷酸腺苷酸）

（三）影响生物转化的因素

肝脏的生物转化作用主要受性别、疾病、年龄、营养及诱导物等因素的影响。

1. 性别　如孕妇可能因体内孕激素及雌激素比较多的缘故，对哌替啶、吗啡等生物转化的敏感性强于男性，而容易产生中毒反应。其机制与该类激素抑制了葡萄糖醛酸转移酶活性有关。一般而言，女性对非营养性物质的生物转化能力比男性稍强。

2. 疾病　有肝病者，参与生物转化的酶系活性下降及流到肝内的血量减少，对非营养性物质的生物转化能力随之下降。故肝功能不好的病人，应严格控制有损肝脏的药物、烟、酒等进入，防止加重肝脏的负担。

3. 年龄　新生儿因其肝脏的生物转化酶系尚未发育完全，对药物及毒物的生物转化能力差，耐受性也下降。如新生儿服用氯霉素后容易发生中毒反应，使用时应特别慎重。老年人因肝细胞萎缩，数量明显减少，使肝脏的加单氧酶难以诱导合成，且对一些药物的耐受性下降，生物转化作用较差，服药后毒性大，故应特别注意使用剂量，谨慎用药。

三、胆汁酸的代谢

（一）胆汁

胆汁（bile）是由肝细胞分泌的呈金黄色、微苦、偏碱的液体，此种刚从肝细胞分泌出来的胆汁称为肝胆汁（hepatic bile）。然后经肝内胆道系统流入胆囊中储存、浓缩，此种经过胆囊浓缩后的胆汁称为胆囊胆汁（gallbladder bile）。后者再经胆总管排入十二指肠，发挥正常生理作用。

胆汁中的主要成分包括胆汁酸盐（bile salt）、胆红素、胆固醇、磷脂等。其中的胆汁酸盐具有消化作用，其他成分大多自胆汁排入肠道，随粪便排出体外。

（二）胆汁酸的功能与代谢

1. 胆汁酸（bile acid）的功能

（1）加快脂类物质的消化吸收：胆汁酸是表面活性物质，胆汁酸分子中含有疏水性的甲基和烃核，又含有亲水性的羟基和羧基，故可降低水/油两相的表面张力，将脂类乳化为细小的微团，从而加速脂类物质的消化吸收。

（2）防止胆石生成：胆固醇系脂溶性物质，难溶于水，当胆汁中胆固醇含量过高，而胆汁中的胆汁酸、磷脂降低时，会导致胆固醇大量沉淀在胆囊中形成胆囊结石。因胆汁酸和磷脂酰胆碱能使胆汁中的胆固醇维持在溶解状态，使之不能形成结晶，故有防止胆石形成的作用。

2. 胆汁酸的代谢　胆汁酸是由胆固醇转变来的最主要的终产物。胆汁酸分两类：一类是由胆固醇转变来的胆汁酸，称为初级胆汁酸（primary bile acids）；另一类是由初级胆汁酸经胆道排入肠道后被细菌还原而来的次级胆汁酸（secondary bile acids）。它们常以钠盐和钾盐的形式存在，简称为胆盐。其代谢过程是：

（1）初级胆汁酸的生成：初级胆汁酸是在肝脏利用胆固醇作原料经过一系列复杂的酶促反应转变而来的，故胆汁酸是肝脏清除胆固醇的方式。

胆固醇首先在肝脏中的7α-羟化酶作用下生成7α-羟胆固醇，然后经过复杂的酶促反应转变为胆酸和鹅脱氧胆酸，即初级游离型胆汁酸的合成。它们可与甘氨酸或牛磺酸结合为初级结合型胆汁酸（图7-8）。

7α-羟化酶是胆汁酸生成的限速酶，受胆汁酸的负反馈调节。但甲状腺激素、生长素、糖皮质激素可激活该酶，促进胆固醇转变为胆汁酸。故甲状腺功能亢进症病人血中胆固醇常较低，很少发生动脉粥样硬化或冠心病；而甲状腺功能减退者，则易患动脉粥样硬化或冠心病。

（2）次级胆汁酸的生成：初级结合型胆汁酸以钠盐形式随胆汁排入肠道后，在小肠下段及大肠内经细菌作用，发生水解和脱去羟基反应生成次级胆汁酸（脱氧胆酸和石胆酸）。由此可知，当胆道有结石、蛔虫和肿瘤阻塞胆道时，胆汁酸经胆道排入肠道受阻，会使病人血

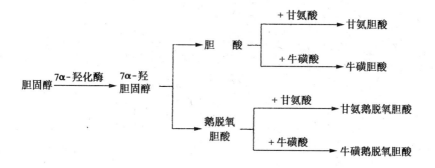

图7-8 初级胆汁酸的合成

液及皮肤中胆汁酸浓度增高,这是胆道阻塞病人皮肤常出现瘙痒的原因。同理,进入肠道的胆汁酸减少或无时,也会影响对脂类物质的消化吸收和对脂溶性维生素的吸收。次级胆汁酸生成的反应过程如图7-9所示:

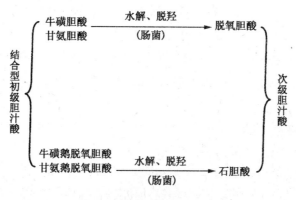

图7-9 次级胆汁酸的生成

(3)胆汁酸的肠肝循环:进入肠道的胆汁酸(包括初级游离型、初级结合型及次级游离型、次级结合型)大部分被肠道重吸收,经肝门静脉入肝(小部分随粪便排出),在肝内将游离型胆汁酸再合成结合型胆汁酸,并与新合成的结合型初级胆汁酸一同经胆汁再次排入肠道的过程称为胆汁酸的肠肝循环(enterohepatic circulation)(图7-10)。通过肠肝循环可使有限的胆汁酸反复利用,发挥其最大的生理作用。

胆汁酸的合成常受到一些药物、维生素和激素的影响。如多食纤维素高的食物能阻断胆汁酸的肠肝循环,使胆汁酸重吸收入肝减少而排出增加;口服考来烯胺使7α-羟化酶活性加强,促进较多的胆固醇加速转变为胆汁酸,从而降低血浆胆固醇;维生素C和维生素E都能促进胆固醇转变为胆汁酸,故有降低血浆胆固醇的作用。

四、胆色素代谢

胆色素(bile pigment)是血红素等铁卟啉化合物在体内分解代谢的产物,包括胆绿素(biliverdin)、胆红素(bilirubin)、胆素原(bilinogen)和胆素(bilin)等,这些物质因多数具有颜色而得名。其中胆红素呈橙黄色,它对人体既有毒性作用(如毒害大脑),又有抗氧

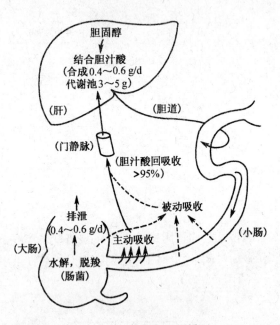

图 7-10　胆汁酸的肠肝循环

引自：《生物化学》，第 6 版，周爱儒主编，人民卫生出版社，2004 年

化作用，即能阻止亚油酸和磷脂的氧化，维持细胞膜的完整与稳定，其作用强于维生素 E。

（一）胆红素的生成与转运

胆红素主要来自于衰老的红细胞（平均寿命为 120 天），在肝、脾、骨髓等单核吞噬细胞系统中破坏释放出来的血红蛋白。血红蛋白分解为血红素和珠蛋白，后者分解为氨基酸供机体再利用。而血红素经血红素加氧酶（heme oxyenase）催化，在氧分子及 NADPH 存在下，分离释放出 Fe^{2+} 和 CO，并产生胆绿素。后者再经胆绿素还原酶（biliverdin reductase）催化而成胆红素（游离型），它进入血液后与清蛋白结合为胆红素-清蛋白复合物（血胆红素）而运输。游离型胆红素生成过程如下：

$$\text{衰老红细胞} \xrightarrow[\text{（肝、脾、骨髓）}]{\text{单核吞噬细胞系统破坏}} \text{释放血红蛋白} \longrightarrow \text{血红素}$$
$$\text{珠蛋白}$$
$$\xrightarrow[\substack{O_2 \quad NADPH+H^+ \quad CO \quad Fe^{2+}}]{\text{微粒体血红素加氧酶}} \text{胆绿素} \xrightarrow[\substack{NADPH+H^+}]{\text{胆绿素还原酶}} \text{胆红素（游离型）}$$

胆红素-清蛋白复合物的生成有 2 个方面的好处：①增强了胆红素在血浆中的溶解度，有利于运输；②限制了胆红素自由通过细胞膜，降低了对组织细胞的毒性作用。临床上对新生儿高胆红素血症病人通常采取静脉滴注血浆治疗，其机制就在此。

应特别引起注意的是，胆红素与清蛋白的结合可受到多种因素的影响。如脂肪酸、胆汁酸和多种有机阴离子药物——磺胺类药、水杨酸类、利尿药、甲状腺激素、造影剂等都可与血浆清蛋白产生竞争性结合，妨碍胆红素与清蛋白结合，造成血中游离的胆红素大量增加，从而影响胆红素的运输和溶解度，加大其毒性作用。故对新生儿发生高胆红素血症时，应谨慎使用有机阴离子药物，防止胆红素大量进入大脑，发生"核黄疸"，即胆红素脑病（bilirubin encephalopathy)。

（二）胆红素在肝脏中的转变

胆红素随血液运输到肝脏，迅速被肝细胞摄取，与肝细胞中的 Y 蛋白和 Z 蛋白结合为胆红素 Y 蛋白和 Z 蛋白复合物，但以前者为主。此种形式的胆红素不能重返入血，而有助于运输到肝细胞的内质网。生理性的新生儿黄疸就是因为缺乏 Y 蛋白使胎儿出生后 2～5 天内出现全身皮肤黄染，4～6 天最黄，14 天内消退。若在 2 周内黄疸仍不消失，症状与体征愈来愈重，可用苯巴比妥治疗。因该药物可诱导肝脏合成载体蛋白——Y 蛋白，加强胆红素的转运。苯巴比妥还可诱导葡萄糖醛酸基转移酶的合成，故临床常用其治疗新生儿高胆红素血症。

当胆红素与 Y 蛋白结合生成胆红素-Y 蛋白后，进入内质网，由尿苷二磷酸葡萄糖醛酸（UDPGA）提供葡萄糖醛酸（GA），经葡萄糖醛酸基转移酶（glucuronyl transferase）催化，生成胆红素葡萄糖醛酸酯。

$$UDPGA + 胆红素 \xrightarrow[UDP]{葡萄糖醛酸基转移酶} 胆红素葡萄糖醛酸酯$$

（三）胆红素在肠道中的变化及胆素原的肠肝循环

结合胆红素形成后随胆汁排入肠道，经肠道中的细菌作用，分解为葡萄糖醛酸和未结合胆红素。后者再在肠菌作用下还原为无色的胆素原，在大肠下段胆素原与空气接触后氧化为黄褐色的胆素，后者是粪便的主要颜色。当胆道梗阻（如胆总管结石、肿瘤、蛔虫）时，结合胆红素排入肠道障碍，使胆素原和胆素无法形成，故粪便呈灰白色或陶土色。

排入肠道中的胆素原大部分经粪便排出，并氧化成粪胆素（stercobilin）；少部分被肠道重吸收，经肝门静脉入肝脏。其中大部分胆素原被肝细胞摄取后以原样形式经胆道再次排入肠道，此过程称为胆素原的肠肝循环（bilinogen enterohepatic cycle）。小部分胆素原进入体循环经肾脏随尿液排出，与空气接触氧化为黄褐色尿胆素，成为尿液的主要颜色。胆色素的正常代谢过程归纳于图 7-11。

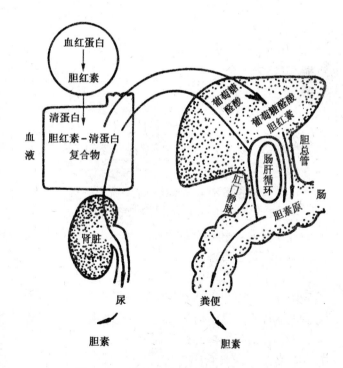

图 7-11　胆色素代谢概况示意图

（四）黄疸

1. 血清胆红素 正常人体中胆红素主要以两种形式存在，一种是结合胆红素，另一种是未结合胆红素。正常人血清中胆红素总量$<17.1\ \mu mol/L$，其中主要是未结合胆红素。

（1）结合胆红素：此类胆红素是在肝细胞中与葡萄糖醛酸发生了结合反应的胆红素，故称为结合胆红素。因能直接与重氮试剂结合生成一种呈紫红色的化合物，又称直接胆红素。它易溶于水和胆汁而自胆道排入肠道，故正常人的血和尿中无结合胆红素。只有当胆道系统阻塞，毛细胆管因压力过高破裂时，直接胆红素逆流入血，才出现在尿中。

（2）未结合胆红素：此类胆红素尚未与肝中的葡萄糖醛酸发生结合反应，故称为未结合胆红素。它与清蛋白结合成复合物，分子质量大，不能自由透过肾小球滤过，故尿中查不到。

未结合胆红素不能直接与重氮试剂发生颜色反应，必须加入乙醇或尿素后，才能与重氮试剂发生反应，生成紫红色的偶氮化合物，故又称间接胆红素。

现将两种胆红素的区别列于表7-2。

表7-2   未结合胆红素与结合胆红素的比较

	未结合胆红素	结合胆红素
别名	间接胆红素、血胆红素	直接胆红素、肝胆红素
与葡萄糖醛酸结合	未结合	结合
与重氮试剂反应	间接反应或慢	直接反应、迅速
溶解性	脂溶性	水溶性
经肾随尿排出	不能	能
进入脑组织产生毒性	大	无

2. 黄疸的概念 当血清胆红素$>34\ \mu mol/L$时，引起皮肤巩膜及黏膜黄染的现象称为黄疸（jaundice）。当血清胆红素大于正常值，但未超过$34\ \mu mol/L$，肉眼观察不到皮肤、巩膜、黏膜黄染现象，称为隐性黄疸（jaundice occult）。根据血清胆红素来源可将黄疸分为以下3类。

（1）溶血性黄疸：又称肝前性黄疸。因各种原因（如蜂毒、蛇毒、药物及败血症、疟疾、蚕豆病及脾功能亢进等）导致红细胞大量破坏时，生成过多的未结合胆红素，超过了肝脏的处理能力，引起未结合胆红素在血中升高而出现的黄疸称为溶血性黄疸（hemolytic jaundice）。其主要特征是：①血中未结合胆红素明显增高，但结合胆红素不增或微增，血中总胆红素增加；②"尿三胆"试验尿胆红素阴性，尿胆素原或尿胆素阳性。因未结合胆红素系脂溶性，与清蛋白结合为复合物后，分子质量增大，而不能自由通过肾小球滤过，故尿中无胆红素而呈阴性。由于肝脏对未结合胆红素的摄取、转化、排泄增多，从肠道吸收的胆素原也增多，故引起尿胆素原增加而呈阳性。

（2）阻塞性黄疸：因肝胆系统病变（如肝硬化、肝癌、胆总管结石、胆道蛔虫和肿瘤等）压迫胆道，使结合胆红素排入肠道受阻，逆流入血引起的黄疸称为阻塞性黄疸（obstructive jaundice）。其主要特征是：①血中结合胆红素明显升高，因结合胆红素排入肠道障碍，逆流入血所致。②"尿三胆"试验胆红素呈强阳性，因结合胆红素分子质量小，很容易透过肾小球滤过而进入尿液；尿胆素原减少或无，因结合胆红素排入肠道受阻，转变为尿胆素原相应减少或无，故出现"尿三胆"试验胆素原或胆素呈阴性现象。③胆道阻塞后使结合胆红素不能顺利进入肠道，转变为粪胆素原很少或无，故粪便颜色变浅或呈灰白色（白陶土色）。

（3）肝细胞性黄疸：因肝功能下降（如肝炎、肝硬化等肝脏病变），对胆红素的摄取、转化（结合）及排泄能力下降，引起血中未结合胆红素和结合胆红素均升高而出现的黄疸称为肝细胞性黄疸（hepatocellular jaundice，又称肝源性黄疸）。其主要特征是：①血中未结合胆红素和结合胆红素均增高。一方面，因肝细胞受损，对未结合胆红素转化为结合胆红素的能力下降；另一方面，使已生成的结合胆红素经胆道系统排入肠道受阻，造成结合胆红素经坏死的肝细胞区逆流入血，故出现血中结合胆红素也增加。②结合胆红素属水溶性，分子质量小，能通过肾小球滤过，故"尿三胆"试验胆红素呈阳性，而尿胆素原或胆素可增加或减少不定。其机制为：因肝细胞病变，被肠道重吸收入肝的胆素原，不能再次经胆道排入肠道，即肝的重新排出能力差，经肝静脉入体循环由尿排出的胆素原便增加；另一方面，因肝细胞的炎症、肿胀或结节压迫肝内胆管而被阻塞，使结合胆红素排入肠道受阻，转化为尿胆素原减少，故出现"尿三胆"试验胆素原或胆素呈阳性或阴性不定的现象。

现将 3 种不同类型的黄疸特征列于表 7-3。

表7-3　　　　　　　　　　　胆色素正常代谢与异常改变对照表

	血 液			尿 液		粪便颜色	原　　因
	总胆红素	未结合胆红素	结合胆红素	胆红素	胆素原		
正常	有	有	无或极微	无	少量	黄色	
溶血性黄疸	增加	增加	微增	无	显著增加	加深	红细胞大量破坏
阻塞性黄疸	增加	不变或微增	增加	有	减少或无	变浅	胆道阻塞
肝细胞性黄疸	增加	增加	增加	有	一般增加	可变浅	肝细胞受损

〔张光主　黄建国　李　钟〕

第八章 排泄功能

泌尿系统的主要功能是排泄（excretion）。排泄是指机体在代谢过程中所产生的代谢产物及体内各种异物或过剩的物质等经过血液循环由排泄器官向体外排放的生理过程。人体具有排泄功能的器官包括肾、肺、皮肤和消化道等。在诸多排泄器官中，肾脏是最主要的排泄器官，由肾脏排出的物质不仅种类最多，数量也最大。由于尿液的质和量能反映机体情况的变化，因此，临床上常通过测定尿液的成分及数量来了解肾脏的排泄功能。

肾脏的主要功能是泌尿。通过泌尿，一方面清除机体内大部分代谢终产物和进入血液的某些异物或药物；另一方面能调节细胞外液量和血液的渗透压，保留体液中的重要电解质，如 Na^+、碳酸氢盐等，同时排出 H^+，从而对机体电解质平衡、水平衡和酸碱平衡起重要的调节作用，这在维持机体内环境的稳定方面具有重要意义。此外，肾脏还可以产生某些激素，如肾素、促红细胞生成素、前列腺素和羟化维生素 D_3 等。

第一节 肾脏的结构和血流特点

一、肾脏的结构特点

（一）肾单位

肾单位（nephron）是尿液生成的结构和功能单位，由肾小体和肾小管组成。每个肾有100万～150万个肾单位。肾单位和泌尿小管的组成如下：

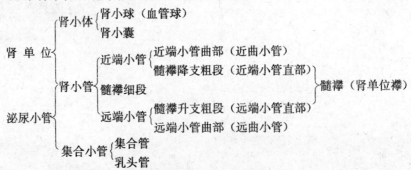

根据肾小体在皮质中的深浅位置不同，可将肾单位分为浅表肾单位（又称皮质肾单位）和髓旁肾单位（又称近髓肾单位）2 种（图 8-1）。

1. 肾小体　由肾小球和肾小囊组成。

（1）肾小球：是入球微动脉与出球微动脉之间的毛细血管网，通常入球微动脉比出球微动脉口径略粗一点，从而保持肾小球毛细血管网内较高的血压。肾小球毛细血管为有孔型，其内皮细胞之间具有 50～100 nm 的孔隙，有利于滤过功能。

（2）肾小囊：是肾小管盲端凹陷而成的杯状双层囊，两层之间的狭小腔隙称为肾小囊腔。肾小囊的外层称为肾小囊壁层（parietal layer）。外层细胞反折延续为肾小囊内层，有许多突起，称为足细胞。足细胞的突起之间的窄隙，称为裂孔，孔上覆盖有裂孔膜。

当血液流过肾小球毛细血管时，由于毛细血管内血压较高，可促使血浆内的小分子物质经有孔内皮、基膜和足细胞裂孔膜滤入肾小囊腔，这 3 层结构称为滤过屏障（filtration barrier，又称滤过膜）。滤入肾小囊腔的滤液称为原尿，原尿除不含大分子的蛋白质外，其成分与血浆相似。滤过屏障的 3 层结构分别对血浆具有选择性通透作用。

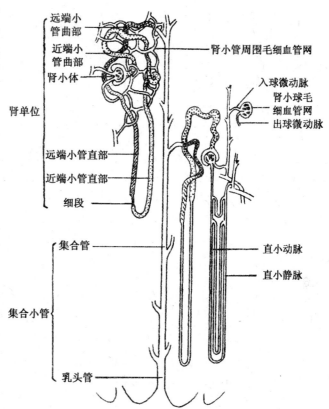

图 8-1　肾单位结构及肾血管模式图

2. 肾小管　根据肾小管的位置、形态、结构和功能，可依次分为近端小管、髓襻细段和远端小管。

（1）近端小管：起自肾小体尿极，是肾小管中最长、最粗的一段，是构成肾皮质的主要成分，又可分为曲部和直部两段。直部又称为髓襻降支粗段。

近端小管曲部腔小而不规则，游离面有刷状缘，使近端小管的表面积扩大，有利于物质的重吸收。原尿流经近端小管时，其中 85％的水分以及营养物质如葡萄糖、氨基酸等几乎全部被重吸收。近端小管上皮细胞还有向腔内排出和分泌某些物质如氨、肌酐、氢离子等的功能。

（2）细段：此段管径最细，上皮甚薄，有利于水和离子透过。

（3）远端小管：包括远端小管直部和曲部，管腔较大，细胞表面无刷状缘。远端小管是离子交换的重要部位，有重吸收钠和排出钾的作用。

髓襻降支粗段、髓襻细段、髓襻升支粗段三者构成一个"U"形的襻状结构，称为髓襻（又称肾单位襻）。髓襻的主要功能是减缓原尿在肾小管中的流速和与尿的浓缩有关。

（二）集合管

许多远端小管曲部的末端，逐渐汇合成集合管，然后经皮质集合管和髓质集合管至肾锥体内的乳头管，开口于肾小盏。集合管亦有重吸收和离子交换功能。

尿的生成是一个复杂的过程，肾小体形成的原尿，经过肾小管各段和集合管后，原尿中绝大部分水、营养物质和无机盐等又被重吸收入血，部分离子也在此进行交换，肾小管上皮细胞还分泌排出机体部分代谢产物，最终形成终尿经乳头管排入肾小盏，每天总量为 1～2 L，仅占原尿的 1% 左右。

（三）球旁复合体

球旁复合体（juxtaglomerular apparatus）由球旁细胞和致密斑（macula densa）等组成。

1. 球旁细胞（又称颗粒细胞）　入球微动脉行至近肾小体血管极处，其血管壁平滑肌细胞转变为上皮样细胞，称为球旁细胞。细胞体积较大，胞质内有丰富的分泌颗粒，内含肾素。球旁细胞能分泌肾素，促使血管收缩，血压升高。近年来认为，球旁细胞还能产生促红细胞生成素，此物质与红细胞生成调节有关。

2. 致密斑　远端小管起始部靠近肾小体血管极侧的上皮细胞变高，排列紧密，形成一个椭圆形斑，称为致密斑。有人认为致密斑能感受远端小管内钠离子浓度的变化，为球旁细胞分泌肾素提供信息。

二、肾脏血液循环的特点

（一）肾血流量大

肾动脉直接来自主动脉，故肾的血流量大，占心输出量 20%～25%，即每 4～5 分钟流经肾的血量相当于全身的血量。

（二）肾血流分布不均匀

肾皮质血流量占肾血流量的 94%，而肾髓质血流量仅为 6%，肾乳头不足 1%。肾血流分布不均的特点是：肾皮质血流量大有利于肾小球的滤过，而肾髓质血流量少有利于维持肾髓质高渗状态。

（三）有 2 套毛细血管

肾内 2 次出现毛细血管，即肾小球毛细血管和肾小管周围毛细血管。肾小球毛细血管网的入球微动脉比出球微动脉粗短，因此其血流量大，血压高，有利于肾小球滤过。由于血液流经肾小球毛细血管时水分被大量滤出，因此，在肾小管周围毛细血管网内血压低，血浆胶体渗透压较高，从而有利于肾小管上皮的重吸收。

第二节　尿的生成

一、尿量

正常成人每昼夜的尿量为 1000～2000 mL，一般为 1500 mL 左右。尿量的多少与摄入水量成正比，与其他途径排水量成反比。在异常情况下，每昼夜的尿量可显著增多或减少，甚至无尿。每昼夜的尿量持续保持在 2500 mL 以上者称多尿；每昼夜的尿量持续保持在 100～500 mL 内称为少尿；如果每天尿量不到 100 mL 则称为无尿。尿量太多，使机体失水失盐过多，结果导致机体脱水、循环衰竭；尿量太少，代谢终产物将聚积在体内，产生尿毒症，给机体带来不良的影响，而无尿的后果则更为严重。

二、尿液的一般理化性质

尿液是一种透明的液体，其颜色取决于所含色素，新鲜的尿液一般为淡黄色（含尿胆素）。当尿量减少或浓缩时颜色变深，服用某些含色素的药物也可使尿的颜色发生改变。尿的相对密度与尿量成反比，一般介于 1.012～1.025，最大可波动于 1.001～1.035，尿的相对密度可反映其所含溶质的浓度。大量饮水引起尿量增多，尿中溶质被稀释，尿的相对密度降低；反之，尿量减少，则尿的相对密度升高。正常人尿液渗透压在 50～1200 mOsm/L 波动。尿液渗透压与其所含溶质颗粒数目成正比，它可反映肾脏稀释和浓缩尿的功能。正常尿液一般为弱酸性，pH 值介于 5～7。尿的酸碱度受食物的性状和新陈代谢产物的影响。荤食者尿呈酸性，素食者尿稍偏碱性。当机体出现酸碱平衡紊乱时，尿的 pH 值也将随之发生改变。

尿的生成是在肾单位和集合管中进行的。它包括 3 个环节：①肾小球的滤过作用（glomerular filtration）；②肾小管和集合管的重吸收作用（tubular reabsorption）；③肾小管和集合管的分泌作用（tubular secretion）。

三、肾小球的滤过作用

肾小球的结构类似滤过器。当血液流过肾小球毛细血管时，除血细胞和血浆中大分子蛋白质外，其余的水分子和小分子的溶质均可通过滤过屏障滤入肾小囊内，形成肾小球滤液（原尿），此过程称为肾小球的滤过作用。从表 8-1 中可以看出，原尿与血浆在成分上相比较，原尿中仅含有微量蛋白质，所含的一切晶体物质和其他成分与血浆相同。由此可见，原尿基本上是不含蛋白质的血浆。

表 8-1	血浆、原尿和终尿成分的比较			g/L
	血浆	原尿	终尿	浓缩倍数
水	900	980	960	1.1
蛋白质	80	0.3	0	—
葡萄糖	1	1	0	—
Na^+	3.3	3.3	3.5	1.1
K^+	0.2	0.2	1.5	7.5
Cl^-	3.7	3.7	6.0	1.6
$H_2PO_4^-$，HPO_4^{2-}	0.04	0.04	1.5	37.5
尿素	0.3	0.3	8	60.0
尿酸	0.04	0.04	1.5	12.5
肌酐	0.01	0.01	1.5	150.0
氨	0.001	0.001	0.4	400.0

根据物理学原理，滤过必备 2 个基本条件：一是要有一个半透膜（滤过屏障），二是膜

的两侧必须存在滤过压，两者缺一不可。因此，肾小球的滤过作用取决于滤过屏障的通透性和有效滤过压的大小（图8-2）。

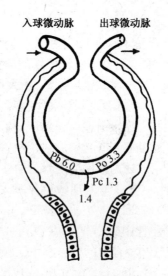

图8-2 肾小球的有效滤过压
Pb：肾小球毛细血管血压；Po：血浆胶体渗透压；Pc：肾小囊内压

（一）滤过屏障的通透性

滤过屏障通透性的大小可以用它所允许通过物质分子质量的大小来衡量。滤过屏障上有大小不同的孔道，凡小于此孔径的物质可以通过，因此，它们在滤液中的浓度和血浆浓度相同。如果某物质的相对分子质量超过7万时，则很难通过。所以，血浆中清蛋白（相对分子质量69000）和血红蛋白（相对分子质量64500）可少量滤出，但在滤液中的浓度较血浆低，其余血浆蛋白分子均不能滤出。

滤过屏障的通透性还取决于物质分子所带的电荷。滤过屏障上覆盖有带负电荷的唾液蛋白，能阻止带负电荷的物质通过。正常情况下，血浆中带负电荷的清蛋白不能滤出，因此，血浆中除血浆蛋白外，其他小分子均可滤出，故不出现蛋白尿。

综上所述，滤过屏障既是粒子大小的选择性过滤器，又是电荷的选择性过滤器。

（二）有效滤过压

肾小球滤过作用的动力是有效滤过压。有效滤过压是由滤过屏障两侧力量对比决定的，涉及的有3种力量：①肾小球毛细血管血压；②血浆胶体渗透压；③肾小囊内压。第一种力量是促进血浆通过滤过屏障滤出，而后2种是阻止滤出的力量。

用微穿刺法测及肾小球毛细血管血压平均值为45 mmHg（6.0 kPa）；肾小球毛细血管内的血浆胶体渗透压与一般毛细血管不同，在入球微动脉端与出球微动脉端分别为25 mmHg（3.3 kPa）与35 mmHg（4.7 kPa），这是由于水和晶体物质通过滤过屏障滤出生成滤液，血浆蛋白因浓缩而形成的结果；肾小囊内压为10 mmHg（1.3 kPa）。

因此，肾小球有效滤过压可用下式表示：

有效滤过压＝肾小球毛细血管血压－（血浆胶体渗透压＋肾小囊内压）

依此计算，在入球微动脉端有效滤过压为：6－（3.3＋1.3）＝1.4 kPa；在出球微动脉端有效滤过压为：$6-(4.7+1.3)=0$。

以上计算表明，滤液主要是在入球微动脉端的毛细血管内生成；到出球微动脉端，有效滤过压下降到零，达到滤过平衡。血液流经肾小球毛细血管时，由于不断生成滤液，使血液的胶体渗透压随之升高，有效滤过压逐渐下降，肾小球的滤过则减少。反之，如大量输液使血浆蛋白稀释而胶体渗透压下降，有效滤过压升高，肾小球的滤过则增多。所以，有效滤过压的高低是滤液生成多少的重要因素。

（三）肾小球滤过率

每分钟经两肾所生成的原尿总量称为肾小球滤过率（glomerular filtration rate，GFR）。正常成人肾小球滤过率约 125 mL。安静状态下肾血流量约 1200 mL/min，若按血细胞比容为 45% 计算，流经两肾血浆量为 660 mL/min。从肾小球滤过率与肾小球血浆流量之比（滤过分数）来看，在有效滤过压的推动下，约 1/5 的血浆不断滤入肾小囊成为滤液（原尿）。按此推算，每昼夜的原尿可达 180 L，约为体重的 3 倍。肾小球滤过量如此之大，有利于肾脏从血液中及时清除某些物质（如代谢产物、多余水分及毒物等），调节体液的容积，维持内环境的相对恒定。肾小球滤过率的测定是衡量肾功能的重要指标，如临床上肾小球肾炎病人的肾小球滤过率显著降低。

（四）血浆清除率

血浆清除率（plasma clearance，C）是指单位时间内肾脏能将多少毫升血浆中所含某物质完全排出体外。血浆清除率测定不仅能评价肾脏排泄功能，还可测定肾小球滤过率、肾血流量和推测肾小管的功能，因此具有重要的临床意义。

（五）影响肾小球滤过的因素

1. 有效滤过压的改变　当有效滤过压升高时，肾小球滤过率随之增加，尿量增多，反之则尿量减少。组成有效滤过压的 3 个因素中，任何一个发生变化都可使有效滤过压发生改变，都会影响肾小球滤过率，其中主要是肾小球毛细血管血压的改变。

全身动脉血压如有改变，可以影响肾小球毛细血管血压。由于肾血流量具有自身调节作用，动脉血压变动在 80～180 mmHg（10.7～24 kPa）内，肾小球毛细血管血压仍能维持相对稳定。只有在平均动脉压降到 80 mmHg（10.7 kPa）以下时，由于有效滤过压降低，而出现少尿或无尿。

正常情况下，血浆胶体渗透压比较稳定。但若血浆蛋白浓度发生改变，如大量输生理盐水后，血浆胶体渗透压降低，肾小球有效滤过压增大，尿量将增多；相反，大出汗后，血浆胶体渗透压暂时升高，有效滤过压降低，尿量减少。

肾小囊内压在正常情况下变化不大。只有在某些病理情况下如肾结石、肾肿瘤时，出现尿路梗阻，使尿液排出不畅，因而肾小囊内压升高，有效滤过压降低，尿量减少。

2. 滤过屏障的改变　滤过屏障的改变包括两肾滤过屏障的总面积和滤过屏障通透性的改变。当滤过屏障总面积减小时，肾小球滤过率将降低。如急性肾小球肾炎时，活动的肾小球数目减少，有效滤过面积减小，滤过率降低，以致少尿或无尿。正常情况下，滤过屏障的通透性比较稳定。但在某些肾脏疾病，由于滤过屏障上带负电荷的唾液蛋白减少或消失，以致带负电荷的血浆蛋白等滤过量明显增加，形成蛋白尿。可见，尿中异常成分出现，常可作为诊断肾脏疾病的依据。

3. 肾血浆流量改变　正常情况下肾血浆流量（renal plasma flow，RPF）可保持相对恒定，肾小球毛细血管的很长一段都有滤液生成。但当大失血等病理情况下，使肾小球血浆流量减少，肾小球毛细血管内血浆胶体渗透压上升速度加快，滤过平衡的位置越靠近入球小动脉，使有效滤过的毛细血管的长度越短，肾小球滤过率将降低。

四、肾小管和集合管的重吸收作用

根据血浆、原尿与终尿成分比较，其化学成分截然不同，终尿量仅占原尿 1％，说明原尿流经肾小管和集合管时，其中大部分成分从肾小管腔重新进入肾小管周围毛细血管，这一过程称为重吸收（reabsorption）。

（一）重吸收的方式

肾小管上皮细胞重吸收的方式有主动和被动两种。主动重吸收包括膜上泵蛋白的活动以及膜的胞吞和胞吐作用等逆电-化学梯度将肾小管内的物质重吸收。如葡萄糖、氨基酸、微量蛋白质以及绝大部分 Na^+ 和 K^+ 等的重吸收都是主动转运过程。被动重吸收包括单纯扩散和易化扩散，顺电-化学梯度和渗透压差将肾小管内的物质重吸收。如水、尿素、HCO_3^- 和大部分 Cl^- 都是被动吸收过程。肾小管的主动重吸收与被动重吸收之间是相互联系、互相影响的。

（二）重吸收的特点

肾小管的重吸收具有选择性。其中近端小管曲部上皮细胞重吸收能力最强。滤液经过近端小管曲部时有 65％～70％以上被重吸收，而且重吸收的物质种类也最多，原尿中的营养物质如葡萄糖、氨基酸、维生素及微量蛋白质等全部被重吸收，水、Na^+ 和 Cl^- 大部分被重吸收，尿素等部分被重吸收，但肌酐不被重吸收；髓襻主要重吸收 Na^+、Cl^- 和水；远端小管曲部主要重吸收 Na^+、Ca^{2+} 和水；集合管主要重吸收水、钠盐和尿素（图 8 - 3）。

（三）几种主要物质的重吸收

肾小管和集合管重吸收作用是有一定限度的，当滤液中某种溶质浓度过高，超过肾小管的重吸收限度时，该物质在尿中出现。某种物质开始在尿中出现时，其在血浆中的浓度称为该物质的肾阈值。

1. 葡萄糖的重吸收　正常情况下，葡萄糖在近端小管曲部全部重吸收，而吸收的部位仅限于近端小管曲部，其他部位肾小管都没有重吸收葡萄糖的能力。因此，当血浆中葡萄糖浓度超过 8.9～10.0 mmol/L 时，原尿中葡萄糖不能全部被重吸收，而在终尿中出现（即糖尿，glycosuria）。通常将尿中开始出现葡萄糖时的血糖浓度称为肾糖阈（renal glucose threshold）。

2. Na^+、Cl^- 的重吸收　Na^+、Cl^- 是细胞外液的主要成分，其重吸收将关系着内环境的稳定。滤液中的 NaCl 99％被重吸收，其中近端小管曲部重吸收 Na^+、Cl^- 65％～70％，远端小管曲部约重吸收 10％；其余部分分别在髓襻升支和集合管内吸收。

在髓襻升支粗段 Na^+、Cl^- 与 K^+ 由同一载体协同转运到细胞内，随后 Na^+ 被泵入组织间隙，Cl^- 顺电-化学梯度进入组织间液。呋塞米（速尿）和依他尼酸等药物能抑制载体转运功能，使 Na^+、Cl^- 重吸收受抑制，从而产生利尿作用。远端小管曲部和集合管的 Na^+ 可通过 $Na^+ - K^+$ 交换和 $Na^+ - H^+$ 交换而被重吸收。

3. 水的重吸收　滤液中的水 99％被重吸收。水的重吸收有 2 种形式：一是在近球小管和髓襻降支随溶质而被吸收，与体内是否缺水无关，即与机体水平衡调节无关，称为必需重

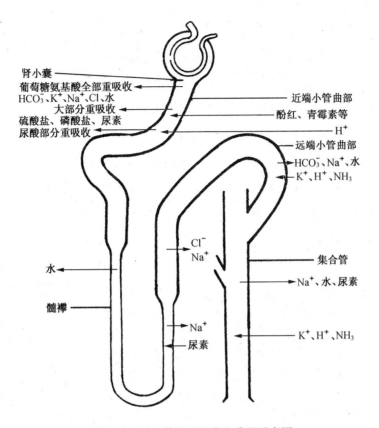

肾小囊
葡萄糖氨基酸全部重吸收
HCO_3^-、K^+、Na^+、Cl^-、水
大部分重吸收
硫酸盐、磷酸盐、尿素
尿酸部分重吸收

近端小管曲部
酚红、青霉素等
H^+
远端小管曲部
HCO_3^-、Na^+、水
K^+、H^+、NH_3

Cl^-
Na^+

水

髓襻

Na^+
尿素

集合管
Na^+、水、尿素

K^+、H^+、NH_3

图 8-3 肾小管的重吸收和分泌示意图

吸收；另一部分是远端小管曲部和集合管的重吸收，这种重吸收受抗利尿激素等物质的影响，可因体内对水的需要情况而变化，称为调节性重吸收（又称可控性重吸收）。调节性重吸收取决于 2 个因素：①跨上皮渗透压梯度（指肾小管液与肾髓质渗透压梯度）；②上皮细胞对水的通透性。

（四）影响肾小管和集合管重吸收的因素

1. 肾小管液中溶质浓度 肾小管液中溶质浓度决定着肾小管液的渗透压，而肾小管液渗透压是对抗肾小管对水分重吸收的力量。如果肾小管液中溶质浓度升高超过肾小管对它重吸收的阈值时，就会妨碍肾小管对水的重吸收，从而使尿量增多。这种由于肾小管液中溶质浓度增加，使渗透压升高所引起的利尿，称为渗透性利尿。如糖尿病病人出现的尿多，或临床上使用甘露醇等药物以提高肾小管液中溶质浓度，从而达到利尿的目的。

2. 球管平衡 近球小管的重吸收率（每分钟重吸收滤液的毫升数）始终占肾小球滤过率的 65%～70%，这种现象称为球管平衡（glomerulo tubular badance）。其生理意义在于使终尿量不致因肾小球滤过率的增减而出现大幅度的变动。在一般情况下，肾小球滤过率增加，近球小管重吸收的绝对值增大，因而流至肾小管远端部分的滤液量不因滤过增多而明显增多，尿量不会大幅度增加；相反，如肾小球滤过率减小，则尿量不会大幅度减少。

五、肾小管和集合管的分泌和排泄作用

分泌作用是指肾小管上皮细胞通过新陈代谢，将所产生的某些物质排入管腔的过程。排泄作用则是指肾小管上皮细胞将血液中某些物质直接转运入管腔的过程。一般两者不作严格区分。肾小管上皮细胞主要分泌 H^+、K^+、NH_3 等，对于调节体内酸碱平衡起着十分重要的作用。

（一）H^+ 的分泌

肾小管和集合管上皮细胞所分泌的 H^+ 来源于血浆和其上皮细胞代谢产生的 CO_2，在上皮细胞内，CO_2 和 H_2O 在碳酸酐酶（CA）催化下生成 H_2CO_3，而 H_2CO_3 又解离成 H^+ 和 HCO_3^-。H^+ 被分泌到肾小管液中，肾小管液中的 Na^+ 由于肾小管腔内、外电位差的作用而扩散进入细胞内，形成 H^+-Na^+ 交换。同时上皮细胞内的 HCO_3^- 也顺电-化学梯度进入组织液，最后，重吸收的 Na^+ 与 HCO_3^- 结合成 $NaHCO_3$ 进入血液。其作用主要是排酸保碱，维持酸碱平衡。

（二）K^+ 的分泌

终尿的 K^+ 绝大部分来源于远端小管曲部和集合管分泌的，由于 Na^+ 主动重吸收后，产生管内为负、管外为正的电位差，促进 K^+ 被动扩散入肾小管液中，形成 K^+-Na^+ 交换。它与 H^+-Na^+ 交换之间存在相互竞争作用。即 K^+-Na^+ 交换增强时，则 H^+-Na^+ 交换减弱；H^+-Na^+ 交换增强时，则 K^+-Na^+ 交换减弱。故酸中毒时常伴有高血钾，此时因为肾小管上皮细胞内 H^+ 浓度增加，H^+-Na^+ 增强，而 K^+-Na^+ 交换减弱，所以出现高血钾。K^+ 的分泌量由 K^+ 的摄入量而定，多摄多排，少摄少排，不摄也排。因此，如不能摄食的病人，应注意补钾。

（三）NH_3 的分泌

肾小管和集合管上皮细胞内含有谷氨酰胺酶和转氨酶，可将血中运来的谷氨酰胺和其他氨基酸脱去氨而产生 NH_3。NH_3 具有脂溶性，能自由通过细胞膜向肾小管液中扩散，与肾小管液中的 H^+ 结合生成 NH_4^+，使肾小管液中 H^+ 浓度降低，从而促进肾小管的泌 H^+ 作用。由此可见，NH_3 的分泌与 H^+ 的分泌具有相互促进作用。因此，泌 NH_3 间接地促进了排酸保碱作用，参与维持酸碱平衡。

肾小管上皮细胞还能排泄血液中的肌酐、对氨基马尿酸和进入体内的药物，如青霉素、碘锐特、酚红等，这些物质主要是通过近球小管上皮细胞主动转运至肾小管液中。因此，临床上常用酚红排泄试验来判断肾小管上皮细胞的排泄功能。

六、尿液的浓缩和稀释

尿液的浓缩和稀释是指尿的渗透压与血浆渗透压相比较而言。原尿的渗透压与血浆渗透压基本相等。而终尿的渗透压可高于血浆渗透压，即高渗尿（尿液已被浓缩）；也可以低于血浆渗透压，即低渗尿（尿液已被稀释）。由此说明肾脏对尿液有浓缩和稀释的功能。当肾脏浓缩和稀释尿液的能力严重减退时，排出尿液的渗透压与血浆渗透压相等或相近（等渗尿）。因此，临床上通过测定尿的渗透压来了解肾脏的功能。

（一）肾髓质高渗梯度的形成

肾髓质高渗梯度的形成与肾小管各段对物质的重吸收能力不同有关（表 8-2）。

表 8-2 　　　　　　　　　　　　　　兔肾小管不同部分的通透性

	水	Na$^+$	尿素
髓襻降支细段	易通透	不易通透	不易通透
髓襻升支细段	不易通透	易通透	中等通透
髓襻升支粗段	不易通透	Na$^+$ 主动重吸收，Cl$^-$ 继发主动重吸收	不易通透
远端小管曲部	有 ADH 时易通透	Na$^+$ 主动重吸收	不易通透（不同动物有异）
集合管	有 ADH 时易通透	Na$^+$ 主动重吸收	内髓易通透，其他不易

1. 外髓高渗梯度　主要是髓襻升支粗段 NaCl 的扩出形成。

2. 内髓高渗梯度　主要是内髓集合管尿素的扩出和髓襻升支细段 NaCl 的扩出形成。

（二）尿浓缩和稀释的过程

1. 尿浓缩过程　当机体缺水时，ADH 分泌增加，提高肾远端小管曲部和集合管上皮细胞对水的通透性，在渗透压差的作用下，水重吸收增多，尿量减少，尿渗透压增高，产生尿液的浓缩过程，维持机体水平衡。

2. 尿稀释过程　当机体水过剩时，ADH 分泌减少，肾远端小管曲部和集合管上皮细胞对水的通透性下降，水重吸收减少，尿排出增加，尿渗透压下降，产生尿液的稀释过程，将机体多余的水分排出体外。

肾脏的浓缩和稀释能力在维持体液平衡和渗透压恒定中起着重要的作用，任何原因导致髓质高渗梯度下降均可影响肾脏的功能。其中，直小血管在维持髓质高渗梯度中起着重要的作用。（图 8-4）

第三节　泌尿功能的调节

肾脏泌尿功能有赖于肾小球的滤过和肾小管的重吸收与分泌作用。因此，机体对泌尿功能的调节也就是对滤过作用、重吸收和分泌排泄作用的调节，包括神经和体液因素的调节。

一、肾小球功能的调节

对肾小球滤过功能的调节是通过改变肾血流量实现的。肾血流的调节在于既能满足肾脏泌尿功能的需要，同时在全身循环血量改变时，又能与全身血液循环相配合。

（一）肾血流量的自身调节

肾脏可以不依赖于神经、体液因素的作用，而通过肾脏本身血管的活动对其血流量进行调节，一般动脉血压变化在 80～180 mmHg（10.7～24 kPa）内，肾血流量可保持相对恒定，这种调节作用称为肾血流量的自身调节作用。其机制为：①当血压升高时，入球微动脉管壁平滑肌因受牵拉刺激而收缩，使其口径变小，阻力增大，限制过多的血液流经肾小球；②当血压降低时，则产生相反的变化，从而使肾血流量和肾小球毛细血管血压保持相对

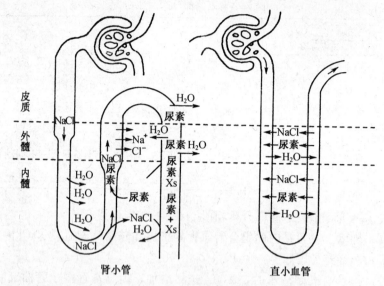

皮质
外髓
内髓

H_2O
尿素
$NaCl$
H_2O
Na^+
Cl^-
尿素 H_2O
尿素
Xs
尿素
+ Xs
尿素
$NaCl$
H_2O
H_2O
H_2O
H_2O
$NaCl$
$NaCl$

$NaCl$
尿素
H_2O
$NaCl$
尿素
H_2O

肾小管   直小血管

8-4 尿浓缩机制示意图

粗箭头表示升支粗段主动重吸收 Na^+ 和 Cl^-。髓襻升支粗段和远曲小管前段对水不通
透。X_s 表示未被重吸收的溶质

引自:《生理学》,第6版,姚泰主编,人民卫生出版社,2004年

稳定。

(二) 肾血流量的神经、体液调节

肾脏主要受交感神经支配,它具有明显的缩血管作用。在正常情况下,当体位改变(由卧位转为立位)和剧烈运动或高温时,可反射性引起交感神经兴奋,增加骨骼肌或皮肤血流量,使肾血管收缩,减少肾血流量,保证心、脑等重要器官的血液供应。

肾上腺素和去甲肾上腺素是调节肾血管的主要体液因素,它们能使肾血管收缩。在体内,交感神经兴奋时,除了交感神经末梢直接释放去甲肾上腺素外,还促进肾上腺髓质分泌肾上腺素和去甲肾上腺素,从而加强交感神经兴奋的效应。此外,血管升压素、血管紧张素也可使肾血管收缩,导致肾血流量减少,尿量减少。

二、肾小管功能的调节

(一) 抗利尿激素

抗利尿激素(antidiuretic hormone,ADH,又称血管升压素)由下丘脑视上核的神经细胞合成,经下丘脑-垂体束的神经纤维运至神经垂体储存,而后释放入血。它的主要作用是增加肾远端小管曲部和集合管对水的通透性,使肾小管液中的水分在渗透压差的作用下被重吸收,尿量减少。血浆晶体渗透压升高和循环血量减少是促进其分泌的有效刺激。

1. 血浆晶体渗透压的改变 在下丘脑视上核及其附近区域有渗透压感受器,对血浆渗透压的改变特别敏感。当血浆晶体渗透压升高(如大出汗或腹泻所致机体失水)时,对渗透压感受器的刺激增强,引起 ADH 分泌增多,从而增强了肾脏远端小管曲部和集合管对水的重吸收,使尿量减少,因而保留了体内的水分,维持渗透压的相对恒定。相反,当大量饮水后,水被吸收入血,使血浆晶体渗透压下降,从而减弱对渗透压感受器的刺激,使 ADH 分泌减少，排尿量增加，称为水利尿（water diuresis）。这样就排出了体内多余水分，保持了体内水分及渗透压的相对稳定。（图 8-5）

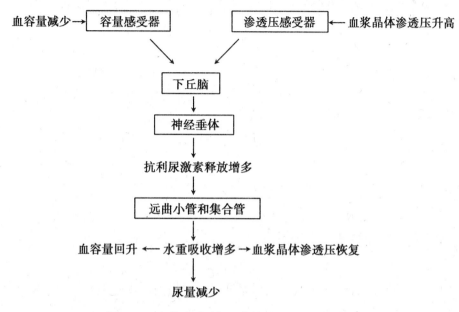

图 8-5　血浆渗透压与血容量对 ADH 释放的影响

2. 循环血量的改变　心房（主要是左心房）和胸腔大静脉处存在容量感受器。当循环血量增加（如大量输入生理盐水）时，刺激容量感受器，反射性地抑制 ADH 释放，而使尿量增加，排出过剩水分，有利于血量的恢复。反之，由于失血造成循环血量减少，对容量感受器的刺激减弱，ADH 释放增多，使尿量减少。

此外，动脉血压升高时，可反射性抑制 ADH 释放。如果下丘脑或下丘脑-神经垂体束发生病变，引起 ADH 释放障碍，则出现多尿现象，每天尿量可超过 4～5 L 甚至达 10 L 以上，称为尿崩症。

（二）醛固酮

醛固酮（aldosterone）是由肾上腺皮质球状带分泌的类固醇激素，能促进远端小管曲部和集合管对 Na^+ 的主动重吸收，同时排出 K^+，故有保钠排钾作用。同时，也使 Cl^- 和水的重吸收增加，导致细胞外液增多。醛固酮的分泌受下列因素的调节。

1. 肾素-血管紧张素-醛固酮系统　肾素（renin）能催化血浆中的血管紧张素原生成血管紧张素（angiotensinogen）Ⅰ（十肽），后者在转化酶的作用下再分解为血管紧张素Ⅱ（八肽），最后在氨基肽酶的作用下进一步分解为血管紧张素Ⅲ（七肽）。血管紧张素Ⅱ和Ⅲ均能刺激肾上腺皮质球状带分泌醛固酮和使血管平滑肌收缩。当肾脏有炎症时，可因肾缺血而导致肾素分泌，通过血管紧张素和醛固酮引起全身小动脉收缩，血容量增加，引起高血压，称为肾性高血压（图 8-6）。

2. K^+ 和血 Na^+ 的浓度　当血 K^+ 浓度升高或血 Na^+ 浓度降低时，可直接刺激肾上腺皮质球状带分泌醛固酮增多。反之，当血 K^+ 浓度降低或血 Na^+ 浓度升高时，醛固酮分泌减少。醛固酮的分泌对血 K^+ 浓度升高更为敏感。

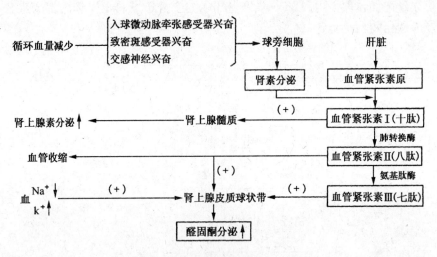

图 8-6　肾素-血管紧张素-醛固酮系统

3. 心房钠尿肽（ANP）　ANP 是由心房肌合成的激素。其作用包括：①抑制集合管对 NaCl 的重吸收；②抑制 ADH 的分泌；③抑制肾素和醛固酮的分泌；④使入球微动脉和出球微动脉扩张，增加肾血浆流量和肾小球滤过率。因此，ANP 具有强大的排钠利尿作用，其总的效应是减少血容量和降低血压。

第四节　尿液的排放

肾脏连续不断地生成尿液，经输尿管的蠕动推送尿液进入膀胱，当膀胱内的尿液蓄积到一定量时才排出体外。膀胱内的尿液经过尿道向体外输送的生理过程，称为排尿（micturition）。

一、膀胱和尿道的神经支配

1. 盆神经　属副交感神经，由脊髓骶段前、后角之间的侧角灰质发出，支配膀胱和后尿道。兴奋时可使膀胱逼尿肌收缩，尿道内括约肌松弛，促进排尿。

2. 腹下神经　属交感神经，由脊髓腰段灰质侧角发出，支配前列腺、膀胱和后尿道。兴奋时可使膀胱逼尿肌松弛，尿道内括约肌收缩，阻止排尿。

3. 阴部神经　属躯体神经，由脊髓骶段前角发出，支配会阴部骨骼肌和尿道括约肌。兴奋时可使尿道外括约肌收缩，阻止排尿。这一作用受高位脑中枢的控制，能有意识地控制排尿。

二、排尿反射

排尿是自主神经和躯体神经共同参与的反射活动。当膀胱充盈达一定程度时（400～500 mL），由于膀胱内压升高，刺激膀胱壁牵张感受器，冲动沿盆神经传入到骶髓的排尿反射的低级中枢。同时，冲动也传至脑干和大脑皮质的排尿反射的高级中枢，产生排尿欲。若环境条件允许，高级中枢解除对初级中枢的控制，则通过盆神经兴奋，引起膀胱逼尿肌的收缩，尿道内括约肌松弛，于是尿液进入后尿道。这时尿液刺激后尿道感受器，产生的冲动沿盆神经传至骶髓排尿中枢，进一步加强其活动，同时抑制阴部神经的活动，使尿道外括约肌松弛，尿液被驱出体外。（图 8-7）

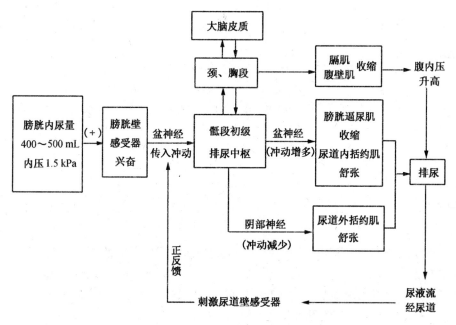

图 8-7　排尿反射示意图

小儿时期因大脑发育不完善，对脊髓低级中枢的抑制能力较弱，因而排尿次数增多，且有夜间遗尿现象。当排尿或储存的任何一方发生障碍时，均可出现排尿异常。如膀胱炎症或受到机械刺激（膀胱结石）时，可出现排尿次数增多，称为尿频；腰骶段排尿中枢或排尿反射途径受损时，可致膀胱内充盈的尿液不能排出，称为尿潴留；脊髓胸段以上损伤时，使低级排尿中枢与大脑不能随意控制排尿，称为尿失禁。

〔郭争鸣　邵　琼〕

第九章　水、盐代谢及酸碱平衡

　　水和无机盐是人体重要的组成成分，也是人体必需的营养素。体内的水和溶解在水中的无机盐和有机物共同构成体液。人体的正常生命活动依赖体液在分布、组成和容量三个方面的相对恒定。此外，人体内的体液 pH 值必须在一定范围内维持相对恒定，才能保证组织细胞生理活动的正常进行。

第一节　水、盐代谢

　　体液中的无机盐和一些有机物多以带电荷的离子形式存在，故称为电解质（electrolytes）。水和无机盐代谢又被称为水、电解质平衡。临床上的很多疾病、创伤或外环境变化都可引起水和电解质代谢的紊乱，从而影响机体的各项功能，严重时可以危及生命。因此，学习水和无机盐代谢的基本理论，对于准确分析疾病和正确运用液体疗法，具有重要意义。

一、体液

（一）体液的分布

　　正常成人体液占体重的 60%。分布在细胞内的称为细胞内液，约占体重的 40%；分布在细胞外的称为细胞外液，约占体重的 20%。其中血浆占体重的 5%，组织液占体重的 15%。细胞外液是机体内细胞直接生活的环境，是细胞摄取营养物质和排泄代谢废物的场所。人体生活的大气环境被称为外环境，而细胞外液则是机体的内环境。机体的正常代谢活动依赖内环境中的化学成分和理化特性的相对恒定，如果内环境因某种因素的影响而遭到破坏，将会出现种种病理现象。

　　人体体液的含量随年龄、性别和身体胖瘦程度有一定的差异。新生儿、婴幼儿、学龄儿童的体液分别占体重的 80%、70% 和 65%，成人占 60%，老年人仅占 50%。由于婴幼儿体内含水量多，新陈代谢旺盛，调节功能发育欠完善，容易脱水。老年人体液总量相对减少，肥胖者含脂肪多而体液相对减少，体瘦者体液则相应较多。女性体液少于男性。根据个体的差异，在处理水盐代谢失调时应区别对待。

（二）体液中电解质的分布与含量

　　人体各部分体液中电解质含量不尽相同（表 9-1）。从表 9-1 可知人体各部分体液中电解质分布和含量具有以下特点：

　　1. 体液呈电中性状态　无论哪部分体液均由阳离子和阴离子组成。阳离子和阴离子的浓度相等，故体液呈电中性。

2. 细胞内、外液中电解质的分布差异大　细胞内液主要的阳离子是 K^+，主要的阴离子是 HPO_4^{2-} 和蛋白质阴离子；而细胞外液中的主要阳离子是 Na^+，主要阴离子是 Cl^- 和 HCO_3^-。

表 9-1　　　　　　　　　　各部分体液中电解质的组成和含量

	血浆		组织液		细胞内液	
	mmol/L	mEq/L	mmol/L	mEq/L	mmol/L	mEq/L
Na^+	142	142	147	147	15	15
K^+	5	5	4	4	150	150
Ca^{2+}	2.5	5	1.25	2.5	1	2
Mg^{2+}	1	2	1	2	13.5	27
阳离子总量	150.5	154	153.25	155.5	179.5	194
HCO_3^-	27	27	30	30	10	10
Cl^-	103	103	114	114	1	1
HPO_4^{2-}	1	2	1	2	50	100
SO_4^{2-}	0.5	1	0.5	1	10	20
有机酸根	5	5	7.5	7.5	—	
蛋白质阴离子	2	16	0.125	1.0	7.88	63
阴离子总量	138.5	154	153.125	155.5	78.88	194

3. 细胞内外液的渗透压基本相等　虽然细胞内液电解质总量大于组织液或血浆，但细胞内液的蛋白质阴离子和两价离子含量较多，而产生的渗透压较少，故细胞内外液渗透压仍基本相等。细胞内外的主要离子 K^+ 和 Na^+ 等所产生的晶体渗透压，决定着跨膜水流动的方向。当细胞内外液的渗透压改变时，水总是从渗透压低处流向渗透压高处，使细胞内外液渗透压取得平衡。

4. 细胞外液中血浆蛋白质含量高于组织液　即血浆胶体渗透压高于组织液，这种差别对于血浆和组织液之间的液体交换及维持血容量具有重要作用。

二、水代谢

体内的水以两种状态存在：大部分与蛋白质、多糖等结合，称为结合水；另一部分以自由状态存在于体液中，称为自由水。水在维持体内正常的代谢活动和生理活动中起重要作用。人若不吃食物又不饮水只能生存数天，而不吃食物保证水的供给则可生存数十天。

（一）水的生理功用

1. 促进和参加物质代谢　水是生物体内的良好溶剂，一切营养物及代谢产物都能溶解于水中，即使不溶于水的脂类也能与亲水的蛋白质结合通过血液循环运输，故水在物质的消化、吸收、运输和排泄中起重要作用。体内的各种代谢反应均在有水的环境中进行。水还直接参加代谢反应，如水解反应、加水反应、加水脱氢反应等。

2. 调节体温　水的比热大（每克水从 15 ℃升到 16 ℃时需要 4.2 J 的热量），故水能吸收较多的热量而使本身温度变化不大，有利于体温的恒定。水的蒸发热大（在 37 ℃时，每克水完全蒸发约吸收热能 2.43 kJ），故有利于人体在炎热的季节和环境温度过高时，通过蒸发汗散热来维持体温的正常。水的流动性大，能将体内局部产生的大量热量带到全身均匀分布及带到体表散发。

3. 润滑作用　分布在机体各种腔隙中的水具有润滑作用，有助于各器官的机械运动，减少摩擦。如唾液有利于吞咽食物，泪液有利于眼球的活动自如，关节腔的滑液，腹膜、胸膜、心包腔的浆液，呼吸道和胃肠道的黏液都有良好的润滑作用。

（二）水的动态平衡

1. 水的来源

（1）饮水：成人饮水量每天约 1200 mL。可因人而异，与气候、劳动强度、运动和生活习惯有关。

（2）食物水：成人从食物中摄入的水每天约 1000 mL。

（3）代谢水：即糖、脂肪、蛋白质食物在体内代谢过程中产生的水，每天约 300 mL。

2. 水的去路

（1）呼吸蒸发：即呼吸时以水蒸气的形式丧失的水。呼吸蒸发丧失的水分量取决于呼吸的深度及速度，也与体内的代谢有关，成人每天由呼吸蒸发排出的水约 350 mL。

（2）皮肤蒸发：皮肤的功能之一是调节体温，主要通过水的蒸发进行。皮肤蒸发水有两种形式：一种是通过皮肤黏膜的单纯扩散作用排出水分，称为不感蒸发（非显性汗），成人每天以这种方式排出水约 500 mL。另一种是通过汗腺排出水分，称为可感蒸发（显性汗）。显性汗中除水外，还伴有 Na^+、Cl^- 等电解质的排出。显性汗排出的多少与环境的温度、湿度及劳动强度等因素有关。高温作业者每天出汗量可达数升，高热、甲状腺功能亢进症等病人代谢加快，易出汗，故此类人要注意补充水，同时应补充 NaCl。

（3）粪便排出：成人每天随粪便排出的水分约 150 mL。每天由各种消化腺分泌到肠道中的消化液可达 8 L 之多，且含有大量的电解质。正常情况下，这些消化液几乎全部被肠道重吸收。病理情况下，如腹泻、呕吐、胃肠减压等引起消化液大量丢失时，应注意补充水分和电解质，否则将导致水、电解质平衡失调。

（4）肾脏排出：这是水的主要去路。肾脏是调节水、电解质及酸碱平衡的重要器官。成人每天通过肾排出尿量约 1500 mL。排尿量受饮水量与其他排出途径的影响。随尿排出的还有代谢过程中产生的一些固体代谢废物（主要是非蛋白含氮物），每天约 35 g，而每克代谢废物必须有 15 mL 左右的尿液才能使其溶解排出。因此，每天排出的这些代谢废物的最低尿量约 500 mL，否则不足以排出体内的代谢废物而造成其在体内堆积引起中毒。

当机体无法得到水时，每天仍不断通过呼吸、皮肤、肾脏（500 mL）排出约 1350 mL 的水分。这是人体每天必然丢失的水量，又称水的最低生理需要量。故必须补充高于此数量的水才能满足必要的生理消耗，以维持体内水的平衡。如伴有额外丢失情况，需再补充一定量的水分。

正常成人每天水的出入量见表 9 - 2。

表 9 - 2　正常成人每天水的出入量　　mL/d

来源	入量	去路	出量
饮水	1200	呼吸蒸发	350
食物水	1000	皮肤蒸发	500
代谢水	300	粪便排出	150
		肾脏排出	1500
合　计	2500	合　计	2500

三、无机盐代谢

(一) 无机盐的生理功能

1. 维持体液的渗透压和容量　Na^+ 和 Cl^- 是维持细胞外液渗透压和容量的主要离子；K^+ 和 HPO_4^{2-} 是维持细胞内液渗透压和容量的主要离子。当这些离子含量改变时，将会引起细胞内外渗透压变化，导致细胞内外水分的转移，而影响其容量。

2. 维持酸碱平衡　体液中的电解质可形成缓冲对，在维持酸碱平衡中起重要作用。

3. 维持神经、肌肉及心肌的兴奋性　神经、肌肉的兴奋性与下列离子的浓度及比例有关。

$$神经、肌肉细胞的兴奋性 \propto \frac{[Na^+] + [K^+]}{[Ca^{2+}] + [Mg^{2+}] + [H^+]}$$

从上式可知，Na^+、K^+ 浓度升高时，神经、肌肉兴奋性增高，浓度过低则兴奋性降低，可使神经肌肉陷于麻痹；Ca^{2+}、Mg^{2+} 浓度升高时，神经、肌肉的兴奋性降低，而浓度过低则神经肌肉的兴奋性升高，故低钙病人常发生手足搐搦。

心肌细胞的兴奋性也与上述离子有关，但 K^+ 和 Ca^{2+} 对心肌的作用不同于对神经、肌肉的影响，其关系式如下：

$$心肌细胞的兴奋性 \propto \frac{[Na^+] + [Ca^{2+}] + [OH^-]}{[K^+] + [Mg^{2+}] + [H^+]}$$

K^+ 对心肌有抑制作用，血钾过高可使心肌兴奋性下降，并使其停跳在舒张期。当血钾过低时常出现心律失常，并可使心脏停跳在收缩期。Na^+ 和 Ca^{2+} 对心肌的作用与 K^+ 是相拮抗的，临床上常用 $NaCl$ 及含钙的制剂来对抗高钾对心肌的抑制。

4. 其他功能

(1) 作为酶的辅酶或激活剂：如 Na^+、K^+、Ca^{2+}、Mg^{2+}、Zn^{2+}、Cu^{2+} 通常是酶的辅助因子，维持酶的活性。Cl^- 是淀粉酶的激活剂。

(2) 参加物质代谢：糖原合成与蛋白质合成需 K^+ 参加，所有的合成代谢均需 Mg^{2+} 的参加等。

(二) 钠和氯的代谢

1. 含量和分布　钠在正常成人体内的含量为 $45 \sim 50$ mmol/kg 体重，其中占总钠量的 50% 左右分布于细胞外液，10% 左右存在于细胞内，40% 左右分布于骨。血浆钠浓度为 $135 \sim 145$ mmol/L。消化液中含钠较多，如果消化液大量丢失，则会导致机体缺钠。

氯主要分布在细胞外液，为细胞外液中主要的阴离子。血浆氯浓度为 $98 \sim 106$ mmol/L。

2. 吸收和排泄　人体所需的钠与氯主要来自饮食中的食盐，摄入的钠、氯几乎全部经小肠吸收，一般成人每天摄入量往往大于需要量。90% 钠主要经肾脏随尿排出，少量由汗排出。肾脏对钠的排出有很严格的控制能力，即多吃多排，少吃少排，不吃不排。如果较长时间内完全摄入无钠食物，则尿钠的排出量可趋于零。人体大量出汗时，会丢失一定的钠，所以天热出汗量增多时，可喝些盐茶用以补充水和电解质。

(三) 钾的代谢

1. 含量和分布　钾在正常成人体内的含量为 45 mmol/kg 体重。总钾量的 98% 分布在细胞内，2% 分布在细胞外液中。血浆钾浓度为 $4.1 \sim 5.6$ mmol/L，而红细胞内钾为 $110 \sim 125$ mmol/L，为血浆的 30 倍之多。因此，测定血浆钾时一定要防止溶血。

K^+、Na^+ 在细胞内外分布极不均匀，但两种离子能透过细胞膜，缓慢地进行交换。但 K^+ 透过细胞膜的速度比水缓慢得多，用放射性核素钾作静脉注射实验，证明大约需 15 小时才能使细胞内外达到平衡，而水只需 2 小时。心脏病病人则需45小时左右才能达到平衡。因此，临床上对血浆钾需经多次测定才能准确反映体内 K^+ 的相对含量。由于高血钾对心脏可造成严重影响，而在缺钾症治疗过程中，很难在短时间内恢复钾在细胞内外的平衡，如补钾过多过快，则会发生高血钾。因此，补钾的原则是无论机体缺钾多少，补钾的浓度不宜过高，速度不宜过快，时间不宜过早，见尿才能补钾。

物质代谢可影响钾在细胞内外的分布。如细胞内糖原和蛋白质合成时，有一定数量的钾从细胞外转入细胞内。相反，当细胞内糖原和蛋白质分解时，有相应数量的钾从细胞内释放到细胞外。因此，当组织生长时或创伤修复时，细胞内蛋白质合成增加可使血钾降低，此时需适当补充钾。而当组织受到创伤、感染、缺氧时，蛋白质分解加强，细胞释出大量的钾而引起高血钾。

2. 吸收和排泄　正常成人每天约需钾 2.5 g。钾主要来自蔬菜、水果、肉类、豆类、谷类等食物。普通膳食中可满足人体对钾的需求。食物钾约 95％ 在消化道被吸收，少量从粪便排出。但严重腹泻时由粪便排出的钾超过正常时的 20～30 倍。婴幼儿易患腹泻，故容易引起钾的缺失，但缺钾的症状往往是在补液纠正了脱水之后才表现出来。

体内钾 80％～90％ 是经肾脏排泄，排出量与摄入量大致相等。肾脏排钾能力强，需要时肾脏排钾可增至 100 倍，但肾脏保留钾的能力远小于对钠的保留能力。其特点是多吃多排，少吃少排，不吃也排。在停止摄入钾时，每天仍从尿中排出一定数量（1.0～3.0 g）的钾。所以，对不能进食需静脉补充营养的病人，应注意钾的补充。

（四）钙磷代谢

钙和磷是体内含量最多的无机盐，约占人体无机盐总量的 3/4。它们在体内主要是作为构成骨和牙的原料，还具有多种其他重要的生理功能。

1. 含量和分布　正常成人体内含钙为 700～1400 g，含磷为 400～800 g，其中 99％ 的钙和约 85％ 的磷以羟磷灰石[$3Ca \cdot (PO_4) \cdot Ca(OH)_2$]的形式存在于骨和牙中。其余部分存在于体液和软组织中，这部分钙磷具有多方面的生理功能。如钙能降低神经肌肉的兴奋性，能降低毛细血管及细胞膜通透性，能增强心肌的收缩，Ca^{2+} 作为凝血因子之一参加血液凝固过程，在细胞信息传递中起第二信使作用等。磷则以磷酸根的形式参加物质代谢和能量代谢，以磷脂的形式构成生物膜，构成脂蛋白，并参与构成多种辅酶及作为核酸的基本成分等。

2. 吸收和排泄

（1）钙的吸收和排泄：正常成人每天需钙 0.6～1.0 g，妊娠、哺乳期妇女和儿童每天需 1.0～1.5 g。钙的吸收主要在酸度较大的小肠上段，因钙在酸性条件下易于溶解而被吸收，故凡能降低小肠 pH 值的乳酸、氨基酸、维生素 C 等均有利于钙的溶解，促进钙的吸收。而食物中的碱性磷酸盐、草酸盐、植酸等可与钙结合成不溶性的化合物，妨碍钙的吸收。促进钙吸收的最重要因素是维生素 D，当维生素 D 供给充足时不会发生缺钙，而缺乏维生素 D 时钙磷吸收均发生障碍。年龄因素可影响钙吸收，钙的吸收率与年龄相反，年龄越小钙吸收率越大，年龄越大钙吸收率越小，故老年人由于钙吸收率低，常导致骨质疏松而易发生骨折。

人体每天约 80% 的钙由肠道排出，20% 经肾脏排出。

（2）磷的吸收和排泄：正常成人每天需磷 1～1.5 g。食物中的磷大部分以酸性磷酸盐、磷脂和磷蛋白形式存在，吸收的部位主要在空肠，较钙容易吸收，吸收率为 70%。影响磷吸收的因素与钙相似。食物中的一些二价阳离子如 Ca^{2+}、Mg^{2+}、Fe^{2+} 过多时影响磷的吸收，而维生素 D 可促进磷的吸收。

磷主要通过肠道与肾脏两条途径排泄。肾脏是磷排出的主要器官，约占磷排出总量的 70%；肠道则排出 30%。

3. 血钙和血磷

（1）血钙：指血浆钙，正常成人血钙浓度为 2.25～2.75 mmol/L（90～110 mg/L）。血钙有 3 种存在形式：50% 以上离子钙（Ca^{2+}）形式存在，45% 与血浆蛋白（主要是清蛋白）结合，5% 与柠檬酸等有机酸结合。与血浆蛋白结合的钙不能透过毛细血管壁，称为不扩散钙；离子钙与柠檬酸钙能透过毛细血管壁，称为可扩散。3 种形式的钙中，只有离子钙能直接发挥生理作用，但离子钙与蛋白结合钙能相互转变，这种转变受血液 pH 值影响：

$$血浆蛋白结合钙 \underset{HCO_3^-}{\overset{H^+}{\rightleftharpoons}} 血浆蛋白质 + Ca^{2+}$$

当血 pH 值下降时，促使结合钙解离，血浆离子钙浓度升高；血 pH 值增高时，离子钙与血浆蛋白、有机酸的结合加强，而导致血浆离子钙浓度降低。临床上碱中毒病人常伴有手足搐搦，就是离子钙减少造成神经、肌肉兴奋性增高的缘故。

（2）血磷：指血浆中存在的无机磷酸盐中所含的磷。正常成人血磷总量为 0.97～1.61 mmol/L（30～50 mg/L）；儿童稍高，为 1.29～1.94 mmol/L（40～60 mg/L）。

血浆钙和磷浓度保持一定的数量关系，在正常情况下血钙浓度与血磷浓度（以 mg/dL 计）的乘积存在以下关系：

$$[Ca] \times [P] = 35～40$$

若两者乘积 >40，表示钙和磷能以骨盐形式沉积在骨组织，有利于骨骼的钙化；若两者乘积 <35，骨盐发生溶解，成骨作用不能进行，可发展成佝偻病或骨软化症。

4. 钙磷代谢的调节　钙磷代谢主要通过神经、体液因素进行调节，其中甲状旁腺激素、$1,25(OH)_2D_3$ 和降钙素是 3 种主要的体液调节因素。3 种调节因素主要通过影响骨的成骨与溶骨作用、肠对钙磷的吸收作用以及肾对钙磷的重吸收作用来发挥调节作用。

（1）甲状旁腺激素（PTH）：PTH 是甲状旁腺分泌的由 84 个氨基酸残基组成的一种多肽类激素。其分泌受到血钙浓度的调节。当血钙降低时，PTH 分泌增加；反之，则分泌减少。其主要作用是：①对骨组织的作用是加速骨盐的溶解，抑制成骨作用，使骨中钙、磷释入血增加；②对肾脏的作用是促进肾小管对钙的重吸收，抑制磷的重吸收，使尿钙减少、尿磷增多。故 PTH 总的作用是使血钙增高、血磷降低。

（2）$1,25(OH)_2D_3$：$1,25(OH)_2D_3$ 总的作用是使血钙、血磷均增高，促进骨骼的正常生长和钙化。维生素 D 缺乏时，血钙、血磷降低，骨的钙化不能正常进行，小儿可发生佝偻病，成人则发生骨软化症。其主要作用是：①促进小肠对钙、磷的吸收；②对骨组织的作用是使成骨、溶骨作用均增强，促进骨质更新；③促进肾小管对钙、磷重吸收，减少尿钙、尿磷的排出。

（3）降钙素（CT）：CT 是甲状腺中滤泡旁细胞（C 细胞）分泌的一种由 32 个氨基酸残

基组成的多肽类激素。其分泌随血钙浓度升高而增加。其主要作用是：①抑制骨盐的溶解，促进成骨作用，促使钙和磷形成骨盐；②抑制肾小管对钙、磷的重吸收，使尿中排出的钙、磷增加。故 CT 总的作用是降低血钙和血磷。

四、微量元素

微量元素是指其含量占体重 0.01% 以下的元素，常见的维持人体健康所必需的微量元素有铁、锌、碘、硒、氟、铜等。

（一）铁

1. 含量和分布　成人体内含铁总量为 3～4 g，女性因妊娠、哺乳、月经而稍低于男性。体内的铁约 70% 存在于 Hb 中，5% 存在于肌红蛋白，25% 以铁蛋白及含铁血黄素的形式存在于肝、脾、骨髓等组织中。

2. 铁的需要量　人体铁的需要和吸收量因年龄、性别、生理情况不同而各异。成年男性每天需铁约 1 mg，儿童生长期、妇女孕期及月经期失血对铁需要量增加，故容易缺铁而患缺铁性贫血。因而，儿童、孕妇除食物供铁外，还应注意额外补铁。

3. 吸收和排泄　铁主要在小肠上段被吸收。Fe^{2+} 比 Fe^{3+} 容易吸收，因此，凡能使 Fe^{3+} 还原为 Fe^{2+} 的物质，如维生素 C、半胱氨酸等，均能促进铁的吸收；蛋白质消化产物氨基酸可与铁形成可溶性螯合物，也有利于铁的吸收。食物中的植酸、鞣酸、草酸等可妨碍铁的吸收。

正常人每天经各种途径（主要是黏膜上皮细胞脱落及皮肤脱屑）排出的铁为 0.5～1 mg。

4. 运输和储存　从小肠黏膜吸收入血的 Fe^{2+}，被血浆铜蓝蛋白氧化成 Fe^{3+}，Fe^{3+} 与血浆运铁蛋白结合，主要去向是运至骨髓用来合成 Hb，小部分运送至肝、脾储存，或被其他组织利用。

（二）锌

成人体内锌的含量约 2.6 g。锌广泛分布于机体各组织，尤以视网膜、胰岛、前列腺等组织含锌最高。正常成人每天需锌量为 10～15 mg，儿童为 5～10 mg。锌是多种酶的组成成分，如碳酸酐酶、RNA 聚合酶及 DNA 聚合酶等，锌与这些酶的活性密切相关。缺锌会引起儿童发育停滞、智力下降及生殖器官发育受损，创伤后愈合不佳。锌是味蕾发育所必需的微量元素，故缺锌的早期表现为味觉减退，食欲降低。锌在体内极易与胰岛素结合，能增强胰岛素活性，延长胰岛素作用时间，故缺锌者耐糖量降低，胰岛素释放迟缓。

（三）碘

成人体内含碘约 25 mg，约 15 mg 碘集中于甲状腺内。碘主要用于合成甲状腺激素，以调节机体物质代谢和能量代谢，并促进儿童正常的生长发育。成人每天需碘量 100～300 μg，儿童 50～70 μg。碘缺乏病在我国发病率高，分布广，以地方性缺碘为主。缺碘时可导致甲状腺激素合成减少，促甲状腺激素分泌增加，甲状腺因此而增生肥大，称为地方性甲状腺肿。严重的还可出现甲状腺功能低下症状，如发育停滞、痴呆等，胎儿期缺碘可引起呆小病。在防治时，保证加碘食盐的供应或经常食用含碘丰富的海产品是预防地方性甲状腺肿的有效措施。

（四）硒

成人体内含硒量为 4～10 mg，主要分布在肝、胰、肾中。成人每天需硒 30～50 μg。硒在体内是谷胱甘肽氧化酶的必需成分。该酶能使还原型的谷胱甘肽氧化成氧化型的谷胱甘肽，同时使体内有毒的过氧化物（ROOH）还原成无害的羟基化合物，并使 H_2O_2 分解。所以，硒在体内有抗氧化作用，保护细胞膜的结构和功能免遭破坏。硒还有预防克山病、心血管疾病及恶性肿瘤的作用。

（五）氟

成人体内含氟约 2.6 g，分布在各组织中，以骨和牙齿中含氟最多。它的主要作用是参加羟磷灰石的形成，增强骨的硬度及牙齿的抗磨和抗酸性，缺乏时可引起牙齿出现斑纹齿或斑釉齿。缺氟易患龋齿，而氟过多则会引起骨骼变形、生长缓慢和体重下降，严重氟中毒可致死亡。

（六）铜

成人体内含铜约 100 mg，以肝、肾、脑、心等器官含量较高。铜在肝中结合于血浆铜蓝蛋白上，与铁在血中的运输有关。铜还是细胞色素 a、a_3 以及超氧物歧化酶的组成成分，参与生物氧化及超氧阴离子的代谢起传递电子的作用。铜缺乏时可出现白细胞减少、贫血、毛发脱色以及骨骼脱盐等症状。

第二节　酸碱平衡

组织细胞在代谢过程中会不断地产生一些酸性和碱性物质，另外还有一定数量的酸性和碱性物质随食物进入体内。机体通过一系列调节作用，将体内多余的酸性或碱性物质排至体外，使体液 pH 值维持在相对恒定的范围内，机体这一调节过程称为酸碱平衡（acid-base balance）。其调节作用包括 3 个方面：①血液的缓冲作用；②肺对 CO_2 排出的调节作用；③肾脏对酸性、碱性物质排出的调节作用。通过这三方面的协调作用，使体液 pH 值维持正常。任何一方面出现失调，或体内酸性、碱性物质产生或丢失过多，超过机体的调节能力，都会导致酸中毒或碱中毒。

机体各部分体液的 pH 值略有不同，细胞内液的 pH 值稍低于血浆。正常情况下，血浆 pH 值为 7.35～7.45（平均为 7.4）。由于血浆与其他各部分体液相互沟通，因此血浆 pH 值可以反映机体的酸碱平衡状态。

一、体内酸性物质和碱性物质的来源

（一）酸性物质的来源

体内酸性物质有两个来源：

1. 主要来源　糖、脂肪、蛋白质及核酸在体内的代谢产物。根据这些酸性代谢产物在体内排出的方式不同，可分为挥发酸（volatile acid）和固定酸（fixed acid）两类。挥发酸是指碳酸（H_2CO_3）。糖、脂肪、蛋白质在体内彻底氧化生成的 CO_2 和 H_2O 可以化合成 H_2CO_3，H_2CO_3 被运到肺部又重新分解成 CO_2 由呼吸道排出，所以将碳酸称为挥发酸。固定酸是指物质代谢过程中产生的乳酸、丙酮酸、乙酰乙酸、β-羟丁酸、硫酸及磷酸等多种有机酸和无机酸，因为这些酸过量时不能像碳酸那样分解成气体由肺呼出，而只能通过肾脏随尿排出。

2. 次要来源　饮食及药物中的酸性物质，如柠檬酸、醋酸、阿司匹林、氯化铵等。

（二）碱性物质的来源

体内碱性物质也有 2 个来源。

1. 主要来源　蔬菜、水果和碱性药物。蔬菜、水果中含有有机酸钠盐或钾盐（如柠檬酸盐、苹果酸盐等）。这些盐的有机酸根在体内可被氧化成 CO_2 和 H_2O，剩下的 Na^+ 和 K^+ 与体液中的 HCO_3^- 结合成碱性的碳酸氢盐。

2. 次要来源　体内物质代谢中产生的为数不多的碱性代谢产物，如氨基酸分解代谢中产生的氨。

由此可见，在正常饮食情况下，体内各种来源的酸性物质远多于各种来源的碱性物质。因此，机体对酸碱平衡的调节作用主要是针对酸而进行的。

二、酸碱平衡的调节

（一）血液的缓冲作用

各种来源的酸性或碱性物质进入血液后，受到血液中各种缓冲体系的缓冲作用，使之转变为较弱的酸或较弱的碱，使血液的 pH 值不至于发生明显的改变。

1. 血液中的缓冲体系　血浆中的缓冲体系有：$\dfrac{NaHCO_3}{H_2CO_3}$，$\dfrac{Na_2HPO_4}{NaH_2PO_4}$，$\dfrac{Na\text{-}Pr}{H\text{-}Pr}$（Pr 即蛋白质）；红细胞中的缓冲体系有：$\dfrac{KHCO_3}{H_2CO_3}$，$\dfrac{K_2HPO_4}{KH_2PO_4}$，$\dfrac{K\text{-}Hb}{H\text{-}Hb}$，$\dfrac{K\text{-}HbO_2}{H\text{-}HbO_2}$（Hb 即血红蛋白）。

血浆中以碳酸氢盐缓冲体系 $\left(\dfrac{NaHCO_3}{H_2CO_3}\right)$ 的缓冲能力最强，而红细胞中则以血红蛋白缓冲体系 $\left(\dfrac{K\text{-}Hb}{H\text{-}Hb}，\dfrac{K\text{-}HbO_2}{H\text{-}HbO_2}\right)$ 的缓冲能力最强。血浆的 pH 值又与血浆中 $\dfrac{[NaHCO_3]}{[H_2CO_3]}$ 的比值有关。正常人血浆的 $[NaHCO_3]$ 约 24 mmol/L，$[H_2CO_3]$ 约 1.2 mmol/L，根据亨德森-哈塞巴赫（Henderson-Hasselbalch）方程式可计算出血浆 pH 值：

$$pH=pKa+\log\frac{[NaHCO_3]}{[H_2CO_3]}$$

方程式中 pKa 为 H_2CO_3 解离常数的负对数，在 37 ℃时为 6.10，故

$$pH=6.10+\log20/1=6.10+1.30=7.40$$

可见，血浆 $NaHCO_3$ 及 H_2CO_3 为正常浓度时两者比值为 20：1，即能维持血浆 pH 值为 7.4。如果在酸碱平衡过程中，一方的浓度发生改变，只要另一方也作出相应的改变以维持它们的比值为 20：1，血浆的 pH 值就可维持正常。肺和肾脏在酸碱平衡中的作用就是通过调节血浆 $NaHCO_3$ 与 H_2CO_3 的浓度来维持它们的正常比值。

2. 缓冲体系的缓冲作用

（1）对固定酸的缓冲作用：进入血液的固定酸主要受到 $NaHCO_3$ 的缓冲，使酸性较强的固定酸变成酸性较弱的 H_2CO_3，H_2CO_3 可再分解成 CO_2 和 H_2O，CO_2 由肺呼出。

$$HA+NaHCO_3 \longrightarrow NaA+\ H_2CO_3$$
$${\color{black}\llcorner}\longrightarrow H_2O+CO_2\uparrow$$

由于进入血液的固定酸主要被 $NaHCO_3$ 缓冲，因此把血浆中的 $NaHCO_3$ 称为碱储（alkaline reserve）。碱储的含量可用碳酸氢根浓度（[HCO_3^-]）或二氧化碳结合力（CO_2CP）来表示。

（2）对挥发酸的缓冲作用：对 H_2CO_3 的缓冲主要靠红细胞中的血红蛋白缓冲体系。

在血液流经组织的时候，组织细胞代谢产生的 CO_2 大量扩散入血并进入红细胞中，在碳酸酐酶（CA）的催化下与 H_2O 化合成 H_2CO_3。H_2CO_3 解离释放出 H^+ 正好被释放了 O_2 的 K-Hb 所接受生成 H-Hb。这样未因 H_2CO_3 的生成而明显改变红细胞中的 H^+ 浓度，起到了缓冲作用。而留下的 HCO_3^- 浓度越来越高，向血浆中扩散，为了维持电平衡必须有等量的阴离子由血浆移入红细胞，因此 Cl^- 进入红细胞，这一过程称为氯离子转移。经过上述反应过程，使进入红细胞中的 CO_2 又以 HCO_3^- 形式进入血浆，然后被运到肺部。（图 9-1）

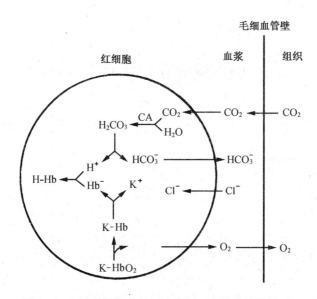

图 9-1　Hb 对挥发酸的缓冲作用（血液流经组织时）

当血液流经肺部的时候，反应过程与上述过程正好相反。血液中的 CO_2 向肺泡中扩散并不断被呼出。与此同时，肺泡中的 O_2 向血液中扩散，进入红细胞后与 H-Hb 结合成酸性较强的 $H-HbO_2$，$H-HbO_2$ 释出 H^+，H^+ 与 HCO_3^- 结合成 H_2CO_3，并在 CA 的作用下分解成 CO_2 和 H_2O。由于 CO_2 被呼出，红细胞内 HCO_3^- 浓度降低，这时，血浆中的 HCO_3^- 又向红细胞中扩散来补充，促使 Cl^- 移出，再进行一次氯离子转移，转移的方向与组织中相反。（图 9-2）

由此可见，对挥发酸的缓冲实际上就是血液对 CO_2 的运输过程。

（3）对碱的缓冲作用：进入血液的碱性物质由缓冲体系中的弱酸部分来缓冲，其中 H_2CO_3 起着主要作用。

$$Na_2CO_3 + H_2CO_3 \longrightarrow 2NaHCO_3$$

缓冲的结果，使较强的碱变成较弱的碱 $NaHCO_3$，过多的 $NaHCO_3$ 再由肾脏排出。

血液缓冲体系对酸性、碱性物质缓冲以后，往往会改变血浆 $NaHCO_3$ 及 H_2CO_3 的浓度及浓度之比，因此还需肺和肾脏来调节 H_2CO_3 及 $NaHCO_3$ 的浓度。

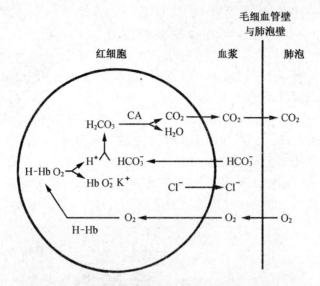

图 9-2　Hb 对挥发酸的缓冲作用（血液流经肺部时）

（二）肺对酸碱平衡的调节作用

肺在酸碱平衡中的作用是通过改变呼吸的频率和深度来控制 CO_2 排出量，进而调节血浆 H_2CO_3 的浓度。

延髓呼吸中枢控制着呼吸的频率和深度，而呼吸中枢的兴奋性又受到血浆二氧化碳分压（P_{CO_2}）和 pH 值的影响。当血浆 P_{CO_2} 升高或 pH 值降低时，呼吸中枢兴奋性增强，呼吸加深加快，CO_2 排出增多，使血浆 H_2CO_3 浓度降低；反之，当血浆 P_{CO_2} 降低或 pH 值升高时，呼吸中枢兴奋性降低，呼吸变浅变慢，CO_2 排出减少，使血浆 H_2CO_3 浓度升高。

（三）肾脏对酸碱平衡的调节作用

正常情况下，体内产生的酸性物质比碱性物质多，并且缓冲固定酸时又要消耗大量的 $NaHCO_3$。因此，肾脏的调节作用主要就是排出过多的酸性物质及重吸收 $NaHCO_3$，以维持血浆中 $NaHCO_3$ 的正常浓度以及与 H_2CO_3 的正常比值。肾脏对 $NaHCO_3$ 的重吸收是通过 H^+-Na^+ 交换、NH_4^+-Na^+ 交换及 K^+-Na^+ 交换来完成的。

1. H^+-Na^+ 交换　肾小管上皮细胞内的 CA 可催化 CO_2 和 H_2O 化合成 H_2CO_3，H_2CO_3 再解离成 HCO_3^- 和 H^+。H^+ 被分泌到肾小管腔中，与该处由 $NaHCO_3$ 解离出的 Na^+ 交换。Na^+ 进入肾小管上皮细胞内，与 HCO_3^- 结合成 $NaHCO_3$ 转运至血液。分泌到管腔中的 H^+ 则与 HCO_3^- 结合成 H_2CO_3，在细胞刷状缘 CA 的催化下又分解成 CO_2 和 H_2O，CO_2 扩散到细胞中再被利用，也即 HCO_3^- 以 CO_2 的形式被重吸收。（图 9-3）

此外，肾小管上皮细胞分泌的 H^+ 还可与管腔液中从 Na_2HPO_4 解离出的 Na^+ 交换，使 Na_2HPO_4 转变成 NaH_2PO_4 随尿排出，其结果使终尿的 pH 值降低（图 9-4）。

2. NH_4^+-Na^+ 交换　肾脏远端小管曲部细胞富含谷氨酰胺酶，能催化谷氨酰胺脱氨基产生 NH_3。此外，还有一部分氨来自氨基酸的脱氨基作用。这 2 条途径产生的 NH_3 由肾小管细胞分泌到管腔中，与经 H^+-Na^+ 交换进入管腔中的 H^+ 结合成 NH_4^+（故此过程也可看做是 NH_4^+-Na^+ 交换）。NH_4^+ 再与管腔内强酸盐（如 $NaCl$、Na_2SO_4 等）的酸根部分结合成

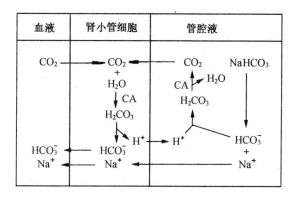

图 9-3 NaHCO₃ 的重吸收

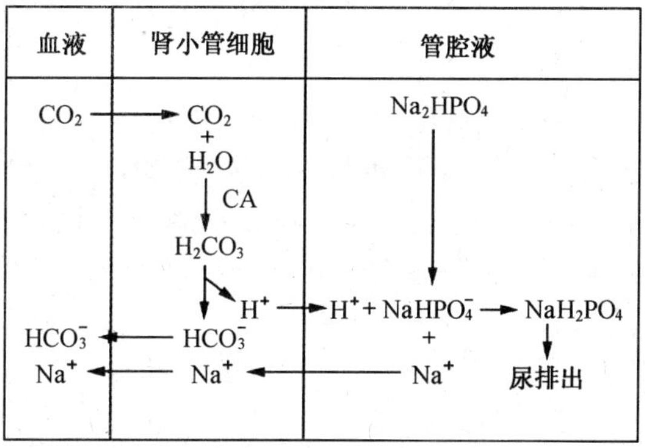

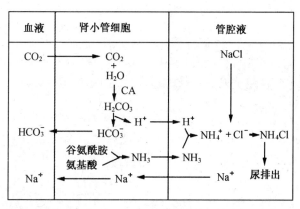

图 9-4 尿的酸化

铵盐随尿排出。NH_4^+ 的生成可使管腔液中的 H^+ 浓度降低，有利于 H^+-Na^+ 交换和较强酸的排泄。（图 9-5）

图 9-5 NH₃ 的分泌

分泌到管腔中的 NH_3，只有以 NH_4^+ 的形式才容易随尿排出，故酸性尿有利于 NH_3 的排泄。所以，临床上对高血氨病人不宜使用碱性利尿药，以免使尿液碱化导致 NH_3 排出减少而加重氨中毒。

3. K^+-Na^+ 交换 肾脏远端小管曲部细胞还可向管腔中分泌 K^+，重吸收 Na^+，这种 K^+-Na^+ 交换与 H^+-Na^+ 交换可相互竞争。即 K^+-Na^+ 交换增强时，H^+-Na^+ 交换减弱；而 H^+-Na^+ 交换增强时，则 K^+-Na^+ 交换减弱。

综上所述，机体对酸碱平衡的调节，首先是血液缓冲体系发挥作用。但缓冲体系发挥作用以后，会使血浆 $NaHCO_3$ 及 H_2CO_3 的浓度及比值发生改变，进而影响血浆 pH 值。然而，在正常情况下这种改变是轻微的，因为还有肺与肾参与酸碱平衡的调节。肺通过控制 CO_2 的呼出量来调节血浆 H_2CO_3 的浓度，肾脏通过控制 $NaHCO_3$ 的排出量来调节血浆 $NaHCO_3$ 的浓度，从而使 $NaHCO_3$ 与 H_2CO_3 的浓度以及比值能维持在正常范围。

三、酸碱平衡紊乱

机体对酸碱平衡的调节能力是有一定限度的。如果体内酸性、碱性物质产生或丢失过多，超过机体的调节能力，或肺、肾功能障碍，均可导致酸碱平衡紊乱，出现酸中毒或碱中毒。此外，严重的电解质紊乱也可影响酸碱平衡。

（一）反映酸碱平衡的几项生化指标及酸碱平衡紊乱的类型

根据引起酸碱平衡紊乱的原因不同，可将酸碱平衡紊乱分为 4 种类型。体内代谢中产生的固定酸主要由 $NaHCO_3$ 来缓冲，$NaHCO_3$ 浓度可以反映体内代谢情况，故通常将 $NaHCO_3$ 称为代谢因素；H_2CO_3 浓度可以反映肺通气情况，故将 H_2CO_3 称为呼吸因素。由于血浆 $NaHCO_3$ 含量原发性降低或升高而致的酸碱平衡紊乱，称为代谢性酸中毒（metabolic acidosis）或代谢性碱中毒（metabolic alkalosis）；由于血浆 H_2CO_3 含量原发性降低或升高而致的酸碱平衡紊乱，称为呼吸性碱中毒（respiratory alkalosis）或呼吸性酸中毒（respiratory acidosis）。

因此，当发生任何一种类型的酸碱平衡紊乱时，必然有血浆 $NaHCO_3$ 含量或 H_2CO_3 含量首先改变（即原发性改变）。这样，将影响血浆 $\dfrac{NaHCO_3}{H_2CO_3}$ 的正常浓度之比，此时机体通过肺和肾脏的调节使该缓冲体系的另一方作相应的改变（即继发性改变），从而使 $\dfrac{NaHCO_3}{H_2CO_3}$ 的浓度之比仍维持在 20：1，血液 pH 值维持在正常范围，但 $NaHCO_3$ 与 H_2CO_3 的浓度已非正常，这种状态称为代偿性酸中毒（compensated acidosis）或代偿性碱中毒（compensated alkalosis）。如果酸碱平衡严重紊乱，血浆 $NaHCO_3$ 或 H_2CO_3 含量变化幅度过大，超过机体的代偿能力，不能使 $\dfrac{NaHCO_3}{H_2CO_3}$ 的浓度之比维持在 20：1，血液 pH 值异常，这种状态称为失代偿性酸中毒（uncompensated acidosis）或失代偿性碱中毒（uncompensated alkalosis）。4 种酸碱平衡紊乱都可分为代偿性和失代偿性两个阶段。

1. 反映酸碱平衡的几项生化指标 临床上为了判断酸碱平衡紊乱的程度及类型，以制定出合理的治疗方案，常需要测定如下生化指标。

（1）血液 pH 值：动脉血的正常 pH 值为 7.35~7.45，平均为 7.40。测定血液 pH 值可以判断有无失代偿性酸、碱中毒：血液 pH 值<7.35 表示有失代偿性酸中毒；血液 pH 值>7.45 表示有失代偿性碱中毒。但 pH 值的变化不能确定酸、碱中毒的类型。此外，血液 pH 值在正常范围时也不一定表示酸碱平衡正常，因为代偿性酸、碱中毒时，血液 pH 值仍在正常范围内。

（2）血浆二氧化碳分压（partial pressure of carbon dioxide，P_{CO_2}）：指物理溶解于血浆中的 CO_2 所产生的张力。正常动脉血 P_{CO_2} 为 $35 \sim 45$ mmHg（$4.7 \sim 6.0$ kPa），平均为 40 mmHg（5.3 kPa）。P_{CO_2} 是酸碱平衡中反映呼吸因素的一项重要指标。呼吸性酸中毒时，肺通气不足，CO_2 潴留，动脉血 $P_{CO_2} > 45$ mmHg（6.0 kPa）；呼吸性碱中毒时，肺通气过度，CO_2 排出过多，动脉血 $P_{CO_2} < 35$ mmHg（4.7 kPa）。在代谢性酸、碱中毒时，由于 $NaHCO_3$ 浓度原发性降低或升高，通过肺的调节作用，使 H_2CO_3 的浓度继发性地降低或升高，因此也会出现 P_{CO_2} 改变。

（3）血浆碳酸氢根浓度：血浆 HCO_3^- 主要用来缓冲固定酸，故把 HCO_3^- 称为碱储，正常值为 $20 \sim 29$ mmol/L。代谢性酸中毒时 $[HCO_3^-]$ 降低，代谢性碱中毒时 $[HCO_3^-]$ 升高。呼吸性酸、碱中毒时，由于代偿作用，使 $[HCO_3^-]$ 继发性地升高或降低。

（4）血浆二氧化碳结合力（carbon dioxide combining power，CO_2CP）：指在 25 ℃、P_{CO_2} 为 40 mmHg（5.3 kPa）时，每升血浆中以化学结合形式（$NaHCO_3$）存在的 CO_2 含量。它代表碱储的多少，正常值为 $22 \sim 31$ mmol/L。测定 CO_2CP 的意义与测定 $[HCO_3^-]$ 相同。

（5）血浆二氧化碳总量（total CO_2，T_{CO_2}）：指血浆中各种形式存在的 CO_2 总含量，其中 HCO_3^- 约占 T_{CO_2} 的 95%，物理溶解的 CO_2 约占 5%。所以，T_{CO_2} 值也约等于 HCO_3^- 的含量，其正常值为：静脉血 $24 \sim 29$ mmol/L，动脉血 $23 \sim 27$ mmol/L。测定 T_{CO_2} 的意义与测定 $[HCO_3^-]$ 相同。

2. 酸碱平衡紊乱的类型

（1）代谢性酸中毒：是临床上最常见的酸碱平衡紊乱，是由于多种原因导致血浆 $NaHCO_3$ 浓度原发性降低所引起。其主要原因有：①体内固定酸产生过多，如休克、缺氧时乳酸产生过多，长期饥饿、严重糖尿病时酮体生成过多等；②固定酸排出障碍，肾功能不全时，肾小管泌 H^+、泌 NH_3 能力降低，使固定酸排出减少而滞留体内；③$NaHCO_3$ 丢失过多，如严重腹泻、肠瘘时丢失大量碱性肠液。

当体内固定酸产生过多引起代谢性酸中毒时，机体的调节过程为：大量的 $NaHCO_3$ 用来缓冲固定酸，生成固定酸的钠盐和 H_2CO_3，结果使血浆 $NaHCO_3$ 浓度降低，H_2CO_3 浓度升高，pH 值降低。由于血浆 H_2CO_3 浓度升高，一方面可引起呼吸中枢兴奋性增强，使呼吸加深加快，CO_2 排出增多，血浆 H_2CO_3 浓度降低；另一方面又可使肾小管细胞 H^+-Na^+ 交换、NH_4^+-Na^+ 交换增强，以增加 $NaHCO_3$ 的重吸收和固定酸的排出。通过肺和肾脏的调节，$NaHCO_3$ 浓度虽然仍降低，但 H_2CO_3 浓度也相应地降低，使两者的比值接近 20∶1。此时血液 pH 值能维持在正常范围，称为代偿性代谢性酸中毒。如果固定酸过多，$NaHCO_3$ 消耗太大，机体不能代偿时，$\dfrac{[NaHCO_3]}{[H_2CO_3]}$ 的比值 < 20∶1，血液 pH 值 < 7.35，则称为失代偿性代谢性酸中毒。

代谢性酸中毒时，血液生化指标的特点是：①血浆 CO_2CP、T_{CO_2}、$[HCO_3^-]$ 均降低（血浆 $NaHCO_3$ 浓度原发性降低所致）；②血浆 P_{CO_2} 降低（肺代偿性排出 CO_2 增多所致）；③代偿时血液 pH 值在正常范围，失代偿时血液 pH 值 < 7.35。

（2）代谢性碱中毒：是由于多种原因导致血浆 $NaHCO_3$ 浓度原发性升高所引起的。其常见原因有：①酸性物质丢失过多，如剧烈呕吐丢失大量酸性胃液；②碱性物质进入体内过多，如纠正酸中毒时 $NaHCO_3$ 使用过量。

血浆 $NaHCO_3$ 浓度升高时，pH 值升高，呼吸中枢的兴奋性降低，呼吸变浅变慢，从而保留较多的 CO_2，使血浆 H_2CO_3 浓度能与 $NaHCO_3$ 成比例地升高。同时，肾小管细胞 H^+-Na^+ 交换、NH_4^+-Na^+ 交换减弱，增加 $NaHCO_3$ 的排出。通过代偿，使血浆 $\frac{[NaHCO_3]}{[H_2CO_3]}$ 的比值仍能接近 20∶1，pH 值在正常范围，称为代偿性代谢性碱中毒。若机体代偿不了时，血浆 $\frac{[NaHCO_3]}{[H_2CO_3]}$ 的比值＞20∶1，pH 值则＞7.45，称为失代偿性代谢性碱中毒。

代谢性碱中毒时，血液生化指标的特点是：①血浆 CO_2CP、T_{CO_2}、$[HCO_3^-]$ 均升高（血浆 $NaHCO_3$ 浓度原发性升高所致）；②血浆 P_{CO_2} 升高（肺代偿性保留 CO_2 所致）；③代偿时血液 pH 值在正常范围，失代偿时血液 pH 值＞7.45。

（3）呼吸性酸中毒：是由于各种原因导致的肺功能障碍、CO_2 排出不畅，致使血浆 H_2CO_3 浓度原发性升高所引起的。常见的原因有呼吸中枢抑制、肺部疾病等。呼吸性酸中毒时，肺的代偿能力降低，主要由肾脏来调节。此时血浆 P_{CO_2} 及 H_2CO_3 浓度升高，肾小管细胞泌 H^+ 作用增强，$NaHCO_3$ 重吸收增多，血浆 $NaHCO_3$ 浓度升高，使血浆 $\frac{[NaHCO_3]}{[H_2CO_3]}$ 的比值接近 20∶1，pH 值维持在正常范围，称为代偿性呼吸性酸中毒。如果血浆 H_2CO_3 浓度过高，超过机体代偿能力时，$\frac{[NaHCO_3]}{[H_2CO_3]}$ 的比值＜20∶1，pH 值＜7.35，则称为失代偿性呼吸性酸中毒。

呼吸性酸中毒时，血液生化指标的特点是：①血浆 P_{CO_2} 原发性升高（肺通气不畅所致）；②血浆 CO_2CP、T_{CO_2}、$[HCO_3^-]$ 均升高（肾代偿性增加 $NaHCO_3$ 的重吸收所致）；③代偿时血液 pH 值在正常范围，失代偿时血液 pH 值＜7.35。

（4）呼吸性碱中毒：是由于各种原因导致的肺通气过度、CO_2 排出过多，致使血浆 H_2CO_3 浓度原发性降低所引起的。常见原因有癔症换气过度、人工呼吸机使用不当导致潮气量过大等。

呼吸性碱中毒时也主要由肾脏来调节。由于血浆 P_{CO_2} 及 H_2CO_3 浓度降低，肾小管细胞泌 H^+ 作用减弱，$NaHCO_3$ 重吸收减少，血浆 $NaHCO_3$ 浓度降低，使血浆 $\frac{[NaHCO_3]}{[H_2CO_3]}$ 的比值接近20∶1，pH 值维持在正常范围，称为代偿性呼吸性碱中毒。如果血浆 H_2CO_3 浓度过低，机体不能代偿时，血浆 $\frac{[NaHCO_3]}{[H_2CO_3]}$ 的比值＞20∶1，pH 值＞7.45，则称为失代偿性呼吸性碱中毒。

呼吸性碱中毒时，血液生化指标的特点是：①血浆 P_{CO_2} 原发性降低（肺通气过度所致）；②血浆 CO_2CP、T_{CO_2}、$[HCO_3^-]$ 均降低（肾代偿性增加 $NaHCO_3$ 的排出所致）；③代偿时血液 pH 值在正常范围，失代偿时血液 pH 值＞7.45。

现将酸碱平衡紊乱的类型及某些生化指标的改变总结于表 9-3。

表 9-3　　　　　　　　　　　酸碱平衡紊乱的类型及某些生化指标的改变

	酸 中 毒				碱 中 毒			
	呼吸性		代谢性		呼吸性		代谢性	
	代偿	失代偿	代偿	失代偿	代偿	失代偿	代偿	失代偿
原发性改变	$[H_2CO_3]$↑		$[NaHCO_3]$↓		$[H_2CO_3]$↓		$[NaHCO_3]$↑	
pH 值	正常	↓	正常	↓	正常	↑	正常	↑
P_{CO_2}	↑	↑↑	↓	↓	↓	↓↓	↑	↑
CO_2CP	↑	↑	↓	↓↓	↓	↓	↑	↑↑
$[HCO_3^-]$	↑	↑	↓	↓↓	↓	↓	↑	↑
T_{CO_2}	↑	↑	↓	↓↓	↓	↓	↑	↑↑

（二）酸碱平衡紊乱与电解质的关系

1. 酸碱平衡紊乱与血钾　酸碱平衡紊乱与血钾浓度之间的相互影响，表现在细胞内外 H^+ 与 K^+ 的交换及肾小管细胞泌 H^+ 与泌 K^+ 的相互竞争。

酸中毒时，细胞外液 H^+ 浓度升高。一方面，部分 H^+ 进入细胞内，细胞内 K^+ 移出，使血钾升高；另一方面，肾小管细胞 H^+-Na^+ 交换增强，K^+-Na^+ 交换减弱，K^+ 排出减少使血钾升高。因此，酸中毒引起高血钾，伴有酸性尿。同理，碱中毒引起低血钾，伴有碱性尿。（图 9-6）

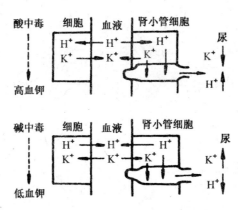

图 9-6　酸碱平衡紊乱引起血钾浓度异常

高血钾时，部分 K^+ 进入细胞内，细胞内 H^+ 移出，引起酸中毒；另一方面，肾小管细胞 K^+-Na^+ 交换增强，H^+-Na^+ 交换减弱，H^+ 排出减少引起酸中毒。因此，高血钾引起酸中毒，伴有碱性尿。同理，低血钾引起碱中毒，伴有酸性尿。（图 9-7）

2. 酸碱平衡紊乱与血氯　机体各部分体液中的阴离子与阳离子的总电荷数是相等的，呈电中性。血浆中主要阴离子是 Cl^- 和 HCO_3^-，主要阳离子是 Na^+。如果 Cl^- 或 HCO_3^- 任何一方浓度发生改变，另一方浓度将作出相应的增减，以维持阴离子总数的不变。如剧烈呕吐时引起血浆 $[Cl^-]$ 降低，通过肾脏的调节，使 $NaHCO_3$ 的重吸收增加，血浆 $[HCO_3^-]$ 升高，导致低氯性代谢性碱中毒。另外，如果严重腹泻丢失大量碱性消化液时，血浆

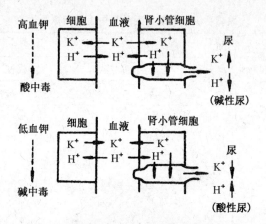

图 9-7 血钾浓度异常引起酸碱平衡紊乱

〔HCO$_3^-$〕降低而〔Cl$^-$〕则相应升高，出现高氯性代谢性酸中毒。

3. 阴离子间隙 血浆呈电中性，其阴离子与阳离子的总电荷数是相等的。主要阳离子是 Na$^+$ 和 K$^+$，约占阳离子总量的 95％；主要阴离子是 Cl$^-$ 和 HCO$_3^-$，约占阴离子总量的 84％。这种血浆中主要阳离子浓度之和与主要阴离子浓度之和相互间的差值称为阴离子间隙（anion gap，AG），可表示为：

$$AG = ([Na^+] + [K^+]) - ([Cl^-] + [HCO_3^-])$$

AG 代表血浆中 Cl$^-$ 及 HCO$_3^-$ 以外的其他阴离子，如 SO$_4^{2-}$、HPO$_4^{2-}$、有机酸根及蛋白质阴离子等。AG 的正常值为 5～15 mmol/L（平均 10 mmol/L）。

临床上，测定 AG 对于诊断代谢性酸中毒有一定意义。如乳酸酸中毒及酮症酸中毒时，血浆中有机酸浓度升高，而 HCO$_3^-$ 浓度降低，AG 增大。

〔舒景丽 余庆皋〕

第十章　感觉器官的功能

感觉是客观物质世界在人主观上的反映。当机体内、外环境的各种刺激作用于感受器（receptor）时，感受器能将不同形式的刺激能量转变成电信号，通过传入神经系统到达大脑皮质，最后经大脑皮质分析处理，产生各种不同的感觉（sensation）。因此，感觉的产生是感受器、传入神经系统和大脑皮质三部分共同活动的结果，而感受器是感觉产生过程中的外周部分。

第一节　感受器与感觉器官

一、感受器和感觉器官的定义

感受器是指专门感受机体内、外环境变化的结构或装置。它的组成形式多种多样，有的是外周感觉神经末梢，如痛觉感受器，是一种游离神经末梢；有的是高度分化的感受细胞，如视网膜上的视锥细胞和视杆细胞。感觉器官是指由感受器加上其附属结构形成的特殊感受装置。如视觉器官，除有视网膜感光细胞外，还有折光结构、瞳孔和睫状体等；听觉器官除有耳蜗螺旋器外，还有外耳、中耳的收音和传音结构。机体最重要的感觉器官，如眼、耳、嗅觉、味觉等器官，都分布在头部，称为特殊感官。

二、感受器的分类

机体内感受器的种类很多，分类方法也很多，下面介绍两种常见的分类方法：

（一）根据感受器存在部位不同分类

1. 外感受器（exteroceptor）　机体感受外界环境变化的特殊结构，如皮肤上的痛觉感受器、触觉感受器、温度觉感受器、视觉感受器、听觉感受器等。外感受器的特点是：冲动传入中枢后，能产生清晰的主观感觉。它在人们认识客观世界及机体与环境的对立统一中起着重要作用。

2. 内感受器（interoceptor）　机体感受内环境变化的特殊结构，如颈动脉窦和主动脉弓压力感受器、颈动脉体和主动脉体的化学感受器、下丘脑渗透压感受器等。内感受器的特点是：冲动传入中枢后不能引起清晰的感觉，但在维持内环境相对稳定及机体的协调统一中起着重要的作用。

（二）根据感受器所接受刺激的性质不同分类

光感受器、温度感受器、机械感受器和化学感受器等。

三、感受器的一般生理特性

（一）感受器的适宜刺激

每一种感受器都有它最敏感、最容易接受的刺激，称为感受器的适宜刺激（adequate stimulus）。如视觉感受器对一定波长的光波最敏感，所以光波即为视觉感受器的适宜刺激；听觉感受器对一定频率的声波最敏感，声波即为听觉感受器的适宜刺激。由于感受器对于适宜刺激很敏感，只需要极小的刺激强度就能引起相应的感觉。引起感受器发生兴奋的最小适宜刺激强度，称为该感受器的感觉阈值。对一些非适宜刺激，虽然也可产生反应，但所需刺激强度要大得多。因此，当机体内、外环境变化而出现某种刺激时，总是先作用于它最敏感的那种感受器。这一现象的存在，可使机体对内、外环境中某些有意义的变化进行灵敏的感受，作出精确分析。

（二）感受器的换能作用

感受器能将各种不同的刺激能量转化成相应的传入纤维上的动作电位，这种作用称为感受器的换能作用。但是感受器在换能过程中，一般不能将刺激能量直接转变成神经冲动，而是在感觉神经末梢或感受细胞内引起某种形式的过渡性电变化。前者称为启动电位（generator potential），后者称为感受器电位（receptor potential）。

启动电位和感受器电位与终板电位一样，都是一种过渡性慢电位，无"全或无"现象，而是具有局部反应的特点，可总和并能以电紧张形式在细胞膜上扩布很短距离。当启动电位达到感觉神经末梢阈电位水平时，可引起传入纤维触发动作电位产生；而感受器电位通过改变递质释放量来影响传入神经纤维动作电位的发放。

（三）感受器的适应现象

以一定强度的刺激持续作用于同一感受器时，感受器发放的冲动频率逐渐下降，这一现象称为感受器的适应（adaptation）现象。适应是所有感受器的一个功能特点。但不同感受器适应的快慢不同，有的感受器适应快，称为快适应感受器，如皮肤上的触觉感受器；有的感受器适应慢，称为慢适应感受器，如肌梭、颈动脉窦和主动脉弓压力感受器等。感受器适应的快慢各有不同的生理意义：快适应感受器，有利于感受器及中枢再接受新事物的刺激；慢适应感受器，有利于机体对某些生理功能作经常性调节。适应并非疲劳，机体适应后若再增加刺激强度，仍可使传入冲动增加。

（四）感受器的编码作用

感受器在换能过程中，能把刺激所包含的各种环境变化的信息转移到神经动作电位的某种特有序列之中，这种作用称为感受器的编码（coding）作用。如耳蜗受到声波刺激时，不仅能将声能转变成传入神经冲动，而且还能将感受器对外界刺激的性质、强度和其他属性等信息蕴含在神经冲动的序列中。中枢就是根据这些电信号序列才获得对外在世界主观认识的。

第二节　眼的视觉功能

眼是视觉的外周器官，它以光波为适宜刺激，当外界物体发出的光，经眼的折光系统成像于视网膜上，视网膜的感光细胞受到光的刺激后，产生感受器电位，触发视神经产生神经冲动，冲动传入到视中枢，从而产生视觉。因此，视觉是由眼、视神经和视中枢共同完成的，眼在视觉的产生中起着折光成像和感光换能的作用。

一、眼的折光功能

（一）眼的折光系统与成像

眼的折光系统是由角膜、房水、晶状体和玻璃体 4 种不同折光指数的介质组成。光线通过眼折光系统发生折射，计算起来十分复杂。为解决这一难题，有人在经过详细研究后，将上述复杂的折光系统简化为折光效果基本相同的光学系统，设计出简约眼（reduced eye）模型。简约眼假定眼内容物像水一样均匀，折光指数为 1.33，眼球的前后径为 20 mm，当眼视远物而处于不进行调节状态时，节点（n）到角膜前表面的距离为 5 mm，节点距视网膜 15 mm。这样，由远处物体发出的光线正好聚焦在视网膜上（图 10-1）。根据这些数据，可计算出远近物体在视网膜上成像的大小。计算公式为：

$$\frac{物像大小（ab）}{物体大小（AB）} = \frac{物像到节点的距离（bn）}{物体到节点的距离（Bn）}$$

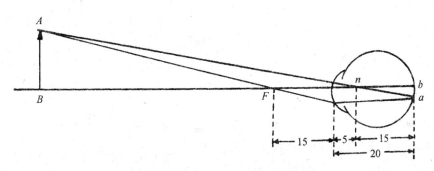

图 10-1　简约眼及其折光成像原理示意图

物体虽然在视网膜上形成的物像是倒置而缩小的，然而我们所感觉到的仍然是正立等大的物体，其原因尚不十分清楚。有人认为，视觉已经由大脑皮质作了调整，这种调整是从婴儿时期就借助于其他感觉而逐渐形成的。

（二）视调节

眼能看清物体，必须使物像恰好聚焦在视网膜上。正常人眼看 6 m 以外物体时，无需任何调节就能使远处物体发出的平行光线经折光系统折射后恰好成像在视网膜上。眼处于静息（未作调节）状态时，能看清物体的最远距离，称为远点（far point）。从理论上讲，正常眼的远点应为无限远，但实际上是有一定限度的。

当看 6 m 以内物体时，由于近物所发出的光线为辐散光线，入眼后经折射成像在视网膜之后，以致视物不清，必须经过调节才能使近物成像在视网膜上。这种通过折光系统调节力加强才能看清物体的调节过程称为视调节（visual accommodation），眼做充分调节才能看清物体的最近距离称为近点（near point of vision）。眼的调节包括以下 3 个方面的作用。

1. **晶状体调节**　晶状体是一种富有弹性的组织，形似凸球镜片，外包一层透明弹性膜，借睫状小带附着于睫状体上。看近物时，视网膜上形成的是模糊物像，此种信息传至大脑皮质后，通过复杂的反射活动，使动眼神经中的副交感纤维兴奋，引起睫状肌收缩，睫状小带松弛，晶状体由于本身的弹性而变凸，折光力增强，物像前移到视网膜上，从而能看清近物（图 10-2）。

眼作最大限度的调节所能增加的折光力，称为调节力（accommo dation force）。人眼的调节力主要决定于晶状体变凸的最大限度。晶状体的弹性随年龄增长而逐渐下降，使调节能力下降。眼的最大调节能力可用"近点"表示。如 8 岁左右的儿童，能

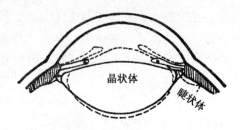

图 10-2 眼调节前后睫状体位置和晶状体形状的改变

看清眼前 8.6 cm（近点为 8.6 cm）的物体；20 岁左右的成人为 10.4 cm；年过 40 岁后，晶状体弹性减退加速，50 岁时近点增到 52.6 cm，60 岁时到 83.3 cm。因此，老年人看近物时，由于晶状体的弹性减退，近物体的辐散光线聚焦在视网膜之后，因而看近物不清，这种现象称为老视（presbyopia）。矫正的方法是配戴适当的凸球镜片以增加折光力。

2. 瞳孔调节　瞳孔由虹膜围成，一般人瞳孔的直径可变动于 1.5～8.0 mm。正常情况下，瞳孔大小的改变受两个方面因素的影响，即物体的远近和光照的强弱。看近物时，在晶状体变凸的同时，也反射性引起瞳孔的缩小，称为瞳孔近反射（near reflex）。其生理意义在于使光线尽可能地通过晶状体中心进入眼内，以减少球面像差（由于光线通过厚薄不等的晶状体，因折光力不同而产生的像差）和色像差（由于光线通过厚薄不等的晶状体而产生的颜色差异），使视网膜成像清晰。瞳孔的大小随光照强弱而变化的反射，称为瞳孔对光反射（light reflex）。光照增强，瞳孔缩小；光照减弱，瞳孔扩大。此反射的感受器是视网膜，传入神经为视神经，经中脑顶盖区换元，然后到同侧和对侧动眼神经核，传出神经为动眼神经中的副交感纤维，支配瞳孔括约肌。因此，这一反射的特点是双侧性效应，即光照一侧眼时，产生双侧瞳孔缩小，这种现象称为互感性对光反射。支配瞳孔开大肌的是交感神经，该神经兴奋时，引起瞳孔开大肌收缩，瞳孔开大。瞳孔对光反射的意义是：调节入眼光量，保护视网膜免受强光刺激，并产生清晰视觉。由于瞳孔对光反射的中枢在中脑，临床上常通过检查这一反射作为判断中枢神经系统病变的部位、麻醉的深度及病情危重程度的指标。

3. 两眼球会聚　指看近物时，双眼视轴同时向鼻侧靠拢的现象。它的生理意义在于看近物时可使物像落在两眼视网膜上的相对称位置，从而产生清晰视觉。如果双眼球会聚障碍可出现复视。

（三）眼的折光能力异常

正常眼的折光系统无需进行任何调节，就能使平行光线恰好聚焦在视网膜上，因而能看清 6 m 以外的物体。看近物时只要物距不小于近点的距离，经调节后也可看清物体，称为正视眼。如果眼的折光能力异常或眼球的形态异常，平行光线不能在安静未调节的眼视网膜上成像，则称为非正视眼，又称屈光不正，包括近视、远视和散光眼。

1. 近视（myopia）　多数是由于眼球的前后径过长（轴性近视），也可由于折光系统的折光力过强（屈光性近视），致使来自远方物体的平行光线聚焦在视网膜前，继而光线又开始分散，在视网膜形成扩散开的光点，因而看远物时物像不清。只有将物体移近，才能看清物体。这种情况称为近视。因此，近视眼的近点比正常眼还要近。矫正的方法是配戴合适的凹球镜片，使光线适度辐散后再进入眼内，以便聚焦位置后移到视网膜上。

2. 远视（hyperopia） 由于眼球的前后径过短（轴性远视），也可由于折光系统折光力过弱（屈光性远视），使远处物体发来的平行光线聚焦在视网膜之后，造成视物模糊。必须经过适当的晶状体调节，才能使聚焦点前移在视网膜上，故近点的距离较正常眼为大。既然看远物时还需调节，看近物时更需晶状体作最大限度调节，才能看清近物。因此，远视眼容易发生调节性疲劳。矫正的方法是配戴合适的凸球镜，以增加折光力。新生儿的眼轴往往过短，多呈远视。随着身体发育，眼轴逐渐延长，6 岁左右接近于正视眼。

3. 散光（astigmatism） 正常眼的折光系统的各个折光面都是正球面，也就是折光面的每一个经纬线的曲率都是一致的，因而从整个折光面折射来的光线最后都聚焦在视网膜上。散光眼是由于折光面（通常发生在角膜）各经纬线的曲率不一致。不同经纬线射入的光线经折射后不能同时在视网膜上聚焦，即有些可能提前聚焦，有些则可能延迟聚焦，造成物像变形和视物不清。矫正的方法是配戴合适的柱镜片，使角膜的曲率异常得以纠正。（图 10 - 3）

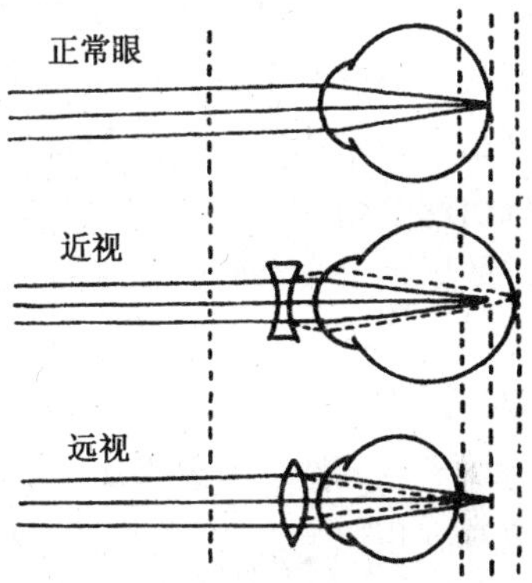

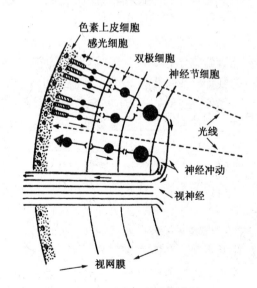

图 10 - 3　眼的折光异常及矫正

二、眼的感光功能

眼的感光功能是由视网膜完成的。在视网膜上存在感光细胞，它们能将光的刺激转变成电信号，通过视神经传入到视中枢，经中枢分析处理后形成主观意识上的感觉。

（一）视网膜的结构特点

视网膜由 4 个细胞层组成，从外向内依次为色素上皮细胞层、感光细胞层、双极细胞层和神经节细胞层（图 10 - 4）。人类视网膜上含有两种感光细胞，即视锥细胞和视杆细胞。前者主要分布在视网膜的中央部位，尤其是中央凹处；后者分布在视网膜的周边部位。它们与双极细胞构成突触联系，而双极细胞又与神经节细胞构成突触联系。在视神经乳头处，无感光细胞，因而落在该处的光线将不被感受，故称为生理盲点（blind spot）。

（二）视网膜的感光换能系统

1. 视锥系统 由视锥细胞、双极细胞和神经节细胞组成。视锥细胞对光的敏感度较低，只有在类似白昼的强光下才能被刺激，但能分辨颜色，昼光下视物用，并对物体表面的细微结构看得清楚，有高分辨能力，因而具有明视觉功能及分辨颜色功能。

2. 视杆系统 由视杆细胞及与其相联系的有关传递细胞组成。它们对光的敏感度较高，能在较暗的环境中感受光的刺激而引起视觉，但不能分辨颜色，只能区别明暗，而且视物时只有粗略的轮廓，精确度差，因而具有暗视觉功能。

图 10 - 4　视网膜的主要细胞层

在自然界中，某些白天活动的动物如鸡，其视网膜上只有视锥细胞；而在夜间活动的动物如猫头鹰、地松鼠等，它们的视网膜上只有视杆细胞。正常人眼具有上述两种细胞。因此，明视觉和暗视觉功能均有。视杆细胞中只含有一种感光色素，即视紫红质（rhodopsin），而视锥细胞有 3 种，分别含有对红、绿、蓝三种颜色的光敏感的感光色素。

（三）视网膜的光化学反应

视锥细胞与视杆细胞是如何将光能转变成生物电信号的，目前尚未完全弄清，迄今研究得比较多的是视杆细胞。视杆细胞中的视紫红质是由视蛋白（opsin）和视黄醛（retinal）组成，而视黄醛是由维生素 A 转变而来的。视紫红质在光照时迅速分解为视蛋白和视黄醛，这是一个较为复杂的多阶段反应过程。首先是在光照下视黄醛发生分子的构象变化，这种变化引起视蛋白分子也发生构象变化，结果视蛋白与视黄醛分离。经过较为复杂的信息传递系统的活动，促使视杆细胞递质的释放，将光刺激的信息传递给双极细胞，最终在神经节细胞产生动作电位。视紫红质在分解与合成过程中，有一部分视黄醛被消耗，需要血液中的维生素 A 补充。因此，血液中的维生素 A 不足时，影响视紫红质的再生和光化学反应的正常进行，出现暗光下视物障碍，称为夜盲症。视锥细胞中的光化学反应与视杆细胞中的光化学反应基本相似。

$$视紫红质 \underset{暗}{\overset{光}{\rightleftharpoons}} 视黄醛 + 视蛋白$$
$$\updownarrow 酶$$
$$维生素 A$$

三、与视觉生理有关的其他现象

（一）暗适应与明适应

1. 暗适应　当人们从明亮处突然进入暗处时，最初什么也看不清，停留一段时间后，才逐渐看清物体，这一现象称为暗适应（dark adaptation）。暗适应是眼对光的敏感度在暗光处逐渐提高的过程。暗适应过程主要决定于视杆细胞中的视紫红质在暗处再合成速度。在明亮处，视杆细胞中的视紫红质在强光照射下大量分解，余量极少，突然进入暗处后的短时间内，因视紫红质太少，不足以引起对暗光的感受，而视锥细胞对暗光又不敏感，故暂时不能看清物体。等待一定时间后，视紫红质在暗处大量合成，对暗光的感受能力增强，在暗处的视力又逐渐恢复，整个暗适应过程约需 30 分钟。

2. 明适应　从暗处突然进入明处，尤其是强光下最初感到一片耀眼的光亮，看不清物体，稍待片刻后才恢复视觉，这种现象称为明适应（light adaptation）。明适应快，只需 1 分钟左右即可完成。其机制是：在暗处，视杆细胞内视紫红质大量合成与储存，当突然进入明处时，在强光作用下，视紫红质大量分解，从而产生耀眼的光感，但看不清物体；待大量感光物质分解后，视锥细胞便承担起昼光下的感光任务，产生明适应。

（二）视敏度

视敏度又称视力（visual acuity），是指眼分辨物体微细结构的最大能力，也就是分辨物体两点间最小距离的能力。通常用视角（visual angle）的大小作为衡量标准，视角是指物体两点光线入眼后在节点处交叉所形成的夹角。同一距离时，物体大小与视角成正比；同一物体时，物体的远近与视角成反比。正视眼能分辨两点最小视角为 1 分角（1 分角＝1/60 度）。1 分角时，物体的两点光线分别刺激视网膜上两个视锥细胞兴奋，中间还夹着一个未受光照的细胞，冲动传入中枢后，可产生两点分开的感觉。如果视角小于1分角，物体的两点光线可刺激两个相邻的视锥细胞甚至同一视锥细胞，冲动传入中枢后，视觉中枢分辨不出两点。能分辨两点的最小视角越小，视敏度越高。视角与视敏度的关系是：视敏度＝1/视角。视角以分角为单位进行计算，如视角为1分角时，视敏度＝1/1＝1.0。视力表就是根据这一原理制成的。

（三）视野

单眼固定不动注视正前方某一点，所能看到的空间范围称为视野（visual field）。利用视野计可绘出视野图。在同一光照条件下，白色视野最大，黄、蓝色次之，再次之为红色，而绿色视野最小（图10-5）。此外，颞侧视野大，而鼻侧视野小。这是由于鼻和额部的阻挡作用所致。临床上检查视野，有助于了解视网膜的普遍感光能力和视网膜、视神经传导路径的病变情况。

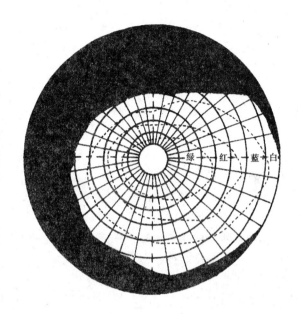

图10-5 人右眼的视野

（四）双眼视觉

两眼同时看一物体时，所得到的感觉称为双眼视觉。双眼视物时，物体发来的光线同时落在两眼视网膜的相对应部分引起的传入冲动到达大脑皮质后融合在一起，而产生单一视觉。双眼视觉的优点是可以弥补单眼视野中的盲点缺陷，扩大视野并产生立体感，以及增加对物体大小和距离远近判断的准确性。

（五）色觉与色盲

人眼可分辨波长在400～750 nm的150种以上不同颜色。关于色觉的产生机制，目前采用"三原色"学说来解释，该学说认为，视网膜上存在3种不同的视锥细胞，分别含有感红色素、感绿色素和感蓝色素，不同的色觉是由这3种细胞不同比例受刺激而兴奋所引起的。

色觉功能障碍包括色盲和色弱。色盲是指缺乏辨别某种颜色的能力。完全不能辨别颜色者，称为全色盲；对某种颜色缺乏分别能力者，称为部分色盲。全色盲少见，多为部分色盲。常见有红、绿色盲。色盲多为先天性。色弱是指分辨颜色的能力降低，多与健康和营养状态有关，是可以防治的。

第三节 耳的听觉功能

听觉（hearing）是声波作用于听觉器官所引起的主观感觉，是由耳、蜗神经（又称听神经）和听中枢共同活动完成的。耳是听觉的外周感觉器官，它以声波为适宜刺激，人耳对声波的适宜刺激是 16~20000 Hz。正常情况下声波经外耳道、鼓膜、听小骨传入内耳，引起内耳淋巴振动，使耳蜗螺旋器中的毛细胞兴奋，经蜗神经传入中枢，产生听觉。听觉对许多动物生存及适应环境具有重要意义，尤其是人类，由于语言能使人们互通信息，交流思想，因此，听觉对人们认识自然及参与社会活动起着重要作用。

一、外耳和中耳的传音功能

（一）外耳的功能

外耳包括耳郭和外耳道。耳郭有集音作用，对判断声源方向亦有一定作用。外耳道是声波传入的通路，起传导声波和产生共鸣作用。

（二）中耳的功能

中耳包括鼓膜、鼓室、听小骨、咽鼓管等部分。

1. 鼓膜　为一漏斗形薄膜，位于外耳道与鼓室之间，顶点朝向鼓室。由于鼓膜的结构特点，因而具有较好的频率响应和较小的失真度，它的振动与声波同始终，有利于将声波的振动如实地传给听小骨。

2. 听小骨　包括锤骨、砧骨和镫骨，三者依次连接成听骨链，构成一组杠杆系统。锤骨柄附着于鼓膜，镫骨底板与前庭窗相接。听小骨的作用是将鼓膜的声波振动传入内耳。在传递声音时，听小骨依靠特殊的杠杆连动，将鼓膜形成的适合于空气振动的高振幅、低强度形式的声频振动转换成适合于液体振动的低振幅、高强度形式的音频振动。因此，声波由鼓膜经听小骨向前庭窗的传递过程中，可使声波的振幅减少，而压强增大，从而提高传音效率。

3. 咽鼓管　是连通鼻咽部与鼓室的一条小管。内端开口于咽部，外端开口于中耳鼓室。平常咽部的开口处于关闭状态，只有在吞咽或打哈欠时才开放。咽鼓管的主要作用是调节鼓室内压与大气压的平衡，维持鼓膜的正常位置、形状和振动性能。若咽鼓管闭塞，鼓室内的空气被吸收而使压力降低，引起鼓膜内陷，鼓膜振动失常，可导致听觉障碍。如临床常见的咽部发炎病人，常出现耳闷、耳鸣和重听症状，就是由于咽鼓管黏膜肿胀闭塞所致。

（三）声波传入内耳的途径

声波传入内耳的途径有 2 条，即气传导和骨传导。

1. 气传导（air conduction）　此途径又根据传音时听小骨是否发挥作用分为 2 条。

（1）听小骨途径　即声波经外耳道引起鼓膜振动，再经听小骨到达前庭窗，推动内耳淋巴振动。

（2）鼓室途径　即声波经外耳道引起鼓膜振动，使鼓室内空气振动，经蜗窗推动内耳淋巴振动（图 10 - 6）。

正常情况下主要是听小骨途径，只有在鼓膜损伤或听小骨硬化等情况下，鼓室途径才发挥作用，使听觉功能得到

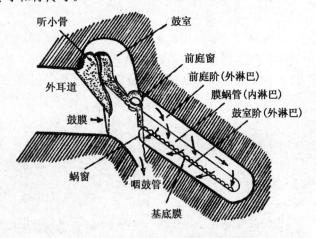

图 10 - 6　听小骨排列及传导声波示意图

部分代偿，但效果很弱。

2. 骨传导（bone conduction） 是声波直接引起颅骨的振动，从而使内耳淋巴振动。正常情况下，这条途径的效率比气传导低得多，对正常听觉作用甚微。临床上对耳聋病人常用音叉检查其气传导和骨传导情况，以帮助诊断听觉障碍的病变部位和性质。

二、内耳的感音功能

（一）耳蜗的结构

内耳的耳蜗是感音器官，形似蜗牛壳的骨管，绕蜗轴盘旋 $2\frac{1}{2} \sim 2\frac{3}{4}$ 圈。耳蜗被前庭膜和基底膜分隔为蜗管、前庭阶和鼓室阶三部分。前庭阶和鼓室阶内充满外淋巴，蜗管内充满内淋巴。前庭窗与前庭阶相接，蜗窗与鼓室阶相接。基底膜上有螺旋器，又称柯蒂器(organ of Corti)，是声音感受装置。螺旋器中有内、外毛细胞和支持细胞群。毛细胞顶部与蜗管内淋巴相接触，毛细胞周围和底部则与外淋巴相接触。毛细胞顶部有听纤毛，其中较长的一些埋植在盖膜的胶冻状物质中，毛细胞底部与蜗神经末梢构成突触联系，盖膜的内侧连耳蜗轴，外侧游离在内淋巴中。（图 10 - 7）

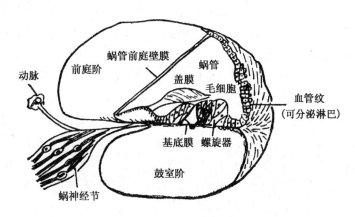

图 10 - 7　耳蜗横切面图

（二）基底膜的振动与行波学说

声音感受器是基底膜上螺旋器中的毛细胞。声波传入内耳引起基底膜振动，排列在基底膜上的螺旋器也发生相应的振动，结果毛细胞与盖膜之间发生移位，听纤毛弯曲变形，使毛细胞受刺激而引起电变化，继而触发蜗神经产生动作电位，冲动传到听中枢，产生听觉。关于基底膜是如何将声波传播的，目前采用行波学说（traveling wave theory）来解释。该学说认为，基底膜的振动是以行波方式进行的。当声波传入内耳引起淋巴振动，首先在靠近前庭窗处引起耳蜗底部基底膜振动，然后以行波的方式沿基底膜向耳蜗的顶部方向传播，就像有人在规律地抖动一条绸带时，形成的波向远端传播一样。由于声波频率不同，行波传播的远近和最大行波振幅的出现部位不同。高频声波引起的行波传播近，基底膜最大振幅部位靠近耳蜗底部；低频声波引起的行波传播远，基底膜最大振幅部位靠近耳蜗顶部（图 10 - 8）。因此，不同频率的声波引起不同部位的基底膜振动，是耳蜗区分声音频率的基础。动物实验证明，破坏耳蜗底部，动物感受高音能力丧失；破坏耳蜗顶部，动物感受低音功能减弱。以上说明，每一个振动频率在基底膜上都有一个特定的行波传播范围和最大振幅区，这些区域的毛细胞和蜗神经纤维受到的刺激最大。这样来自基底膜不同区域的蜗神经冲动及其组合形式，传到听觉中枢的不同部位，产生不同的音调感觉。

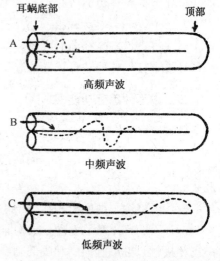

图10-8　基底膜对不同频率声波引起最大振幅的位置图

（三）耳蜗和蜗神经的生物电现象

内耳的感音作用与耳蜗的生物电现象密切相关，从耳蜗内可记录到3种电位，即静息电位、微音器电位和动作电位。

1. 耳蜗静息电位　在耳蜗未受到声波刺激时，从内耳不同部位可引导出电位差。实验观察到，将一参考电极插入鼓室阶外淋巴液中，并接地使之保持零电位，再将测量电极插入蜗管内，可测得蜗管内电位为＋80 mV，称为内淋巴电位。若将测量电极插入毛细胞内，可测出毛细胞内电位为－80～－70 mV。由于毛细胞顶部外膜的浸浴液为内淋巴，这样，毛细胞顶部膜内外电位差为150～160 mV；而毛细胞周围的浸浴液为外淋巴，该处膜电位差只有70～80 mV，这是毛细胞静息电位与一般细胞的不同之处。

2. 耳蜗微音器电位　耳蜗受到声波刺激时，产生的一种交流性质的电变化称为耳蜗微音器电位（cochlear microphonic potential）。这一电位的特点是：①它的波形、频率与刺激的声波一致，这一现象就像一部电话机的受话器或微音器（即麦克风）一样，发声时可将声音振动转变成波形类似的音频电信号；②潜伏期极短，无不应期；③对缺氧和深度麻醉不敏感，甚至蜗神经变性时仍能出现。

3. 蜗神经动作电位　蜗神经动作电位是耳蜗对声音刺激的一系列反应中最后出现的电变化，也是耳蜗感受声音刺激后进行换能和编码作用的总结果。耳蜗微音器电位是引发蜗神经动作电位的关键因素。由于毛细胞与蜗神经之间存在突触联系，因此，当毛细胞受刺激时产生微音器电位，促使递质释放，递质与蜗神经末梢的受体结合，引起突触后电位，当突触后电位达到阈电位水平时，即产生蜗神经动作电位。

三、听阈与听力

人耳对不同频率和不同强度的声音感受是不同的，通常人耳能感受到的声音振动频率为16～20000 Hz，并且对于其中每一种频率都有一个刚好能引起听觉的最小振动强度，称为听阈（hearing threshold）。当振动频率不变而振动强度在听阈以上增加时，听觉的感受也会增强；但超过一定限度时，不仅不能引起听觉，还会产生鼓膜疼痛感，这一强度限度称为最大听阈。正常人在声音频率为1000～3000 Hz时听阈最低，也就是听觉最敏感；随着音频的升高或降低，听阈都会升高，低于16 Hz或高于20000 Hz的振动波人耳都听不到。人与人之间的听阈略有不同，听阈与年龄也有一定关系，老年人的听阈有所升高。

人听觉器官感受声音的能力，称为听力（audibility）。听力常用来表达听觉灵敏度。在听觉生理中通常以分贝（dB）作为声音强度的相对单位。一般讲话的声音其强度为30～

70 dB，大声喊叫时可达 100 dB，雷声可达 120 dB。日常生活中人们所说的噪声，实际上就是那些杂乱无章的非周期性振动产生的声音，其强度超过 60 dB。长期感受噪声刺激，可使听力下降，形成噪声性耳聋。因此，人们在工作和生活中应注意保护环境，消除或尽量减少噪声污染，以防噪声对听觉功能的损害。

第四节　前庭器官功能

前庭器官包括椭圆囊、球囊和 3 个半规管。它们是头部位置觉与运动觉的感觉器官，能够检测人体自身运动状态和头部空间位置，对维持机体的姿势和平衡起着重要作用。

前庭器官的感受器是毛细胞，毛细胞上面有 2 种纤毛：一根动毛和多根静毛。如果外力使毛细胞顶部的纤毛由静毛侧倒向动毛侧，细胞膜电位发生去极化达，神经纤维放电频率升高；当外力使纤毛由动毛侧倒向静毛侧时，细胞膜电位发生超极化，神经纤维放电频率降低。神经纤维发放冲动的频率发生改变，将机体运动状态和头在空间位置的信息传送到中枢，引起特殊的运动和位置感觉，最终导致各种躯体和内脏功能发生反射性地改变。

一、椭圆囊和球囊的功能

椭圆囊和球囊都是膜质小囊，其中充满内淋巴液。囊内各有一个囊斑（macula），其中含有感受性毛细胞，毛细胞顶端的纤毛穿插在位觉砂膜（又称耳石膜）内。位觉砂膜是一块在内淋巴中浮动的胶质板，内含位觉砂石，主要成分是碳酸钙和蛋白质，相对密度大于内淋巴，故有较大的惯性。毛细胞的底部有前庭神经末梢相联系。（图 10-9）

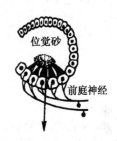

图 10-9　囊斑模式图

囊斑的适宜刺激是直线变速运动和头部位置的改变。当头部位置改变或直线变速运动时，由于重力或惯性作用，使位觉砂膜与毛细胞的相对位置改变，引起毛细胞顶部纤毛的弯曲变化，从而改变毛细胞兴奋，再通过突触传递影响前庭神经的传入冲动，这种信息传入中枢后，可产生头部空间位置的感觉或直线变速运动的感觉，同时通过姿势反射引起躯干、四肢肌肉紧张性改变，以维持身体平衡。

二、半规管的功能

半规管有 3 条，分别代表空间的 3 个平面。每条半规管都有一膨大端称为壶腹（ampulla），壶腹内有一隆起称为壶腹嵴（crista），嵴内有感受性毛细胞。毛细胞的纤毛较长，包埋在壶腹帽中。壶腹帽是一半透膜的横板，它的位置较高，在内淋巴流动时有较大的摆动。毛细胞与前庭神经末梢相联系。（图 10-10）

壶腹嵴的适宜刺激是旋转变速运动。当躯体旋转开始时，一侧半规管内淋巴惯性冲击壶腹，使壶腹嵴的壶腹帽弯曲，毛细胞受刺激而兴奋；而另一侧的内淋巴离开壶腹，使毛细胞抑制。当旋转继续进行时，内淋巴已获得与半规管同等速度，惯性作用消失，壶腹帽复位，对毛细胞刺激作用消失。当旋转停止时，又因内淋巴的惯性作用，发生与旋转开始时相反的变化。

这种信息通过前庭神经传入中枢，产生不同的旋转感觉，并引起姿势反射以维持身体平衡。

三、前庭反应

从前庭器官传入到中枢的神经冲动，除引起运动觉和位置觉外，还可引起一些躯体和内脏反射，这些反应统称为前庭反应。

（一）前庭的姿势反射

当前庭器官受刺激时，可出现一些姿势调节反射。如车突然开动时，乘客的身体因惯性作用而后仰；行驶途中突然急刹车时，乘客的身体又因惯性作用而向前倾。这两种情况都是由于直线变速运动时刺激了椭圆囊和球囊，反射性引起四肢和躯干肌紧张性改变所致。又如人乘电梯上升时，下肢肌张力减弱，两腿屈曲；相反，乘电梯下降时，下肢肌紧张增强，

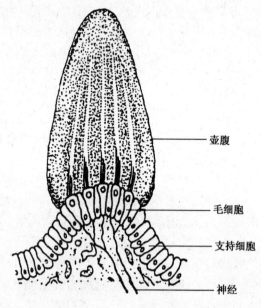

壶腹

毛细胞

支持细胞

神经

图 10-10　壶腹嵴模式图

两腿伸直。同样，在作旋转变速运动时，也可刺激半规管，引起姿势反射。如人体向左旋转时，可反射性引起左侧上、下肢伸肌和右侧屈肌的肌紧张增强，使躯干向右侧偏移；而旋转停止时，肌紧张的改变与上述相反，使躯干向左侧偏移。

直线变速运动或旋转变速运动引起姿势反射的结果，常同发动这些反射的刺激相对抗，有利于机体保持一定的姿势和平衡。

（二）眼球震颤

身体在进行旋转开始或停止时，除引起姿势反射外，还引起眼球出现一种特殊的往返运动，这种现象称为眼球震颤（nystagmus）。眼球震颤主要是因为半规管受刺激，反射性引起眼外肌规律性活动，从而造成眼球的规律性往返运动。眼球震颤的方式有多种，但常见的是水平震颤。它分为2个时相，先是两眼球向一侧缓慢移动，称为慢动相；然后突然快速返回到正中位，称为快动相，如此反复进行（图10-11）。检查眼球震颤情况可帮助判断前庭功能是否正常。

（三）前庭器官的内脏反应

当前庭器官受到过强或长时间刺激时，常出现一系列内脏反应，如恶心、呕吐、眩晕、皮肤苍白、心率加快等现象，特别是一些前庭器官功能过于敏感的人，这些现象特别明显，出现晕车、晕船等病态。

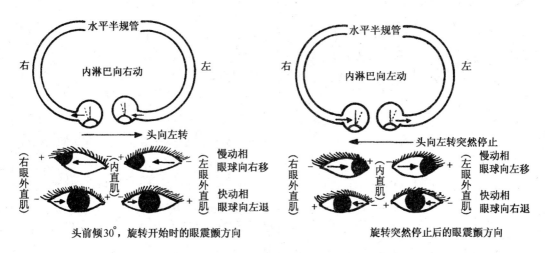

图 10‑11　旋转变速运动时眼球震颤方向示意图

第五节　嗅觉、味觉和皮肤感受器的功能

一、嗅觉感受器的功能

人的嗅觉器官是鼻，嗅觉的感觉器是嗅细胞，存在于鼻腔上端的黏膜中。由于此处位置较高，平时呼吸时吸入鼻腔的空气不易到达这里。因此，在嗅一些不太明显的气味时，要用力吸气，使气流上冲，就可刺激嗅细胞。

嗅细胞呈杆状，其顶部有嗅纤毛，底部的突起组成嗅丝属无髓纤维，穿过筛板进入嗅球，再达嗅觉中枢。嗅觉感受器的适宜刺激是有气味的可挥发性物质。当嗅细胞的纤毛受到某种气味刺激时，可产生电变化，经嗅球传到嗅觉中枢，引起嗅觉。人类的嗅觉感受器很容易适应。感冒时由于鼻腔黏膜肿胀，嗅觉的敏感度大为降低。虽然嗅觉有明显的适应现象，但对某种气味适应后，对其他气味的嗅觉仍可保持不变。

二、味觉感受器的功能

人的味觉器官是舌，味觉感受器是味蕾，主要分布在舌黏膜上。味觉感受器的适宜刺激是一些溶于水的化学物质。

味觉可分为酸、甜、苦、咸4种。舌尖部的味蕾主要感受甜味，舌尖部两侧的味蕾主要感受咸味，舌后部两侧味蕾主要感受酸味，舌根部味蕾主要感觉苦味。味觉的敏感度受刺激温度的影响，20℃～30℃时，味觉的敏感度最高。另外，味觉的辨别能力和对某种食物的选择也受血液化学成分的影响，如肾上腺皮质功能低下的病人，由于血液中钠的含量低，病人喜欢吃咸味食物。可见，味觉的生理意义不仅在于辨别不同味道，而且与营养物质的摄取和机体内环境相对恒定的维持有关。

三、皮肤感受器的功能

皮肤能感受触觉、压觉、痛觉及温度觉。

触觉是轻微的机械刺激皮肤浅层的触觉感受器而引起的一种感觉。触觉小体在皮肤上呈点状分布，在口唇、指尖等处密度大，而手背、躯干皮肤等处的密度小。触觉的特点是适应快，一般在刺激作用后数十毫秒内即能适应。

压觉是由较强的机械刺激引起皮肤变形，使深部压觉感受器兴奋而引起的感觉。压觉感觉器位于皮肤深层的一种特殊结构，称为压觉小体。小体外包有较厚的被囊，只有压力使被囊变形时，才能产生神经冲动。压觉的特点是适应较差，在刺激作用持续时间较长时，仍有冲动发放。

温度觉分为冷觉和温觉。冷觉由冷刺激引起，温觉由温热刺激引起。一般皮肤表面的冷点较热点多。冷点的下方都分布有游离神经末梢，冷感觉由Ⅲ类纤维传入，热感觉由Ⅳ类纤维传入。

〔张光主〕

第十一章　神经系统的功能

神经系统是机体最重要的功能调节系统，它不仅管理着机体内部各器官的功能活动，维持它们之间的协调，使机体成为一个统一的整体；而且借助各种感受器，接受外界刺激，并作出相应反应，使机体能随时适应外界的变化，并在不断变化的环境中维持自身的稳定性。神经系统是生物进化的产物，人类大脑皮质已进化为思维器官，出现了抽象的思维能力。因此，人类不但能精确地进行各种功能活动的调节，被动适应环境的变化，而且还能通过大脑皮质主动地认识和改造世界。

第一节　神经元和神经胶质细胞的功能

中枢神经系统主要由神经元（neuron）和神经胶质细胞（neuroglia cell）组成。两者在形态和功能上虽有区别，但却是联系极为密切的统一体。

一、神经元

（一）神经元的结构和功能

神经元又称神经细胞，是神经系统的结构和功能单位。它具有接受刺激、传递信息和整合信息的功能。神经元由胞体和突起两部分构成，突起又分为树突（dendrite）和轴突（axon），通常所说的神经纤维指的是轴突。神经元胞体是神经元代谢和营养的中心，对神经递质和神经分泌物的形成以及执行神经元的功能活动具有重要意义。树突具有接受刺激产生兴奋并把兴奋传给胞体或通过电位改变而影响胞体兴奋性的功能；轴突的主要功能是传导神经冲动，轴突内的轴质能将胞体内合成的物质运输到轴突末梢，然后经末梢释放。

（二）神经纤维

神经纤维的功能是传导兴奋。沿神经纤维传导着的兴奋称为神经冲动。

1. 神经纤维的传导特征

（1）生理完整性：神经纤维要实现正常的传导功能，必须保证神经纤维在结构和功能上的完整。如果神经纤维被切断、损伤，其结构不完整，神经冲动则不能通过。在应用麻醉药物或低温处理后，虽然其结构上是完整的，但正常功能受到抑制，冲动的传导也会发生阻滞。

（2）绝缘性：一条神经干包含着千万条神经纤维，但任何一条神经纤维在传导冲动时，一般不会干扰邻近纤维，这种彼此绝缘的特性称为绝缘性。其生理意义在于保证神经调节的精确性。

（3）双向传导：刺激神经纤维上任何一点时所产生的兴奋，可沿神经纤维两端同时传导，称为双向传导。

（4）相对不疲劳性：实验发现，用 50～100 次/s 的电刺激连续刺激神经纤维 9～12 小时，在此时间内，神经纤维仍保持不衰减的传导能力，这可能与神经传导冲动时耗能极少有关。

2. 兴奋传导速度　神经纤维的传导速度与神经纤维粗细、髓鞘有无及温度高低有关。一般来说，神经纤维直径愈大，传导速度愈快；有髓鞘的纤维比无髓鞘的纤维传导快；传导速度可随温度的降低而减慢，当温度下降到 0 ℃以下时，其传导就会发生阻滞，局部可暂时失去感觉，这就是冰冻麻醉的机制。

3. 神经纤维的分类　神经纤维的分类方法较多，常见的有以下几种。

（1）根据电生理学的特征分类：将哺乳动物的周围神经纤维分为 A、B、C 3 类（表 11-1）。

表 11-1　　　　　　　　　　　　　神经纤维分类（一）

| | A类（有髓纤维） | | | | B类 | C类（无髓纤维） | |
	A_α	A_β	A_γ	A_δ	（有髓纤维）	sC	drC
来源	初级肌梭传入纤维和支配梭外肌的传出纤维	皮肤的压觉传入纤维	支配梭内肌的传出纤维	皮肤痛觉传入纤维	自主神经节前纤维	自主神经节后纤维	后根中传导痛觉的传入纤维
纤维直径（μm）	13～22	8～13	4～8	1～4	1～3	0.3～1.3	0.4～1.2
传导速度（m/s）	70～120	30～70	15～30	12～30	3～15	0.7～2.3	0.6～2

（2）根据神经纤维的直径大小及来源分类：将神经纤维分为 Ⅰ、Ⅱ、Ⅲ、Ⅳ 4 类（表 11-2）。

表 11-2　　　　　　　　　　　神经纤维分类（二）

	来　源	直径（μm）	传导速度（m/s）	电生理学上的分类
Ⅰ	肌梭和腱器官传入纤维	12～22	70～120	A_α
Ⅱ	皮肤机械感受器传入纤维（触压振动感受器传入纤维）	5～12	25～70	A_β
Ⅲ	皮肤痛、温度觉传入纤维，肌肉的深部压觉传入纤维	2～5	10～25	A_δ
Ⅳ	无髓鞘的痛觉传入纤维，温度、机械感受器传入纤维	0.1～1.3	1	C

目前对传出纤维常采用第一种分类方法，对传入纤维常采用第二种分类方法。

4. 神经纤维的轴质运输　神经元胞体与轴突之间经常进行的物质运输和交换，是通过轴质流动来完成的。这种轴突内借轴质流动运输物质的现象，称为轴质运输（axoplasmic transport）。轴质流动是双向的，轴质运输有快慢之分。胞体内合成含有递质的囊泡等经快速运输运到轴突末梢，在猫、猴等动物的坐骨神经内其速度约 410 mm/d；由胞体内合成的微管、微丝等结构不断向前延伸以及轴质内可溶性成分则通过慢速轴质运输,速度为 $1\sim12$ mm/d。轴质运输是实现其突触传递功能的基础。另外,轴突的生长和再生也有赖于轴质运输。

5. 神经纤维的营养作用 神经纤维除具有传导兴奋功能外,对其所支配的组织还能发挥两方面的作用。一是借助神经冲动的传导,末梢释放特殊递质,递质与后膜受体结合后,改变所支配的器官组织的功能活动,这一作用为功能性作用;二是神经纤维通过末梢释放某种物质,持续地调整被支配组织内的代谢活动,从而对其组织细胞的形态结构、代谢类型和生理功能产生缓慢持久的影响,称为神经纤维的营养性作用(trophic action)。当肌肉去神经后,肌肉内糖原合成减慢,蛋白质分解加速,导致肌肉萎缩。如临床上所见的脊髓灰质炎病人,由于脊髓前角运动神经元损坏,所支配的肌肉失去运动神经的营养性作用,使肌肉发生萎缩。

二、神经胶质细胞

神经胶质细胞广泛分布于中枢和周围神经系统。中枢神经系统中的胶质细胞有突起,但无轴突和树突之分,与相邻细胞不形成突触结构。目前对神经胶质细胞的功能了解不多,可能的主要功能如下。

(一)绝缘和屏障作用

由胶质细胞形成的髓鞘对神经冲动传导起着绝缘作用,从而使神经元活动互不干扰。此外,胶质细胞还可能参与血-脑屏障的组成。

(二)修复和再生作用

当神经细胞由于某些原因损伤而死亡时,胶质细胞就增生繁殖,填充神经细胞的缺损。

(三)支持作用

中枢神经系统内的胶质细胞,以其长突起在脑和脊髓内交织成网,或相连接成支架,支持着神经胞体和突起。

(四)特殊转运作用

组织学观察发现,有的胶质细胞的突起一侧贴附于毛细血管,另一侧与神经细胞密切接触。因而推测,胶质细胞可能是构成神经元与血管之间的代谢物质的"转运站",可能有辅助吸收血液中营养物质转送给神经元,并协助排出代谢产物的作用。

第二节　神经元间的功能联系

一、突触生理

中枢神经系统由数以亿计的神经元组成,神经元之间在结构上并无原生质相连,但却存在密切的功能联系。一个神经元的轴突末梢与其他神经元的胞体或突起相接触并传递信息的部位称为突触(synapse)。

(一)突触的分类

突触的分类方法很多,但主要有以下几种。

1. 根据神经元间接触部位不同分类

(1) 轴突-胞体突触：即前一神经元的轴突末梢与后一神经元的胞体发生接触。

(2) 轴突-树突突触：即前一神经元的轴突末梢与后一神经元的树突发生接触。

(3) 轴突-轴突突触：即前一神经元的轴突末梢与后一神经元的轴突发生接触（图11-1）。

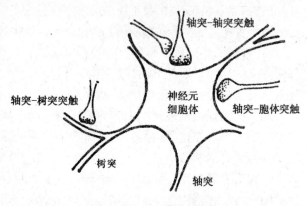

图11-1　突触类型示意图

2. 根据突触前神经元对突触后神经元功能活动的影响不同分类

(1) 兴奋性突触（excitatory synapse）：即突触前神经元通过突触传递，引起突触后神经元兴奋。

(2) 抑制性突触（inhibitory synapse）：即突触前神经元通过突触传递，引起突触后神经元抑制。

3. 根据突触处信息传递方式不同分类

(1) 化学性突触（chemical synapse）：即突触的传递依赖化学物的帮助才能进行，这是神经元间信息传递的主要方式。

(2) 电突触（electrical synapse）：即神经元之间在突触处是直接进行电传递。

（二）化学性突触的基本结构

化学性突触有特殊的微细结构。一个神经元的轴突可分成许多分支，每一分支的末梢膨大呈球形，称为突触小体（synaptosome），贴附在另一个神经元的胞体或树突表面，构成突触。经典的突触的结构包括突触前膜、突触后膜和突触间隙3部分（图11-2）。突触间隙宽约20 nm。突触小体的轴质内含有大量线粒体和突触小泡，突触小泡内含有大量特殊的化学物质，即神经递质（neurotransmitter）。不同的突触内所含的突触小泡大小和形态及递质的种类不同。一个神经元的轴突末梢一般可反复

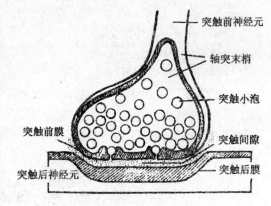

图11-2　突触结构示意图

分成许多分支，形成许多突触小体，与许多神经元的胞体或突起构成突触。因此，一个神经元可通过突触传递，影响许多神经元的活动；同样，一个神经元也可接受其他许多神经元突触传递的影响。

（三）化学性突触的传递过程

化学性突触传递（synaptic transmission）是指兴奋由突触前神经元传给突触后神经元的过程。现主要介绍以下2种。

1. 化学性突触传递　当神经冲动传到轴突末梢时，使突触前膜除极，引起膜对 Ca^{2+} 的

通透性增加，膜外 Ca^{2+} 进入突触小体。在 Ca^{2+} 的作用下，一部分突触小泡移近突触前膜，并与前膜接触、融合，通过胞吐作用将小泡内的递质释放到突触间隙中。由于各突触前神经元末梢释放递质的性质不同，因而对突触后神经元的影响不同。若突触前神经元末梢释放兴奋性递质，则递质与突触后膜受体结合后，使突触后膜对 Na^+、K^+、Cl^- 通透性增加，尤其是 Na^+ 通透性增加，于是 Na^+ 内流，导致突触后膜除极，产生兴奋性突触后电位（excitatory postsynaptic potential，EPSP）。当 EPSP 达到阈电位时，引起突触后神经元产生动作电位，表现为突触后神经元兴奋。若突触前神经元末梢释放抑制性递质，则递质与突触后膜受体结合后，主要是提高了突触后膜对 Cl^- 的通透性，于是 Cl^- 内流，突触后膜超极化，产生抑制性突触后电位（inhibitory postsynaptic potential，IPSP）。引起导致突触后膜兴奋性降低，致使突触后神经元不易产生动作电位，而出现抑制效应。

现将兴奋性与抑制性突触后电位产生机制分别总结如下：

突触前神经元兴奋→突触前膜对 Ca^{2+} 通透性增加→Ca^{2+} 进入突触小体→突触小体释放兴奋性递质→递质与突触后膜受体结合→突触后膜主要对 Na^+ 的通透性增加→Na^+ 进入突触后神经元→突触后膜除极（EPSP）→阈电位→突触后神经元兴奋。

突触前神经元兴奋→突触前膜对 Ca^{2+} 通透性增加→Ca^{2+} 进入突触小体→突触小体释放抑制性递质→递质与突触后膜受体结合→突触后膜主要对 Cl^- 的通透性增加→Cl^- 进入突触后神经元→突触后膜超极化（IPSP）→突触后神经元抑制。

2. 电突触传递　指通过局部电流完成细胞间电信号的直接传递，其结构基础是缝隙连接，即电突触。它是神经元之间膜紧密接触的部位，2 层膜之间的间隙只有 $2\sim3$ nm，连接部位存在沟通两细胞质的通道，带电离子可通过这些通道。由于此处电阻低，容易发生电紧张作用。这种作用是双向性的，不存在前膜与后膜功能差异，传导速度快，其意义可能是促进许多神经元进行同步化放电。

（四）化学性突触传递的特征

1. 单向传递　在反射活动中，兴奋通过突触部位时，只能由突触前神经元传给突触后神经元（电传递除外），称为单向传递。因为突触小泡中的递质只能由突触前膜释放，然后扩散到突触后膜，引起突触后神经元兴奋，所以中枢神经系统内反射活动的兴奋扩布，总是由传入神经传向中枢，再经中枢传给传出神经。

2. 突触延搁　兴奋通过突触时耗费时间较长，称为突触延搁或称中枢延搁。这是因为兴奋通过突触时经历递质释放、弥散与突触后膜受体结合、再产生突触后电位等一系列过程都需耗时。根据测定，兴奋通过一个突触所需时间 $0.3\sim0.5$ 毫秒。因此，在反射过程中，通过的突触越多，反射所需时间就越长。

3. 总和　当同一突触前神经纤维连续传来多次冲动或许多突触前神经纤维同时传来多个冲动，所引起的电位变化可以叠加起来达到阈电位，即可使突触后神经元爆发动作电位，产生总和（前者为时间性总和，后者为空间性总和）。兴奋性突触后电位与抑制性突触后电位均可发生总和。

4. 兴奋节律的改变　实验发现，在反射活动中，传入神经与传出神经的冲动频率不一致，即经过反射中枢后兴奋节律发生了改变。这种改变既受神经元传入冲动节律的影响，又与其自身功能状态以及中间神经元的功能状态和联系方式有关。

5. 对内环境变化敏感性和易疲劳性　突触部位是一个脆弱的环节，最容易受内环境变化的影响,如缺氧、酸碱度、麻醉药等均可影响突触传递。碱中毒时突触的传递活动增强,酸中毒时突触的传递活动减弱。另外,突触也是反射活动中最易疲劳的部位。这是因为突触多次接受刺激,长时间活动,使突触前神经元内的递质及合成递质的原料耗竭。疲劳的出现可使中枢神经避免过长时间兴奋,具有一定的保护作用。

(五)突触抑制

神经系统的活动不仅表现有兴奋过程,而且有抑制过程,这样反射活动才能协调进行。根据抑制产生的机制不同,将突触抑制分为突触后抑制与突触前抑制 2 种。

1. 突触后抑制(postsynaptic inhibition) 即由抑制性中间神经元引起的一种抑制。当抑制性神经元兴奋时,其末梢所释放抑制性递质与突触后膜受体结合后,产生抑制性突触后电位,从而使突触后神经元活动抑制。根据抑制性神经元的功能及联系方式不同,将突触后抑制分为 2 种类型。

(1)侧支性抑制:当感觉传入纤维进入脊髓后,在直接兴奋某一中枢神经元的同时,通过侧支兴奋另一抑制性中间神经元,进而抑制另一中枢神经元,这种抑制称为侧支性抑制(collateral inhibition,又称交互抑制)(图 11-3)。如引起屈肌反射的传入纤维进入脊髓后,一方面直接兴奋屈肌运动神经元,使屈肌兴奋收缩;另一方面通过侧支兴奋与伸肌运动神经元构成突触联系的抑制性中间神经元,转而伸肌运动神经元抑制,出现伸肌舒张。侧支性抑制可使不同中枢之间的活动协调起来,使反射活动能顺利进行。

(2)回返性抑制:某一中枢神经元兴奋时,其传出冲动沿轴突外传,同时又经轴突侧支兴奋另一抑制性中间神经元,该抑制性中间神经元兴奋后通过轴突回返到原先发动兴奋的神经元及邻近其他神经元,抑制它们的活动,这种抑制称为回返性抑制(recurrent inhibition)(图 11-4)。其结构基础是神经元的环路式联系。如脊髓前角运动神经元与一种称为闰绍细胞的抑制性中间神经元构成联系,而它的轴突末梢又返回来与前角运动神经元胞体构成突触。当脊髓前角运动神经元兴奋时,其传出冲动一方面经轴突向外传给骨骼肌,引起骨骼肌收缩;同时又经过侧支兴奋闰绍细胞,使脊髓前角运动神经元抑制。这种抑制是一种负反馈抑制,它能使神经元的活动及时终止,并促使同一中枢的许多神经元之间活动的协调。

突触后抑制在中枢神经系统内普遍存在,尤其是在运动传出通路上更为多见,它能使传出效应灵活多样,从而更好地适应环境的变化。

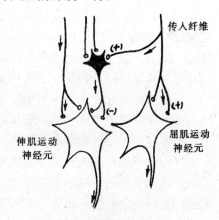

图 11-3 侧支性抑制
黑色星形细胞为抑制性中间神经元
(十)兴奋;(一)抑制

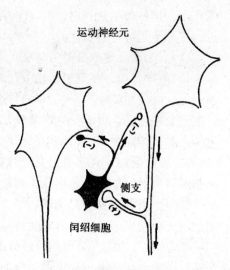

图 11-4 回返性抑制
黑色星形细胞为抑制性中间神经元
(十)兴奋;(一)抑制

2. 突触前抑制 (presynaptic inhibition)

通过改变突触前膜的活动，使突触后神经元产生的抑制，称为突触前抑制。突触前抑制的结构基础是轴突-轴突突触和轴突-胞体突触。如图11-5所示，轴突1与神经元3构成轴突-胞体突触，轴突2与轴突1构成轴突-轴突突触，轴突2与神经元3不构成突触。当刺激轴突1时，可使神经元3产生一定大小的兴奋性突触后电位；若先刺激轴突2紧接着刺激神经元1，则神经元3的兴奋性突触后电位减少，说明轴突2的活动能降低神经元3的兴奋作用。

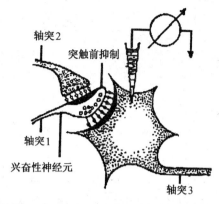

图11-5 突触前抑制产生示意图

突触前抑制的机制是：轴突2先受刺激，引起轴突2末梢释放递质 γ-氨基丁酸 (GABA)，GABA与轴突1末梢的受体结合，引起轴突1末梢对 Cl^- 的通透性增大，Cl^- 内流，在此基础上轴突1受到刺激所产生的动作电位幅度就减小，进入轴突1末梢的 Ca^{2+} 量减少，导致末梢释放兴奋性递质也减少，从而使神经元3的兴奋性突触后电位减小，达不到阈电位水平，不易发生兴奋，因而呈现抑制性效应。

突触前抑制在中枢神经系统中广泛存在，尤其是感觉传入各级转换站。此外，大脑皮质、脑干下行的纤维也对感觉传入发生突触前抑制。其生理意义是控制从外周传入中枢的感觉信息，突出主要信息，排除干扰信息，使感觉更加清晰和集中。

(六) 中枢神经元的联系方式

中枢神经系统活动的基本方式是反射，完成反射的结构基础是反射弧。根据神经元在反射弧中所处的地位不同将其分为传入神经元、中间神经元和传出神经元。人体中枢神经系统中各神经元的数量非常多，它们之间的联系也非常复杂，但主要有以下几种方式。

1. 辐散式 一个神经元的轴突可通过其分支与许多神经元建立突触联系，这种联系方式称辐散式 (图11-6A)。它可使一个神经元的兴奋引起许多神经元同时兴奋或抑制。此种联系方式在感觉传入通路上多见。

2. 聚合式 许多神经元通过其轴突末梢与同一神经元建立突触联系，这种联系方式称为聚合式 (图11-6B)。它可使许多神经元的作用都影响同一神经元的活动，使来自许多不同作用神经元的兴奋或抑制在同一神经元上发生整合或总和。在中枢神经系统内，传出神经元与其他神经元发生的突触联系以聚合式为主。

3. 环路式和链锁式 一个神经元通过轴突侧支与中间神经元构成突触联系，中间神经元反过来通过其侧支与自身的神经元构成突触联系，形成闭合环路，这种联系方式称为环路式 (图11-6C)。这种方式是反馈调节的结构基

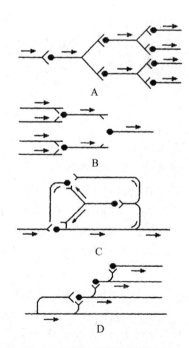

图11-6 中枢神经元的联系方式
A. 辐射式；B. 聚合式；
C. 环路式；D. 链锁式

础，兴奋通过环路时，如果环路中都是兴奋性神经元，冲动经过环路传递，兴奋得到加强或延续，这属于正反馈；如果环路中的神经元是抑制性的，则兴奋通过环路联系，使原神经元的活动减弱或停止，这属于负反馈。神经活动的自我控制可能就是以这种负反馈为基础的。此外，神经元之间还存在着链锁式的联系（图11-6D），兴奋通过链锁式联系，可在空间上加强或扩大作用范围。

二、神经递质与受体

（一）神经递质

1. 神经递质的确定条件　神经递质是神经末梢释放的能够传递信息的化学位置。在神经系统中存在许多化学物质，但并不都是神经递质，只有符合一定条件的化学物质才能被认为是递质。这些条件是：①在突触前神经元内必须有合成该递质的前体物质和酶，能够合成这一递质；②递质储存在突触小泡内，当神经冲动到来时，小泡内递质释放入突触间隙；③递质扩散到突触后膜，并与突触后膜受体结合发挥生理效应；④突触部位有使该递质失活的酶或递质被摄取回收；⑤用递质拟似剂或阻断剂能加强或阻断该递质的生理效应。

2. 神经递质的分类　神经递质可按产生的部位不同分为外周神经递质和中枢神经递质。

（1）外周神经递质：现认为外周神经递质主要有乙酰胆碱和去甲肾上腺素2种类型。①乙酰胆碱：由胆碱能纤维末梢释放，凡能释放乙酰胆碱的神经纤维称为胆碱能纤维。在人体内胆碱能纤维包括副交感和交感神经的节前纤维，副交感神经节后纤维，小部分交感神经节后纤维（支配汗腺和骨骼肌血管的交感舒血管神经节后纤维）及躯体运动神经纤维。②去甲肾上腺素：由肾上腺素能神经纤维末梢释放，凡能释放去甲肾上腺素的神经纤维称为肾上腺素能纤维。在人体内大部分交感神经节后纤维属肾上腺素能纤维。

（2）中枢神经递质：应用组织化学、微量测定技术及放射性核素追踪等高新技术，已确定中枢神经递质主要有3种类型。①乙酰胆碱：在中枢神经系统的许多部位都存在乙酰胆碱递质系统，如脊髓前角、脑干网状结构、丘脑、纹状体、尾状核及边缘系统等，分布比较广，多为兴奋作用。其功能与感觉、运动、学习记忆等活动有关。②单胺类：单胺类递质包括多巴胺、去甲肾上腺素和5-羟色胺。黑质-纹状体部分的多巴胺，与躯体的运动有关，主要起抑制作用。去甲肾上腺素神经元主要位于低位脑干，尤其是脑干网状结构，其功能与觉醒维持、情绪、内脏活动及内分泌调节等有关。5-羟色胺神经元主要集中于脑干近中线区的中缝核内，与觉醒、睡眠、情绪、内脏活动及下丘脑内分泌等有关。③氨基酸类：氨基酸类递质包括谷氨酸、γ-氨基丁酸和甘氨酸。前者有兴奋作用，后两者有抑制作用。谷氨酸是感觉传入神经和大脑皮质内的兴奋性递质，甘氨酸可能是脊髓中间神经元的抑制性递质，γ-氨基丁酸属抑制性递质。氨基酸类递质在发挥作用后能被神经元和神经胶质再摄取而失活。

另外，中枢内还有P物质、脑啡肽等肽类物质。

（二）受体

在突触后膜及效应细胞膜上存在许多与神经递质相结合的受体，神经递质必须与其相应的受体结合才能发挥作用。

1. 胆碱能受体　凡能与乙酰胆碱结合的受体称为胆碱能受体（cholinergic receptor），按其性质和分布不同可分为以下2种。

(1) 毒蕈碱型受体（muscarinic receptor，M 受体）：M 受体分布于副交感神经节后纤维及交感胆碱能节后纤维所支配的效应器膜上。乙酰胆碱与 M 受体结合后，可引起心脏抑制，支气管、消化道平滑肌收缩，瞳孔缩小，消化腺、汗腺分泌及骨骼肌血管舒张等反应。这类受体能与毒蕈碱结合产生相似的效应，因此，乙酰胆碱与这类受体结合后产生的效应称为毒蕈碱样作用。阿托品能与该受体结合而阻断其效应。

(2) 烟碱型受体（nicotinic receptor，N 受体）：N 受体有 2 种类型，即 N_1 受体和 N_2 受体。N_1 受体分布在神经节突触后膜上，N_2 受体分布在骨骼肌终板膜上。乙酰胆碱与 N_1 受体结合后，可引起自主神经节后神经元兴奋；乙酰胆碱与 N_2 受体结合后，可引起终板电位，导致骨骼肌细胞兴奋和收缩。六烃季胺主要阻断 N_1 受体，十烃季胺主要阻断 N_2 受体。筒箭毒碱是 N_2 受体阻滞药，故能引起骨骼肌松弛，可用于术中松弛肌肉。

2. 肾上腺素能受体（adrenergic receptor）　凡能与去甲肾上腺素、肾上腺素等儿茶酚胺类物质结合的受体称为肾上腺素能受体。它可分为 α 受体和 β 受体 2 种类型。α 受体主要分布在血管、子宫平滑肌、瞳孔等处，当儿茶酚胺与 α 受体结合后，可引起血管收缩、子宫收缩、瞳孔扩大等兴奋性效应，但可引起小肠平滑肌舒张。酚妥拉明可阻断 α 受体。β 受体有 2 种类型，即 β_1 受体和 β_2 受体。β_1 受体主要分布在心脏。儿茶酚胺与 β_1 受体结合后，可使心率加快、心肌收缩力增强，阿替洛尔可阻断 β_1 受体。β_2 受体分布在血管平滑肌、支气管平滑肌、逼尿肌等处，儿茶酚胺与 β_2 受体结合后产生抑制效应，包括血管舒张、支气管舒张等，丁氧胺可阻断 β_2 受体。普萘洛尔同时可阻断 β_1、β_2 受体。

肾上腺素能受体不仅与交感肾上腺素能神经纤维释放的递质起反应，同时也可与内分泌腺分泌或外来的儿茶酚胺类物质起反应。不同物质与受体结合后产生的作用不一样：去甲肾上腺素主要与 α 受体结合，其次是 β_1 受体；肾上腺素可与 α、β_1 和 β_2 受体结合；异丙肾上腺素可与 β_1 和 β_2 受体结合。因此，这类物质则成为拟肾上腺素类物质。

胆碱能受体与肾上腺素能受体的分布及效应见表 11-3。

表 11-3　　　　　　　胆碱能受体、肾上腺素能受体的分布与效应

	分布部位	效　应	阻断剂
胆碱能受体			
M 受体	副交感神经节后纤维支配的效应器、汗腺、骨骼肌血管	副交感神经末梢兴奋的效应、汗腺分泌、骨骼肌血管舒张	阿托品
N_1 受体	自主神经节突触后膜	自主神经节后神经元兴奋	六烃季胺
N_2 受体	骨骼肌终板膜	骨骼肌终板膜兴奋	十烃季胺
肾上腺素能受体			
α 受体	血管、小肠、子宫平滑肌、竖毛肌、瞳孔开大肌等	血管收缩、小肠舒张、子宫收缩、竖毛肌收缩、瞳孔扩大等	酚妥拉明
β_1 受体	心肌	心肌兴奋	阿替洛尔
β_2 受体	血管、胃、支气管、子宫平滑肌、膀胱逼尿肌等	平滑肌抑制	丁氧胺

3. 突触前受体　近年来的研究指出，受体不仅存在于突触后膜，也存在于突触前膜。存在于突触前膜的受体称为突触前受体（presynaptic·receptor）。突触前膜受体的作用是调

节神经末梢的递质释放。如肾上腺素能纤维的突触前膜上存在 α_2 受体，当末梢释放的去甲肾上腺素超过一定量时，去甲肾上腺素与 α_2 受体结合，从而抑制末梢合成和释放去甲肾上腺素。由于突触前受体是感受神经末梢自身释放的递质，故又称自身受体（autoreceptor）。

第三节　神经系统的感觉功能

一、感觉传导通路

机体的各种感受器接受刺激后，将刺激能转变成传入神经冲动，沿着一定的神经传导通路传入脊髓和脊髓以上的各级中枢，最后到达大脑皮质，产生相应的感觉。

（一）脊髓和脑干

除头面部外，全身的各种感觉传入经脊髓后根传入脊髓后，通过浅感觉传导路和深感觉传导路传到大脑皮质。浅感觉传导路传导躯干、四肢及颈部皮肤的痛觉、温度觉和粗触觉。深感觉传导路传导肌肉、肌腱及关节的位置觉、振动觉和精细触觉。

（二）丘脑的核团

在大脑皮质不发达的动物，丘脑是感觉的最高级中枢，可以整合内脏及躯体的传入冲动，经丘脑与基底核之间的联系，作出相应的反应。在人类，由于大脑皮质已发展成最高感觉整合中枢，而丘脑只对感觉进行粗糙的分析与综合，丘脑主要成为感觉传导的换元接替站。除嗅觉外，各种感觉传入都要经丘脑换元后才能投射到大脑皮质。丘脑的核团很多，从功能上大致可分为以下 3 类。

1. 感觉接替核　主要包括后内侧腹核和后外侧腹核、内侧膝状体和外侧膝状体。后内侧腹核接受头面部感觉传入纤维，后外侧腹核接受躯干、四肢感觉传入纤维，它们换元后投射到大脑皮质感觉区。内侧膝状体接受听觉传入纤维，换元后投射到大脑皮质听觉区；外侧膝状体接受视觉传入纤维，换元后投射到大脑皮质视区。

2. 联络核　主要包括丘脑前核、腹中间核、丘脑枕等。这类核团接受丘脑感觉接替核和其他皮质下中枢发来的纤维，换元后发出纤维投射到大脑皮质一定区域，参与各种感觉在丘脑与大脑皮质水平的联系协调。

3. 中缝核群　主要指髓板内核群，这类核群没有直接投到大脑皮质的纤维，它们接受脑干网状结构的上行冲动，间接地通过多突触接替换元后弥散地投射到整个大脑皮质，起维持大脑皮质兴奋作用。

（三）感觉投射系统

根据丘脑向大脑皮质投射特征不同，将感觉投射系统分为特异性投射系统（specific projection system）和非特异性投射系统（nonspecific projection system）（图 11-7）。

1. 特异性投射系统　除嗅觉外各种感觉传入丘脑，换元后发出纤维投射到大脑皮质特定区域，此投射系统称为特异性投射系统，它的特点是与皮质之间具有点对点的投射关系，其投射纤维主要终止在皮质的第 4 层。这一投射系统的功能是引起特定感觉并激发大脑皮质发出传出神经冲动。

2. 非特异性投射系统　特异性感觉传入经脑干时都发出侧支与脑干网状结构中的神经元发生突触联系，经多次换元后到达丘脑中缝核群，投射到大脑皮质的广泛区域，此投射系统称为非特异性投射系统。非特异性投射系统与大脑皮质无点对点的投射关系，投射是间接、弥散性的，因而不能产生特异感觉，其功能是维持或改变大脑皮质兴奋，使机体处于觉醒状态。实验证明，在中脑头端切断动物网状结构可使动物出现昏睡，刺激中脑网状结构则能唤醒动物，说明脑干网状结构内存在上行唤醒作用的功能系统，称为脑干网状结构上行激动系统（ascending reticular activating system）。由于这一系统是多突触联系，因此易受一些药物的影响而发生传导阻滞。如临床上常用的巴比妥类催眠药，可能就是部分阻滞了上行激动系统的传导而发挥催眠作用的。

特异性投射系统与非特异性投射系统之间的功能是密切联系的，机体要产生清晰的

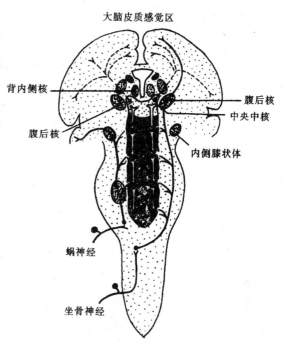

图 11-7　感觉投射系统示意图
黑色代表脑干网状结构；实线代表特异性投射系统；虚线代表非特异性投射系统

感觉，首先是非特异性投射系统的作用造成大脑皮质一定程度的广泛兴奋背景，在此背景上特异性投射系统才发挥作用。

二、大脑皮质感觉代表区及其功能

大脑皮质是感觉分析的最高级中枢，各种感觉传入冲动到达皮质，通过皮质的分析与综合才能产生各种特异感觉。不同性质的感觉在大脑皮质有不同的代表区。

（一）体表感觉代表区

1. 第一体表感觉区　中央后回是全身体表感觉主要投射区域，称为第一体表感觉区（somatic sensory area Ⅰ，SⅠ区）。此区的投射规律是：①交叉性投射，即一侧体表感觉传入投射到对侧大脑皮质相应区域，但头面部的感觉投射为双侧性；②投射区域具有一定空间分布并且是倒置的，但头面部代表区内部的安排是正立的；③投射区域大小与体表各部感觉灵敏度有关，感觉灵敏度愈高，代表区愈大，如手指和嘴唇代表区大，而感觉灵敏度低的背部代表区小。第一体表感觉区定位明确，而且清晰（图 11-8）。

2. 第二体表感觉区（somatic sensory area Ⅱ，SⅡ区）　位于中央前回与岛叶之间。体表感觉在此区的投射也有一定空间分布，呈正位像不倒置、双侧性、定位性差，仅对感觉作粗糙分析，可能与痛觉有关。

（二）本体感觉区

本体感觉是指肌肉、关节等运动觉。目前认为，中央前回（4区）既是运动区，也是本体感觉投射的代表区。刺激中央前回，受试者可产生企图发动肢体运动的主观感觉。

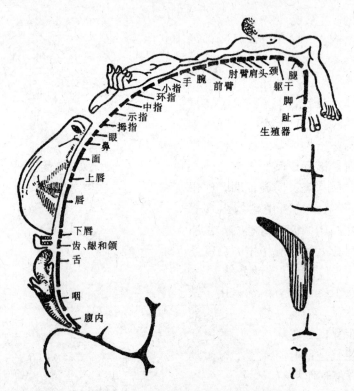

图 11 - 8 大脑皮质躯体感觉区示意图
线段表示不同部分的感觉代表区域大小

（三）内脏感觉区

内脏感觉的代表区位于第二体表感觉区、运动辅助区和边缘系统等皮质部位。刺激第二体表感觉区可产生味觉、恶心、排便感觉，刺激运动辅助区可产生心悸、脸发热等感觉。

（四）视觉区

视觉的代表区位于大脑皮质枕叶距状裂的

上、下缘。左侧枕叶皮质接受左眼颞侧视网膜和右眼鼻侧视网膜的传入纤维投射，右侧枕叶接受右眼颞侧视网膜和左眼鼻侧视网膜的传入纤维投射。此外，视网膜上半部投射到距状裂上缘，下半部投射到距状裂下缘，视网膜黄斑区投射到距状裂后部。（图 11 - 9）

（五）听觉区

听觉的代表区位于颞横回和颞上回，其投射是双侧性。

（六）嗅觉区和味觉区

在高等动物边缘叶的前底部区域与嗅觉功能有关，中央后回头面部感觉区下侧与味觉功能有关。

三、痛觉

痛觉是伤害性刺激作用于人体所引起的一种复杂感觉，常伴有不愉快的情绪活动和防御反应。痛觉的生物学意义在于能使个体警觉到自身处境的危险，以便迅速作出逃避和防御反应，对机体具有保护作用。此外，痛觉又是许多疾病的一种症状。临床上根据疼痛部位、性质和时间的不同对某些疾病可作出初步的诊断。

（一）痛觉感受器及其刺激

痛觉感受器是一种游离神经末梢，其末端失去髓鞘，成为裸露纤细的分支，直接与组织液接触。引起痛觉一般不需要特殊的适宜刺激，任何形式的刺激只要达到一定强度，成为伤害性刺激时都可引起疼痛。实验中观察到，将某些化学物质（如 K^+、H^+、组胺、5-羟色胺、缓激肽等）涂在神经末梢上，均可引起疼痛，这些物质被认为是致痛物质。

（二）皮肤痛觉

当皮肤受到伤害性刺激时可引起疼痛。皮肤痛可分为快痛和慢痛两种。快痛是指皮肤受到伤害性刺激时立即出现的一种尖锐而定位清楚的"刺痛"，其特点是产生快消失也快。慢痛是指伤害性刺激后出现的一种定位不明确的

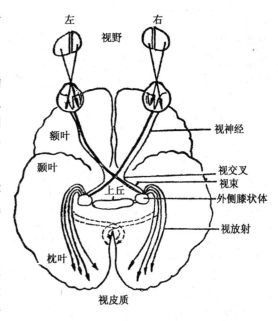

图 11-9　视觉传入系统

"烧灼痛"，痛感强烈难以忍受，并伴有不愉快情绪反应和心血管、呼吸等方面的变化，持续时间较长。皮肤炎症时，常以慢痛为主。传导快痛的神经纤维主要是有髓鞘的 $A_δ$ 纤维，其兴奋阈值低，传导速度快，上传达大脑皮质第一体表感觉区。传导慢痛的神经纤维主要是无髓鞘的 C 类纤维，其兴奋阈值高，传导速度慢，上传到大脑皮质第二体表感觉区和边缘系统。

（三）内脏痛的特征与牵涉性痛

1. 内脏痛的特征　内脏痛是内脏器官受到伤害性刺激时产生的疼痛感觉，它与皮肤痛相比较具有以下特征：①疼痛缓慢持续、定位不准确，对刺激的分辨能力差，常产生模糊、弥散的痛觉；②对机械牵拉、缺血、痉挛和炎症等刺激敏感，对切割、烧灼刺激不敏感；③常伴牵涉性痛。

2. 牵涉性痛　内脏疾病往往引起体表一定部位发生疼痛或痛觉过敏，这种现象称为牵涉性痛（referred pain）。如心肌缺血引起的心绞痛，常感心前区、左肩和左上臂尺侧疼痛；胆囊炎时，右肩区发生疼痛；阑尾炎时常伴有上腹部或脐周疼痛等（表 11-4）。

表 11-4　　　　　　　　　常见内脏疾病牵涉性痛部位

	心	胃、胰	胆囊、肝	肾	阑尾
体表疼痛部位	心前区、左臂尺侧	左上腹、肩胛间	右肩胛	腹股沟区	上腹部或脐周围

关于牵涉性痛产生的原因还不十分清楚，一般认为患病内脏的传入纤维与发生牵涉性痛皮肤部位的传入纤维由同一后根进入脊髓，在脊髓内换元的部位也靠得很近。当内脏传入冲动增加时，引起脊髓相应中枢的兴奋并向周围扩散，从而提高了邻近脊髓中皮肤传入中枢的兴奋性。这样，皮肤的传入冲动会在脊髓引起相应中枢更大范围的兴奋，使正常情况下不致

引起疼痛的皮肤刺激变成了致痛刺激，从而产生牵涉性痛。也有人认为患病内脏的传入神经纤维与发生牵涉性痛的皮肤部位的传入纤维进入脊髓后，聚合于同一神经元，换元后共用一条上行途径传入大脑皮质，由于大脑皮质经常接受来自体表的刺激，对来自内脏的刺激误认为来自皮肤，从而引起牵涉性痛。（图 11 - 10）

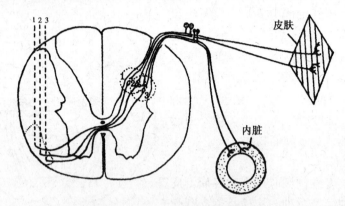

图 11 - 10　牵涉性痛产生机制示意图
1. 传导体表感觉的后角细胞；2. 传导体表和内脏感
觉共用的后角细胞；3. 传导内脏感觉的后角细胞

（四）中枢镇痛系统

近年来发现，中枢神经系统内不仅存在痛觉的传导通路与中枢，还有抑制疼痛的神经结构，当它活动时可对疼痛的感觉进行抑制。

镇痛结构的部位主要在间脑第三脑室、中脑水管周围及脑干中缝核，当这些结构受到电刺激时，可产生很强的镇痛效应，刺激停止后镇痛作用还可持续较长时间。在脑内的这些结构及其他一些部位，还证实有吗啡受体存在，它与吗啡样物质结合后发挥镇痛作用。近年来发现，脑内的一些部位能产生一些内源性吗啡肽类物质，它们可以与吗啡受体结合，产生与吗啡一致的镇痛效应，这类物质总称阿片样肽，它包括脑啡肽、强啡肽和 β 内啡肽 3 种。目前对脑啡肽研究得较清楚，它常与吗啡受体相伴而存在，可能在痛觉调节中起重要作用。

（五）痛觉心理

疼痛是很多疾病的一种症状，常伴有焦虑、烦躁和恐惧等情绪反应。在人群中，不同的人受到同样强度的损伤性刺激时，对疼痛的耐受程度和反应有很大差别。如同样接受肌内注射时，不同的人感觉就可能不一样。同一个人，由于所处的生理、心理状态不同，对疼痛的反应也不同。如白天或有人陪伴时，由于各式各样的谈话或活动，病人注意力分散，疼痛就轻一些；而在夜深人静的晚上，病人注意力集中于疼痛方面，从而感到疼痛加强。一些多愁善感、性格脆弱的人，当遭到伤害性刺激而产生疼痛时，总是伴随着消极的情绪，尤其是过分地考虑疼痛的后果，于是就增加了恐惧心理，忧心忡忡或悲观失望。如果这样的情绪长期保持下去，就有可能导致自主神经功能紊乱，使病情加重；一些意志坚强的人，他们对同样伤害性刺激引起的疼痛耐受性就大得多，情绪反应也不那么明显。因此，疼痛不仅是一种生理反应，也是一种心理反应。对于人群中的个体差异，作为医生就应该因人而异，观察病人的疼痛反应，听取他们的诉说，并根据疼痛的性质、分布，结合其他症状及体征特点及时对疾病作出正确诊断。对于因器质性病变引起的疼痛应及时给予处理，同时加强病人的心理治疗，以缓解病人的疼痛，提高病人对疾病疼痛的认识，消除恐惧心理，增强战胜疾病的信心。

第四节　神经系统对躯体运动的调节

躯体的各种形式运动都是由骨骼肌完成的，骨骼肌在活动过程中进行的收缩和舒张、各肌群之间的相互协调与配合都是在神经系统的调节下进行的。

一、脊髓的躯体运动反射

（一）脊髓的运动神经元和运动单位

脊髓是躯体运动最基本的反射中枢，通过脊髓可完成一些比较简单的非条件反射活动。经脊髓就能完成的反射称为脊髓反射。在脊髓前角中存在大量支配骨骼肌的运动神经元，分别称为 α 运动神经元和 γ 运动神经元。

α 运动神经元支配梭外肌。由一个 α 运动神经元及其所支配的全部肌纤维所组成的功能单位，称为运动单位（ motor unit)。运动单位的大小，决定于神经元轴突末梢分支数目的多少，通常是肌肉愈大，运动单位也愈大。

γ 运动神经元是脊髓前角中的小运动神经元，支配梭内肌纤维。γ 运动神经元的兴奋性较高，并常以较高的频率持续放电，经常调节肌梭的敏感性，在保持肌张力上起着重要作用。

（二）牵张反射

当骨骼肌受到外力牵拉而伸长时，能反射性地引起受牵拉的同一肌肉收缩，称为牵张反射（stretch reflex)。

1. 牵张反射的类型　根据牵拉形式和肌肉收缩不同，将牵张反射分为以下两类。

（1）腱反射（tendon reflex)：又称位相性牵张反射（phasic stretch reflex)，指快速牵拉肌腱时发生的牵张反射。这类反射为单突触反射，反射弧比较简单，其中枢一般只涉及 1~2 个脊髓节段。由于各个腱反射的中枢位于脊髓的不同节段，因此，检查某些腱反射可以了解神经系统某些功能状态及病变所在部位。如果腱反射亢进，表明控制脊髓的高位中枢作用减弱；如果腱反射减弱或消失，常提示该反射弧的某个环节或脊髓反射中枢损伤（表11-5)。

表 11-5　临床常检查的腱反射

	检查方法	传入神经	中枢部分	传出神经	效应器	反应
膝反射	叩击股四头肌腱	股神经	腰段 2~4 节	股神经	股四头肌	膝关节伸直
跟腱反射	叩击跟腱	胫神经	骶段 1~2 节	胫神经	腓肠肌	距小腿关节伸直
肱二头肌反射	叩击肱二头肌腱	肌皮神经	颈段 5~6 节	肌皮神经	肱二头肌	肘关节屈曲
肱三头肌反射	叩击肱三头肌腱	桡神经	颈段 6~7 节	桡神经	肱三头肌	肘关节伸直

（2）肌紧张（muscle tonus）：又称紧张性牵张反射（tonus stretch reflex），指缓慢牵拉肌腱时所引起的牵张反射。正常机体内的骨骼肌由于受到地心引力及姿势改变等的轻度牵拉作用，而经常处于一种轻度的持续收缩状态，产生一定的张力，称为肌张力。肌紧张是一种多突触反射。由于肌紧张是骨骼肌纤维轮流交替收缩引起的，所以不易疲劳。肌紧张是维持姿势的基础，也是产生各种随意运动的前提条件，所以其生理意义主要在于保持身体的姿势。正常人只有睡眠时全身肌紧张才会明显下降。

2. 肌梭和腱器官　肌紧张和腱反射的感受器都是肌梭（muscle spindle）。肌梭是一种感受肌肉长度变化或感受牵拉刺激的特殊感受装置。肌梭囊内有梭内肌纤维，而囊外的肌纤维称为梭外肌纤维。整个肌梭附着于梭外肌纤维上，与其平行排列呈并联关系。梭内肌纤维在肌梭两端，中央为感受装置，对牵拉刺激极为敏感。当梭内肌收缩时，可使感受装置敏感性提高。当梭外肌被拉长时，肌梭也被拉长，感受装置受刺激，冲动经肌梭传入纤维到达中枢，引起支配受牵拉肌肉的 α 运动神经元兴奋，经 α 运动神经纤维传出，使梭外肌收缩引起牵张反射。当 γ 运动神经元兴奋时，梭内肌收缩，肌梭内感受装置的敏感性提高，使其传入冲动增多，引起支配同一块肌肉的 α 运动神经元兴奋，导致梭外肌收缩，这一反射途径称为 γ 环路。（图 11 - 11）

腱器官存在于肌腱中，与梭外肌呈串联关系，是感受肌肉张力的感受器。当肌肉主动收缩时，腱器官受刺激而兴奋，冲动经传入纤维到脊髓后根，通过中间神经元而抑制相应的 α 运动神经元，使该腱器官所在肌肉的肌紧张减弱，牵张反射受抑制，以避免被牵拉肌肉因过度收缩而受到损伤。

（三）屈肌反射和对侧伸肌反射

当脊髓动物的皮肤受到伤害性刺激时，受刺激一侧

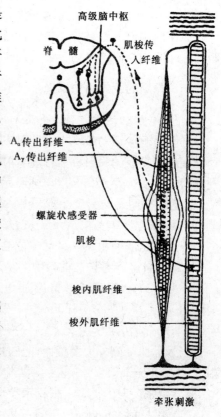

图 11 - 11　肌梭及牵张反射

肢体屈肌收缩，肢体屈曲，称为屈肌反射（flexor reflex）。屈肌反射引起肢体屈曲范围随刺激强度的增大而扩大。如用较弱的电刺激脊髓动物后肢趾部皮肤，只引起距小腿关节屈曲；刺激强度加大，可引起膝关节和髋关节屈曲；若刺激强度再加大，则可在同侧肢体屈曲的基础上，出现对侧肢体伸直的反射反应，称为对侧伸肌反射（crossed extensor reflex）。屈肌反射的意义在于避开有害刺激，对机体具有保护作用；而伸肌反射的意义是维持身体姿势平衡，以免因受刺激侧肢体屈曲而使身体失去平衡。

（四）脊休克

脊髓与高位中枢突然离断时，断面以下脊髓的一切反射活动暂时消失，呈现无反应状态，这种现象称为脊休克（spinal shock）。其主要表现是断面以下脊髓所支配的骨骼肌反射消失、肌紧张下降或消失、外周血管扩张、血压下降、发汗反射不出现、粪尿潴留。脊休克现象经过一段时间后逐渐消失，一些以脊髓为中枢的反射活动可以逐渐恢复。但恢复的快慢

与动物种类有关，低等动物恢复快，高等动物恢复慢，尤其是人类需几周甚至几个月之久。在反射的恢复过程中，首先是一些简单反射的恢复，然后才是复杂反射的恢复。反射恢复后，有些反射比正常时还强，并且广泛扩散。若这时给予轻度触觉刺激，即能引起整个肢体屈曲，汗腺大量分泌。

脊休克的产生原因目前尚未完全弄清。有人认为，脊休克是由于离断的脊髓突然失去了高位中枢的调节，特别是失去了大脑皮质、脑干网状结构等对脊髓的易化作用，使脊髓暂时处于兴奋性极低的状态，以致对任何刺激都失去反应。一定时间后，由脊髓本身能完成的反射可以逐渐恢复。这可能与脊髓神经元在血液中某些化学物质（如儿茶酚胺）作用下，逐渐提高了它的兴奋性的结果。

二、脑干对肌紧张的调节

（一）脑干网状结构易化区及其作用

脑干网状结构易化区位于脑干中央区域，包括延髓网状结构背外侧部分，脑桥的被盖，中脑的中央灰质及被盖，以及丘脑和丘脑中线核群等部位，范围较广（图 11-12）。一般认为易化区是通过网状脊髓束和前庭脊髓束兴奋 γ 运动神经元，再通过 γ 环路间接地对肌紧张起易化作用。此外，易化肌紧张的中枢部位，除脑干网状结构易化区外，还有前庭核、小脑前叶两侧。它们可能是通过脑干网状结构易化区活动实现的。

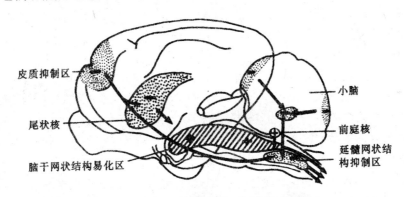

图 11-12 脑干网状结构下行系统示意图

（二）脑干网状结构抑制区及其作用

脑干网状结构抑制区位于延髓网状结构腹内侧部分，范围较小（图 11-12）。刺激这一部位可通过网状脊髓束抑制 γ 运动神经元活动，而使肌紧张下降。正常情况下，抑制区本身不能自动发放冲动，需要大脑皮质运动区、尾状核和小脑前叶蚓部等处的下行神经路径来加强抑制区的作用。

正常情况下，脑干网状结构这2个区相互拮抗、相互制约，从而维持正常的肌紧张和姿势。但从活动强度看，易化区的活动强于抑制区，因此，在肌紧张的调节中，易化区略占优势。当病变引起两个相对立系统之间关系失调时，将出现肌紧张亢进或减弱。

（三）去大脑僵直

在动物中脑上、下叠体之间横断脑干时，动物立即出现全身肌紧张加强，四肢伸直、脊柱后挺、头尾昂起，呈现角弓反张状态，这一现象称为去大脑僵直（decerebrate rigidity）。

去大脑僵直主要是伸肌紧张性亢进。原因是在中脑水平切断脑干后，中断了大脑皮质运动区和尾状核对网状结构抑制区的作用，使抑制区活动减弱，易化区活动相对增强，下行的易化作用大于抑制作用，而出现肌紧张亢进。

在人类脑损伤、脑炎等病人，由于病变严重侵犯脑干，造成皮质和皮质下中枢失去联系，可出现类似动物去大脑僵直现象。

三、小脑的功能

小脑是躯体运动的重要调节中枢，它与大脑皮质、丘脑、脑干网状结构、红核等处有广泛联系。小脑通过传入和传出通路与这些中枢联系，从而实现其调节功能。小脑对维持身体平衡、调节肌紧张和协调随意运动均具有重要的作用。

（一）维持身体平衡

这主要是前庭小脑的功能。前庭小脑主要由绒球小结叶构成，它与前庭器官、前庭核有着密切联系。其反射途径是：前庭器官→前庭核→绒球小结叶→前庭核→脊髓运动神经元→肌肉装置。当绒球小结叶损伤时，平衡功能障碍，动物站立不稳。

（二）调节肌紧张

这主要是脊髓小脑的功能。脊髓小脑包括小脑前叶和后叶的中间带区。脊髓小脑在调节肌紧张方面表现出双重作用，即抑制肌紧张和加强肌紧张，在人类小脑对肌紧张调节中，易化作用占优势。因此，脊髓小脑损伤时常表现为肌紧张减弱现象。小脑对肌紧张的调节作用可能是通过脑干网状结构易化区和抑制区实现的。

（三）协调随意运动

这主要是皮质小脑及脊髓小脑后叶中间带的功能。皮质小脑与大脑皮质运动区、联络区、基底核之间存在联合活动，参与运动计划的形成和运动程序的编制。人们进行的各种精巧运动就是通过大脑皮质与小脑不断进行联合活动，反复协调而逐步熟练起来的。当精巧运动逐渐熟练完善后，皮质小脑就储存起一套程序。在大脑皮质发动精巧运动时，通过环路联系，从小脑中提取储存的程序，并将程序回输到大脑皮质运动区，再通过锥体系发动运动，使骨骼肌活动协调。后叶中间带接受脑桥纤维投射，并与大脑皮质运动区有环路联系，它在执行大脑皮质发动随意运动方面起协调作用，使动作稳定和准确。上述部位损伤，动物出现动作协调障碍，称为小脑共济失调（cerebellar ataxia）；同时还出现肌肉意向性震颤（intention tremor），但震颤在静止时不发生。

四、基底核对躯体运动的调节

（一）基底核的结构与功能

基底核（又称基底神经节）包括尾核、壳核、苍白球以及底丘脑、黑质和红核。尾核、壳核及苍白球统称为纹状体。尾核、壳核进化较新，称为新纹状体；苍白球是较古老的部分，称为旧纹状体。基底核与肌紧张控制、随意运动稳定及本体感觉传入信息的处理都有密切关系。

目前知道，黑质、纹状体之间有环路联系。黑质是多巴胺神经元存在的主要部位，其纤维上抵达纹状体，能控制纹状体内的胆碱能神经元活动，转而改变纹状体内 γ-氨基丁酸神经元活动，然后再由 γ-氨基丁酸神经元的轴突下行到黑质，反馈控制多巴胺能神经元活动。

实验证明，纹状体的活动受多巴胺能神经元和胆碱能神经元的调节，前者对纹状体有抑制作用，后者有兴奋作用。

（二）基底核损伤的主要症状

基底核损伤后可出现两种类型的症状，一类是运动过少，肌紧张增强，如帕金森病（又称震颤麻痹）；另一类是运动过多，肌紧张减弱，如舞蹈症和手足徐动症等。

帕金森病病人的全身肌紧张增强，肌肉强硬，随意运动减少，动作缓慢，面部表情呆板，并伴有静止性震颤。但这种震颤在病人作随意运动时减少，入睡后可消失。帕金森病病人的病变部位主要在黑质，黑质多巴胺能神经元功能被破坏，多巴胺合成减少，对纹状体的抑制作用减弱，而胆碱能神经元兴奋作用增强。临床上常用左旋多巴或抗胆碱药物阿托品治疗，可缓解震颤性麻痹症状。

舞蹈症病人运动过多，出现不自主的上肢和头部舞蹈样动作，并伴有肌张力降低。病变部位主要在纹状体。纹状体内胆碱能和 γ-氨基丁酸能神经元功能减退，黑质多巴胺能神经元功能相对增强。有人认为，舞蹈症病人运动过多，可能与基底核对大脑皮质的抑制功能减退有关。

五、大脑皮质对躯体运动的调节

（一）大脑皮质的主要运动区

中央前回的 4 区和 6 区是主要运动区。实验证明，4 区主要与肢体远端如手指、脚趾等精巧动作有关；6 区主要与肢体近端活动有关。大脑皮质主要运动区有以下特征：①交叉支配，即一侧运动区主要支配对侧躯体的肌肉活动，但头面肌肉的支配是双侧性的；②具有精细的功能定位，即一定部位的皮质支配一定部位的肌肉，总的安排是倒置的，但头面部代表区安排仍是正立的；③代表区域大小与运动精细程度有关，运动愈精细复杂，代表区愈大，如手和 5 指所占的区域几乎与整个下肢代表区相等；④刺激所引起的肌肉运动主要是个别肌肉收缩，甚至只引起某块肌肉一部分发生收缩，因此无肌群的协同性收缩。（图 11-13）

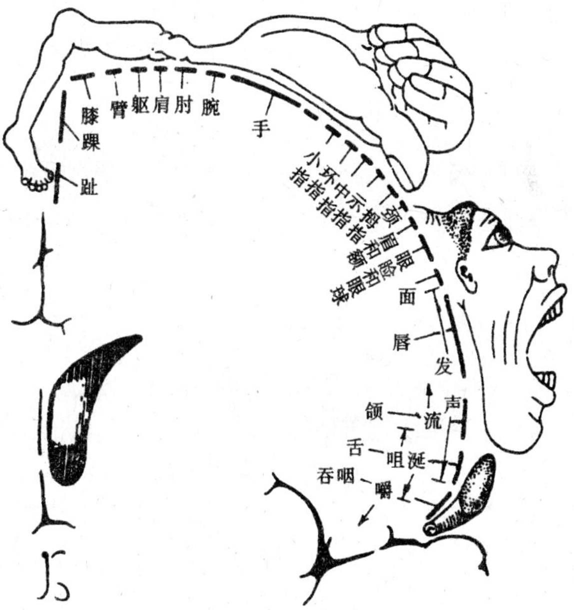

运动辅助区位于皮质内侧面（两半球纵裂的侧壁），刺激该区可引起肢体运动和发声，反应一般为双侧性。

第二运动区位于中央前回与岛叶之间，刺激此区可产生双侧运动反应。

图 11-13　大脑皮质的主要运动区
线段表示不同部分的运动代表区域大小

（二）大脑皮质下行传导路

大脑皮质对躯体运动的调节是通过下行传导通路而实现的。

大脑皮质运动区发出的纤维，一部分经内囊、脑干下行到达脊髓前角运动神经元，组成皮质脊髓束；另一部分纤维经内囊到达脑干各脑运动神经元组成皮质脑干束。皮质脊髓束包括皮质脊髓侧束和皮质脊髓前束两部分：前者与脊髓前角外侧部的运动神经元构成突触联系，控制四肢远端肌肉，完成精细的、技巧性运动；后者通过中间神经元接替后，与脊髓前角内侧部的运动神经元构成突触联系，控制躯干和四肢近端肌肉，完成粗大的运动和维持姿势。皮质脊髓束和皮质脑干束这两个传导系统可发动随意运动、也是控制精细运动的通路。

上述传导通路发出的侧支和起源于皮层运动区的纤维，与脑干中某些核团接替后形成顶盖脊髓束、网状脊髓束和前庭脊髓束，它们的功能与皮质脊髓前束相似，参与四肢近端肌肉有关粗大的运动和姿势的调节；红核脊髓束的功能与皮质脊髓侧束相似，参与四肢远端肌肉有关精细运动的调节。

在以往的教科书中，一般将大脑皮质控制躯体运动的下行传导通路分为锥体系与锥体外系两部分。锥体系包括皮质脊髓束和皮质脑干束；锥体外系是指锥体系以外控制躯体运动的下行传导通路。然而，锥体系与锥体外系在皮质的起源上相互重叠，且两者在脑内下行途中不断发生纤维联系，从皮质到脑干之间因病变而引起患者运动障碍时，往往很难区别是锥体系还是锥体外系的功能缺损，所谓锥体束综合征，实际上是锥体系与锥体外系合并损伤的结果；只有到达髓尾端水乎，锥体束出现相对独立后，该处的延髓锥体损伤，才被认为主要是锥体系的功能缺损。因此，近年来基础医学和临床医学上都很少再使用锥体系和锥体外系这样的概念。

第五节　神经系统对内脏活动的调节

调节内脏活动的神经结构称为自主神经系统（又称内脏神经系统或植物神经系统）。自主神经系统包括传入神经和传出神经，但习惯上仅指支配内脏器官的传出神经，并将其分成交感神经和副交感神经两部分（图 11 - 14）。

一、自主神经系统的功能

（一）交感和副交感神经系统的结构特点

自主神经系统与躯体运动神经比较有以下特点：从中枢发出的自主神经纤维不能直接到达效应器官（肾上腺髓质的交感神经节前纤维支配例外），途中需在神经节内换元后再发出纤维支配效应器官，因而分为节前纤维和节后纤维。大多交感神经节靠近中枢，故其节前纤维短、节后纤维长；副交感神经节靠近效应器官，有的甚至在效应器官壁内，故其节前纤维长、节后纤维短。

交感神经节前纤维起源于脊髓胸腰段（T1~L3）灰质侧角，其节后纤维分布广泛，几乎所有内脏器官都受其支配。副交感神经节前纤维起源于脑干有关的副交感神经核和骶段脊髓灰质侧角，其节后纤维分布较局限。

（二）交感和副交感神经系统作用的特征和意义

1. 交感和副交感神经系统的功能　交感和副交感神经系统的功能在于调节心肌、平滑肌和腺体的活动。其具体功能已在有关章节叙述，现归纳于表 11 - 6。

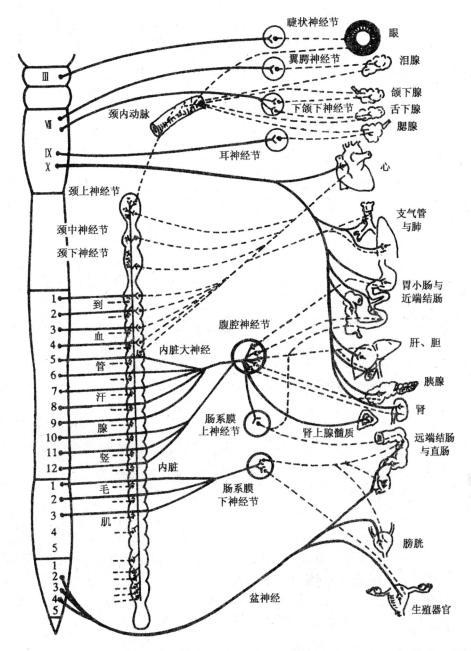

图 11-14　交感神经和副交感神经示意图
实线代表节前纤维；虚线代表节后纤维

表 11-6	自主神经的主要功能	
	交感神经	副交感神经
循环器官	心跳加快、加强，腹腔内脏血管、皮肤血管以及外生殖器、脾、骨骼肌血管收缩或舒张	心跳减慢，心房收缩减弱，软脑膜动脉、外生殖器血管等舒张
呼吸器官	支气管平滑肌舒张	支气管平滑肌收缩，黏液分泌增多

	交感神经	副交感神经
消化器官	分泌黏稠唾液，抑制胃肠运动与胆囊活动，促使括约肌收缩	分泌稀薄唾液，促进胃液、胰液、胆汁分泌，促进胃肠运动和胆囊收缩
泌尿生殖器官	膀胱逼尿肌舒张，括约肌收缩；有孕子宫收缩，无孕子宫舒张	膀胱逼尿肌收缩，括约肌舒张
眼	瞳孔扩大，睫状肌松弛，提上睑肌收缩	瞳孔缩小，睫状肌收缩，泪腺分泌
皮肤	竖毛肌收缩，汗腺分泌	
内分泌腺	促进肾上腺髓质激素分泌	促进胰岛 B 细胞分泌胰岛素
新陈代谢	促进肝糖原分解	

2. 交感和副交感神经系统的功能特征

(1) 双重支配，相互拮抗：大多数效应器官受交感和副交感神经的双重支配，而且它们的作用往往是相互拮抗的。如交感神经兴奋时可使心率加快，而副交感神经兴奋时则可使心率减慢。但有时两者也有作用一致的地方，如交感神经和副交感神经都能促进唾液腺分泌。然而其作用并不完全相同，交感神经兴奋引起较黏稠的唾液分泌，而副交感神经兴奋则引起较稀薄的唾液分泌。

(2) 持久的紧张性作用：交感神经和副交感神经对所支配的外周效应器官一般具有持久的紧张性作用，即经常发放低频的神经冲动到达效应器。

(3) 受效应器所处功能状态的影响：自主神经的外周作用与效应器本身当时所处的功能状态有关。如当胃肠平滑肌处于舒张状态时，刺激交感神经可引起收缩；胃幽门处于收缩状态时，刺激迷走神经使之舒张，如果原处于舒张状态，则刺激迷走神经可引起收缩。

3. 交感神经和副交感神经兴奋的意义 交感神经系统活动一般比较广泛，常以整个系统来参加反应。通常在人体遭遇紧急情况（如剧烈运动、窒息、失血等）时，交感神经兴奋增强，除引起心血管活动增强外，还出现瞳孔扩大、支气管扩张、胃肠抑制、血糖浓度升高等反应，表现出一系列交感-肾上腺髓质系统亢进的现象，称为应急反应（emergency reaction）。因此，交感神经兴奋的意义是动员潜在力量，提高适应能力以应付环境的急骤变化。

与交感神经系统相比，副交感神经系统的活动不如交感神经系统活动那样广泛。副交感神经系统常在安静时活动加强，其意义是保护机体，休整恢复，促进消化，积蓄能量，增加排泄和生殖功能。

二、各级中枢对内脏活动的调节

（一）脊髓对内脏活动的调节

脊髓是某些内脏反射的初级中枢，通过脊髓可完成部分反射，如血管反射、胃肠道反射和泌尿生殖系统反射等。但在完整的机体内，脊髓的自主神经功能是在上位脑高级中枢调节下完成的。

（二）脑干对内脏活动的调节

脑干有许多主要的调节内脏活动的中枢，其中延髓最为重要。由于延髓内有心血管和呼吸的基本中枢，故延髓有"生命中枢"之称。当延髓损伤时，动物或人可立即死亡。此外，脑桥存在呼吸调整中枢,中脑有瞳孔对光反射中枢等。

(三)下丘脑对内脏活动的调节

下丘脑是调节内脏活动的较高级整合中枢,它能把躯体运动功能、自主神经功能和内分泌腺活动联系起来,完成许多复杂生理过程的控制和调节。

1. 调节体温　体温调节的基本中枢位于下丘脑。在视前区-下丘脑前部存在温度敏感神经元,它们既能感受所在部位的温度变化,又能对传入的温度信息进行整合。当体温超过或低于调定点水平时,通过改变散热与产热过程,使体温保持相对稳定。

2. 调节摄食行为　动物实验发现,用埋藏电极刺激清醒动物下丘脑外侧区,动物出现摄食活动,食量大增,即使已吃饱仍进一步摄食;若破坏此区,则动物拒食。刺激下丘脑腹内侧核,动物摄食停止;若破坏此区,则动物摄食增加,引起肥胖。由此有人提出下丘脑有两个与摄食有关的中枢,下丘脑外侧区为摄食中枢(feeding center),它决定发动摄食活动;下丘脑腹内侧核为饱食中枢(satiety center),它决定停止摄食活动。实验发现,在饥饿情况下,摄食中枢放电频率较高,而饱食中枢放电频率较低;静脉注射葡萄糖,可见饱食中枢放电频率增高。因此有人认为,下丘脑腹内侧核的饱中枢存在对血糖敏感的感受器,当血糖升高而且血糖利用率高时,饱食中枢兴奋,使摄食停止。另外发现,体温调节中枢与摄食中枢也可能有联系。在寒冷环境中,摄食活动增强;而在酷热环境中,摄食活动减弱。

3. 调节水平衡　下丘脑对机体水平衡调节是通过对饮水行为和肾排水调节实现的。下丘脑对排水的调节是通过控制视上核与室旁核合成与释放抗利尿激素释放实现的。下丘脑对饮水行为的调节是通过产生渴觉而完成的。当血浆晶体渗透压增高和细胞外液量明显减少时,通过刺激抗利尿激素释放而产生渴觉。血浆晶体渗透压增高引起的渴觉是通过下丘脑前部的渗透压感受器而起作用的;细胞外液量明显减少引起渴觉部分是经肾素-血管紧张素系统介导的。

4. 调节垂体激素分泌与释放　下丘脑有神经内分泌细胞,能合成和分泌调节腺垂体功能的多种肽类物质,这些物质统称为调节性多肽,经垂体门脉系统运送到腺垂体,促进或抑制腺垂体激素的分泌。此外,丘脑视上核与室旁核能合成缩宫素与抗利尿激素,经下丘脑-垂体束运送到神经垂体储存;当视上核或室旁核神经元兴奋时,冲动经下丘脑-垂体到达神经垂体,促使神经垂体释放这些激素。

5. 对情绪反应的影响　动物实验证明,下丘脑有与情绪反应密切相关的神经结构。实验发现,在间脑水平以上切除大脑皮质的动物,出现假怒的情绪表现,如毛发竖起、心跳加快、呼吸急促、瞳孔扩大、血压升高等,其中很多为交感神经活动亢进的现象。此外,电刺激清醒动物的下丘脑近中线两旁的腹内侧区,动物出现防御行为;电刺激下丘脑背侧区,动物出现逃避行为。在人类,下丘脑的疾病也往往伴随着不正常的情绪反应。

6. 对生物节律的控制　生物体内的各种活动,按一定的时间顺序周而复始地重复出现,称为生物节律(biorhythm)。生物节律可能是生物在长期的进化及适应过程中形成的。人和动物的生物节律按频率的高低分为高频、中频和低频3类。节律周期低于1天为高频节律,如呼吸周期、心动周期;1天1个波动的(日节律)为中频节律,如体温、血压变化、促肾上腺皮质激素的分泌等;周期长于1天为低频节律,如月经周期等。现认为,下丘脑的视交叉上核可能是日节律的控制中心,研究表明,视交叉上核可通过视网膜-视交叉上核束与视觉感受装置发生联系,昼夜光照的变化经视觉器官可影响视交叉上核的活动,从而使人体功能活动与自然界昼夜节律同步起来。若人为改变每天的光照和黑暗时间，可使一些机体功能的日周期位相发生移动。控制生物节律的传出途经既有神经性的，也有体液性的。在日节律的变化过程中，松果体激素褪黑素可能对体内器官起着时钟指针的作用。

（四）大脑皮质对内脏活动的调节

大脑皮质与内脏活动关系密切的皮质结构是边缘系统和新皮质的某些区域。

1. 新皮质　动物实验发现，刺激新皮质，除能引起躯体运动等反应外，还可引起内脏活动的变化。如刺激皮质 4 区底部，引起消化道运动变化等，表明新皮质与内脏活动有关，而且区域分布与躯体运动代表区的分布有一致的地方。电刺激人类大脑皮质也可见到类似结果。

2. 边缘系统　包括边缘叶及与其密切相关的皮质下结构。边缘叶是指围绕着脑干的大脑内侧面的一些结构，包括海马、扣带回、胼胝体回等。这些属于进化上比较古老的皮质，称为旧皮质（palaeopallium）。皮质下结构包括杏仁、隔区、下丘脑和丘脑前核等部位。边缘系统是调节内脏活动的重要中枢，它可调节呼吸、胃肠、瞳孔、膀胱、心血管活动，还与情绪、摄食及记忆有关。电刺激不同部位，可引起不同的自主神经功能变化。如刺激杏仁核可引起血压、心率及胃肠运动变化及防御性反应；刺激扣带回前部可抑制呼吸运动，刺激扣带回后部或中部可使呼吸加深加快；海马与记忆有关，当海马受损时，近期记忆功能丧失。

第六节　脑的高级功能与电活动

动物愈进化，大脑皮质就愈发达。在高等动物里尤其是人类大脑皮质已成为机体许多功能的精细和完善的最高管理者和调节者。大脑皮质除具有产生感觉、调节躯体和内脏活动功能外，还有其本身的独特功能。

一、条件反射

中枢神经系统的基本活动方式是反射，按照巴甫洛夫的理论，反射又可分为非条件反射和条件反射。非条件反射是先天形成，生来就有的；而条件反射为后天获得，是在非条件反射基础之上建立的，是一种高级的神经调节方式。

（一）条件反射的形成

条件反射可以在生活过程中自然形成，也可以通过训练完成。如在动物实验中，给狗喂食物，可引起唾液分泌，这是一种非条件反射，在这里食物为非条件刺激。给狗以铃声刺激，不会引起唾液分泌，因为铃声与进食无关，故铃声为无关刺激。若每次用食物喂狗时，先给铃声刺激，然后再给予食物，经多次重复后，当铃声一出现，狗就会引起唾液分泌。表明铃声已获得了与食物相同的作用，铃声已由无关刺激变成了信号刺激或条件刺激。由条件刺激引起的反射，称为条件反射。由此可见，形成条件反射的基本条件是无关刺激与非条件刺激在时间上的多次结合，这一过程称为强化（reinforcement）。在日常生活中，无论何种无关刺激，只要能与非条件刺激多次结合，都能形成条件反射，因而条件反射是无限的。

关于条件反射形成的机制，一般认为，是在脑内接受非条件刺激的皮质兴奋灶与接受条件刺激的皮质兴奋灶之间，由于多次结合强化而建立了一条暂时联系的通路（图11-15）。

（二）条件反射的消退和分化

条件反射建立后如果只应用条件刺激而不给非条件刺激强化，条件反射就会逐渐减弱，最后完全消失。这种现象称为条件反射消退。如上述条件反射建立后，如果只给铃声刺激而不给食物强化，则铃声引起唾液分泌的量就会逐渐减少，最后不引起分泌。条件反射的消退并非条件反射消失，而是由原来引起唾液分泌的条件刺激转变成了皮质中枢抑制的刺激。这种由条件反射消退产生的抑制称为消退抑制。

在条件反射形成的初期，与条件刺激相近似的刺激也或多或少地具有条件刺激效应。如用 100 Hz 的音响与食物相结合

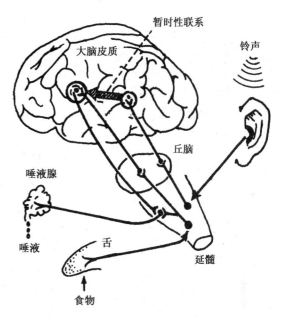

图 11-15　条件反射形成示意图

而形成的唾液分泌性条件反射，用 80 Hz 或 120 Hz 的音响也能引起唾液分泌，这种现象称为条件反射泛化。如果以后只用 100 Hz 音响给予食物强化，而 80 Hz 或 120 Hz 不给食物强化，反复多次后，动物只对 100 Hz 的音响引起唾液分泌（阳性反应），而 80 Hz 和 120 Hz 不引起唾液分泌（阴性反应），这种现象称为条件反射分化。分化的形成是由于那些近似刺激得不到强化，引起大脑皮质的抑制，这种抑制称为分化性抑制。条件反射的泛化与分化是大脑皮质实现复杂的分析综合功能的基础。

（三）条件反射的生物学意义

非条件反射只是对数量有限的非条件刺激发生反应，它只能适应恒定的环境变化，无法在多变的环境中生存。而条件反射可对数量无限的信号刺激发生反应，能使机体在某些非条件刺激到来之前出现反应，从而增加了机体活动的预见性、灵活性，提高了机体对外界环境的适应能力。

二、人类大脑皮质活动的特征

（一）2 种信号系统

人类不仅能对外界客观事物的具体形象与特征作出反应，形成条件反射，而且可以利用语言、文字来形成条件反射。因此，巴甫洛夫通过对条件反射的研究，提出了 2 种信号系统学说。

现实存在的具体信号称为第一信号，如灯光、铃声、食物的形状等；大脑皮质对第一信号形成条件反射的功能系统，称为第一信号系统（first signal system），这是人和动物共有的。另一类为抽象信号称为第二信号，如语言、文字等；大脑皮质对第二信号形成条件反射的功能系统称为第二信号系统（second signal system），这是人类所特有的，是人们在参与社会活动后逐渐形成的，也是人类区别于一般动物的主要标志。

随着社会的发展,人类的第二信号系统也不断发展完善,其作用越来越重要。人类借助语言、文字沟通思想,表达情感,进行学习,不断提高自己的认识能力。同时,语言、文字对人的生理、心理活动也具有重要的影响。因此,医护人员在治疗和护理病人时,既要重视药物、手术的治疗,也要重视心理治疗,充分发挥第二信号系统的作用。

（二）大脑皮质的语言中枢

人类大脑皮质存在语言、文字管理中枢,不同区域损伤可引起特有的各种语言活动障碍（图11-16）。

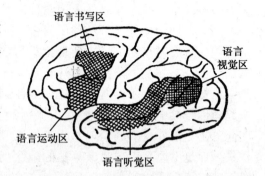

图11-16 大脑皮质语言代表区

1. 语言运动区（说话中枢） 位于中央前回底部之前（布洛卡三角区）。损伤此区,病人能听懂别人讲话,也能看懂文字,与发声有关的肌肉并不麻痹,但不会讲话,不能用词语来表达自己的思想,称为运动性失语症（motor aphasia）。

2. 语言书写区（书写中枢） 位于大脑额中回后部接近中央前回手部代表区的部位。损伤此区,病人能讲话,能听懂别人讲话和看懂文章,手部其他部位运动并无异常,但不会书写,称为失写症（agraphia）。

3. 语言听觉区（听觉中枢） 位于颞上回后部。损伤此区,病人表现能讲话,能看书写字,也能听到别人说话,但听不懂说话的含义,称为感觉性失语症（sensory aphasia）。

4. 语言视觉区（阅读中枢） 位于顶叶角回。此区损伤,病人表现为能说话、写字,也能听懂别人说话,但看不懂文字的含义,称为失读症（alexia）。

上述各中枢之间都存在密切的功能关系。如感觉性失语症病人也常表现出语言运动障碍及阅读和书写障碍。

（三）语言功能的优势半球

人类的语言活动中枢往往集中在一侧大脑半球,通常称为优势半球（dominant hemisphere）。临床实验证明,习惯用右手劳动的人,其优势半球在左侧;而习惯用左手劳动的人,左右双侧的皮质有关区域都可能成为语言活动的中枢。左侧大脑优势半球损伤时,往往发生上述各种语言功能障碍;而右侧皮质相应区域损伤时,语言功能障碍并不明显。人类大脑半球的功能是不对称的,左侧半球在语言活动功能方面占优势;而右侧半球在非词语性认识功能方面占优势,如音乐欣赏、空间辨别、深度知觉等方面。这种优势是相对的,右侧半球也有一定的简单词语活动功能。优势半球的建立,既与后天的训练有关,也与遗传有一定关系。通常儿童在10～12岁之前优势半球还未完全建立,若损伤左侧半球,尚有可能在右侧大脑皮质建立语言活动中枢。成人优势半球损伤,则很难在对侧半球重建。临床上所见的右侧偏瘫病人常伴有一定程度的语言障碍,就是这个缘故。

三、大脑皮质细胞的电活动

（一）皮质的诱发电位

大脑皮质神经细胞的生物电活动分为两类:一种是在无特殊外来刺激情况下,大脑皮质自身具有的持续、节律性的电位变化,称为自发脑电活动（spontaneous electric activity of the brain）；另一种是感觉传入系统受到刺激时，在大脑皮质某一区域产生较为局限的电位变化，称为皮质诱发电位（evokeel cortical potential）。诱发电位是在自发脑电活动的基础上产生的。

皮质诱发电位是用来寻找感觉投射部位的重要方法，在皮质功能定位方面起着重要作用。

（二）脑电图

将引导电极安置在颅外皮肤表面，通过脑电图机记录的大脑皮质电位活动曲线称为脑电图（electroencephalogram，EEG）；如果将引导电极直接放置于大脑皮质表面，所记录到的脑电变化曲线称为皮质脑电图（electrocorticogram，ECG）。脑电图与皮质脑电图都反映大脑皮质电变化，其基本波形相同，但电位振幅不同，皮质脑电图的振幅比一般脑电图大10倍。

1. 正常脑电图的基本波形　脑电图的波形很不规则，一般根据其频率、振幅不同分为以下4种。

（1）α波：频率为8～13次/s，振幅为20～100 μV，正常情况下在安静、清醒、闭目时出现，枕叶和顶叶记录出的α波最明显。若受试者睁开眼时，α波消失呈现快波，这种现象称为α波阻断。α波为大脑皮质安静时的基本波形。

（2）β波：频率为14～30次/s，振幅为5～20 μV，在额叶最明显。β波的出现代表大脑皮质的兴奋活动。受试者睁眼视物、思考问题或受到其他刺激时出现此波。

（3）θ波：频率为4～7次/s，振幅为100～150 μV，在额叶最明显。受试者困倦时可出现θ波，缺氧和深度麻醉、成人精神抑郁及意愿受挫折时亦可出现此波。

（4）δ波：频率为1～3.5次/s，振幅为20～200 μV，额叶、枕叶和颞叶明显。正常人清醒时无δ波，深睡时出现。幼儿、深度麻醉、缺氧及大脑有器质性病变时亦可出现此波。

脑电图的波形可随生理状态发生改变，当大脑皮质神经元的电活动趋向步调一致时，则出现低频率高振幅的波形，称为同步化；当大脑皮质的神经元电活动不大一致时，则出现高频率低振幅的波形，称为去同步化。

由高振幅慢波变为低振幅快波，常表示大脑皮质兴奋过程增强；相反，由低振幅快波变为高振幅慢波，表示大脑皮质抑制过程的发展。

脑电活动既然能反映脑的功能状态，因此可利用脑电图诊断某些疾病，如癫痫、皮质占位性病变等。

2. 脑电图波形的形成机制　关于脑电波产生的机制，目前不十分清楚。一般认为皮质表面的电位变化是大脑皮质神经元许多突触后电位的总和形成的，当大量神经元同时产生突触后电位并综合成强大电场时，才能在皮质表面引导出明显的电位变化。大脑皮质脑电波节律的产生与丘脑有关。由丘脑上传的非特异性投射系统的节律兴奋，可引起皮质自发脑电活动。

四、学习与记忆

（一）学习形式

学习和记忆是2个相互联系的过程。学习是指人或动物通过神经系统不断接受环境变化的信息，而获得新的行为习惯（或称经验）的过程；记忆是指将学习到的信息，在脑内储存和"读出"的过程。

学习可分为简单学习和联合型学习2种形式。简单学习是指不需要在刺激与反应之间形成某种明确的联系，包括习惯化和敏感化两方面。如果一种刺激反复出现，不引起任何奖赏或惩罚，将使行为反应逐渐减弱或消退称为习惯化。如人们对有规律出现的强噪声会逐渐减弱反应。相反，在强的伤害性刺激后对弱刺激的反应会加强，称为敏感化。2个事件在时间上非常接近地重复发生，最后在脑内逐渐形成联系，称为联合型学习。经典条件反射和操作式条件反射均属联合型学习。上述条件反射的形成经典条件反射，而操作式条件反射的特点是动物必须通过自己完成的某种运动或操作后才能得到强化。学习的过程实际上就是建立条件反射的过程。

（二）记忆过程

人类的记忆过程分为4个连续阶段，即感觉性记忆、第一级记忆、第二级记忆和第三级记忆。

感觉性记忆是指通过感觉系统获得信息后，在脑内感觉区储存的阶段。这个阶段储存的时间很短，一般不超过1秒。如果在这个阶段将信息加工处理，把那些不连续的、先后进来的信息整合成新的连续印象，就可以从短暂的感觉性记忆转入第一级记忆。在这个阶段信息停顿的时间也很短，平均约几秒。如果反复运用学习，使信息在第一级记忆中多次循环，从而延长信息在第一级记忆中停留时间，信息就容易转入第二级记忆中。第二级记忆是一个大而持久的储存系统，持续时间可为几分钟到几年。如对某个由多位数字组成的电话号码，当人们开始看到它而又不给予注意时，很快就会遗忘（这是感觉性记忆）；但如果给予注意，就会由感觉性记忆转入第一级记忆；若多次反复运用，则可由第一级记忆转入第二级记忆，在较长时间内都不会忘记。有些特殊的记忆痕迹，如自己的名字或每天都在操作的技艺等，由于多年的反复运用是不会被遗忘的，它储存在第三级记忆中。上述感觉性记忆和第一级记忆为短时性记忆，第二级记忆和第三级记忆为长时性记忆。

（三）遗忘

遗忘（amnesia）是指部分或完全失去回忆和再认识的能力。促使遗忘的因素很多，如大脑皮质储存的信息不运用、不复习，以及情绪的影响和中枢神经系统某些疾病等。

疾病引起的遗忘称为记忆障碍，这种遗忘可分为顺行性遗忘（anterograde amnesia）和逆行性遗忘（retrograde amnesia）2种。

顺行性遗忘是指不能保留新近获得的信息，其特点是易忘近事而远的记忆仍存在，病人对于一个新的感觉性信息只限于在受刺激时出现，一旦刺激物消失，病人在几秒内就失去正确反应的能力，如酒精中毒病人的遗忘。这可能是由于信息不能从第一级记忆转入第二级记忆的缘故。

逆行性遗忘是指正常脑功能发生障碍之前的一段时间内的记忆均已丧失，如车祸造成脑震荡遗忘，不能记住发生车祸前一段时间内的事情，但自己的名字仍记得清楚。这可能与第二级记忆发生紊乱有关。

五、觉醒与睡眠

觉醒（wakefulness）和睡眠（sleep）都是正常的生理活动，通常以近似昼夜周期的节律交替进行。在觉醒状态下机体能迅速地以适当的反应来应答环境的各种变化，进行劳动和其他活动，通过睡眠可以使人的体力、精力得到恢复。因此，这2个对立的生理过程是保证正常生命活动所必需的。人的每一天睡眠时间可随年龄而有不同，一般情况下成人每天需要睡眠约7~9小时，新生儿18~20小时，儿童12~14小时，老人5~7小时。睡眠功能障碍常会导致中枢神经系统功能失常。

（一）觉醒状态的维持

觉醒状态的维持是脑干网状结构上行激动系统作用的结果。

觉醒可分为脑电觉醒和行为觉醒，前者是指脑电波形呈去同步化快波，但在行为上没有表现出觉醒状态；后者是指出现觉醒时的各种行为表现。

（二）睡眠时相

根据脑电波表现及其他脑功能活动的特点，将睡眠分为慢波睡眠和异相睡眠，这2种睡眠时相在夜间睡眠时交替出现。

1. 慢波睡眠（slow wave sleep，SWS）　脑电波的特点是呈同步化慢波。生理功能变化有感觉功能减退、骨骼肌反射活动和肌紧张减弱、自主神经功能改变，表现为心率减慢、血压下降、瞳孔缩小、体温和代谢降低、呼吸变慢、胃液分泌增加、发汗功能增强、生长激素分泌增加等。慢波睡眠有助于机体生长和体力恢复。

2. 异相睡眠（paradoxical sleep，PS）　又称快波睡眠（fast wave sleep），脑电波的特点是呈去同步化快波。生理功能变化有肌张力进一步减弱、感觉功能降低。异相睡眠期间还有间断的阵发性表现，如眼球快速转动、有时部分肌肉抽动、血压增高、心率增快、呼吸快而不规则等。由于自主神经系统活动不规则出现间断的阵发性表现；这可能与某些疾病在夜间发作有关，如心绞痛、哮喘等。异相睡眠期间，脑内蛋白质合成加快，有助于幼儿神经系统成熟。此外，异相睡眠还有助于精力恢复和增强记忆力。做梦是异相睡眠的特征之一。

成人睡眠一般是以慢波睡眠入睡的，1~2小时后转入异相睡眠，维持约半小时又转入慢波睡眠。在整个睡眠期间，可反复4~5次，越接近睡眠后期，异相睡眠也就越长。正常成人慢波睡眠和异相睡眠都可以转为觉醒，但睡眠时总是先进入慢波睡眠，而不是直接进入异相睡眠。

关于睡眠产生的机制，目前仍不清楚，有多种学说之分，但目前较多人认为，睡眠是一种主动过程。脑内存在特定的睡眠诱导区（脑干尾端），由这一中枢发出冲动向上传导，可作用于大脑皮质对抗上行激动系统的觉醒作用，从而调节睡眠与觉醒的相互转化。

〔张光主〕

第十二章 内分泌系统的功能

内分泌系统由肉眼可见的内分泌腺体和散在的内分泌细胞组成。内分泌器官是结构上独立的内分泌腺，如甲状腺、肾上腺、性腺等；内分泌细胞则散在地分布于其他组织器官之间，为单个细胞或细胞团块，如消化道黏膜内和脑、心、肾等器官组织的内分泌细胞。内分泌腺在结构上的共同特点是：没有导管，腺细胞排成索状、团状或围成滤泡，含有丰富的毛细血管和毛细淋巴管。分泌物直接进入血液和淋巴液，调节机体的功能以维持内环境的稳态。内分泌系统与神经系统相互配合，密切关联，共同调节机体各种功能活动，从而维持机体内环境的相对稳定。

第一节 概　述

一、激素的概念、分类和作用特点

（一）激素的概念

由内分泌系统产生的高效能生物活性物质称为激素（hormone）。激素经血液运行到达机体全身各处，然后有选择地作用于某一器官、组织或细胞，发挥其调节控制作用。这些被激素所选择作用的器官、组织或细胞分别称为靶器官、靶组织和靶细胞（target cell）。

（二）激素的分类

机体内已经查明的激素种类繁多，来源复杂，根据其化学结构不同，可将激素分为两大类。

1. 含氮激素　在激素分子组成上含有氮元素的一类激素称为含氮激素，包括蛋白质类（胰岛素等）、肽类（生长激素等）和胺类（甲状腺激素、肾上腺素等）。此类激素分子质量较大，脂溶性较小，除胺类激素外在消化道均易被消化酶破坏，因此口服通常是无效的。

2. 类固醇激素　在分子组成上以环戊烷多氢菲为基本骨架的一类激素称为类固醇激素，主要包括肾上腺皮质和性腺产生的激素，如皮质醇、醛固酮、性激素等。此类激素分子质量较小，脂溶性较高，口服容易吸收。

（三）激素作用的一般特性

1. 信息传递作用　激素在细胞与细胞之间仅仅起信息传递作用，调节细胞固有的活动，既不能使细胞成分增加，也不能为细胞提供能量。

2. 特异性　一类激素通常只是有选择地作用于某一或某些组织器官，这一特性称为激素作用的特异性。这是因为只有靶细胞上才有与激素相对应的受体，而没有相应受体的其他细胞则不受激素的影响。

3. **高效性** 虽然激素在血液中的含量极少，但其作用却非常之大。临床上发现，血中某激素稍增或稍减都会导致明显的功能亢进或减低的病理变化。主要是由于激素与受体结合后在细胞内发生了一系列酶促放大作用，逐级放大，形成了一个效能极高的生物放大系统。

4. **相互作用** 激素之间在作用上存在的相互联系和相互影响称为激素的相互作用。可以表现为协同作用，如肾上腺素和糖皮质激素均可升高血糖；也可表现为相互拮抗，如胰岛素和胰高糖素，前者使血糖降低，而后者则升高血糖；此外还表现为某种激素的存在使另一激素作用得以增强，称为允许作用（permissive action），如糖皮质激素本身并无收缩血管平滑肌的作用，但它的存在可使去甲肾上腺素的缩血管作用增强。

大多数激素经血液运输到远距离的靶细胞而发挥调节作用，这种方式称为远距分泌（telecrine）；某些激素只通过组织液扩散而作用于邻近细胞，这种方式称为旁分泌（paracrine）；由某种内分泌腺分泌的激素在局部扩散后又返回到该腺细胞发挥作用的方式称为自分泌（autocrine）。

二、激素的作用机制

激素与靶细胞哪类受体结合，如何将信息传达至靶细胞内部，最终产生效应的机制问题，一直受到关注。目前认为，含氮激素是经第二信使发挥作用，而类固醇激素则直接进入靶细胞，经基因调控发挥作用。

（一）含氮激素的作用机制——第二信使学说

第二信使学说是指含氮激素到达靶细胞后，先与靶细胞膜上的特异性受体结合，促发了膜中起偶联作用的兴奋型 G 蛋白（Gs）活化，继而激活细胞膜上的腺苷酸环化酶，经 Mg^{2+} 的参与，促使细胞内三磷酸腺苷（ATP）转换成环磷酸腺苷（cAMP），cAMP 浓度增高，促使细胞内酶系统活化，从而改变靶细胞生理效应。激素在此作为第一信使将信息从内分泌腺传至靶细胞膜，cAMP 则作为第二信使再将信息从细胞膜转至细胞内而引发生理效应（图 12-1）。如果激活的是抑制型 G 蛋白（Gi），则可使腺苷酸环化酶抑制，cAMP 生成减少，产生抑制效应。

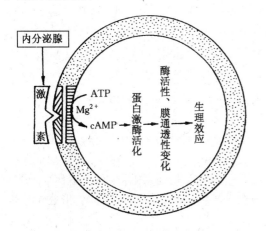 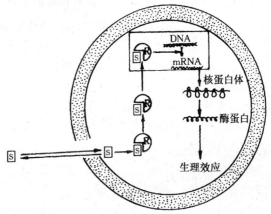

图 12-1　含氮激素作用原理示意图　　　图 12-2　类固醇激素作用原理示意图

S：激素；R：受体

cAMP 在细胞内可被磷酸二酯酶水解成 $5'$-AMP 而失活。现已发现，cGMP（环-磷酸鸟苷）、Ca^{2+} 以及肌醇三磷酸等也可起第二信使作用。

（二）类固醇激素的作用机制——基因表达学说

类固醇激素分子质量小，且具脂溶性，到达靶细胞后可直接进入细胞内，与胞质内特异性受体形成激素-受体复合物，该复合物再进入细胞核，与核内受体结合，转变为激素-核受体复合物，从而启动基因 DNA 的转录和酶蛋白质的合成，经酶蛋白的作用，影响靶细胞生理效应（图 12-2）。

第二节　垂　体

一、垂体的位置和分类

垂体位于蝶骨体上面的垂体窝内，借漏斗连于下丘脑。垂体前上方与视交叉相邻，因此垂体肿瘤可压迫视神经而导致双眼视野颞侧偏盲。根据垂体的发生和结构特点，可将其分为腺垂体和神经垂体两部分。腺垂体主要由腺细胞构成，包括远侧部、结节部和中间部；神经垂体属神经组织，包括神经部和漏斗。

二、腺垂体分泌的激素及其作用

腺垂体由腺细胞构成。细胞排列成索状或团状。细胞团索间为窦样毛细血管。依据细胞染色的着色反应，腺细胞可区分为嗜酸性细胞、嗜碱性细胞和嫌色细胞 3 种类型，能合成和分泌 7 种激素。

（一）促生长素

促生长素（growth hormone，GH，又称生长激素）由嗜酸性细胞分泌，其生理作用有 2 个主要方面。

1. 促进生长发育　促生长素可刺激肝脏产生生长素介质，它能促进蛋白质合成、胶原组织增生、软骨细胞分裂、基质增殖，从而促进骨骼和肌肉的生长。幼年期促生长素分泌不足将引起生长发育迟缓，身材矮小但智力正常，临床上称为侏儒症（pituitary dwarfism）；促生长素分泌过多则可导致生长发育过度，引起身材异常高大，称为巨人症（giantism）；成年期若分泌过多，因长骨骨骺已闭合，故只能使短骨过度增粗，形成手大、指粗、鼻高、下颌突出等体征，称为肢端肥大症（acromegaly）。

2. 调节物质代谢　促生长素可促进氨基酸进入细胞，加强 DNA 的形成，加速蛋白质的合成，抑制蛋白质分解，形成正氮平衡；加速脂肪分解，促进脂肪酸释放入血，从而加强脂肪酸氧化，使酮体生成加快；生理剂量的促生长素还能刺激胰岛素的分泌，加强葡萄糖的利用而降低血糖，过量的促生长素则可抑制糖利用，使血糖升高，可出现糖尿，形成垂体性糖尿病。

睡眠、运动、应激、雄激素、雌激素均能促进促生长素释放，因此，保证婴幼儿足够的睡眠，有利于其生长发育。

（二）催乳素

催乳素（prolactin，PRL）是由嗜酸性细胞产生的。其主要作用是促进乳腺的生长发育，并引起和维持成熟乳腺的泌乳。在妊娠期间，PRL、雌激素和孕激素共同作用，促进乳腺发育成熟，但不泌乳，这是由于雌激素和孕激素浓度较高，与PRL竞争受体，抑制了PRL的泌乳作用。分娩后，血中雌、孕激素浓度大大降低，PRL与受体结合，才能发挥始动与维持泌乳的效能。

（三）促甲状腺激素

促甲状腺激素（thyroid stimulaing hormone，TSH）由嗜碱性细胞生成，其作用主要是促进甲状腺组织增生发育，并促进甲状腺激素的合成和释放。

（四）促肾上腺皮质激素

促肾上腺皮质激素（adrenocorticotropic hormone，ACTH）由嗜碱性细胞分泌，其作用是促进肾上腺皮质增生并促进皮质激素的合成和释放。

（五）促卵泡激素

促卵泡激素（follicle stimulating hormone，FSH，又称卵泡刺激素）能促进卵泡的生长发育成熟，在少量黄体生成素的协同下使卵泡分泌雌激素。在男性，促卵泡激素又称精子生成素，有促进睾丸生精的作用。

（六）促黄体素

少量促黄体素（luteinizing hormone，LH）配合促卵泡激素可促使卵泡合成并释放雌激素，大量促黄体素与促卵泡激素协同作用则可促进卵泡排卵并生成黄体，并使黄体分泌雌激素和孕激素。在男性，促黄体素又称间质细胞刺激素，则可促使睾丸间质细胞分泌雄激素。

促黄体素与促卵泡激素合称为促性腺激素。

（七）促黑素细胞激素

促黑素细胞激素（melanophore stimulating hormone，MSH）由促黑（色）素激素细胞分泌，能促进皮肤、毛发、虹膜、视网膜等黑色素细胞合成黑色素，使皮肤、毛发等着色。

三、神经垂体释放的激素及其作用

神经垂体主要由无髓神经纤维和神经胶质细胞构成，纤维及细胞间有丰富的窦样毛细血管。无髓神经纤维是来自下丘脑视上核及室旁核内分泌神经元的轴突，其末梢紧靠窦样毛细血管膜。下丘脑内分泌神经元合成的含有激素的分泌颗粒，经轴质运输至位于神经垂体内的末梢，在末梢内颗粒将激素释放进入窦样毛细血管，这种现象称为神经内分泌。因此，神经垂体只有储存和释放激素的作用，而没有合成激素的功能。神经垂体储存、释放的激素有两种。

1. 血管升压素（vasopressin，VP）　又称抗利尿激素，其生理作用有2个方面：一是能增加肾小管和集合管对水的通透性，从而促进水的重吸收，减少尿量，在维持机体水、电解质平衡方面起重要作用。临床上有一种因抗利尿激素分泌不足而导致每天尿量超过4～5 L的疾病称为尿崩症。二是大剂量抗利尿激素能使全身小动脉及毛细血管收缩，使血压升高。但因它也能使冠状动脉血管收缩，引起心肌供血不足，导致心脏活动减弱，故一般不用于升血压，临床常用于肺出血、食管出血的止血治疗。生理剂量的抗利尿激素并无明显升压效应。

2. 缩宫素 又称催产素，具有刺激乳腺及子宫的双重作用，以刺激乳腺为主。缩宫素有明显的促进妊娠子宫平滑肌收缩，产科常用于引产或产后宫缩乏力性子宫出血的止血治疗。缩宫素能促进哺乳期乳腺腺泡和导管周围的肌上皮细胞收缩，促使乳汁排放，并维持乳腺泌乳，防止其萎缩。

四、下丘脑和垂体的内分泌功能关系

（一）下丘脑和垂体的结构和功能联系

如图 12-3 所示，下丘脑与腺垂体之间借门静脉系统将两者紧密联系在一起。下丘脑促垂体神经内分泌细胞的轴突末梢与门静脉系统的第一级毛细血管网接触，可促进垂体或抑制垂体的神经激素释放进入门静脉系统，以调节腺垂体的功能。门静脉的血液流动是双向的，既可从下丘脑流向垂体，又可由垂体流向下丘脑，表明下丘脑与腺垂体之间是相互作用的。下丘脑的视上核、正中隆起、室旁核、腹内侧核等神经核团内的神经元一方面合成神经激素，经门静脉系统控制腺垂体；另一方面又与其他神经中枢的神经纤维构成突触联系，接受来自中枢神经系统的控制。因此，下丘脑具有将大脑等处的神经信息转变成激素信息的换能作用。

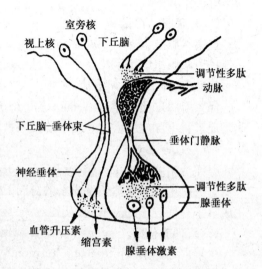

图 12-3 下丘脑与垂体功能的联系

下丘脑与神经垂体之间的联系更为密切，因为神经垂体本身就是下丘脑-垂体束的无髓神经纤维末梢和神经胶质细胞分化而成的，由神经垂体细胞组成，所以可以将神经垂体视为下丘脑的延伸部分。下丘脑视上核和室旁核产生的血管升压素和缩宫素经神经轴质运输到神经垂体，神经垂体起到储存、释放这 2 种激素的作用。

（二）垂体激素分泌的调节

1. 腺垂体激素分泌的调节 腺垂体内分泌功能受下丘脑和靶腺双重控制和影响。

（1）下丘脑释放 9 种调节性多肽，分别促进或抑制腺垂体的分泌活动（表 12-1）：

表 12-1　　　　　　　　　　　下丘脑调节性多肽的主要生理作用

	主要生理作用
促甲状腺激素释放激素(TRH)	促进 TSH 释放,也能刺激 PRL 释放
促性腺激素释放激素(GnRH)	促进 LH 与 FSH 释放(以 LH 为主)
生长抑素(又称生长激素释放抑制激素,GIH)	抑制 GH 释放,同时对 TSH、ACTH、PRH、FSH 和 FSH 的分泌也有抑制
生长激素释放激素(GHRH)	促进 GH 释放
促肾上腺皮质激素释放激素(CRH)	促进 ACTH 释放

续表

	主要生理作用
促黑素释放因子(MRF)	促进 MSH 释放
促黑素释放抑制因子(MIF)	抑制 MSH 释放
催乳素释放因子(PRF)	促进 PRL 释放
催乳素释放抑制因子(PIF)	抑制 PRL 释放

（2）靶腺激素对下丘脑-垂体系统的反馈作用：腺垂体激素所作用的甲状腺、肾上腺、性腺等称为外周靶腺。这些外周靶腺分泌的激素达到一定量以后，往往通过负反馈抑制下丘脑-腺垂体的活动，减少相应的促激素或释放因子，从而保持相应靶腺激素血浆浓度的相对恒定。

（3）内外环境对下丘脑-腺垂体功能的影响：内外环境变化经中枢神经系统反射性地影响到下丘脑-垂体功能。如机体受到有害刺激（创伤、感染、寒冷、饥饿等）时，中枢神经反射性地引起下丘脑分泌释放促肾上腺皮质激素释放素（CRH），导致腺垂体释放促肾上腺皮质激素（ACTH），最后引起肾上腺皮质激素的分泌增加，有利于机体应付这些不良的环境，增强机体的应激能力，保持内环境相对稳定（图 12-4）。

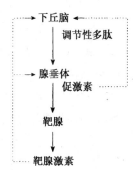

图 12-4　下丘脑-垂体-靶腺轴调节
——→兴奋；……→抑制

2. 神经垂体激素分泌的调节　血管升压素的分泌主要受血浆晶体渗透压和循环血量的影响，当机体渗透压升高、循环血量减少或组织创伤和情绪紧张时，通过中枢神经系统可反射性地促使血管升压素分泌的增加。

妊娠晚期的子宫、阴道受牵拉，哺乳时婴儿吸吮乳头等刺激，都可反射性地促使缩宫素释放，有助于子宫的进一步收缩，有利于促进乳汁排出。此外，精神因素也可影响缩宫素的分泌。在临床上主要用缩宫素诱导分娩（催产）及防止产后出血，同时应保持产妇心情愉快，有利于产后康复和乳汁的排出。

第三节　甲状腺

甲状腺激素（thyroid hormone）是一种含碘酪氨酸的衍生物，包括四碘甲腺原氨酸（T_4）和三碘甲腺原氨酸（T_3）。血中 T_3 浓度较 T_4 低，T_4 约占总分泌量的 90%，但 T_3 活性比 T_4 强 5 倍。

一、甲状腺激素的合成和代谢

（一）甲状腺激素的合成

甲状腺是人体内最大的内分泌腺，分左右两叶及其连接左右叶的甲状腺峡。甲状腺实质含许多甲状腺滤泡，滤泡腔内充满着胶冻状物质，内含甲状腺球蛋白。滤泡上皮具有分泌甲状腺激素的功能。在滤泡之间的结缔组织内，还有滤泡旁细胞（又称C细胞），它可以分泌降钙素。甲状腺激素的合成过程包括以下几步：

1. 甲状腺腺泡聚碘　从饮食中摄入的碘经小肠吸收后以I^-的形式存在于血液中，通过碘泵主动吸收入甲状腺。正常情况下甲状腺摄碘能力强，甲状腺内碘含量比血浆高出20～25倍，说明碘的摄取是逆浓度差和电位差进行的。

2. I^-的活化　摄入腺泡上皮的I^-，在过氧化酶的催化下被活化，活化后的碘才能取代酪氨酸残基上的氢原子。

3. 酪氨酸碘化与甲状腺激素的合成　碘化过程发生在甲状腺球蛋白的酪氨酸残基上，残基上的氢原子被碘原子取代或碘化。酪氨酸上结合1个碘，称为一碘酪氨酸残基（MIT）；结合2个碘，则称为二碘酪氨酸残基（DIT）。2分子DIT偶联生成T_4，1分子MIT和1分子DIT偶联生成T_3。生成的MIT、DIT、T_3和T_4仍结合在甲状腺球蛋白分子上。

（二）甲状腺激素的储存、释放、运输和代谢

1. 储存　在甲状腺球蛋白分子上的甲状腺激素在腺泡腔内以胶质的形式存在。其储存的特点是：一是储存于细胞外（腺泡腔内）；二是储存量大，可供机体利用2～3个月。

2. 释放　甲状腺受到TSH刺激后，腺上皮细胞通过胞吐作用将甲状腺球蛋白摄入细胞内，将T_3、T_4水解下来释放到血液中。

3. 运输和代谢　进入血液后的T_3、T_4，绝大部分与血浆蛋白结合，极少部分呈游离状态，结合型T_3、T_4到靶细胞后，再游离出来发挥作用。血液中的T_3主要由T_4脱去1个碘后转变而来。T_3、T_4主要在外周组织和肝脏内代谢。

二、甲状腺激素的生理作用

甲状腺激素的主要作用是促进新陈代谢，维持正常生长发育。

（一）促进新陈代谢

甲状腺激素对于机体的物质和能量代谢均有明显影响。它可促进机体有氧氧化，提高机体耗氧和产热，从而使基础代谢率增高。在物质代谢方面，生理量的甲状腺激素能促进蛋白质的合成，超生理量则效应相反；甲状腺激素通过增加小肠对糖的吸收和促进肝糖原的分解而升高血糖；甲状腺激素还能加速脂肪和胆固醇的氧化分解。因此，甲状腺功能亢进症（简称甲亢）病人往往伴有肌肉消瘦、尿糖等症状体征；而甲状腺功能减退症（简称甲减）病人则蛋白质合成减少，皮下组织黏蛋白增多，形成黏液水肿。

（二）维持机体生长发育

甲状腺激素对于机体的骨骼和神经系统的生长发育，都具有非常重要的影响，这种影响在出生后的头4个月最为明显。因此，幼年期甲状腺激素分泌不足可导致骨骼生长停滞，神经系统发育障碍，表现为身材矮小、智力低下，临床上称为呆小症（cretinism）。

（三）影响其他器官系统功能活动

甲状腺激素能提高中枢神经系统的兴奋性。甲亢病人往往有容易激惹、焦虑烦躁、失眠、手指颤抖等兴奋性增强的表现；甲减病人则有表情淡漠、记忆减退、少语嗜睡、行为迟缓等表现。甲状腺激素还能使心率加快，心肌收缩力增强，耗氧量增加。这就是甲亢病人心率加快、收缩压升高、心输出量增加的原因。甲状腺激素也能促进食欲，这与体内物质氧

化、消耗加强有关。

三、甲状腺激素分泌功能的调节

甲状腺激素分泌功能主要受下丘脑-腺垂体-甲状腺轴的调控。下丘脑分泌促甲状腺激素
释放激素（TRH），作用于腺垂体使其产生促甲状腺激素（TSH）。如前所述，TSH 具有促
使甲状腺滤泡增生并分泌甲状腺激素的作用。当血中
甲状腺激素达到一定水平时，T_3、T_4 可经负反馈抑
制腺垂体的分泌，并且降低腺垂体对 TRH 的反应，
使 TRH 分泌减少，甲状腺激素分泌也随之减少。反
之，当血中 T_3、T_4 浓度降低时，这一负反馈抑制解
除，使血中甲状腺激素随分泌增加而提高。由此可
见，下丘脑-腺垂体-甲状腺构成了一个自动控制环
路，精确地调控着甲状腺功能活动，使正常人血中甲
状腺激素水平维持于一个相对稳定的正常状态（图
12 - 5）。

此外，血液中碘和甲状腺激素浓度对甲状腺分泌
也起到一定的调控作用。如缺碘可导致甲状腺激素合
成的原料不足，T_3、T_4 水平下降，TRH、TSH 分泌
增加，甲状腺组织过度增生、肥大，形成所谓的"大
脖子病"，临床上称为地方性甲状腺肿。

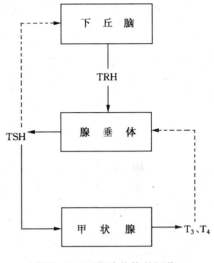

图 12 - 5　甲状腺功能的调节
——→兴奋；┈┈→抑制

第四节　甲状旁腺与甲状腺滤泡旁细胞

机体钙、磷代谢生化过程及血浆中钙、磷的浓度主要受甲状旁腺激素、降钙素及维生素
D 的控制。

一、甲状旁腺激素的主要生理作用

甲状旁腺是位于甲状腺侧叶后方的扁椭圆形小腺体，有上、下 2 对，具有分泌甲状旁腺
激素（parathyroid hormone，PTH）的功能。

甲状旁腺激素的主要作用是调节钙、磷代谢，使血钙升高、血磷下降。一方面加强破骨
细胞的活动，动员骨钙释放入血；另一方面促进肾小管重吸收钙，并抑制磷酸盐的重吸收，
具有保钙排磷的作用。此外，甲状旁腺激素还能促进肾脏产生 1,25 -二羟维生素 D_3，间接
促进肠道吸收钙。在甲状腺手术中如不慎将甲状旁腺切除，可导致血钙浓度降低，神经、肌
肉组织兴奋性增高，出现四肢抽搐等。

二、降钙素的主要生理作用

降钙素（calcitonin，CT）是由甲状腺滤泡旁细胞分泌的一种肽类激素。其主要生理作

用是通过抑制破骨细胞活动，减慢溶骨过程而降低血钙；还可通过抑制肾小管和胃肠道对钙的吸收，来降低血钙。

此外，$1,25$-二羟维生素 D_3 可促进小肠黏膜对钙和磷的吸收，增加血钙、血磷含量。同时也刺激成骨细胞的活动，促进骨钙沉着和骨的形成；在血钙降低时，还能增强破骨细胞活动，促进骨溶解、骨钙释放入血以升高血钙。

三、甲状旁腺激素和降钙素分泌的调节

甲状旁腺激素和降钙素主要受血钙水平的调节，血钙下降可促进甲状旁腺激素的分泌，抑制降钙素的分泌，使血钙回升到正常水平。此外，血磷升高可促进甲状旁腺激素的分泌，胃肠道激素也能促进降钙素的分泌等。通过上述调节作用来维持血钙、血磷的相对恒定。

第五节　肾上腺

肾上腺的实质可分为皮质和髓质两部分。皮质从浅到深可分为球状带（分泌盐皮质激素）、束状带（分泌糖皮质激素）和网状带（分泌少量性激素）3层。髓质位于肾上腺的中央部，髓质内主要有嗜铬细胞（分泌儿茶酚胺类激素）。

一、肾上腺皮质

（一）皮质激素的生理作用

1. 糖皮质激素　由肾上腺的皮质束状带产生，有皮质酮、皮质素和皮质醇之分，以皮质醇（cortisol）为主。其生理功能表现为：

（1）调节物质代谢：糖皮质激素促进蛋白质分解，抑制蛋白质的合成。糖皮质激素分泌过多往往导致肌肉消瘦无力（如库欣综合征）。糖皮质激素抑制机体组织利用血糖，促进肝脏糖的异生，使血糖升高，这就是库欣综合征高血糖的原因所在。糖皮质激素能使机体四肢的脂肪分解加强，而躯干（肩颈、面部、腹背部）的脂肪合成增加。肾上腺皮质功能亢进或长期大量使用糖皮质激素，可呈现脂肪的向中性异常分布，临床上描绘为"满月脸"、"水牛背"。

（2）参与机体应激反应：机体遭受有害刺激如创伤、感染、饥饿、寒冷、缺氧、过敏、休克、手术等情况下，垂体释放 ACTH 增加，导致血中糖皮质激素水平明显增高并产生一系列反应，称为应激。它可使机体对于上述有害刺激的耐受性大大提高。在肾上腺皮质功能不全（艾迪生病）时，机体应激功能下降，在内外环境稍有变化时，机体功能就可发生明显紊乱，甚至导致死亡。

（3）其他作用：①作用于血液，可促使红细胞、血小板和中性粒细胞增多，而嗜酸性粒细胞减少，并导致淋巴细胞溶解。所以，临床应用糖皮质激素治疗淋巴细胞白血病、贫血和血小板减少性紫癜。②通过允许作用提高血管平滑肌对去甲肾上腺素的敏感性。③促使胃腺分泌盐酸和胃蛋白酶原，减少胃黏蛋白的分泌。所以，临床上应用大剂量糖皮质激素时，应注意可能诱发或加重消化性溃疡。④维持中枢神经系统的正常功能，小剂量时可产生欣快感，过多则可引起思维不集中、烦躁不安和失眠等反应。

2. 盐皮质激素　机体产生的盐皮质激素以醛固酮（aldosterone）为主。其生理作用主要为调节机体的水盐代谢。它可促进肾远端小管曲部和集合管上皮细胞重吸收钠，与此同时，水的被动重吸收也增加，而钾的排泄增加。因此，醛固酮的作用可以归纳为"保钠、保水、排钾"。临床上有一种被称为原发性醛固酮增多症的病人，其表现主要为体内水、钠潴留而水肿，血钾降低而出现神经、肌肉麻痹。

3. 性激素　肾上腺皮质分泌的性激素以雄激素为主（脱氢异雄酮），也有少量的雌激素。正常情况下，这些性激素分泌的量都很少，活性也不高。所以，对机体作用不明显。当肾上腺皮质分泌的性激素过多时，则可表现为女性男性化和男性副性征过早出现。

（二）肾上腺皮质激素分泌的调节

1. 糖皮质激素分泌的调节　糖皮质激素的分泌主要受下丘脑-腺垂体-肾上腺皮质轴的调节，与前述甲状腺调节相类似。下丘脑分泌的促肾上腺皮质激素释放素（CRH），作用于腺垂体使其产生促肾上腺皮质激素（ACTH），ACTH 再作用于肾上腺皮质，使其组织细胞增生，分泌增强。当血中糖皮质激素达到一定浓度时，可经负反馈机制抑制下丘脑、腺垂体的活动，CRH、ACTH 水平下降。反之，血中糖皮质激素水平降低时，这种负反馈抑制减弱，CRH、ACTH 分泌增加，肾上腺皮质分泌量加大，以保持血液糖皮质激素水平的相对稳定。

由于糖皮质激素对 CRH、ACTH 的分泌均有负反馈作用，故临床上长期大量应用糖皮质激素可致肾上腺皮质渐趋萎缩，而突然停用又会出现肾上腺皮质功能低下的表现。所以，在临床治疗中应注意糖皮质激素不可长期、大量使用，且最好是糖皮质激素与 ACTH 交替使用，停药前必须逐渐减量。

2. 盐皮质激素分泌的调节　醛固酮分泌主要受肾素-血管紧张素的调节。当血钠下降或流经肾脏的血量减小时，肾脏产生并释放肾素，肾素可将血液中无活性的血管紧张素原转换为血管紧张素Ⅰ，经肺循环转换为血管紧张素Ⅱ，再经血液转换为血管紧张素Ⅲ，其中血管紧张素Ⅱ、Ⅲ，均能收缩血管升高血压和刺激肾上腺皮质球状带产生醛固酮。但血管紧张素Ⅱ主要是收缩血管升高血压，血管紧张素Ⅲ主要是刺激肾上腺皮质球状带产生醛固酮。因此，有时将其称为肾素-血管紧张素-醛固酮系统。

二、肾上腺髓质

（一）髓质激素的生理作用

肾上腺髓质能分泌肾上腺素（epinephrine，E）和去甲肾上腺素（norepinephrine，NE），其中以肾上腺素为主（约占 80%）。其生理作用主要表现为：

1. 对心血管的作用　两者对心血管的作用既相似又有所不同。肾上腺素加快心率，增强心肌收缩力，明显提高心输出量；收缩皮肤、内脏血管，但使冠状动脉和肌肉血管舒张，总的作用是使全身动脉血压有所升高。故临床上肾上腺素常作为"强心剂"，用于抢救心搏骤停病人。去甲肾上腺素则通过体内降压反射减慢心率，稍增强心肌收缩力，除冠状动脉外，强烈收缩全身血管，具有显著的升高血压的作用。故去甲肾上腺素的作用以升压为主，当低血压病人在补足血容量后血压仍不见升高时，可用去甲肾上腺素等作为升压药。

2. 代谢作用　肾上腺素可使机体脂肪分解增加，强烈、迅速地升高血糖，使机体产热量增加，而去甲肾上腺素这一作用则较弱。

3. 对神经系统的作用　肾上腺素和去甲肾上腺素均可提高神经系统的兴奋性，在某些紧急情况下，使机体反应更为敏捷，参与应急反应。

（二）肾上腺髓质激素分泌的调节

交感神经节前纤维直接支配肾上腺髓质，交感神经的短暂兴奋可使肾上腺髓质激素分泌明显增加。此外，ACTH和糖皮质激素均可增加肾上腺髓质激素的合成与释放。肾上腺髓质激素本身血中浓度高低也可负反馈抑制其合成与释放。（图12-6）

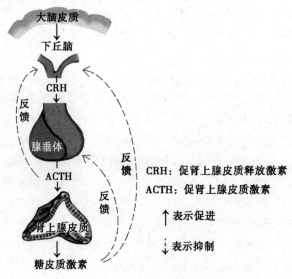

图12-6　糖皮质激素分泌的调节

第六节　胰　岛

胰腺实质除外分泌部外，还有一些大小不等、形态不规则的细胞团，它位于外分泌部的腺泡之间，如同汪洋大海中的小岛一般，故称为胰岛。胰岛能分泌胰岛素和胰高血糖素等多种激素。

一、胰岛素的主要生理作用

胰岛素（insulin）是体内合成代谢的主要激素，可促进糖、脂肪、蛋白质的合成和储存。其具体表现为：

1. 促进全身特别是肝脏、肌肉和脂肪组织加速对葡萄糖的摄取、储存和利用；抑制糖异生和糖原分解，从而增加血糖的去路，并减少血糖的来源，使血糖降低。当胰岛素分泌不足时，血糖升高，超过肾糖阈，大量糖随尿排出，临床上称为糖尿病。

2. 胰岛素能促进血中氨基酸进入细胞内，促使蛋白质合成与储存，并抑制蛋白质分解。

3. 胰岛素可促进肝脏合成脂肪酸，再转运到脂肪细胞内储存起来。胰岛素分泌不足可导致血脂增高、动脉硬化，从而引发心血管系统严重疾病。

我国早在1965年就首先用化学方法人工合成了胰岛素，这是人类合成蛋白质的重大进展。

二、胰高血糖素的主要生理作用

与胰岛素相反，胰高血糖素（glucagon，又称胰高糖素）是一种促进分解代谢，动员物质供能的激素。它具有强烈的促糖原分解和促糖异生的功能，使血糖明显升高。胰高血糖素还能促进脂肪分解，使酮体生成增加，加速氨基酸进入肝细胞脱氨基后，经糖异生途径转化为糖。此外，胰高血糖素可促进 Ca^{2+} 进入心肌细胞，使心肌收缩力增强。临床上尝试用胰高血糖素来治疗心肌收缩乏力的病人。

三、胰岛激素分泌的调节

血糖浓度是调节胰岛激素分泌的主要因素。血糖浓度升高，胰岛素分泌增加，而胰高血糖素分泌减少；反之，血糖浓度下降，胰岛素分泌减少，而胰高血糖素分泌增加。此外，胰高血糖素、糖皮质激素、促生长素及胃肠道激素，都可促进胰岛素的分泌。当迷走神经兴奋时，胰岛素分泌明显增加，但胰高血糖素分泌减少；交感神经兴奋后作用则相反。

第七节　性　　腺

机体生长发育到一定阶段，能够产生与自己相似的子代个体的生理过程称为生殖（re-production）。生殖是机体繁殖种系、延绵生命的一种重要生理过程。人的生殖过程包括生殖细胞（精子和卵子）的形成、交配、妊娠、分娩、哺乳等一系列环节。实现生殖功能的主要器官是性腺（主性器官）。男性为睾丸，女性为卵巢。

人从出生到青春期前，男、女性的区别仅表现为生殖器官的差异，称为第一性征，系先天形成。青春期开始后，在体内内分泌激素作用下，出现了一系列与性别有关的特征，如男性表现为长出胡须、喉结突出、肌肉发达、宽肩窄臀等，女性表现为乳房发育、骨盆宽阔、皮下脂肪丰满等，称为第二性征（又称副性征），系后天形成。生殖系统的功能主要包括产生生殖细胞和分泌性激素以繁殖新个体并激发和维持第二性征等。

一、睾丸的功能

男性主性器官为睾丸（testes），睾丸位于阴囊内，左右各一。其主要功能是产生精子和分泌雄激素。附性器官有附睾、输精管、射精管依次连接构成输出管道，以及前列腺和成对的尿道球腺和精囊。

（一）睾丸的生精功能

睾丸的表面被覆一层致密的纤维膜，称为白膜，其内有精曲小管及其之间的间质细胞。精曲小管是精子的发源地，其上皮由生精细胞和支持细胞构成。

原始的生精细胞为精原细胞，从青春期开始，在体内有关激素作用下逐渐发育成精子（spermatozoa）。其生成过程如下：精原细胞→初级精母细胞→次级精母细胞→精子细胞→精子。它们自管壁的基膜向管腔依次排列，支持细胞主要为各级生精细胞提供营养并起保护与支持作用。

增殖活跃的生精细胞易受多种理化因素的影响，如射线、微波、药物、高温、内分泌失调和维生素缺乏或过多等，都直接或间接地影响精子的发生。即使在正常情况下，精子在演变过程中也难免出现形态异常，如大头、双头和双尾畸形等。若这些形态异常的精子超过20%，则可能造成不育。精子排入女性生殖管道后，可存活 1～3 天，但其受精能力仅维持 24 小时左右。

输精管及附属腺体分泌的液体呈弱碱性，与精子混合组成乳白色的精液（semen），经输精管及尿道排出体外。精液适宜于精子的生存与活动，每次射精排出的精液 2～5 mL，含精子总数 3 亿～5 亿个。如每毫升精液含精子数<500 万，即不容易生育；如<200 万则可能造成不育症（infertility）。当输精管被结扎后，仅阻断了精子的排出，既不影响雄激素的分泌与释放，亦不影响精液的排出与性生活。

（二）睾丸的内分泌功能

1. 间质细胞　精曲小管之间的疏松结缔组织称为睾丸间质，其中散布着三五成群的一种特殊细胞，称为间质细胞。间质细胞可以分泌雄激素，雄激素的主要成分为睾酮（testosterone）。睾酮在其靶细胞内被还原酶还原为双氢睾酮，再与靶细胞内的受体结合而发挥作用。

2. 睾酮的主要生理作用

（1）维持生精作用，可促进精子的生成。

（2）刺激性器官的生长发育，并维持其成熟状态，促进男性第二性征出现并维持其正常状态。

（3）维持正常的性欲。

（4）促进蛋白质合成，尤其是肌肉和生殖器官的蛋白质合成。同时还能促进骨骼生长及红细胞生成释放等。50 岁以后，随着年龄增长睾酮的分泌量逐渐减少。

（三）睾丸功能的调节

睾丸功能主要受下丘脑-腺垂体-睾丸轴的调控，下丘脑通过释放 GnRH，影响腺垂体 LH 和 FSH 的分泌和释放，从而影响睾丸的功能。

1. 腺垂体分泌对间质细胞内分泌功能的调控　由腺垂体分泌的 LH 促进间质细胞合成和分泌睾酮，因此有人又称 LH 为间质细胞刺激素（interstitial cell stimulating hormone, ICSH）。LH 与间质细胞的 LH 受体结合之后，经 G 蛋白介导，激活腺苷酸环化酶，导致细胞内 cAMP 增加，再激活相应的蛋白激酶系统，并促进睾酮合成酶系的磷酸化，加速睾酮的合成。

2. 腺垂体对精曲小管的精子生成的调控　由腺垂体分泌的 LH 和 FSH 都具有调节生精的作用。实验表明，FSH 具有启动生精过程的作用，而睾酮只有维持生精的作用。

3. 睾丸激素对下丘脑-腺垂体的负反馈调节　LH 促进间质细胞分泌睾酮，而一旦血中睾酮达到一定浓度后，即可作用于下丘脑和腺垂体，抑制 LH 和 FSH 的分泌；FSH 促进支持细胞分泌抑制素，抑制素又对垂体 FSH 分泌具有负反馈调节作用（图 12-7）。

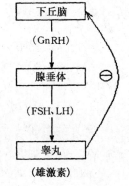

图 12-7　下丘脑-腺垂体-睾丸轴的调节

二、卵巢的功能

女性生殖系统包括内生殖器和外生殖器。内生殖器由卵巢、输卵管、子宫和阴道等组成。

（一）卵巢的排卵和内分泌功能

卵巢（ovary）是女性的主要性器官，能产生女性生殖细胞，并且分泌女性性激素。

1. 卵巢的组织学结构和排卵功能　卵巢的实质由被膜、皮质和髓质三部分组成（图12-8）。

皮质位于被膜深面，由结缔组织、神经、血管及各期发育中的卵泡组成。女性从青春期开始到更年期为止，卵巢以28～31天为一个周期，进行卵泡发育成熟及排卵。

卵泡是由一个较大的卵母细胞和周围许多小而扁平的卵泡细

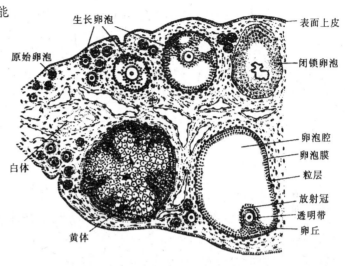

图12-8　卵巢的微细结构

胞构成。卵泡在发育过程中，体积不断增大，卵泡细胞开始分裂增生而逐渐增多，分泌卵泡液，卵泡液聚集于卵泡细胞之间而形成一些大小不等的腔隙，即卵泡腔。卵泡腔逐渐扩大，卵细胞被挤压到卵泡的一侧，卵细胞逐渐成熟。在每个月经周期中，常有几个甚至十几个原始卵泡同时发育，但通常只有一个卵细胞发育成熟。人类卵泡的成熟需12～14天，与此同时卵泡细胞分泌雌激素（estrogen）。

成熟的卵细胞向卵巢表面移近而突出。此时，由于卵泡腔内的压力随卵泡液剧增而升高，终于使卵泡破裂，于是卵细胞便从卵泡排出入腹腔内，称为排卵。排卵后的卵泡细胞在腺垂体的黄体生成素的作用下，不断增生肥大，逐渐发育成一个体积较大又富含血管的细胞团，并出现黄色颗粒，称为黄体。黄体能分泌孕激素（progestogen）（黄体素）和雌激素。如排出的卵细胞未受精，黄体只能维持2周左右，这种黄体称为月经黄体；如排出的卵细胞受精，黄体继续发育变大，这种黄体称为妊娠黄体。黄体萎缩退化形成白体。黄体退化后不久，另一个卵泡又开始发育。人类女性每月通常只有1个卵泡成熟，一般2个卵巢每月交替排出1个卵细胞。

2. 卵巢的内分泌功能　卵巢主要分泌雌激素、孕激素，卵巢的细胞还能分泌少量雄激素。

（1）雌激素：卵巢是分泌雌激素的主要器官。此外，睾丸、胎盘和肾上腺皮质也能产生少量的雌激素。雌激素的主要功能如下。①对生殖器官的作用：它具有促进青春期女子附属生殖器，包括阴道、子宫、输卵管等发育成熟。还能促进阴道上皮增生、角化，并合成大量的糖原。当含有大量糖原的上皮细胞脱落后，被阴道内的乳酸杆菌分解而合成乳酸，降低阴道内的pH值，抑制细菌的生长繁殖，故可增加局部抵抗力，称为阴道自洁作用。②对副性征的影响：雌激素具有刺激并维持乳房发育、骨盆宽阔、臀部肥厚、音调高而尖、皮下脂肪丰满等女性第二性征的作用。③对子宫的作用：促使子宫肌增生，并使子宫内膜的血管及腺体增生，还能提高子宫肌对缩宫素的敏感性。④对代谢的影响：雌激素能促进肾小管对Na⁺的重吸收，同时增加肾小管对ADH的敏感性，因此具有保钠、保水而增加血容量和细胞外液量的作用。故有的妇女可产生月经前水肿，尤其是胫前水肿。此外，雌激素还具有降低血中胆固醇的作用，故临床上使用雌激素能缓解动脉粥样硬化。

（2）孕激素：在卵巢内主要由黄体产生。其主要作用是保证胚胎着床和妊娠的维持：①在雌激素的基础上，进一步使子宫内膜和其中的血管、腺体增生，并引起腺体分泌营养丰富的黏液，有利于受精卵着床及胚胎的营养供应。②使子宫和输卵管平滑肌活动减弱，降低子宫肌对缩宫素的敏感性，从而有利于受精卵的运行和着床，故能安胎和防止流产。③使宫颈腺分泌少而黏稠的黏液，形成黏液塞，不利于精子通过。有些孕激素避孕药可能就是影响这一环节而起作用的。④能刺激乳腺腺泡发育成熟，为分娩后分泌乳汁作准备。⑤产热效应，可使机体产热量增加。

（二）月经周期

1. 月经周期中卵巢和子宫内膜的变化　女性从青春期开始，在整个生殖年龄中，除妊娠和哺乳期外，生殖器官呈现周期性变化。这种变化最明显的外部表现是每月一次子宫内膜脱落出血，经阴道流出，称为月经（menstruation）；这种周期性变化过程，称为月经周期（menstrual cycle）。成年妇女月经周期平均为28天，一般13～15岁开始第一次来月经，第一次月经称为月经初潮，45～50岁月经停止以后称为绝经期。在月经周期中，根据卵巢和子宫内膜变化，可将月经周期分为3期（图12-9）。

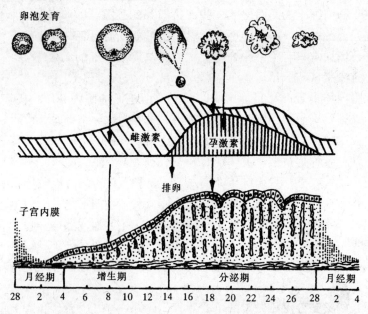

图12-9　月经周期中各种变化与激素水平的关系

（1）增生期（proliferative phase，又称卵泡期、排卵前期）：此期是由月经停止日开始至卵巢排卵日止，相当于月经周期的第5～第14天。此期内卵泡生长、发育和成熟，并且分泌雌激素，在雌激素作用下，子宫内膜迅速增生变厚，血管增生，腺体增多变长，但不分泌黏液。此期末卵巢排卵。

（2）分泌期（secretory phase）：又称黄体期、排卵后期，从排卵起至下次月经前，相当于月经周期的第15～第28天。排卵后卵泡颗粒细胞形成黄体细胞，继续分泌雌激素和大量孕激素，在这两种激素作用下，使子宫内膜进一步增生变厚，血管扩张、充血，腺体迂曲，并分泌黏液。此期子宫活动减弱，子宫内膜变松软并含有丰富的营养物质，从而为妊娠作准备。

（3）月经期（menstrual phase）：指阴道流血开始到停止，相当于月经周期的第1～第4天。此期是由于排出的卵细胞未受精，黄体萎缩，血中孕激素和雌激素迅速下降，使子宫内膜失去这两种激素的维持而发生崩溃脱落出血，并从阴道流出。此期一般持续4天左右，总出血50～100 mL。月经血因含纤溶酶原激活物，故月经血不凝固，而有利于排出。

2. 月经周期的形成机制　在一个月经周期开始时，血中雌激素、孕激素处于较低水平，下丘脑释放促性腺激素释放激素（GnRH）使腺垂体分泌促卵泡激素（FSH）和黄体生成素（LH）。在这2种激素作用下，促进卵泡生长发育和成熟，并产生雌激素。在雌激素作用下，子宫内膜呈现增生期的变化。排卵前1天左右，血中雌激素达到最高峰。此时，高浓度的雌激素通过正反馈作用，使下丘脑大量释放GnRH，促使腺垂体分泌FSH和LH增加，以LH分泌最明显，形成黄体生成素高峰，从而导致成熟卵泡排卵。

卵泡排出卵细胞后的残余卵泡在LH作用下形成黄体，黄体分泌雌激素和大量的孕激素，在这2种激素的共同作用下，使子宫内膜呈现分泌期的变化，为受精卵着床做好准备。

若排出的卵细胞未受精，血中高浓度的雌激素和孕激素可反馈地抑制下丘脑及腺垂体，血中FSH和LH浓度下降；黄体萎缩，导致血中雌激素和孕激素浓度迅速降低，使子宫内膜失去上述2种激素的维持而崩溃脱落出血，进入月经期。由于此期血中雌激素和孕激素浓度下降，从而解除了对FSH和LH分泌的反馈抑制，致使FSH和LH分泌增加而重复下一个月经周期。

若排出的卵细胞受精，黄体则在胎盘分泌的绒毛膜促性腺激素作用下继续生长发育成妊娠黄体，并继续分泌雌激素和孕激素，此时子宫内膜不但不脱落反而继续增厚，故怀孕期间没有月经。

月经周期可随剧烈的情绪波动、生活改变以及体内其他疾病等内外环境因素的变化而发生变化，它们可以通过中枢神经系统反射性地影响下丘脑-腺垂体-卵巢轴的活动来改变月经周期，导致月经失调。

（三）妊娠

男女生殖细胞结合并形成新的个体的生理过程称为妊娠（pregnancy）。妊娠由受精、着床、妊娠维持及胎儿生长与分娩等一系列过程组成。

1. 受精　精子穿入卵细胞并与之融合的过程称为受精（fertilization）。通常人的受精部位位于输卵管壶腹部与其峡部相连接处。

2. 着床　受精卵由输卵管运输到子宫的过程中，一边移动，一边进行细胞分裂，形成胚泡，于排卵后的第7～第8天，胚泡进入子宫，经与子宫内膜相互作用而植入子宫，这一过程称为着床（implantation）。

3. 胎盘及其激素　胎盘是妊娠期重要的内分泌器官，它可以分泌多种重要的蛋白类激素、肽类激素和类固醇激素，以维持妊娠和促进胎儿的生长发育。

(1) 人绒毛膜促性腺激素（human chorionic gonadotropin，HCG）：是由胎盘绒毛膜分泌的一种糖蛋白激素。HCG 由 α、β 2 个亚单位组成，这 2 个亚单位在结构上均与 LH 极其相似，因此其生物效应和免疫特性与 LH 基本相似。

受精卵第 6 天龄左右，胚泡形成滋养层细胞并开始分泌微量的 HCG；妊娠早期形成绒毛组织后，由合体滋养层细胞分泌大量的 HCG；至妊娠 8～10 周，血中 HCG 浓度达到高峰，以后逐渐下降，至妊娠第 20 周达较低水平，并一直维持至妊娠末期。妊娠过程中，孕妇尿中 HCG 动态含量与血中 HCG 平行，因此临床上以母体血中或尿中 HCG 水平作为早孕诊断的准确指标。

(2) 雌激素和孕激素：妊娠早期，HCG 刺激卵巢的月经黄体变为妊娠黄体，维持妊娠前 10 周较高浓度的孕激素和雌激素水平；妊娠 10 周后，由胎盘接替妊娠黄体分泌雌激素和孕激素。

(3) 胎盘其他激素：胎盘除分泌上述激素外，尚可分泌人胎盘催乳素（HPL）等多种激素。

(四) 分娩

成熟的胎儿及附属物从子宫娩出体外的过程称为分娩（parturition）。大约在妊娠 265 天左右，子宫平滑肌兴奋性逐渐提高，引起有节律的子宫平滑肌收缩，形成胎儿娩出的基本动力。与此同时，卵巢妊娠黄体分泌一种称为松弛素（relaxin）的物质，可以松弛妊娠妇女的骨盆韧带，以便分娩顺利进行。

(五) 哺乳

乳腺是哺乳动物生殖系统的组成部分。直接由乳腺供给婴儿乳汁的过程称为哺乳。女婴乳腺结构简单，到青春期，在雌激素的作用下，乳腺导管增生并分支，管间脂肪增多，乳房增大。妊娠期乳腺继续发育，具备泌乳条件，但不分泌乳汁。分娩后，血中雌激素、孕激素浓度降低，解除对腺垂体催乳素的抑制作用，于是催乳素分泌量增加，乳腺开始泌乳。

妇女哺乳时，婴儿吸吮乳头反射性引起催乳素和缩宫素的分泌，从而产生射乳反射。催乳素促进乳汁分泌，缩宫素具有促进乳腺和导管周围肌上皮细胞收缩作用，排出乳汁。断奶后，不再吸吮乳头，催乳素、缩宫素分泌释放减少而停止泌乳。

〔郭争鸣〕

第十三章 老年生理

生、老、病、死是生命活动中不可避免的客观规律。伴随着社会的进步，经济的增长，人民生活水平日益提高，加上医疗保健事业的空前发展，人类平均寿命正在不断延长。国家统计局发布的全国第五次人口普查结果表明，我国 65 岁以上的老年人已达总人口的 6.96％。按照 7％的标准，我国已有许多大、中城市跨入了老龄化社会的行列。我国老年人口数目之众，老龄化进程之快，老年人占用卫生资源比例之大，促使老年医学已经成为我国卫生保健事业关注的焦点之一。老年生理学主要从基础医学的角度，重点阐述老年人生理、生化等方面的增龄性变化，揭示老年人生命活动的规律，为老年人提供良好的医疗卫生保健打下坚实的基础。

第一节 概 述

一、寿命、衰老、老年的概念

一个人从出生经过生长发育成熟直到死亡的整个生存时间称为寿命（life）。以年龄（岁）为度量单位。衡量人类寿命有两大指标：一个是平均寿命，是指一个国家或一个地区人口的平均存活年龄；另一个是最大年龄（又称寿限），是指不受外界因素干扰的条件下，从遗传学而言，人类可能存活的最大年龄。据科学家推测，人类寿限可达百岁以上。有资料表明我国人均寿命已由 1949 年前的 33 岁增长到 2002 年的 71.2 岁，尽管与发达国家水平（日本男性平均寿命为 77.8 岁，女性平均寿命为 85 岁，人均 81.5 岁）比较还有一定距离，但增长趋势是显而易见的。目前，国内外报道的百岁老人并不罕见。

机体各器官功能随年龄增长而逐渐地、全面地降低的过程称为衰老（ageing）。衰老是生物体在其生命后期缓慢发生的、全身性的、多方面的、十分复杂的、循序渐进的退化过程。这种退化过程导致机体适应能力和储备能力日趋下降。

对老年的界定有两个标准：发达国家将 65 岁以上的人群称为老年人；而亚太地区等发展中国家则将 60 岁以上的人群称为老年人。世界卫生组织的标准是：60～74 岁称为年轻老年人，75～89 岁称为老年人，90 岁以上称为长寿老年人。

二、老化因素

机体为什么会老化？目前回答这一问题还比较困难。我们将一切可引起机体衰老的因素称为衰老原因。衰老原因可分为遗传因素和非遗传因素两类。

（一）遗传因素

调查资料表明，人类寿命与遗传有密切的关系。百岁老人家族长寿率表现为多代、两代连续长寿以及隔代长寿，表明遗传因素对寿命和衰老具有重要意义。在人类约10万个遗传基因中，有一部分遗传基因是控制衰老与寿命的主要物质。其生化本质就是DNA片段所组成的遗传单位。衰老基因位于衰老细胞中，可使各种细胞按程序降低代谢功能而导致衰老。凋亡基因则存在于老年人的凋亡细胞内，通过激活核酸内切酶使染色体DNA裂解，导致神经细胞减少。在各类生物中发现的长寿基因通常在衰老过程中呈现逐渐减少的趋势，此时如果将长寿基因转移到生殖细胞，使长寿基因数目增加，则可使寿命延长40％。

（二）非遗传因素

1. 生理因素　神经系统、内分泌系统、免疫系统随年龄增加，其结构和功能将产生退行性改变，从而导致机体整体功能下降而出现衰老。

2. 心理因素　动物实验表明，不良心理刺激可使大脑皮质处于过度兴奋状态，加速大脑皮质萎缩，使神经系统不能有效地发挥对机体的调节控制功能，导致疾病的产生，加速衰老。心情舒畅者健康长寿，而情绪波动、抑郁者则易患各种心身疾病，加速衰老进程。

3. 环境因素　世界著名的长寿地区均处于山区或边远地带，这些地方自然条件优越，良好的水土资源、宜人的气候、新鲜的空气、幽雅的环境，加上长年素食和较多的体力活动，有助于延缓衰老与长寿。

4. 社会因素　经济状况、家庭生活、社会制度、职业类型、宗教信仰、人际关系等社会因素直接和间接影响着衰老的进程。

5. 行为因素　起居无常、饮食无节、挑食厌食、吸烟酗酒等不良生活行为，均易导致代谢紊乱，加速衰老进程。而良好的生活行为则有益于长寿和延缓老化过程。

三、老化过程的生物学机制

（一）自由基学说

1956年Harman发现射线照射动物时，体内产生自由基，同时实验动物寿命缩短。假如预先给实验动物使用抗氧化剂（自由基消除剂），减少自由基的产生，对射线具有防护作用。另外给实验动物饲料中增添抗氧化剂，可使其寿命延长。由此提出老化是由于代谢过程中自由基产物有害作用结果的自由基学说。自由基可使类脂质发生过氧化，破坏生物膜并形成脂褐素，从而导致细胞老化和死亡；自由基还可使蛋白质发生羟基化和疏基丢失，从而使蛋白质分解，导致酶的失活；此外，自由基可使DNA碱基变化，单链断裂，导致老化。

（二）差错灾难学说

这一学说认为老化是从DNA复制到最终生成蛋白质的遗传信息传递过程中的错误累积造成的。在DNA转录复制过程中，如果错误的核苷酸进入DNA或mRNA，就会产生错误的DNA或mRNA，从而导致合成错误的蛋白质。此外，在mRNA翻译蛋白质时，若有错误的氨基酸进入，也会产生错误的蛋白质。非正常的蛋白质逐渐增多，就会导致细胞生理功能的破坏，给机体带来灾难。

（三）基因程控学说

这一学说认为老化过程是受精卵的基因程控的。它可以较满意解答为什么同一物种具有较恒定的年龄范围，这是因为同一物种的基因大致相同，其中控制老化的基因也大致相同；

而不同种的动物基因差别较大，与老化有关的基因也有很大差异，使老化速度不同，其寿命也就不同。

（四）体细胞突变学说

这一学说认为体细胞可因物理的（射线等）、化学的（药物等）乃至生物的因素引起突变，这种突变意味着细胞内功能基因的减少和变异，结果引起细胞正常生理活动破坏，从而加速了老化的进程。

第二节　老年人的生理变化

一、内脏器官的变化

老年人空腔器官因肌纤维萎缩而出现以下老化表现：①管腔变小，如膀胱容量减少；②管腔松弛扩大，如胃、肠下垂，食管、十二指肠和结肠憩室；③管壁变硬，如血管硬化影响血流畅通，胆囊和胆管壁增厚容易生成结石；④管壁腺体萎缩，分泌功能降低，如胃黏膜变薄变白，胃液分泌减少。

老年人的实质器官因血管硬化、细胞凋亡、结缔组织增生等，从而使肝、肾、脾、胰、脑等呈现萎缩性改变。但前列腺呈现肥大性改变，导致排尿困难。晶状体弹性下降，导致老视和白内障。内脏器官变化具体表现为：

（一）心血管的老化

老年人心肌组织脂肪成分增加，肌纤维相对减少，心肌收缩力不同程度下降，因此老年人心脏每搏量减少，心输出量仅为年轻人的 70％左右。心力储备减少，当机体活动增强、代谢增加时，主要依赖加快心率以提高心输出量来满足机体代谢的需要。因此，老年人在劳累、发热、贫血、输液等心脏负荷加大时极易出现心力衰竭。

（二）呼吸系统的老化

随年龄增长，胸廓逐渐趋于桶状，呼吸肌收缩力减弱，呼吸幅度变小。同时，老年人肺的回缩力减小，小气管口径缩小，呼吸时呼吸道阻力增加。此外，老年人的肺气肿变化，使肺泡腔变大，肺泡壁变薄，弹性下降，功能余气量增加，导致换气量减少，特别是肺泡壁的融合和肺毛细血管数目下降，导致通气/血流比值失调，换气效率降低。因此，老年人从事强体力劳动和体育活动时，容易出现呼吸困难。老年人气管、支气管纤毛运动减弱，肺泡壁上的尘细胞吞噬功能下降，呼吸道自卫能力降低，所以老年人容易患慢性支气管炎、肺炎和肺癌等呼吸系统疾病。

（三）消化系统的老化

牙齿脱落是衰老征象之一，使食物在口腔内的咀嚼受限。同时消化腺分泌的消化酶减少，消化道平滑肌运动功能减退，导致机体消化、吸收功能整体下降，容易继发营养不良、缺铁性贫血和骨质软化症。由于胃肠道蠕动的减慢、变弱，所以老年人容易出现便秘。老年人肝细胞萎缩，结缔组织增生，酶的活性下降，导致肝脏的合成、解毒等功能下降，为此，老年人的临床用药剂量应适当减少。

（四）肾脏的老化

肾实质特别是皮质明显萎缩，肾单位数目相应减少，这种结构的退行性变化，导致肾小球滤过率下降，肾小管、集合管的重吸收和分泌功能减弱，肾小管和集合管上皮细胞对抗利尿激素的敏感性降低，尿的浓缩功能下降，故老年人易出现多尿和夜尿。

二、调节系统的变化

（一）感觉器官的老化

老年人的感觉器官随年龄增加逐渐出现一系列的结构功能变化。45岁左右开始，由于晶状体的弹性减退，眼的屈光力降低而出现老花眼，表现为视近物时必须佩带一定度数的凸球镜片方可看清近物。由于类脂沉积于眼球角膜边缘而产生老年环。同时老年人泪腺分泌减少，导致老年人角膜失去光泽。40岁左右开始，鼓膜和前庭窗膜变厚变硬，弹性降低，耳蜗基底膜上的毛细胞也开始萎缩变性，蜗神经的结构功能减退，从而导致增龄性的听力逐渐下降。其他感觉器官如味觉、嗅觉以及体表感觉器官也都有不同程度的退化。

（二）神经系统的老化

随年龄增加，神经细胞的结构和功能发生退行性变化，老年人的脑组织日趋萎缩，脑内递质合成与释放减少，神经元之间突触联系减退，从而导致神经元之间信息联系削弱，造成脑的高级神经功能障碍。所以，老年人随年龄增加可逐渐出现记忆力减退、反应迟钝、运动不够精确等功能改变。脑血管的增龄性硬化，可引起脑组织缺血缺氧，造成老年人神经精神功能紊乱症状的出现。

（三）内分泌系统的老化

内分泌系统的结构和功能随年龄增加而出现逐渐的退化，如甲状腺功能随年龄增加有逐渐降低趋势，因此老年人代谢水平呈现增龄性下降，导致怕冷、皮肤干燥、心率减慢、容易疲倦等甲低的表现。老年人肾上腺皮质功能的下降，可导致老年人对创伤、感染、饥寒等有害刺激的应激能力降低。随年龄增加，胰岛分泌胰岛素逐渐减少，导致老年人糖尿病发病率较年轻人为高。由于老年人下丘脑-腺垂体-性腺功能活动减弱，血中性激素水平逐渐下降，从而导致生殖功能减退，女性于45～50岁之间因雌激素水平逐渐下降而月经紊乱，直至绝经，称为围绝经期（又称更年期）。此期因内分泌功能失调伴有面部潮红、焦虑失眠、记忆力减退、出汗、畏寒、骨质疏松、发胖等围绝经期综合征表现。

第三节　老年人的生物化学变化

随着老化的进行，机体可发生一系列复杂的生物化学变化，这些生物化学改变导致了各种各样的老化现象的发生。

一、物质代谢的改变

（一）蛋白质代谢的改变

蛋白质是机体主要组成成分，是生命活动的主要物质基础，随年龄增加蛋白质合成减少，蛋白质的种类也发生变化，表现为体氮含量呈现增龄性下降（表 13 - 1）。

表 13 - 1　　　　　　　　　　　不同时期体氮含量情况　　　　　　　　　　　g

	体氮总量	每千克体重含氮量
足月新生儿	66	19
儿童	615	19
成人	1320	18
老年人	1070	15

老年人组织中，蛋白质的总含量无明显改变，但氨基酸的种类有所增减。研究发现，老年人血清中丝氨酸、羟丁氨酸、组氨酸、鸟氨酸和赖氨酸含量减少，而酪氨酸、胱氨酸和苯丙氨酸等含量增加。这说明老年人所需氨基酸与中青年不同。因此，对老年人而言，蛋白质的氨基酸种类比蛋白质含量更重要，优质蛋白质更有利于老年人机体的合成和利用。

（二）脂类代谢的改变

机体对脂类的消化、吸收随年龄增加而下降，与老年人酯酶和胆酸活性降低及肠黏膜摄取脂肪长链脂肪酸和脂化能力增龄性下降有关。血中总胆固醇、甘油三酯及低密度脂蛋白含量均呈现增龄性增加，从而加大动脉硬化发生的可能性。

（三）糖代谢的改变

葡萄糖是机体主要供能物质，正常情况下，机体通过神经、内分泌的调节，保持血中葡萄糖浓度的相对恒定。老年人随神经、内分泌功能下降和肝、肾功能老化而引起糖代谢紊乱，血糖浓度升高，糖耐量下降，糖尿病发病率增加。

二、能量代谢的改变

随年龄增长，老年人逐渐出现基础代谢率（BMR）的下降。研究表明，维持老年人生理活动所必需的基础代谢呈现增龄性下降趋势，可能与老年人活动减少、交感神经和甲状腺功能减退有关。

三、酶的改变

有研究资料表明，在性成熟之后，体内 Na^+-K^+-ATP 酶、胆碱乙酰化酶、乙酰胆碱酯酶、超氧物歧化酶以及单胺氧化酶等酶的活性呈现增龄性下降趋势。

第四节　延缓衰老

人类要延长寿命必须防止意外死亡、病死和老死，尤其以防止老死最为重要。因为个体即使不生病，不发生意外，大多数到了 85 岁左右就因器官功能明显下降而难以继续生存。延缓衰老是指通过药物和非药物手段减慢、防止和逆转老化的过程。

一、非药物抗衰老

(一) 限食

动物实验表明，从幼年期开始持续或间断限食，能延缓衰老，延长最高寿限，但中老年期开始限食则无此效应。限食幅度要求至少 30%～50% 以上才有效果，限食时间越长，增寿效果越明显。限制糖、脂肪、蛋白质和某些氨基酸（色氨酸、苯丙氨酸、酪氨酸等）摄入，均有增寿效应。人类能否通过限食增寿，有待进一步研究和探讨。尽管大量限食难以接受，但适当限食是有益于健康的。

(二) 寒冷

机体衰老速度与体温密切相关，降低体温可减慢衰老的速度。变温动物可随气温下降而减慢老化速度，这是因为在低温环境中，机体体温下降，耗氧量减少；反之，在高温环境中变温动物的体温升高，耗氧量增加，寿命缩短。如果能降低人的体温，也可达到减慢衰老速度和延长寿命的目的。

(三) 运动

适当体力劳动和体育活动可延缓衰老速度，并矫正体内总水量和脂肪的增龄性变化，增强机体代谢和改善器官功能，使机体对外界的适应能力和对疾病的抵抗力增强，推迟冠心病等疾病的发病年龄，降低死亡率，从而延长寿命。

二、药物抗衰老

(一) 维生素 E

动物和人类某些细胞中脂褐素呈现增龄性累加。维生素 E 缺乏可促使这种蓄积加速，维生素 E 作为抗氧化剂，通过自身的氧化减慢类脂质在自由基作用下转化为脂褐素的速度。此外，维生素 E 还能保护细胞内的过氧化氢酶，消除自由基，稳定细胞膜和亚细胞膜。动物实验表明，维生素 E 具有延长动物平均寿命的作用。

(二) 硒

硒是谷胱甘肽过氧化物酶的活化中心，抗氧化能力是维生素 E 的 500 倍，能保护细胞膜免受自由基的损害，达到延缓衰老的目的。

(三) 甲氯芬酯

甲氯芬酯可溶解细胞内脂褐素，并将色素颗粒挤出细胞外，从而清除细胞内脂褐素，延长实验动物的平均寿命和最高寿限。

(四) 司来吉兰

司来吉兰是一种单胺氧化酶抑制药，可抑制多巴胺受体前膜对多巴胺的再吸收，从而增强脑内多巴胺作用，同时具有保护神经元的作用，还可恢复老龄实验动物的性功能，可明显延长实验动物平均寿命和最高寿限。

(五) 中药

目前认为具有抗衰老作用的中药有黄芪、人参、蛤蚧、冬虫夏草、绞股蓝、天花粉、桑椹等。中医药抗衰老有待我们进一步发掘。

〔郭争鸣　邵　琼〕

第十四章　遗传信息的传递

核酸是生物遗传的物质基础，DNA分子中脱氧核苷酸（或碱基）的排列顺序则组成遗传信息。所谓基因（gene），就是指DNA分子中的各功能片段。

细胞在开始进行有丝分裂时，细胞中的DNA含量增加1倍。每个亲代DNA变成了两个完全相同的子代DNA分子，即DNA进行了自我复制，将亲代DNA的遗传信息准确地传给了子代DNA分子，这种过程称为DNA复制（replication）。然后，以DNA为模板，把遗传信息自DNA转抄给RNA分子中，此种以DNA作模板，指导RNA合成的过程称为转录（transcription）。此后，再以mRNA作模板，用这种信息指导合成特异的蛋白质分子，这个过程称为翻译（translation）。遗传信息这种传递方向称为遗传学的中心法则（the central dogma）。此种法则自1958年一直沿用到1970年，进一步研究发现致癌RNA病毒有反转录酶存在，它们的遗传性状可由RNA决定，故RNA也可作模板，指导DNA的合成。经反转录酶作用将遗传信息自RNA传给DNA分子，因此种遗传信息的传递方向与转录相反，故称为反转录（又称逆转录）。病毒RNA还可以自身复制。由此看来，此种新的发现，使原来的中心法则得到了补充和完善。修正与完善后的中心法则概括如下：

$$\overset{\curvearrowleft}{\underset{\text{复制}}{\text{DNA}}} \underset{\text{反转录}}{\overset{\text{转录}}{\rightleftharpoons}} \overset{\curvearrowleft}{\underset{\text{复制}}{\text{RNA}}} \overset{\text{翻译}}{\longrightarrow} \text{蛋白质}$$

学习生物学的遗传信息传递基本知识，有着十分重要的生物学意义：①使大家更深刻地认识生命活动的本质与特征；②随着科学的进展，愈来愈多的发现揭示某些遗传疾病、放射性疾病、分子病、恶性肿瘤等的发生与基因及其基因表达发生异常变化有关。

第一节　DNA的生物合成

一、复制

（一）复制方式

遗传信息从亲代DNA传给子代DNA的过程称为复制，即DNA的生物合成。DNA的复制方式为半保留复制。所谓半保留复制，是指在新合成的DNA双链中，其中一条链是来自于亲代DNA，另一条是新合成的产物，此种复制方式称为半保留复制（semiconservative replication）。DNA复制过程中，首先DNA分子中的双链解开为2条单链，然后以解开后的每条单链作为模板，以 4 种三磷酸脱氧核苷（dNTP）为原料，按 DNA 碱基配对的原则，合成新的互补 DNA 链（图 14-1）。新合成的两个子代 DNA 的碱基顺序与亲代 DNA 完全相同，而且每个子代 DNA 都各保留了一条母链。通过复制，遗传信息自 DNA 分子准确无误地传给了后代。

（二）复制体系

1. 模板　分别以亲代 DNA 的两条单链为模板。

2. 原料　以 4 种三磷酸脱氧核苷（dNTP）为原料，包括 dATP、dGTP、dCTP、dTTP。

3. 参与复制的主要酶类

（1）DNA 聚合酶（DNA polymerase）：又称 DNA 指导的 DNA 聚合酶，它的主要作用是以 4 种三磷酸脱氧核苷作原料，在 DNA 模板链上按碱基互补原则合成新的互补 DNA 链。

（2）引物酶（primase）：指能催化 RNA 引物合成的酶，是一种 RNA 聚合酶。其作用是在 DNA 模板的起始部位催化 RNA 片段的合成，并能辨认复制起始点。

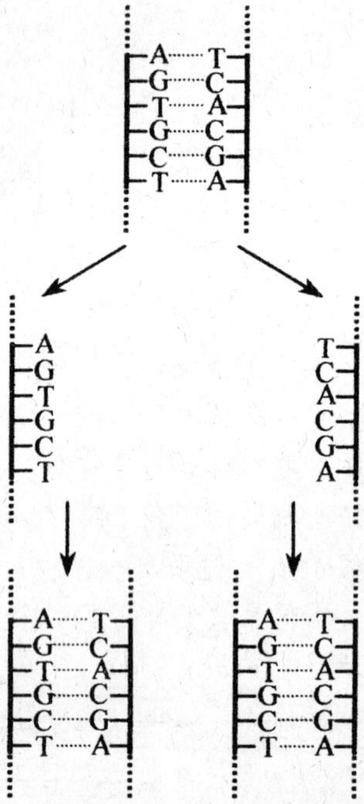

图 14-1　DNA 的半保留复制

（3）连接酶（ligase）：连接酶能催化 DNA 片段的 $3'$-OH 末端与另一 DNA 片段的 $5'$-P 末端之间形成磷酸二酯键，从而把两个片段的 DNA 链连接成一个完整的长链。

（4）拓扑异构酶、解链酶及 DNA 结合蛋白：拓扑异构酶（topoisomerase）又称拓扑酶，在体内广泛分布，它能松弛 DNA 超螺旋结构和解开一段双链，使解开后的单链作反向旋转时不致缠结在一起。在适当时候，又将切口封闭，使 DNA 变为松弛状态。能将 DNA 双链解开的酶称为解链酶。当 DNA 双链解开成为单链后，DNA 结合蛋白马上与解开后的单链结合在一起，使模板维持单链状态，阻止单链被核酸酶水解。

4. 引物　DNA 复制时需要一小段 RNA 作为引物，由引物酶催化生成。

（三）复制过程

DNA 复制过程十分复杂，其机制不完全清楚。复制过程可概括为以下 3 个阶段（图 14-2）。

1. DNA 复制的起始及 RNA 引物合成　DNA 复制时，首先由引物酶辨认起始点，在拓扑酶和解链酶作用下将 DNA 双螺旋解开成单链，形成复制点，因其复制点的形状像叉子，故称为复制叉。在引物酶催化下，以 DNA 单链作模板，4 种三磷酸核糖核苷为原料，按 $5'\rightarrow 3'$ 方向，合成短链 RNA（5~100 个核苷酸），作为合成 DNA 的引物。

2. DNA 片段合成　在细胞内，DNA 的两条链都可作模板链。DNA 的新链合成，只能在 RNA 引物 $3'$-OH 末端开始沿着 $5'\rightarrow 3'$ 方向进行。以三磷酸脱氧核苷作原料，按碱基配对原则和以解开后的两条单链为模板，经 DNA 聚合酶的酶促反应，从 RNA 引物 $3'$-OH 末端开始，沿着 $5'\rightarrow 3'$ 方向分别合成新的 DNA 互补链。在 DNA 两条模板链上合成的新的 DNA 链中，其中有一条链是连续不断地合成的，此链称为领头链，又称前导链；而另一条链则是不连续合成的，称为随从链，这些较短的 DNA 片段称为冈崎片段。当 DNA 片段合成一定

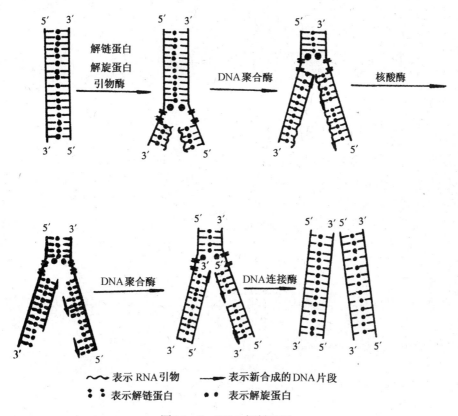

图 14-2 DNA 复制过程

长度后，由核酸酶将 RNA 引物水解切除。RNA 引物切除后所留下的空隙由 DNA 聚合酶作用又合成 DNA 片段来填补。

3. DNA 分子合成　相邻的两个 DNA 片段经 DNA 连接酶作用，连接为大分子的 DNA 复制链，形成完整的 DNA 分子。

二、反转录

以 RNA 作模板合成 DNA 的过程称为反转录。其反转录过程是：在反转录酶（又称 RNA 指导的 DNA 聚合酶，RNA directed DNA polymerase）参与下，以病毒 RNA 作模板，4 种 dNTP 为原料，首先合成与 RNA 互补的 DNA 单链（complementary DNA，cDNA）。同时，形成 RNA-DNA 杂交体。杂交体中的 RNA 被反转录酶水解掉，再以 cDNA 作模板，合成另一条互补的 DNA 链，形成双链 DNA。当此病毒双链 DNA（前病毒）合成后，整合入宿主细胞 DNA 中，在某些条件下，使癌基因活化，引起宿主细胞发生癌变。反转录过程简示如图 14-3 所示：

病毒 RNA（模板）$\xrightarrow{\text{反转录酶}}$ RNA-DNA（杂交体）$\xrightarrow{\text{DNA 指导的 DNA 聚合酶}}$ 双链 DNA 分子（反转录产物）$\longrightarrow$ 整合到宿主细胞的 DNA 分子中

图 14-3　反转录过程

第二节　RNA 的生物合成

一、转录方式

以 DNA 为模板合成 RNA 的过程称为转录。转录方式为不对称转录，即 DNA 中的双链，其中只有一条链可作模板参与转录，此链称为有意义链（sense strand），而另一条不能作模板的链称为反意义链（antisense strand）。但有意义链并不总是 DNA 分子中的某一条链，不同的基因节段，其有意义链是不同的（图 14-4）。

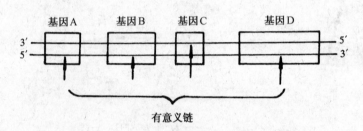

图 14-4　DNA 分子中的有意义链和反意义链

二、转录体系

RNA 的合成需要具备多种条件，如模板、原料、酶、无机离子及某些蛋白质因子等参与，以上这些条件总称为转录体系。

（一）原料

4 种三磷酸核糖核苷（即 ATP、GTP、UTP、CTP）是 RNA 合成的基本原料。

（二）模板

RNA 合成的模板是 DNA 分子中的有意义链。

（三）RNA 聚合酶

RNA 聚合酶又称 DNA 指导的 RNA 聚合酶（DNA directed RNA polymerase，DDRP）。它以 DNA 为模板催化三磷酸核糖核苷合成 RNA。

大肠埃希菌中的 RNA 聚合酶共有 α、α'、β、β'、σ 5 个亚基共同组成全酶。若去掉 σ 亚基（又称 σ 因子），则把 $\alpha_2\beta\beta'$ 称为核心酶，它仍具有催化 RNA 合成的能力。但核心酶无起始 RNA 合成的能力，只能延长已开始合成的 RNA 链。σ 因子本身没有催化作用，但可辨认 DNA 模板上的启动子（promoter），协助转录起始，故又称起始因子（initiation factor，IF）。转录开始后，σ 因子与全酶分离而脱落，原核细胞的转录酶可催化各种 RNA 合成。临床上常用利福霉素（rifamycin）或利福平来治疗结核病，其机制就是抑制原核细胞中的 RNA 聚合酶活性，使转录过程终止，RNA 和蛋白质不能合成，达到治疗目的。

三、转录过程

原核生物 RNA 的转录可分为起始、延长和终止 3 个阶段。

（一）起始阶段

首先由 RNA 聚合酶的 σ 因子辨认 DNA 模板的转录起始点，并与之结合成复合物，同时改变 DNA 分子的局部构象，结构松弛，解开一段 DNA 双链，使 DNA 模板链暴露出来。

（二）延长阶段

转录开始后，σ 因子从复合物上分离脱落下来，RNA 链的延长则依靠核心酶的酶促作用。即核心酶沿着 DNA 模板链的 $3' \rightarrow 5'$ 方向滑动，滑动的距离是一个核苷酸。然后利用 4 种 NTP 作原料，依照 DNA 模板链上的碱基配对原则进入模板，催化各个核苷酸之间生成磷酸二酯键，使 RNA 链按 $5' \rightarrow 3'$ 方向连续不断地合成延长。

（三）终止阶段

DNA 模板链上出现有终止转录的信号时，ρ 因子来识别其终止转录部位并与之结合。核心酶不能再往前滑动，而停止转录，RNA 链则不能再延伸。一旦转录终止，新合成的 RNA、核心酶、ρ 因子等与模板分离而脱落下来。至此，RNA 的转录完成。（图 14-5）

转录合成的 RNA 只是 mRNA、rRNA、tRNA 的前体，需要经过转录后的加工、修饰才能变为有生物学功能的 RNA。

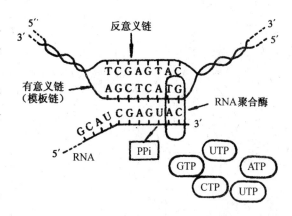

图 14-5　RNA 生物合成示意图

第三节　蛋白质的生物合成

蛋白质是生命的物质基础，它的生物合成与核酸的关系非常密切。蛋白质分子中的氨基酸排列顺序，是由 mRNA 的核苷酸顺序决定的。经转录合成的 3 种 RNA（mRNA、tRNA、rRNA）都直接参与蛋白质的生物合成过程，其中 mRNA 是合成蛋白质的直接模板，经过 mRNA 将储存在 DNA 分子中的遗传信息翻译成特异的蛋白质分子。蛋白质合成时需要原料——氨基酸和 ATP、GTP 供能，以 mRNA 为模板，tRNA 作搬运工具，在核蛋白体上首先合成多肽链，然后经过修饰与加工才能形成具有生物活性的蛋白质。

一、RNA 在蛋白质合成中的作用

（一）mRNA 的作用

mRNA 是细胞内含量最少的一种 RNA，占 RNA 总量的 2%～3%。mRNA 含有 DNA 传给的遗传信息，它的首要作用是在蛋白质生物合成过程中起着直接模板作用，即 mRNA

中的核苷酸排列顺序决定着蛋白质多肽链中氨基酸的排列顺序。蛋白质分子中氨基酸序列是如何被 mRNA 决定的？经研究证明是通过 mRNA 分子中的遗传密码决定的。所谓遗传密码，是指存在于 mRNA 分子中由相邻的 3 个核苷酸组成的三联体，它代表一种氨基酸，故称密码或暗码子（codon）。

mRNA 分子中的 4 种核苷酸，每 3 个核苷酸组成一组，共有 4^3（64）种不同的排列方式，即可排列出 64 个密码。其中有 61 个密码分别代表不同的氨基酸（表 14-1）。

表 14-1 密码与各种氨基酸的对应关系

密 码	氨基酸	密 码	氨基酸	密 码	氨基酸
AUG（启动信号）	甲硫氨酸	AAA AAG	赖氨酸	GUU GUC GUA GUG	缬氨酸
UGG	色氨酸	AUU AUC AUA	异亮氨酸	UCU UCC UCA UCG AGU AGC	丝氨酸
UUU UUC	苯丙氨酸	GCU GCC GCA GCG	丙氨酸		
UAU UAC	酪氨酸				
UGU UGC	半胱氨酸	GGU GGC GGA GGG	甘氨酸	CGU CGC CGA CGG AGA AGG	精氨酸
CAU CAC	组氨酸				
GAU GAC	天冬氨酸	ACU ACC ACA ACG	苏氨酸	CUU CUC CUA CUG UUA UUG	亮氨酸
AAU AAC	天冬酰胺				
GAA GAG	谷氨酸	CCU CCC CCA CCG	脯氨酸	UAA UAG UGA	终止密码
CAA CAG	谷氨酰胺				

由表 14-1 可知遗传密码的基本特点如下：

1. 多数氨基酸有几个密码 从密码表中看出，只有色氨酸和甲硫氨酸为一个密码，多数氨基酸有 2～4 个密码，最多的共有 6 个密码，如丝氨酸、亮氨酸、精氨酸。

2. AUG 既代表甲硫氨酸密码，又是肽链合成的起始密码（initiation codon）。

3. UAA、UAG、UGA 3 种密码是终止密码（stop codon） 它代表蛋白质合成终止的信号，不代表任何氨基酸。终止密码常位于 mRNA 的 3′末端。

4. 密码的通用性（universal） 从病毒、细胞到人类，蛋白质合成时都用同一套密码，无种属差异，这说明生物是由同源进化而来的。

5. 密码的连续性 2 个密码之间没有核苷酸加以隔开，正确地阅读密码方向是从 mRNA 的 5′末端向 3′末端不间断地阅读，直到终止密码为止。

（二）rRNA 的作用

rRNA 是细胞内含量最多的一种 RNA。rRNA 常与蛋白质结合在一起，构成核蛋白体。核蛋白体分两类：一类是附着于粗面内质网上，主要参与清蛋白、胰岛素等蛋白质合成；另一类则游离在细胞液中，主要参与细胞内固有蛋白质的合成。核蛋白体是蛋白质合成的场所，能将 tRNA 运来的氨基酸在核蛋白体上装配成多肽链。

核蛋白体由大亚基和小亚基组成，小亚基与模板 mRNA 结合，并能同时接受 2 组密码。大亚基上有 2 个位点：一个是"给位"（供位或 P 位），即是结合肽酰 tRNA 的部位；另一个部位是"受位"（或 A 位），即氨基酰- tRNA 依附的部位。mRNA 与小亚基结合时，这两个位点正好与 mRNA 上两个相邻的密码相对应。转肽酶位于受位与给位之间，催化肽链的合成。

（三）tRNA 的作用

tRNA 的种类有 40～50 种，常以游离形式或与氨基酸结合而存在。tRNA 在蛋白质生物合成过程中的作用为：①运输原料氨基酸，通常每种氨基酸都由特定的 tRNA 来搬运，且一种氨基酸常有 2～6 种与之相对应的 tRNA，氨基酸与 tRNA 的正确结合是确保 tRNA 翻译的精确性之关键；②识别密码，即 tRNA 上的反密码与 mRNA 上的相应密码有互补关系，这样便可携带相应氨基酸在 mRNA 上"对号入座"，从而保证遗传信息的准确传递，使多肽链中的氨基酸按照 mRNA 中密码所指定的顺序排列（图14－6）。

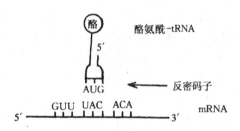

图 14－6　密码与反密码的互补关系
引自：《生物化学》，第 2 版，谢诗占主编，
人民卫生出版社，1995 年

二、蛋白质生物合成过程

蛋白质合成过程是一系列酶促反应的连续过程，详细步骤十分复杂。蛋白质合成的条件如下：①需要 mRNA 作模板；②搬运工具为 tRNA；③氨基酸作原料；④核蛋白体提供装配多肽链的场所；⑤需要一系列酶和蛋白质因子参与；⑥由 ATP 和 GTP 供能。

蛋白质生物合成步骤大致分为氨基酸的活化和转运、核蛋白体循环（ribosomal cycle）两大阶段。后者又分为肽链合成起始、肽链合成延伸和肽链合成终止 3 个阶段。当肽链合成后，还要经过加工与修饰后才能成为有生物活性的蛋白质。

（一）氨基酸的活化和转运

氨基酸的活化是指氨基酸与 tRNA，经氨基酰- tRNA 合成酶作用，生成氨酰 tRNA（aminoacyl tRNA）的过程。此反应是一个耗能的过程，需 ATP 供能。反应式如下：

$$\text{氨基酸} + \text{tRNA} + \text{ATP} \xrightarrow{\text{氨酰 tRNA 合成酶}} \text{氨酰 tRNA} + \text{AMP} + \text{PPi}$$

在氨酰 tRNA 分子中，氨酰基与 tRNA 3′末端腺苷酸（AMP）的 C-2′或 C-3′以酯键形式结合。氨酰 tRNA 的结构式如下：

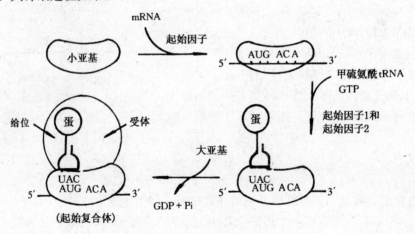

氨酰 tRNA 合成酶的特异性很强，它既能识别特异的氨基酸，也可识别特异的tRNA。该酶并能使氨基酸准确地与相应的 tRNA 结合，而不发生错误，从而保证遗传信息能够正确翻译。氨酰 tRNA 可依据 mRNA 中的密码顺序将活化的氨基酸（氨酰基）搬运到核蛋白体上参加多肽链的合成。

（二）核蛋白体循环

1. 肽链合成的起始阶段　指在 Mg^{2+}、GTP 及起始因子的参与下，由核蛋白体的大亚基、小亚基、模板 mRNA 及具有启动作用的甲硫氨酰 tRNA 结合，形成起始复合物的过程（图 14-7）。其详细过程如下：

图 14-7　肽链合成的起始阶段

（1）首先是在起始因子 3 和起始因子 1 的参与下，mRNA 与小亚基结合。

（2）在起始因子 2 和起始因子 1 的参与下，GTP 供能，甲硫氨酰 tRNA 借反密码与 mRNA中的起始密码相结合，此时甲硫氨酰 tRNA 的反密码 UAC，准确地结合在 mRNA 上的起始密码 AUG 上。

（3）在 GTP 酶作用下，使 GTP 分解为 GDP 和 Pi 供能，释放出起始因子 1 和起始因子 2。大亚基结合到小亚基上，形成一个起始复合体。此时 mRNA 模板上的起始密码 AUG 和甲硫氨酰 tRNA 正好处在大亚基的供位即给位（donor site）上；mRNA 的第二个密码则出现在受位（acceptor site），该位置是空位，为第二个氨酰 tRNA 进入而留下的位置。肽链合成的起始阶段亦无肽链合成，而仅是为肽链合成做好了准备。

2. 肽链合成的延伸阶段　指起始复合物形成后，经肽链延长因子催化，在 K^+、Mg^{2+} 的参与下，和 GTP 供能，由搬运工具 tRNA 按 mRNA 模板中密码的顺序，将氨基酸原料搬运到核蛋白体上逐个对号入座，以及氨基酸经肽键相连接而形成多肽链的过程。新生肽链每增加一个氨基酸单位，都要经过氨酰 tRNA 的进位（entrance）、成肽（peptide bond formation）和移位（translocation）3 个步骤反复进行，使肽链逐渐延长（图 14 - 8）。

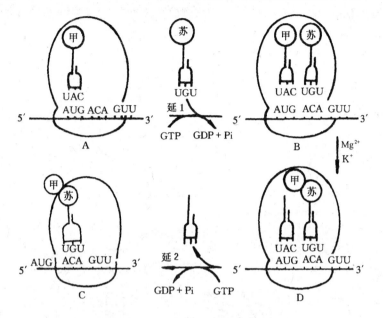

图 14 - 8 肽链合成的延长阶段
A. 起始复合体 B. 进位 C. 转肽 D. 移位

（1）进位：指氨酰 tRNA 按照 mRNA 模板上密码的要求，进入到核蛋白体的受位。因给位已被起始的甲硫氨酰 tRNA 所占据，而受位是空位置，故新的氨酰 tRNA 可以依照 mRNA 模板上密码的安排进入到受位，但要在延长因子 1 及 GTP、Mg^{2+} 的参与下才能进位。

（2）转肽（又称成肽）：给位上甲硫氨酰 tRNA 的甲硫氨酰基经转肽酶（transpeptidase）作用，转移到受位上氨酰 tRNA 的氨酰基的氨基上生成第一个肽键。此反应需 Mg^{2+} 和 K^+ 参与才能完成转肽。肽键生成后，即在核蛋白体的受位上出现一个二肽酰 tRNA，给位上的搬运工具 tRNA 便自核蛋白体上脱落下来。

（3）移位（又称转位）：在延长因子（elongation factors，EF）的作用下，GTP 分解供能，核蛋白体沿着 mRNA 从 $5'→3'$ 方向移动一个密码的距离，使受位上的肽酰 tRNA 移动到给位，此时受位空出，受位上又出现一组新密码，以供另一个氨酰 tRNA 进入受位。然后再转肽，生成三肽酰 tRNA，接着再移位，如此不断重复进位、转肽和移位，肽链就按照 mRNA 中密码的指令而不断延长，直到模板 mRNA 中出现终止信号为止。

3. 肽链合成终止阶段

（1）在核蛋白体沿着模板 mRNA 移位过程中，一旦在受位上出现有终止密码（UAA、UAG 或 UGA）时，释放因子（release factors，RF）能识别终止密码，并进入受位与之结合。而各种氨酰 tRNA 却不能进入到受位，终止因子进入受位与终止密码的结合是一个耗能的过程（由 GTP 供给）。

（2）当释放因子与核蛋白体结合后，释放因子使给位上的转肽酶活性发生改变，由原来的转肽作用而转化为对给位上 tRNA 与肽链之间的酯键进行水解作用,使多肽链与核蛋白体分离而脱落下来,此步反应需 GTP 供能。

(3) 在终止因子作用下核蛋白体与模板 mRNA 分离,tRNA 自给位脱落下来,最后核蛋白体便解离为大亚基与小亚基。此时,多肽链的合成便告完成。解离后的大小亚基又可被再次利用,重新进入新的多肽链合成过程,如此周而复始、循环不息地进行。所以,蛋白质多肽链在核蛋白体上的合成过程又称核蛋白体循环。(图 14 - 9)

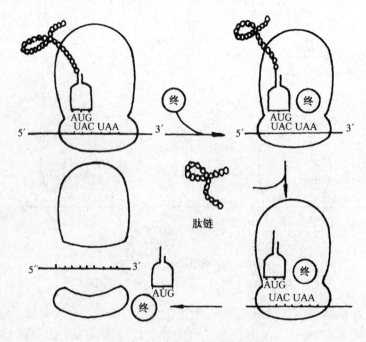

图 14 - 9 肽链合成的终止阶段

第四节 核酸、蛋白质生物合成与医学的关系

核酸与蛋白质都是一切生命现象的物质基础。核酸分子中携带着大量的遗传信息,指导着蛋白质的生物合成,蛋白质的合成与代谢变化、遗传、分化、免疫、生长等关系非常密切。当核酸结构异常改变时,会妨碍蛋白质的结构与功能,进而引起生命活动及机体代谢异常,对健康造成很大危害。如肿瘤、分子病、放射病等发生,都是与核酸代谢及蛋白质生物合成代谢障碍有关。同理,用抗生素抑制微生物的蛋白质合成,亦可阻止细菌生长、繁殖,达到治疗目的。而基因工程、基因诊断、基因治疗、转基因技术与克隆技术等都是在了解核酸代谢及蛋白质合成过程的基础上,发展而来的近代生物学和现代医学高新技术,在生物学、医学、药学、免疫学以及牧业、工农业等方面的应用中,有着十分重要的意义。

一、肿瘤

肿瘤的发生与发展涉及多因子参加的多步骤复杂过程，其分子基础十分复杂，引起的原因和机制目前还不十分清楚，但肿瘤的发生与基因表达异常肯定相关。核酸是细胞变异的物质基础，当 DNA 发生突变，外源致癌病毒 DNA 的插入和 DNA 表达调控失常时，常引起细胞癌变。核酸合成代谢旺盛、分解代谢明显降低、DNA 含量增加是肿瘤核酸代谢的特点，也是肿瘤细胞生长迅速的代谢基础。肿瘤病人体内嘌呤及嘧啶核苷酸从头合成与补救合成途径旺盛，使肿瘤组织核酸合成增多，为肿瘤细胞分裂、增殖提供物质基础。据此原理，临床上常使用氟尿嘧啶、巯嘌呤等药物来抑制肿瘤细胞合成核酸和蛋白质，从而控制肿瘤细胞的生长、繁殖，达到治疗肿瘤的目的。

二、放射病

放射病是指大量高能量射线进入机体，引起组织细胞广泛性损伤和破坏。机体遇到大剂量放射线照射时，主要破坏机体 DNA 和蛋白质的空间结构，从而妨碍 DNA 的复制和细胞分裂，蛋白质合成受到影响，而分解却旺盛。当引起功能障碍时，出现各种代谢异常引起的临床症状与体征，如明显的脱发、皮肤和黏膜出血、发热、全身衰竭等症状，其中以胃肠道症状、血液系统症状与神经系统症状最为严重。放射线过量进入机体虽可引起疾病（如导致白内障、白血病、甲状腺癌、乳腺癌等），但可用它进行预防性健康检查、疾病的辅助诊断以及肿瘤的放射治疗。

三、分子病

分子病是指因 DNA 分子上基因的缺陷，使 RNA 和蛋白质合成异常，引起蛋白质一级结构发生改变所致的疾病。如镰状细胞贫血，因其 Hb A 的 β 链发生基因突变，使病人 Hb A 的 β 链第 6 位谷氨酸被缬氨酸取代，形成异常 Hb S。在氧分压较低时易聚合成较大分子在红细胞中析出，使细胞内渗透压降低，细胞皱缩呈镰刀形并极易破裂，引起溶血性贫血。Hb β 链异常的原因是由于在控制 β 链合成的 DNA 分子基因片段上有一胸腺嘧啶被腺嘌呤代替（即 T 取代了 A）所致，以致该基因转录生成的 mRNA 上的一个谷氨酸密码 GAA 变成了缬氨酸密码 GUA。此病多见于非洲和美国黑人。

分子病属于遗传病，目前很难彻底根治。随着基因工程学的发展，今后可以通过基因疗法向功能缺陷的细胞补充或引进相应功能的外源性正常 DNA，以纠正或补偿其基因缺陷，从而达到治疗目的。

四、抗生素

许多抗生素通过干扰 DNA 复制、RNA 转录或作用于翻译过程的不同环节来抑制病原微生物或肿瘤细胞的蛋白质合成，达到抑制细菌和肿瘤细胞生长的作用。如新霉素、链霉素都能与核蛋白体的小亚基结合，以阻止氨酰 tRNA 进位，使肽链不能延长，干扰细菌蛋白质合成；氯霉素与核蛋白体的大亚基结合，抑制转肽酶活性，不能成肽，阻止蛋白质多肽链合成；红霉素与细菌核蛋白体大亚基结合，阻止核蛋白体移位，抑制细菌蛋白质合成；抗结核病药物利福平或利福霉素能抑制转录过程中的转录酶（RNA 聚合酶）活性，从而影响转录来阻止蛋白质合成。又如抗肿瘤药放线菌素 D、丝裂霉素、博来霉素等抑制 DNA 模板活性，从而干扰转录过程；巯嘌呤、环磷酰胺、氟尿嘧啶等能阻止 DNA 复制，抑制肿瘤细胞的分裂增殖。

五、基因工程

基因工程是指在体外用人工方法，将不同来源的基因与基因载体重组后引入宿主细胞内进行复制、转录和翻译的技术，又称重组 DNA 技术（基因克隆技术）。它主要是建立在核酸理论与实验技术发展基础上的一项创新。其主要步骤包括：①制备目的基因；②制备基因载体；③DNA 重组；④转化，即将重组 DNA 分子转移到受体细胞（如大肠埃希菌）内进行复制和转录；⑤目的基因的表达。

基因工程有着广泛的用途

1. 通过基因工程技术，人们可获得符合意愿的新型遗传物质，合成大量人们需要的而原来很难得到的 RNA 及蛋白质产品，用于科研或生产目的。现在已经或正投入市场的基因工程产品有胰岛素、促红素、白介素-2、生长素、白血病抑制因子、肥大细胞生长因子、干扰素、心房钠尿肽、乙型肝炎疫苗、尿激酶、血小板因子等。

2. 利用基因工程技术生产该 DNA 片段，作为 DNA 诊断用的诊断探针，从胎儿羊水中取少量胎儿细胞 DNA，对有无症状的遗传疾病进行产前诊断。

3. 发现疾病基因。科学家如果对人类的所有基因全部序列进行定位测定或制图，并能掌握人类基因组（genome）DNA 的全部序列，将对遗传疾病的诊断与治疗及新遗传疾病的发现，防止遗传疾病的发生和流行具有极高的应用价值，甚至对整个医学科学的发展和宇宙生命现象的认识都将产生极大的影响。

六、基因诊断与基因治疗

（一）基因诊断

基因诊断又称 DNA 诊断。遗传疾病是因某基因的部分或完全缺失或变异引起蛋白质的质和量发生改变，导致功能障碍而产生的疾病。而基因诊断是利用分子生物学及遗传学的技术、原理，制备特异的 DNA 探针（DNA probe）来检测特定基因是否存在，有否缺失碱基、突变或碱基插入，从而诊断病人有某遗传疾病或是否患遗传疾病。也可通过测定羊水的胎儿细胞 DNA，进行产前诊断是否有某遗传性缺陷，出生后是否发病，从而实施终止妊娠措施。

目前常用聚合酶链反应技术进行基因诊断，它取代了原来基因诊断所采用的、由特定寡核苷酸顺序组成的探针进行分子杂交的基因诊断法。基因诊断快速，灵敏度高，选择性强。从最初的遗传疾病诊断，扩大到优生优育以及寄生虫和微生物引起的感染性疾病、亲子鉴定、种属鉴定、个人认定及性别鉴定等方面。

（二）基因治疗

基因治疗（gene therapy）是运用 DNA 重组技术向功能缺陷的细胞补充相应功能的基因，以修补有缺损的基因，或以正常基因替代缺陷的基因，从而达到治疗目的。基因治疗包括基因调控和基因矫正（gene correction）2 种途径。

基因调控治疗可通过 2 种不同方式来治疗：①用药物使被抑制的基因重新开放进行基因

表达，或抑制某些基因的表达达到改善症状的目的；②通过与 mRNA 结合，或剪切 mR-NA，以阻止基因表达，达到抑制肿瘤细胞增殖或抑制细菌的生长繁殖，达到治疗肿瘤及感染性疾病的目的。

基因矫正治疗包括基因修复、基因替换和基因增补 3 种方式。基因增补（gene augmentation）疗法是指有缺陷的基因或功能低下的基因不去掉，而是向机体增补正常基因来纠正细胞的某些功能，故将基因增补疗法又称基因添加疗法，此种方法非常简便。基因替换（gene replacentation）疗法是将病人体内有缺陷的基因切除掉，然后换上功能正常的基因。此种方法是最理想的治疗措施，但技术难度大。基因修复疗法是在突变基因的原位进行特异修复的治疗方法。以上 3 种疗法中以基因增补疗法最常用，因基因替换和基因修复疗法目前尚存在许多技术性难题未突破。但真正的基因治疗，只有在基因重组技术和基因转移（gene transfer）技术成熟以后，才能彻底根治遗传疾病、肿瘤、艾滋病及细菌、寄生虫引起的感染性疾病、心血管疾病等。

七、聚合酶链反应

聚合酶链反应（polymerase chain reaction，PCR）是 1985 年在 DNA 复制理论基础上发展起来的一项快速体外基因扩增高新技术。

在 4 种脱氧核苷三磷酸（dNTP）、DNA 模板、特殊设计合成的 DNA 引物以及耐热的（Tag）DNA 聚合酶的参与下，通过反复变性—退火—聚合循环，在两引物之间反复多次地合成特定的 DNA 片段，使 DNA 数量随着循环呈指数式增加，这种过程称为聚合酶链反应。

PCR 的基本原理是：在体外通过调控温度的方式来控制 DNA 解链。升高温度使 DNA 解链，降低温度使 DNA 退火（引物与模板结合）。经特殊设计的 DNA 引物启动和 DNA 聚合酶的酶促作用在两引物间合成特定的 DNA 链。

PCR 技术可帮助分析判断致病基因是否存在，并了解其基因变异的形式。目前国内外已生产了多型号自动化 PCR 合成仪，也提供各种基因诊断试剂盒（含各种特异引物）。PCR 合成仪的问世，使体外 DNA 扩增实现了自动化和高效率。

PCR 技术应用于：①扩增的核酸可用于诊断遗传疾病、传染病（感染性疾病）及器官移植的组织配型；②病毒学研究；③分子克隆（molecular cloning）及制备探针；④DNA 序列分析；⑤亲子鉴定及个人认定、性别和种属鉴定等，如用 1 根毛发或 1 个精子、1 滴血就能通过 PCR 技术来探测毛发或精子的来源，解决了法医学检测中存在的犯罪物证少的问题。

〔黄建国〕

实验指导

总　　论

一、人体功能学实验课的教学目标

人体功能学是医学中一门实验性很强的基础学科。在实验教学中，实验课和理论课是相辅相成的。实验课的教学目标要求学生做到：

1. 初步学会人体功能学实验的一些基本操作技能及人体功能活动的一些测试方法。

2. 了解人体功能学实验原理，能运用所学理论知识，分析实验结果，书写实验报告，培养具有观察、分析和总结问题的能力。

3. 在实验过程中，逐步养成实事求是、严肃认真、积极思考和仔细分析的态度以及团结协作的良好作风。

二、人体功能学实验要求与实验报告书写形式

（一）人体功能学实验的基本要求

1. 实验前，仔细阅读实验指导，明确本次实验的目的、原理、方法、步骤及注意事项，并复习有关的理论知识，力求做到心中有数。

2. 实验时，按实验指导认真操作，仔细观察，及时、准确记录实验结果。

3. 实验过程中，必须爱护实验器材，节省实验用品，保持室内安静，相互协作，在老师的带领下共同完成本次实验。

4. 实验结束前，应整理好实验器材和用具，并搞好实验台和实验室的卫生，将实验用品放回原处。

5. 实验结束后，根据实验结果，认真书写实验报告。

（二）实验报告书写形式

除写明姓名、班级、实验日期等外，一般还应包括以下内容：

1. 实验题目。

2. 实验目的。

3. 实验对象　以人为实验对象时，应注明姓名、性别、年龄等；以动物为实验对象时，应注明动物品种、体重等。

4. 实验步骤　可扼要叙述或注明实验方法的名称，有的也可省略。

5. 实验结果　根据实验情况如实记录实验结果，剪贴或描绘实验记录曲线。数字要准确，并注明单位。必要时也可绘图或制表，以求简单明了。但结果应客观、真实。

6. 实验分析　根据实验结果，结合有关理论逐项进行分析。对不正确的结果也应加以分析，以找出失败的原因。

7. 实验结论　根据实验结果及分析，归纳出概括性的、合乎逻辑的结论。但应注意简明扼要。

三、实验室规则

1. 遵守学习纪律，穿好工作服，准时到达实验室。
2. 必须严肃、认真地进行实验，讲话要轻声，保持实验室安静。
3. 实验的器材和物品，在使用前应查点清楚，不得随意与别组调换；如有损坏或使用不灵时，应及时报告带教老师。实验用物在用完后必须立即归还原处。
4. 要爱护公共财物，注意节省实验器材和动物。
5. 注意保持实验室整洁。实验用物、废物等应放到指定地点，不得随意丢弃。
6. 实验结束后，应将实验器材、用品擦洗干净，查点清楚，放回原处。

四、常用实验器材简介

（一）D95、MS302、MD2000、MD3000 等多媒体生物记录分析系统

记录仪器经过了多次改革，从记纹鼓到二、三、四道记录仪再到现在使用的微机及多媒体生物记录分析系统。在此主要介绍 MS302 多媒体生物记录分析系统。

MS302 与微机构成了三通道生物信号记录分析系统，可以同时从生物体内或离体器官中获取电活动或张力、压力、位移等非电量的模拟信号，经过微机处理后可显示在屏幕上或打印出实验结果。它替代了传统的刺激器、放大器、示波器、记录仪、照相机等多种仪器，成为新一代智能化的生物信号测量分析仪器（实验图 1）。

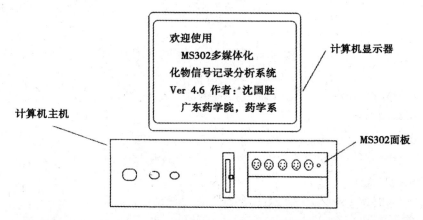

实验图 1　MS－302 多媒体化生物信号记录分析系统外形结构示意图

1. 组成与运行环境　本系统由 586 以上计算机、MS302 系统的硬件与软件等组成。MS是一块插在计算机主板扩展槽上的多功能卡以及与之相连的信号输入/刺激输出面板。其中 1A 为六芯插座，专用于心电图信号输入；1B 为三芯插座，用于神经放电、脑电等微弱信号

的输入；2、3 插座用于压力、张力传感器的输入；4 为三芯插座，作为刺激器的输出；5 插座为监听信号的输出（实验图 2）。

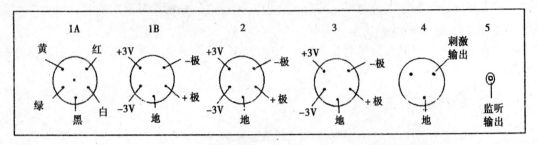

实验图 2　信号输入（传感器输入）刺激、监听输出面板结构及其接线图

2. 软件启动及退出

（1）启动：打开主机电源，待屏幕出现 C：/cd MS302 回车，屏幕显示封面，按任一键进入用户界面。

（2）退出：按 ESC 键至出现-监视状态-记录状态-结束实验-的对话窗，按光标键将红色光标移至-结束实验-并回车，即返回到 DOS。

3. 应用举例　MS302 软件设计灵活，通过不同的组合可完成多种不同的实验。现就常用的几类实验举例如下：

（1）心电记录：

1）将全导联心电电缆插头插入信号输入、刺激输出面板的 1A 插座（第 1 通道记录），也可将三芯导线插头插入该面板的插座 2 或 3（第 2 或第 3 通道记录时）。

2）开启主机与显示器电源开关，引导操作系统。

3）在 DOS 提示符下进入 MS302 子目录，键入 MS302 命令，启动 MS302 系统，进入监视状态，显示图形用户界面与主菜单。

4）将主菜单红色块移至"信号选择"，使相应通道选择"心电"信号（第 1 通道记录时可进而选择不同导联）。

5）按←键将红色块移至"增益选择"，设定该通道增益为"1 mV/cm"或"2 mV/cm"。

6）按→键将红色块移至"显速选择"，选择 50 mm/s 的扫描速度；采用"连续示波显示"或"平行称动显示"。

7）观察该通道所显示的心电波形，待信号稳定后即可开始记录，按 Esc 键，选"记录状态"。记录过程中对于所发生的事件可按 F2 键打上标记。

8）需要换导联时，重复 4）。

9）停止记录时按 Esc 键，选"监视状态"继续观察，或选"结束实验"退出本系统。

（2）血压记录：

1）将压力换能器插头连到相应通道的输入插座（例如第 2 通道记录时插入插座 2），压力腔内充满液体，排除气泡，经三通管与动脉导管相连。

2）开机及启动 MS302 系统与心电记录同。

3）选定该通道的"信号选择"为"压力"并自动调零，调零时换能器的压力腔应与大气相通，使输入为零。

4）根据换能器的灵敏度设定通道的"增益选择"，一般设在 1/2 或 1mV/cm 档。

5）若未曾压力定标，或虽经定标但相隔较久，或改换通道与换能器时，应重新进行"压力信号定标"；若已有准确定标，则继续进行下列步骤。

6）将充满肝素溶液的动脉导管插入预告分离好的颈总动脉或股动脉，结扎固定后打开三通管和动脉夹，压力信号传输入换能器。

7）选用"连续示波显示"或"平行移动显示"观察该通道显示的血压波形。必要时通过"显速选择"调整扫描速度，一般可采用 25 mm/s 或 10 mm/s；也可采用"横向压缩"功能观察血压变化趋势），如观察血压的二级波和三级波，不能用减慢"显示速度"。

8）必要时应用"参数设置"中的"基线位移"，将基线调到适当位置，使血压变化曲线更为清晰；或使用"参数设置"下"显示方式"中的"扩展屏幕显示"将通道显示范围扩大。

9）若要观察血压波形的微分，可通过"参数设置"中的"信号处理"，选择"微分处理"来获得，这样可得到收缩压最大上升速率。

10）待血压稳定后即可开始正常记录，按 Esc 键选"记录状态"，记录中可按 F2 键作必要的标记。停止记录按 Esc 键，根据实验情况选"监视状态"或"结束实验"。

（3）呼吸的记录：

1）张力传感器法：①将张力传感器接在任一通道，"信号输入"选择"呼吸"；②在动物的剑突处缝一根丝线，线与腹部垂直，连于张力传感器，并使张力合适；③如果动物已开腹，则将丝线缝至膈小肌上，线与腹部平行，连于张力传感器上；④将显速设成 25 mm/s，根据波形大小调节增益；⑤"平滑滤波"选 10 点，以使曲线光滑；⑥用"横向压缩"调整波形的疏密。

2）压力传感器法：①将压力传感器接在 1 通道，"信号输入"选择"呼吸"；②将动物气管插管的一端接在压力传感器上，并将压力传感的另一端用三通管关闭；③将显速设成 25 mm/s；④部分堵塞气管插管的进气口，根据波形大小调节增益；⑤"平滑滤波"选 10 点，以使曲线光滑；⑥用"横向压缩"调整波形的疏密。

（二）记录仪器

1. 记纹鼓　分单鼓和双鼓，可记录肌肉收缩、心脏节律性活动、血压及呼吸运动等，但功能简单、操作不便，现多已被淘汰。

2. 记录仪　能通过各种换能器将非电能转变为电信号并记录，以便对生物信号进行监视、放大和分析。可记录肌肉收缩、呼吸运动、心脏活动、小肠蠕动、血压及心电图测定等。其灵敏度、精确度指标很高。按描笔的多少分为二道、三道、四道等类型。

3. 示波器　能显示生物电波形，便于观察、照相、监听和分析研究用。时基扫描范围广，适合快慢变化的生物电信号，有内外触发，且有校正电压，可做信号显示、时间测量、电压测量，配合前置放大器等仪器，应用广泛。示波器可分为中短余辉示波器（如 SBR-1 型）和超低频示波器（如 SR-54 型、SBD-6 型）。

4. 换能器　也称传感器，是将能量的一种形式转换成电流、电压等电量信号，然后输入示波器或记录仪，以便观察、照相和分析用。换能器分为两类：一类是机械-电换能器，另一类是压力-电换能器（血压换能器）。机械-电换能器常用于测量骨骼肌、平滑肌、呼吸运动等；血压-电换能器常用于血压的测量（即动脉血压调节实验和尿生成的影响因素等实验）。

5. 电子刺激器　利用电刺激的强度、频率和波宽的作用，使活体组织受到刺激而发生变化，使组织产生兴奋。现在常用的刺激器有生理实验多用仪，它除了电子刺激外，还配有计时器和记滴器。此外还有 PST－2 型双脉冲电子刺激器。两者在实验中的各参数相同。

6. 医用生物前置放大器　通过增益可将生物电信号先放大后输入到示波器，并能提高为后极放大用的输入阻抗。应用于降压神经放电、呼吸运动调节等实验。

7. 生物电监听器　为监听生物电的信号频率，可连接在医用生物电前置放大器与示波器之间。

8. 多媒体生物记录分析系统　生物信号记录分析系统，可以同时从生物体内或离体器官中获取电活动或张力、压力、位移等非电量的模拟信号，经过微机处理后可显示在屏幕上或打印出实验结果。它替代了传统的刺激器、放大器、示波器、记录仪、照相机等多种仪器，成为新一代智能化的生物信号测量分析仪器。

本系统由计算机、生物信号处理系统的硬件和软件等组成。其硬件是一块插在计算机主板扩展槽上的多功能卡以及与之相连的信号输入/刺激输出面板。

（三）常用实验器械

1. 蛙类解剖器材

（1）剪刀：包括粗剪刀（用于剪毛皮和骨骼等粗硬组织）、手术剪和眼科剪刀（用于剪神经和血管等细软组织）。

（2）镊子：包括眼科镊子（用于夹持和分离精细组织）、无齿镊子（用来分离组织、夹持血管、肌肉和内脏）和有齿镊子（用来夹持切口的皮肤、筋膜，以防组织滑脱）。

（3）探针：用来破坏蛙或蟾蜍的脑、脊髓。

（4）玻璃分针：用于分离神经、血管、肌肉等组织。

（5）蛙板：固定蛙类，以便解剖。

（6）蛙钉：固定蛙的四肢于蛙板上。

（7）蛙心夹：用于钳夹蛙心尖，末端可接线至机械换能器。

2. 哺乳类动物解剖器材

（1）剪刀：同"蛙类器材"。

（2）镊子：同"蛙类器材"。

（3）止血钳：包括蚊式血管钳（用于分离精细组织及止血）和小直血管钳（用于钳夹浅部组织的出血点等）。

（4）手术刀：用于切开皮肤和脏器。

（5）动脉夹：用于阻断动脉血流。

（6）气管插管：是玻璃 Y 型管，急性动物实验时插入气管。

（7）动脉插管：可插入动、静脉管内。

（8）解剖台：用于固定狗、兔等实验动物，以便实验操作。

（四）常用生理实验溶液的配制

1. 麻醉药　25％氨基甲酸乙酯（乌拉坦）：25 g 氨基甲酸乙酯加入 100 mL 蒸馏水配制而成；使用剂量：狗、猫、兔，每千克体重 4 mL。

2. 抗凝剂　抗凝血用 3.8％枸橼酸钠，注入动脉插管用 0.5％肝素液或 5％枸橼酸钠。

用肝素全身抗凝时，一般剂量如下：兔，10 mg/kg 体重；狗，5～10 mg/kg 体重；大白鼠，3～25 mg/200～300 g 体重。

3. 生理盐溶液　常用生理盐溶液配制见下表。

常用生理盐溶液配制表

	林格液	洛克液	蒂罗德液	生理盐水	
	（两栖类）	（哺乳类）	（哺乳类：小肠）	（哺乳类）	（两栖类）
氯化钠（g）	6.50	9.00	8.00	9.0	6.5
氯化钾（g）	0.14	0.42	0.20	—	—
氯化钙（g）	0.12	0.24	0.20	—	—
碳酸氢钠（g）	0.20	0.1～0.3	1.00	—	—
磷酸二氢钠（g）	0.01	—	0.05	—	—
氯化镁（g）	—	—	0.10	—	—
葡萄糖（g）	2（可不加）	1.0～2.5	1.00	—	—
蒸馏水（mL）	加至 1000	加至 1000	加至 1000	加至 1000	加至 1000

注：配制液体时应将氯化钙基础液单独稀释后再加入到其他基础液中，并缓慢地搅拌。葡萄糖应在临用时加入。

〔朱艳平　彭海然〕

实验一　刺激与反应

【实验目的】　学会坐骨神经-腓肠肌标本的制备、神经肌肉实验的电刺激方法，观察刺激强度与反应之间的关系。理解阈刺激、阈下刺激和阈上刺激的概念。

【实验原理】　刺激是引起反应的原因，反应是刺激的结果。通过坐骨神经-腓肠肌标本，可了解刺激与反应之间的关系。

【实验时数】　40 分钟（示教或电教）。

【实验对象】　蟾蜍或蛙。

【实验用品】　蛙板、蛙类解剖器械、探针、玻璃分针、蛙钉、滴管、锌铜弓、培养皿、MS 系统、张力换能器、铁支架、双凹夹、林格液、食盐结晶、大头针、酒精灯等。

【实验步骤】

1. 坐骨神经-腓肠肌标本的制备

（1）破坏脑和脊髓：取蟾蜍 1 只，用纱布包住蟾蜍身，左手握蟾蜍，并以示指压其头部前端，拇指按压背部，使头前俯。右手持探针经枕骨大孔（由头前端沿正中线向尾方划去，触及凹陷处即枕骨大孔）垂直刺入，再向头方刺入颅腔，左右捣毁脑组织。然后将探针退出，向后转向尾端刺入椎管，破坏脊髓。此时蟾蜍四肢松软，表示脑脊髓已完全破坏。

（2）剪除躯干上部及内脏：在蟾蜍骶髂关节水平上 0.5～1 cm 处，用粗剪刀剪断脊柱，然后提起断端下部脊柱骨块，在耻骨联合水平前剪除内脏、头、躯干和前肢，仅留一段脊柱、后肢及坐骨神经。

（3）剥皮：左手捏住蟾蜍脊柱断端，右手捏住断端皮肤边缘，向下用力剥掉全部后肢皮肤，然后将标本浸于盛有林格液的培养皿中，再洗净手和器械。

（4）分离两腿：用镊子夹住蟾蜍脊柱，将标本提起，然后用粗剪刀沿着正中线将脊柱分为两半，从耻骨联合中央剪开两腿，完全分离两腿，再分别浸于有林格液的培养皿中。

（5）游离坐骨神经：取一标本，将标本背侧向上放于玻璃板或蛙板上，并用蛙钉固定于蛙板上。用玻璃针沿脊柱侧方游离坐骨神经，再在下肢股部背侧股二头肌及半膜肌之间的裂缝找出腿部坐骨神经，小心分离，并于近脊柱处穿线结扎（切不可用金属器械或手指直接接触分离神经）。用粗剪刀剪下一小段与神经相连的脊柱，再用镊子夹住脊柱，将神经轻轻提起，剪断坐骨神经的所有分支，分离神经直达膝关节处为止。

（6）分离坐骨神经小腿标本：用玻璃针将蟾蜍腓肠肌跟腱分离，然后穿线、结扎，再剪断跟腱，在膝关节周围剪掉全部大腿肌肉，然后在股骨上中 1/3 处，剪除上段股骨，只保留腓肠肌的起始端与骨的联系，即制成了坐骨神经-小腿标本（实验图 3A）。

（7）游离蟾蜍坐骨神经-腓肠肌标本：游离蟾蜍腓肠肌至膝关节处，然后沿膝关节至小腿其余部分全部剪掉，即成为一个坐骨神经-腓肠肌标本（实验图 3B）。

（8）用锌铜弓检查标本兴奋性：用浸有林格液的锌铜弓轻触坐骨神经，如腓肠肌发生明显收缩，则标本兴奋性良好，置林格液中备用。

2. 标本固定　将坐骨神经-腓肠肌标本的股骨端插入肌动器电极旁的小孔内，再旋紧螺丝固定，然后把腓肠肌跟腱结扎线绑接在肌动器传动杠杆上。

3. 仪器操作

（1）开机并启动 MS，预热 15 分钟。

（2）依次选定～信号输入～通道 2 选择～肌张力～自动调零。

（3）依次选定～增益选择～通道 2 选择～4 或 8（依效果可调）。

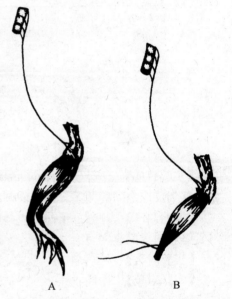

A　　　　　B

实验图 3　坐骨神经-小腿标本和坐骨神经-腓肠肌标本

A. 坐骨神经-小腿标本；
B. 坐骨神经-腓肠肌标本

（4）依次选定～设刺激器～方式　单次刺激～延时：30 ms～强度：1 V（可调），波宽：0.05 ms～波间隔：0 ms～串长 1 个，按 Esc 键退回主菜单。

（5）选定"显速选择"约 5 mm/s。

（6）选定～参数设置～显示方式～刺激标记～三通道　图形标～Esc，1/5。

（7）依次选定～参数设置～显示方式～刺激触发的显示长度 5 mm，按 Esc 键退回主菜单。

（8）依次选定～参数设置～显示方式～平行移动，（要求：图形从右向左移动，可反复执行）。

（9）必要时调整"基线位移"。

（10）依据实情启用 50 Hz 滤波、噪声滤波、平滑滤波（后续实验同此）。

4. 实验观察

（1）电刺激：用电子刺激器给坐骨神经单个刺激，刺激强度由弱到强，直到引起肌肉发生收缩。然后再改用连续刺激，频率由低到高，观察肌肉收缩有何变化。

（2）机械刺激：用镊子夹持坐骨神经，观察肌肉有何变化。多次重复夹同一部位，肌肉收缩又有何改变。

（3）温度刺激：用镊子夹持一烧热的大头针迅速接触神经，观察肌肉有何变化。

（4）化学刺激：用食盐结晶少许，置于神经或肌肉上，观察肌肉有何变化。

【注意事项】

1. 制备坐骨神经-腓肠肌标本时，注意勿损伤神经。

2. 将神经-肌肉标本装置于肌动器上时，不要拉长，尽可能保持其自然长度。

3. 每次刺激之后，要使肌肉有相同的休息时间（0.5～1分钟），并用林格液湿润标本。

4. 记录引起肌肉收缩反应的最小刺激强度（阈强度），以利分清阈下刺激、阈刺激和阈上刺激。

【结果分析】

1. 剪贴或描绘实验结果并记录，标明阈下刺激、阈刺激和阈上刺激。

2. 解释刺激的概念。不同性质、强度和频率的刺激，与组织兴奋反应有何关系？

3. 为什么在一定范围内肌肉收缩力与刺激强度成正比？

实验二　反射弧的分析

【实验目的】　分析反射弧的组成部分，说明反射弧的完整性与反射活动的关系。

【实验原理】　反射活动的结构基础是反射弧，包括感受器、传入神经、反射中枢、传出神经和效应器5个环节。反射弧结构和功能的完整是实现反射活动的必要条件，任何一个部分的破坏，都将导致反射活动不能进行。

【实验时数】　20分钟（示教或电教）。

【实验对象】　蛙或蟾蜍。

【实验用品】　蛙解剖器械、铁支架、双凹夹、肌夹、小烧杯、滤纸片、药棉、0.5％与1％硫酸液等。

【实验步骤】

1. 脊蛙的制备　将粗剪刀横插入蛙口，剪去蛙头部，保留下颌和脊髓，即制成脊蛙。用肌夹将蛙下颌夹住挂在铁支架上，然后进行以下实验。

2. 检查屈肌反射　将悬挂的蛙右足趾浸入装有0.5％硫酸液的小烧杯中，观察蛙右趾有无屈曲（屈肌反射）。

3. 剥去一侧足趾皮肤　剥去右下肢皮肤，重复步骤2，观察有无屈肌反射；再用同样方法刺激左足趾，观察有无屈肌反射。

4. 剪断另一侧坐骨神经　取下脊蛙，在蛙左大腿背面皮肤作一纵形切口，用玻璃针分开肌肉，找出坐骨神经并剪断后再将蛙挂起，然后用硫酸液刺激左足趾，观察有无屈肌反射。

5. 检查搔扒反射　用浸有1％硫酸液的滤纸片贴在蛙腹部皮肤，观察有无反应。

6. 捣毁脊髓　用金属探针插入脊蛙椎管捣毁脊髓，再重复步骤5，观察有何反应。

【注意事项】

1. 用硫酸刺激蛙足趾时间只能几秒,以免损伤皮肤。每次浸入硫酸的面积应一致,注意足趾不应触及小烧杯的底或边缘。

2. 每次硫酸刺激出现反应后,蛙足应立即用水清洗,并用纱布擦干,以免硫酸被稀释。

3. 剥皮时,注意足趾的皮肤必须剥干净。

【结果分析】

1. 解释每项结果产生的原因。

2. 通过本实验证明了什么问题?

3. 区别反射与反应有何不同?

实验三　血清蛋白质醋酸纤维薄膜电泳

【实验目的】　了解电泳法分离血清蛋白质的原理,醋酸纤维薄膜电泳法的操作方法及临床意义。

【实验原理】　血清中的各种蛋白质的等电点不同,在同一 pH 值溶液中所带的电荷量有所不同,同时分子大小各有差异,故电场中向其电性相反的电极移动的速度不同。带电荷多而颗粒小的蛋白质,泳动速度快,反之则慢。故用电泳法将血清中各种蛋白质加以分离后,经染色漂洗,可观察蛋白质种类及纯化蛋白质。也可通过比色法算出各部分蛋白质的相对百分含量。

【实验时数】　2 学时。

【实验试剂】

1. 巴比妥缓冲液(pH 值 8.6,0.07mol/L)　称取巴比妥 1.66 g、巴比妥钠 12.76 g,加蒸馏水约 500 mL,加热溶解再冷却至室温,加蒸馏水至 1000 mL。

2. 染色液　称取氨基黑 10B 0.5 g,加入冰醋酸 10 mL,甲醇 50 mL,蒸馏水 40 mL,混匀在具塞试剂瓶内储存。

3. 漂洗液　取 95% 乙醇 45 mL,冰醋酸 5 mL,蒸馏水 50 mL,混匀,在具塞试剂瓶内储存。

【实验器材】　醋酸纤维薄膜(2 cm×8 cm)、加样器(或盖玻片、有机玻璃条)、电泳仪和电泳槽、定性滤纸、玻璃板(8 cm×12 cm)、镊子、培养皿或方盘。

【实验步骤】

1. 准备　用尺寸合适的滤纸叠成 4 层贴在电泳槽的两侧支架上,一端与支架前沿对齐。另一端浸入电泳槽的缓冲溶液内,使滤纸全部浸湿,此即滤纸桥。将 700~800 mL 的缓冲液倒入电泳槽两侧,槽内液面达到水平状态。

将 2 cm×8 cm 的醋酸纤维薄膜在无光泽面上的一端约 1.5 cm 处,用铅笔轻画一条直线作为点样位置,并编好号。将薄膜无光泽面朝下,浸入巴比妥缓冲液内,待浸透后(约 20 分钟),薄膜无白斑,取出夹在滤纸中间,轻轻吸去多余缓冲液。

2. 点样　取少量血清置于玻璃板上,用加样器取血清 2~3 μL 均匀地加于点样线上,待血清渗入膜内后，移开加样器。应在薄膜点样线上出现一条有一定宽度、粗细均匀的淡黄色直线。

3. 电泳　将膜点样端靠近阴极，无光泽面朝下，平整地架在电泳槽支架的滤纸桥上，使其平衡约 5 分钟，打开电泳仪开关，调节电压为 100～160 V，电流 0.4～0.6 A/cm 膜宽。通电 40～50 分钟，使电泳区带展开约 3.5 cm 即可关闭电源。

4. 染色　用镊子小心取出薄膜，浸入染色液中 2 分钟后取出，浸入盛有漂洗液的培养皿或方盘中漂洗，直至背景颜色脱净。一般每隔 10 分钟左右换 1 次漂洗液。连续漂洗 2～3 次即可。此时，薄膜即出现 5 条蛋白色带，从阳极起，依次为清蛋白、α_1 球蛋白、α_2 球蛋白、β 球蛋白、γ 球蛋白。

【结果分析】　在薄膜上区别各条区带，肉眼能否判断哪种蛋白质含量高。

实验四　酶作用的专一性及激活剂、抑制剂对酶活性的影响

【实验目的】　验证酶作用的专一性及激活剂、抑制剂对酶活性的影响。

【实验时数】　2 学时。

【实验原理】　酶对其所作用的底物有严格的选择性，即酶的专一性。淀粉酶能催化淀粉水解，生成具有还原性的麦芽糖和葡萄糖，它们能使班氏试剂中 Cu^{2+} 还原成 Cu^+，生成砖红色的氧化亚铜（Cu_2O）沉淀。淀粉酶不能催化蔗糖水解，而蔗糖又不是还原性糖，故不能与班氏试剂反应生成砖红色沉淀。

凡能提高酶活性的物质称为酶的激活剂；能降低酶活性又不引起酶蛋白变性的物质称为酶的抑制剂。淀粉酶催化淀粉逐步水解——→分子大小不同的糊精——→麦芽糖——→葡萄糖，糊精分子从大到小遇碘后依次呈蓝色、紫色、棕红色、红色等，分子最小的糊精及麦芽糖、葡萄糖遇碘不显色。因此，通过水解产物加碘后的颜色变化可以判断淀粉水解的程度，了解抑制剂、激活剂对酶活性的影响。

【实验试剂】

1. 1％淀粉溶液　称取可溶性淀粉 1 g，加入 10 mL 蒸馏水调成糊状，边搅拌边倒入沸腾的蒸馏水中，最后加蒸馏水至 100 mL。

2. 1％蔗糖溶液。

3. pH 值 6.8 缓冲液　取 0.2 mol/L 磷酸氢二钠 772 mL，0.1 mol/L 柠檬酸溶液 228 mL 混合即得。

4. 班氏试剂　称取结晶硫酸铜（$CuSO_4 \cdot 5H_2O$）17.3 g 放入约 100 mL 蒸馏水中，加热溶解，稍冷却后用蒸馏水稀释至 150 mL 作为第一液。称取柠檬酸钠 173 g 和无水碳酸钠 100 g，加入约 600 mL 蒸馏水中，溶解后用蒸馏水稀释至 850 mL 作为第二液。最后将第一液缓缓地倒入第二液中混合均匀。

5. 0.9％氯化钠溶液。

6. 0.1％硫酸钠溶液。

7. 0.1％硫酸铜溶液。

8. 蒸馏水。

9. 稀碘液　称取碘化钾 2 g 溶于 5 mL 蒸馏水中，再加入碘 1 g，溶解后用蒸馏水稀释至 500 mL，储存于棕色瓶中。

【实验器材】　试管及试管架、试管夹、滴管、白瓷反应板、恒温水浴箱（37 ℃）、水浴锅（沸水）。

【实验步骤】

1. 酶作用的专一性

（1）稀释唾液的制备：用水漱口（除去食物残渣），再含蒸馏水约 30 mL 作咀嚼运动，2 分钟后吐入小烧杯中备用。

（2）煮沸唾液的制备：取稀释唾液约 5 mL 置试管中，放沸水浴中煮沸 5 分钟后备用。

（3）取 3 支试管，标号后按右表加入试剂。

各管充分摇匀，放入 37 ℃恒温水浴中保温 10 分钟后，每管各加班氏试剂 20 滴，放入沸水浴中煮沸 5 分钟。

试剂（滴）	试　管　号		
	1	2	3
pH 值 6.8 缓冲剂	20	20	20
1%淀粉溶液	10	10	—
1%蔗糖溶液	—	—	10
稀释唾液	5	—	5
煮沸唾液	—	5	—
结果			
分析			

2. 激活剂、抑制剂对酶活性的影响

（1）按上述方法制备稀释唾液。

（2）取 4 支试管，编号后按右表加入试剂。

（3）各管充分摇匀后，置 37 ℃恒温水浴中保温。

（4）上述各管保温 5 分钟后，从第 1 号管中取出一滴水解液放入瓷反应板凹内，加稀碘液 1 滴，混匀，观察颜色变化。以后每隔 1 分钟用同样的方法检测 1 次，直至水解液加碘后呈现暗褐色或棕红色时，立即从水浴中取出以上各管，并马上向各管加稀碘液 1 滴，混匀，观察各管的颜色区别。

试剂（滴）	试　管　号			
	1	2	3	4
pH 值 6.8 缓冲液	20	20	20	20
1%淀粉	10	10	10	10
蒸馏水	10	—	—	—
0.9%氯化钠溶液	—	10	—	—
0.1%硫酸铜溶液	—	—	10	—
0.1%硫酸钠溶液	—	—	—	10
稀释唾液	5	5	5	5
结果				
分析				

【结果分析】

1. 观察实验步骤 1 各管实验结果，并分析原因。

2. 根据实验步骤 2 各管出现的不同颜色，分析激活剂、抑制剂对酶活性的影响。

实验五　琥珀酸脱氢酶的作用及其抑制

【实验目的】　验证组织中琥珀酸脱氢酶的活性及丙二酸对此酶的竞争性抑制作用。

【实验原理】　在体内，琥珀酸脱氢酶催化琥珀酸脱氢生成延胡索酸。脱下的 2H 由辅基 FAD 接受，然后经 $FADH_2$ 氧化呼吸链传递给氧生成水。实验中用亚甲蓝（MB^+）作为受氢体接受琥珀酸脱下的氢，蓝色的甲烯蓝接受氢还原成无色的甲烯白（MBH＋H⁺）。丙二酸的结构与琥珀酸相似，能竞争性抑制琥珀酸脱氢酶。根据亚甲蓝颜色消退的程度判断琥珀酸脱氢酶的活性及丙二酸的抑制作用。

【实验时数】 2 学时。

【实验试剂】

1. 0.1 mol/L 磷酸缓冲液（pH 值 7.4）　取 0.1 mol/L NaH_2PO_4 溶液 19 mL、0.1 mol/L Na_2HPO_4 溶液 81 mL，2 种溶液混合即可。

2. 1.5％琥珀酸钠溶液（也可用琥珀酸配制，但需用 NaOH 调至 pH 值 7～8）。

3. 1％丙二酸钠溶液（也可用丙二酸配制，但需用 NaOH 调至 pH 值 7～8）。

4. 0.02％亚甲蓝溶液。

5. 液状石蜡。

【实验器材】 试管及试管架、滴管、剪刀、研钵或匀浆器、动物肌肉或肝脏（猪肝较好）、恒温水浴箱等。

【实验步骤】

1. 将动物肌肉或肝脏剪碎，加入 pH 值 7.4 磷酸缓冲液，在匀浆器内制成 20％的匀浆。

2. 取试管 4 支，编号后按下表加入试剂。

试剂（滴）	试　管　号			
	1	2	3	4
匀浆	10	10	10	—
1.5％琥珀酸钠溶液	10	10	20	10
1％丙二酸钠溶液	—	20	10	10
蒸馏水	20	—	—	20
0.02％亚甲蓝溶液	10	10	10	10
结果				
分析				

3. 将各管混匀后，各加少量液状石蜡覆盖在液面上，置 37 ℃水浴中保温 10～15 分钟，此间观察各管颜色变化，当第 1、第 2、第 3 号管颜色有区别时，取出试管并记录各管颜色。

4. 将各管液面上的液状石蜡吸去，并振摇管内溶液，观察颜色变化，解释原因。

【结果分析】 根据以上各管的颜色，说明竞争性抑制作用及特点。

实验六　人体体温测量及生物节律

【实验目的】 学习人体体温的测量方法，准确测量记录人体的体温，并绘出体温日周期、月周期变化曲线。

【实验时数】 课外进行。

【实验对象】 人。

【实验用品】 体温表（常用口表）、75％乙醇棉球、坐标记录纸及红、蓝铅笔。

【实验步骤】

1. 体温测量方法 体温是指人体深部的温度，在实际工作中常测定口腔、腋窝或直肠的温度。

（1）口温测量方法：经75％乙醇棉球消毒的体温表，用纱布拭干消毒液，将水银柱甩至35 ℃以下，把口表水银端置于受试者舌下，令其闭口，但注意勿用牙咬，用鼻呼吸。3分钟后取出擦净，观察水银柱读数，做好记录。

（2）腋温测量方法：解开上衣，擦干腋窝，将体温表水银端置于腋窝深处紧贴皮肤，屈臂绕胸夹紧体温表，10分钟后取出读数，做好记录。

2. 观察运动前后体温的变化 让受试者静坐15分钟，然后测口温3分钟，记录读数。再令受试者进行剧烈运动（如跑步、弹跳等）约20分钟，然后立即测口温，记录读数并与运动前体温作对照。

3. 体温的生物节律变化

（1）体温的日周期节律：按上法测定口腔温度，白天每小时或每节课测量1次，夜间（就寝至起床）每隔2小时测定1次，逐一记录测定时间和测得体温读数，并在坐标记录纸上绘出体温日周期变化曲线。

（2）体温的月周期节律：女性基础体温常随月经周期而有规律地波动，表现为经期及排卵前期体温较低，排卵日体温降至最低，排卵后体温逐渐回升到较高水平。女性这种体温的月周期节律可能与女性激素的分泌周期有关。本实验要求护士班女学生从月经开始至下次月经来潮为止，在清晨起床前（要求静卧）测体温，逐日记录测定时间及体温读数，并在坐标记录纸上绘出体温月周期变化曲线。

【注意事项】

1. 测量体温前，应将体温表水银柱甩至35 ℃以下，注意不要触及其他物体，防止撞碎。

2. 测口温不宜在进食冷、热饮食后立即进行，测腋温时应注意腋窝干燥无汗，否则会影响测得结果的准确性。

3. 本实验在测定女性体温月周期节律变化时，要注意在基础状态下进行，即早晨清醒静卧、空腹、精神安宁、室温18 ℃～25 ℃，以免引起误差。

实验七 血糖测定（邻甲苯胺法）

【实验目的】 了解测定血糖的原理、方法及临床意义。

【实验原理】 葡萄糖在热的醋酸溶液中与邻甲苯胺缩合，产生蓝绿色的希夫（Schiff）碱。其颜色的深浅与葡萄糖的含量成正比。

$$葡萄糖＋邻甲苯胺 \xrightarrow[\text{醋酸}]{\triangle} 希夫碱（蓝绿色）$$

【实验时数】 2学时。

【实验试剂】

1. 邻甲苯胺试剂 称取硫脲1.5 g加入900 mL左右的冰醋酸中溶解，再加入60 mL

邻甲苯胺，用冰醋酸稀释至 1000 mL，充分混匀后，置棕色瓶中，室温放置 24 小时后使用。（此试剂有较强腐蚀性，避免接触皮肤）

2. 12 mmol/L 苯甲酸溶液 于 900 mL 蒸馏水中加入 1.4 g 苯甲酸，加热助溶，冷却后用蒸馏水稀释至 1000 mL。

3. 葡萄糖标准储存液（100 mol/L） 称取无水葡萄糖 1.802 g 溶于约 70 mL 的苯甲酸溶液中，移至 100 mL 容量瓶，再加入苯甲酸溶液至刻度。

4. 葡萄糖标准应用液（5 mol/L） 量取葡萄糖标准储存液 5 mL 置于 100 mL 容量瓶中，加苯甲酸溶液至刻度。

【实验器材】 试管及试管架、刻度吸管、水浴箱、721 分光光度计。

【实验步骤】

1. 取试管 3 支，分别标记"测定"、"标准"、"空白"，按下表操作。

试剂（mL）	测定管	标准管	空白管
血清（或血浆）	0.1	—	—
葡萄糖标准应用液	—	0.1	—
蒸馏水	—	—	0.1
邻甲苯胺试剂	3.0	3.0	3.0

2. 将上述 3 支试管摇匀后放入沸水浴中加热 10 分钟，取出放在自来水中冷却至室温。

3. 比色 在 721 分光光度计上用 630 nm 波长以空白管调零，分别检测出测定管与标准管的吸光度。

4. 计算

$$血糖（mmol/L）=\frac{测定管吸光度}{标准管吸光度}\times 5$$

【结果分析】 本法测定空腹血糖的正常值为 3.9～6.1 mmol/L。根据测定结果，判断测定值是否正常，如果不正常，可见于哪些情况？

实验八 酮体生成作用

【实验目的】 验证肝脏的生酮作用。

【实验原理】 肝脏是生成酮体的脏器。实验中以丁酸作为底物，与新鲜肝匀浆一起放入与体内相似的环境中，即可生成酮体。酮体与显色粉反应，生成紫红色化合物。而将丁酸与肌匀浆放在同样的环境中，则不能生成酮体，因此不与显色粉反应。

【实验时数】 2 学时。

【实验试剂】

1. 0.9％氯化钠溶液（生理盐水）。

2. 洛克液 称取氯化钠 0.9 g，氯化钾 0.042 g，氯化钙 0.024 g，碳酸氢钠 0.02 g，葡萄糖 0.1 g，溶于 100 mL 蒸馏水中。

3. 0.5 mol/L 丁酸溶液 称取 44 g 丁酸溶于适量的 0.1 mol/L 氢氧化钠溶液中，然后用 0.1 mol/L 氢氧化钠溶液稀至 1000 mL。

4. 0.1 mol/L 磷酸盐缓冲液（pH 值 7.6）　量取 0.1 mol/L Na_2HPO_4 86.8 mL 与 0.1 mol/L NaH_2PO_4 13.2 mL，混合即可。

5. 15％三氯醋酸。

6. 显色粉　称取亚硝基铁氰化钠 1 g，无水碳酸钠 30 g，硫酸铵 50 g，混合后研成粉末。

【实验器材】　试管及试管架、滴管、研钵或匀浆器、剪刀、恒温水浴箱、动物肝、肌肉。

【实验步骤】

1. 制备肝匀浆和肌匀浆　将新鲜的动物肝脏和肌肉剪碎后，分别放入匀浆器或研钵中，按 1（g）：3（mL）加入生理盐水制成匀浆。

2. 取 4 支试管，编号后按下表加入试剂。

试剂（滴）	试 管 号			
	1	2	3	4
洛克液	15	15	15	15
5 mol/L 丁酸溶液	30	—	30	30
pH 值 7.6 磷酸缓冲液	15	15	15	15
肝匀浆	20	20	—	—
肌匀浆	—	—	—	20
蒸馏水	—	30	20	—
结果				
分析				

3. 将各管摇匀，置 37 ℃恒温水浴箱中保温 40 分钟。

4. 取出各管，分别加入 15％三氯醋酸 20 滴，混匀后离心（3000 r/min，5 分钟）。

5. 用滴管从 4 支试管中分别吸取上清液数滴置白瓷反应板的 4 个凹内，每凹各加显色粉一小匙，观察所产生的颜色反应。

【结果分析】　各管液体是否与显色粉起反应，为什么？

实验九　转氨基作用

【实验目的】　验证不同的组织细胞中转氨酶活性不同，ALT 在肝细胞中活性最高。

【实验原理】　转氨基作用是由转氨酶催化氨基酸的氨基与 α-酮酸的 α-酮基发生互换反应。转氨酶的活性以 ALT 和 AST 最强。血清 ALT 作用于丙氨酸及 α-酮戊二酸，在 pH 值 7.4 时，发生氨基转移作用，生成丙酮酸及谷氨酸。催化的反应式如下：

丙氨酸　　α-酮戊二酸　　　丙酮酸　　谷氨酸

丙酮酸　　2,4-二硝基苯肼　　　丙酮酸 2,4-二硝基苯腙

ALT 活力的大小可由丙酮酸产量的多少反映出来，而丙酮酸可与 2,4-二硝基苯肼作用，生成丙酮酸 2,4-二硝基苯腙。在碱性溶液中呈现红棕色，用颜色深浅表示丙酮酸生成量的多少。本实验用肝和肌肉进行比较。

【实验时数】　2 学时。

【实验试剂】

1. 0.1 mol/L 磷酸盐缓冲液（pH 值 7.4）　称取无水 Na_2HPO_4 11.928 g，KH_2PO_4 2.176 g，用蒸馏水溶解后并稀释至 1000 mL，摇匀。

2. ALT 底物液　称取 DL-丙氨酸 1.79 g，α-酮戊二酸 29.2 mg 于烧瓶中，加 0.1 mol/L pH 值 7.4 磷酸盐缓冲液 80 mL，煮沸溶解后待冷，用 1 mol/L 氢氧化钠或盐酸溶液调节 pH 值至 7.4，再用 0.1 mol/L pH 值 7.4 磷酸盐缓冲液稀释至 100 mL，混匀，加氯仿数滴防腐，放入冰箱中保存。如无任何混浊和生霉，可用 1 个月。

3. 0.4 mol/L 氢氧化钠溶液　称取 16 g 氢氧化钠，溶于适量的蒸馏水中，然后稀释至 1000 mL。

4. 2,4-二硝基苯肼溶液　称取 2,4-二硝基苯肼 19.8 mg 溶于 10 mol/L 盐酸溶液 10 mL 中，溶解后再加蒸馏水到 100 mL，于冰箱中保存（置于棕色瓶内）。

【实验器材】　中号试管、试管架、恒温水浴箱、滴管、组织捣碎机或研钵和细沙、剪刀。

【实验步骤】

1. 将家兔用空气栓塞致死后，立即取出肝和肌肉，分别以冰生理盐水洗去血液。各取 10 g 组织，剪碎后加 pH 值 7.4 缓冲液 10 mL，放入组织捣碎机中研成匀浆后，再加 pH 值 7.4 缓冲液 20 mL 混匀，此即为肝匀浆和肌匀浆。

2. 取 2 支试管按下表操作。

试剂（滴）	试　管　号	
	1	2
ALT 底物液	20	20
肝匀浆	3	—
肌匀浆	—	3
混匀后放入 37 ℃恒温水浴箱中保温 20 分钟		
2,4-二硝基苯肼	10	10

续表

试剂（滴）	试　管　号	
	1	2
混匀后再次放入 37 ℃恒温水浴箱中保温 20 分钟		
0.4 mol/L 氢氧化钠溶液	100	100
结果		
分析		

【结果分析】 比较两管颜色，并指出哪种组织中 ALT 活性高。

实验十　神经干动作电位

【实验目的】 观察蟾蜍坐骨神经动作电位的基本波形，初步了解主要电生理仪器的使用方法。

【实验原理】 神经干动作电位是神经兴奋的客观指标。神经纤维在静息时，膜电位表现为外正、内负。当神经受刺激时，受刺激的部位产生兴奋，膜外呈负电性质。当神经冲动通过该处后，该处的电位又恢复到静息水平。兴奋时发生的上述电位变化过程称为动作电位；用引导电极将动作电位变化经放大器由示波器可显示出来。

【实验时数】 1 学时（示教或电教）。

【实验对象】 蟾蜍或蛙。

【实验用品】 电脑、神经标本盒、蛙类解剖器械、小烧杯、培养皿、棉花、丝线、林格液等。

【实验步骤】

1. 仪器准备　选定实验模块～动作电位～动物实验。1、2 道平滑滤波 15。增益最小。设连续刺激，串长为 333，强度为 1～2 为 3 V，波宽 0.30 ms，波间隔 100 ms，传导速度 4000 m/s。阈值可调。

2. 制备坐骨神经丛-坐骨神经-腓肠标本（见实验一）。

3. 用镊子夹住已制备好的坐骨神经-腓肠肌标本两端的结扎线，将神经标本放置电极上，将标本的近中端置于刺激电极上（r_1、r_2），远中端搭在引导电极上（$r_4 - r_7$），r_2 与 r_4 之间设有地线，再用滤纸吸去标上过多的任氏液。

4. 用单个刺激作用于神经，调节刺激的波宽和波幅；并将动作电位的波形调节到荧光屏的适中位置，然后观察所显示的双向动作电位波形。也可给予连续刺激，此时需使刺激频率与示波器的扫描同步，使之能在荧光屏上得一稳定的波形（实验图 4）。

【注意事项】

1. 制备坐骨神经标本时，分离皮肤时要用剪刀剪断皮下组织，不要撕拉其皮肤。制好的神经标本最好在林格液中浸泡 30 分钟。

2. 分离坐骨神经标本时，亦要用剪刀剪开神经干周围组织和神经分支，以免损伤神经主干。

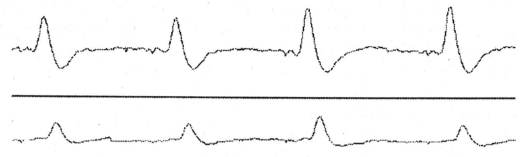

实验图 4　神经干动作电位曲线图

3. 刺激强度在开始时不要过强，应由弱逐步加大到适当强度。

【结果分析】　分析动作电位的产生及其引起和传导的原理。

实验十一　红细胞渗透脆性的测定及血沉

一、红细胞渗透脆性实验

【实验目的】　准确配制不同浓度的低渗盐溶液；观察红细胞在不同浓度的低渗氯化钠溶液中的溶血现象，加深理解红细胞渗透脆性和血浆渗透压相对恒定的生理意义。

【实验原理】　正常红细胞膜对于低渗盐溶液具有一定的抵抗力，此抵抗力大小可以用红细胞渗透脆性来表示。抵抗力大的渗透脆性小，抵抗力小的渗透脆性大。

【实验时数】　1 学时。

【实验对象】　人。

【实验用品】　抗凝血、试管架、试管、1％氯化钠溶液、蒸馏水、1 mL 吸管、橡皮吸球。

【实验步骤】

1. 配制溶液　取小试管 10 支，依次编号排列于试管架上，按照下表配成不同浓度的低渗盐溶液。

试剂	试　管　号									
	1	2	3	4	5	6	7	8	9	10
1％氯化钠溶液(mL)	0.9	0.65	0.60	0.55	0.50	0.45	0.40	0.35	0.30	0.25
蒸馏水(mL)	0.10	0.35	0.40	0.45	0.50	0.55	0.60	0.65	0.70	0.75
氯化钠溶液浓度(％)	0.90	0.65	0.60	0.55	0.50	0.45	0.40	0.35	0.30	0.25
结果										

2. 加抗凝血　用小滴管取血，于以上试管内每管加入 1 滴血液，将各试管中的低渗盐溶液与血液充分混合，静置 30 分钟。

3. 观察结果　以各试管溶液的颜色及混浊度判断有无溶血。未发生溶血者，红细胞沉积于管底，上液无色透明；部分溶血者，管底有红细胞沉积，上液呈透明的淡红色；完全溶血者，溶液呈红色透明，管底无红细胞沉积。刚开始溶血的氯化钠浓度为最大脆性（通常为0.45％），完全溶血的氯化钠浓度为最小脆性（0.3％）。

【注意事项】

1. 试管先编号，切勿搞错。

2. 吸管勿乱用（1 支吸 1‰氯化钠溶液、1 支吸蒸馏水）。

3. 加血后轻轻摇匀，但不能用力过猛，以免红细胞碰撞破裂。

【结果分析】

1. 根据实验结果，分析红细胞在不同浓度的低渗溶液中产生不同程度溶血的原因，解释红细胞渗透脆性的特征。

2. 根据实验结果指出最大渗透脆性和最小渗透脆性各是多少？与正常人红细胞渗透脆性比较有何区别？如结果不同，应分析原因（实验失败、病理原因）。

二、血沉

【实验目的】 学习血沉测定方法，能讲出血沉测定的原理和意义。

【实验原理】 红细胞具有悬浮于血浆中不易下沉的特性。但血浆中某些成分的改变，将使红细胞发生叠连，导致红细胞下沉速度加快。通过红细胞在单位时间内自然下沉的速度，可测定红细胞的悬浮稳定性。

【实验对象】 人。

【实验时数】 示教（穿插在红细胞渗透脆性实验中进行）。

【实验用品】 惠氏沉降管、固定架、5 mL 注射器、8 号注射针头、3.8％枸橼酸钠、定时钟、5 mL 容量瓶。

【实验步骤】

1. 取 3.8％枸橼酸钠 0.4 mL 放置 5 mL 容量瓶内，用消毒注射器和针头从肘正中静脉取血 2 mL，准确地将 1.6 mL 血液注入小瓶内，然后反复轻轻颠倒数次，使血液与抗凝剂充分混匀。

2. 取干燥惠氏沉降管 1 只，从小瓶内吸血至刻度"0"点止。擦去下端口外面的血液，垂直竖立于固定架上，管上端由 1 块弹簧铁片固定起来。

3. 将沉降管固定于固定架上之后，立即开始计时，等 1 小时后读取血沉管内血浆层的毫米数，即为血沉结果。

【注意事项】

1. 抗凝剂应新配制。血液与抗凝剂容积比例为 4∶1。

2. 自采血时起本实验应于 2 小时内完毕，以免影响结果。

3. 沉降管不能稍有歪斜，管内不应有血块和气泡。用品均要清洁干净。

4. 若红细胞上端呈斜形或尖峰形时应选择斜坡部分的中间位置计算。

【结果分析】 血沉值是多少？与正常人相比有无区别？说出产生原因及临床意义。

实验十二　影响血液凝固的因素

【实验目的】　学会制备血浆与血清标本。掌握加速、延缓血液凝固及抗凝的方法，并能准确地运用到临床工作中去。

【实验原理】　血液凝固是一系列酶促反应过程，最终使血浆中可溶性的纤维蛋白原转变为不溶性的纤维蛋白，即可导致血液由流动的液态变为不流动的凝胶状。血液凝固受多种因素的影响，而钙离子和纤维蛋白原是血液凝固过程中不可缺少的物质。

【实验时数】　30分钟。

【实验对象】　人。

【实验用品】　血浆、血清、试管、试管架、滴管、吸管、玻璃蜡笔、兔脑浸出液、秒表、3%氯化钠溶液、0.9%氯化钠溶液、3%氯化钙溶液。

【实验步骤】

1. 取试管4支，标明号码，置于试管架上，按下表分别在试管中加入各种物品。

试　剂	试　管　号			
	1	2	3	4
草酸血浆（mL）	0.5	0.5	0.5	—
血清（mL）	—	—	—	0.5
3%氯化钠溶液（滴）	2	—	—	—
0.9%氯化钠溶液（滴）	2	2	—	—
兔脑浸出液（滴）	—	—	2	2
3%氯化钙溶液（滴）	—	2	2	2
结果				

2. 在最后加入3%氯化钙溶液后，立即摇匀，并记录时间。

3. 每隔20秒，将试管倾斜1次。若液面不随之倾斜，则表示已经凝固，记录凝固所需要的时间。

【注意事项】

1. 试管编号切勿搞错。

2. 加入物品时要对号进行，使之准确无误。

3. 倾斜试管观察结果时动作要轻，以免影响结果的正确性。

【结果分析】

1. 根据实验结果分析去掉 Ca^{2+} 和纤维蛋白原后，血为什么不凝固？

2. 根据实验结果分析第2、第3号试管血液凝固有什么区别？为什么？

3. 结合实验结果分析产生血液凝固的原因。

实验十三　出血时间和凝血时间的测定

【实验目的】　学会测定出血时间和凝血时间的方法；能说出正常的出血时间和凝血时间。

【实验原理】　从毛细血管破损，血液自行流出至自行停止所需的时间，称为出血时间，正常为1～4分钟；自血液流出体外开始到血液凝固为止所需的时间，称为凝血时间，正常为2～8分钟。

【实验时数】　20分钟。

【实验对象】　人。

【实验用品】　采血针、75％乙醇棉球、滤纸、载玻片、大头针。

【实验步骤】

1. 出血时间　以75％乙醇棉球消毒耳垂或指尖，用已消毒的采血针刺入2～3 mm深，使血液自行流出。然后每隔半分钟用滤纸吸干流出的血液1次，直到没有血液流出为止。记录开始出血到止血时间或计数滤纸上的血斑数除以2，便可算出出血时间。

2. 凝血时间　同上法采血，取血两大滴，分别置于清洁的玻片两端，并记下时间。每隔半分钟，用大头针轻轻挑动血滴1次，直到挑起时见到血纤维细丝为止，即表示开始凝血。另一滴血作为对照。

【注意事项】

1. 取血部位必须选择血液流畅的部位。

2. 采血针刺入深度要合适，不宜太深或太浅。

3. 滤纸不要接触伤口，以免影响结果。

4. 取血时切勿挤压太重，以免组织液挤入血中而缩短凝血时间。

5. 挑动血滴时，应横贯血滴，次数不宜过多，否则会变成脱纤维蛋白血液。

【结果分析】　出血时间和凝血时间值各是多少？与正常值是否一致？测出血时间和凝血时间有何临床意义？

实验十四　ABO 血型鉴定

【实验目的】　学会鉴定血型的方法；加深理解血型分型的依据及其临床意义。

【实验原理】　根据红细胞表面 A、B 凝集原的有无和不同，将人群血液分型称作 ABO 血型。用已知的 A、B 血清凝集素可以测出未知的红细胞表面 A、B 凝集原，从而推断其血液的血型。

【实验时数】　1学时。

【实验对象】　人。

【实验用品】　A 型及 B 型标准血清、采血用具、滴管、双凹玻片、小试管、玻璃蜡笔、牙签、75%乙醇、棉球、0.9%氯化钠溶液。

【实验步骤】

1. 取双凹玻片1块，用玻璃蜡笔在两端分别标上"A"、"B"字样。

2. 在A侧中央凹滴A型标准血清1滴，在B侧中央凹滴B型标准血清1滴。

3. 消毒被测者手指尖或耳垂，待乙醇挥发后，取已消毒的采血针刺入皮肤约2 mm，取血1~2滴置于盛有1 mL 0.9%氯化钠溶液的试管内混匀，制成红细胞悬液。

4. 用吸管取红细胞悬液，在A、B型标准血清中各加1滴，并用牙签充分混匀，静置10~15分钟后观察结果（实验图5）。

【注意事项】

1. A、B标准血清采用合格产品，并放入冰箱冷藏保存。

2. 加入玻片中的A、B两种标准血清不可混淆。

3. 所用牙签要分别专用，不可同时两侧共用。

4. 采血针应严格消毒，专人专用。

【结果分析】 结合实验结果进行分析，用已知标准血清中所含抗体来测知红细胞膜上所含抗原而定血型。

实验图5 ABO血型鉴定

实验十五 蛙心搏动观察及心搏起源分析

【实验目的】 利用结扎方法来观察蛙心搏点和蛙心不同部位的自律性高低，加深理解心肌自律性和传导性。

【实验原理】 心脏特殊传导系统具有自动节律性，但各部分自律性的高低不同，其中以窦房结自律性最高，是正常心跳的"起搏点"。两栖动物的心跳起搏点是静脉窦。

【实验时数】 30分钟（示教或电教）。

【实验对象】 蟾蜍或蛙。

【实验用品】 蛙解剖器械1套、蛙心夹、滴管、烧杯、线及林格液等。

【实验步骤】

1. 暴露蛙心 取蟾蜍1只,用探针破坏脑和脊髓后,将蟾蜍仰卧固定在蛙板上。用剪刀在胸骨表面剪一个倒三角形皮窗,可见心脏在心包中跳动,然后用眼科镊提起心包,并仔细剪开,暴露蛙心。

2. 观察蛙心脏结构及搏动 参照实验图6识别静脉窦、心房和心室。观察它们的跳动强弱,并计算其跳动次数;根据心搏顺序、心室大小的变化,判断心腔内压力、容积、血流方向变化情况。

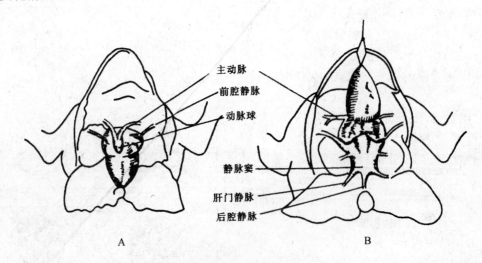

主动脉
前腔静脉
动脉球

静脉窦
肝门静脉
后腔静脉

A   B

实验图6 蛙心外形

A. 蟾蜍心脏腹面观;B. 蟾蜍心脏背面观

3. 观察心搏起源 用蛙心夹在心室舒张时小心夹住心尖约1 mm(蛙心夹方向应与心脏纵轴一致,以免心脏收缩时蛙心夹发生扭动),并将心尖提向头端,暴露心背面,观察静脉窦、心房、心室的搏动情况与频率。然后将蛙心恢复原状,用眼科镊在主动脉干下穿一线备用。再用蛙心夹夹住心尖并翻向头端,暴露心脏背面的半月线(窦房沟),将先穿的线作一个结扎,以阻断静脉窦和心房之间的兴奋传导,注意观察静脉窦、心房、心室的搏动及频率变化情况。待心房、心室恢复跳动后,再观察并记录静脉窦和心房、心室搏动及频率变化情况。

【注意事项】

1. 破坏蛙脑和脊髓等时,要注意止血,以免出血过多。

2. 剪心包时要小心,不要剪破心脏。

3. 翻看静脉窦时可用蛙心夹夹住心尖部,注意不要夹破心脏。

4. 认清窦房沟后再作结扎。

【结果分析】

1. 实验说明蛙心自律性最高的部位在_____,其次是_____,而_____最低。

2. 实验证明蛙心起搏点是_____,蛙心搏动的顺序是_____。

3. 从蛙心搏动过程中的变化,说明什么?

实验十六　离体蛙心灌注

【实验目的】　观察并证明不同离子、激素及酸碱度对心脏活动的影响，加深理解内环境恒定对正常心脏搏动的影响。

【实验原理】　心脏正常的节律性活动需要一个适宜的理化环境，用与内环境理化因素相同的溶液人工灌注离体蛙心，在一定时间内仍能维持蛙心的自动节律性搏动，并可维持较长时间，心脏的节律活动可通过换能器反映出来。当改变灌注液的成分时，可观察到对蛙心搏动的影响。

【实验时数】　30 分钟（示教或电教）。

【实验对象】　蟾蜍或蛙。

【实验用品】　生物电微机化分析处理系统或记录仪、蛙解剖器械、蛙心夹、万能杠杆、蛙心插管、试管夹、铁支架、双凹夹、肌夹、小烧杯、滴管、林格液、1∶10000 肾上腺素溶液、1∶10000 乙酰胆碱溶液、5％氯化钠溶液、2％氯化钙溶液、1％氯化钾溶液、3％乳酸溶液、2.5％碳酸氢钠溶液等。

【实验步骤】

1. 蛙心准备　取蟾蜍 1 只，破坏脑和脊髓，暴露心脏（同"实验十五"）。

2. 蛙心插管　用蛙心夹在心室舒张时小心地夹住心尖，再在主动脉干下面穿一条线，打一松结（注意：暂勿扎紧），用小剪刀在松结上方左主动脉的根部靠近动脉圆锥处剪一小斜口（只剪破前壁，不能剪断），左手用小镊子夹住切口缘，轻轻向上提，使切口展开，右手将盛有半管林格液的蛙心插管自切口插入动脉圆锥内，然后将插管稍向后退，再转向心室中央的方向，于心室收缩期动脉瓣开放时插入心室腔内。插管是否插入心室，可看插管中的林格液面是否随心搏而上下移动。如已进入心室，则将松结的线扎紧，固定于插管的小突起上，最后将心脏摘出，小心勿损伤静脉窦。吸出蛙心和插管内的血液并用林格液灌洗数次，以防血液凝固，堵塞插管。将连于蛙心夹的线接到杠杆上，做好在生物电微机化分析处理系统或记录仪上描记心搏曲线的准备（实验图 7）。

3. 观察项目

（1）开动生物电微机化分析处理系统或记录仪描记一段正常心搏曲线，注意观察心跳频率和心脏收缩强度。

（2）在心插管内的林格液中加入 2～4 滴 5％氯化钠溶液，观察心跳变化。

（3）把含 5％氯化钠的溶液吸出，换以林格液，待心跳恢复正常后（下同），加入 2％氯化钙溶液 1～2 滴，观察心跳变化并记录。

（4）把含氯化钙的溶液吸出，换以林格液，加入 1％氯化钾溶液 1～2 滴，观察心跳变化并记录。

（5）把含氯化钾的溶液吸出，换以林格液，加入 1∶10000 肾上腺素溶液 2～3 滴，观察心跳变化并记录。

（6）把含肾上腺素的溶液吸出，换以林格液，加入 1∶10000 乙酰胆碱溶液 1～2 滴，观

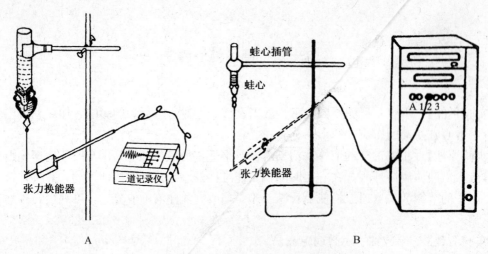

实验图 7 离体蛙心灌注实验装置

察心跳变化并记录。

（7）把含有乙酰胆碱的溶液吸出，换以林格液，加入 3％乳酸溶液 1～2 滴，观察心跳变化并记录。待心跳变化明显时，立即加入 2.5％碳酸氢钠溶液 1～2 滴，观察心跳逐步恢复情况，做好记录。

【注意事项】

1. 蛙心夹夹住心尖部不要过多，防止对心室牵拉过度造成损伤而漏水。
2. 每个项目蛙心插管内液体量要相对一致。
3. 专用滴管不得相互混淆。
4. 每项实验前都要有恢复正常的曲线作对照。

【结果分析】

1. 剪贴或描绘实验结果，并标以适当图注。
2. 说明各种离子增多后对心脏的影响。
3. 肾上腺素与乙酰胆碱对心脏的作用有何不同？
4. 说明氢离子浓度变化对心脏活动的影响。

实验十七　人体心音听取

【实验目的】　初步学会心音听诊方法及听诊器的使用，熟悉心瓣膜听诊区部位；初步分辨第一心音和第二心音。在实验中逐步养成对受检者的尊重和关心。

【实验原理】　心音主要由心肌收缩、瓣膜关闭、血流变化等多种因素引起的各种振动而产生，用听诊器可在胸前壁一定部位听到。

【实验时数】　1 学时。

【实验对象】　人。

【实验用品】　听诊器。

【实验步骤】

1. 确定听诊部位　受检者端坐于检查者前面，暴露胸部。检查者先用肉眼观察或用手触诊受检者心尖搏动位置和范围，然后按实验图 8 分别找出 4 个心音听诊区的部位。

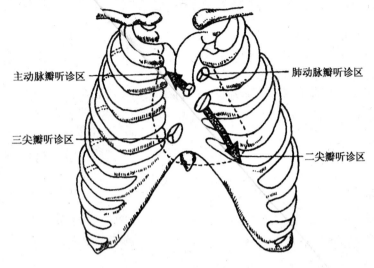

主动脉瓣听诊区

肺动脉瓣听诊区

三尖瓣听诊区

二尖瓣听诊区

实验图 8　心音听诊区的位置

2. 听心音　检查者戴好听诊器，以右手的拇指和中指轻持听诊器胸件，从二尖瓣区→三尖瓣区→主动脉瓣区→肺动脉瓣区的顺序进行听诊。注意分辨第一心音、第二心音的特点与心尖搏动或脉搏的关系，以及在各听诊区的声音强弱。

【注意事项】

1. 听诊器耳端的弯度方向与外耳道一致。

2. 听诊时，注意保持室内安静；听诊器胸件不能在体壁滑动，橡皮管不可交叉扭转，以免摩擦干扰及损伤检查者鼓膜。

3. 如呼吸音影响心音时，可令受检者暂时屏气。

【结果分析】

1. 将听诊结果填入下表。

检查项目	第一心音	第二心音
心音的特点		
与心尖搏动（或脉搏）的关系		
最佳听诊的部位		
有无杂音		

2. 分析第一、第二心音产生的原因。

实验十八　人体动脉血压测量

【实验目的】　初步学会间接测量动脉血压的方法，能正确使用血压计，并测出人体肱动脉的血压，分析动脉血压测量的原理。

【实验原理】　人体血压测量原理是根据从外面压迫动脉，阻断血流所必需的压力来测定的。通常血液在血管内流动时并不发出声音。如果血液经过狭窄处形成湍流时，则可发出声音。当外加压力超过收缩压时，完全阻断了肱动脉内的血液，此时以听诊器胸件按于被压的肱动脉远端听不到任何声音，也触不到桡动脉的脉搏。然后徐徐放气到外加压力低于肱动脉的收缩压但高于舒张压时，血液将间断地流过受压的血管，形成湍流而发出声音。用听诊器在肱动脉远端可听取，亦可触到桡动脉脉搏。如继续放气，使外加压力等于舒张压时，则血管内血流由断续恢复成连续状态，声音则突然由强变弱或消失。因此，刚能听到动脉音时的最大外加压力相当于收缩压，而动脉音突变或消失时的外加压力相当于舒张压。

【实验时数】　1学时。

【实验对象】　人。

【实验用品】　听诊器和血压计。

【实验步骤】

1. 血压计的结构　血压计由水银检压计、袖带和打气球三部分组成。检压计是一个标有 $0\sim260$ mmHg（$0\sim34.7$ kPa）刻度的玻璃管，上端通大气，下端和水银储槽相通。袖带是一个外包布套的橡皮袋，借橡皮管分别与检压计的水银储槽和打气球相通，因此袖带内气压可在检压计的水银柱上反映出来。打气球是一个带有螺丝帽的橡皮球，供充气和放气之用。

2. 作测量准备　测量前应检查血压计是否完好，水银是否充足，气球是否漏气等。将橡皮管连接好，旋松打气球的螺丝帽，驱出袖带内残留气体后再旋紧螺丝帽，打开水银储槽开关。受检者先安静休息 $5\sim10$ 分钟后，再令受检者脱去一侧衣袖，将前臂平放于桌上，手掌向上，使血压计0位刻度、上臂与心脏处于同一水平。将血压计袖带松紧适宜地缠于上臂，袖带下缘在肘关节上 2 cm 处。在肘窝内侧肱动脉搏动处，放置听诊器胸件（实验图9）。

3. 测量收缩压　用打气球向袖带内打气加压，先使血压计上升到 180 mmHg（24 kPa）左右，随即松开橡皮气球螺帽（注意稍松开一点即可），缓慢放气以降低袖带内压，在水银柱缓缓下降的同时仔细听诊，开始听不到任何声音，当突然听到第一个"崩"或"嘟"音时，血压计上水银柱的高度即代表收缩压。

4. 测量舒张压　继续缓慢放气，水银柱继续缓慢下降，这时动脉音先由低而变高，然后再由高突然变低，最后则完全消失。在声音突然由强变弱这一瞬间，血压计上水银柱的高度即代表舒张压。

【注意事项】

1. 室内必须保持安静，以利听诊。

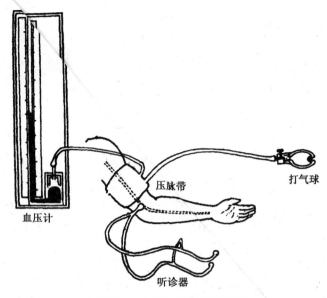

实验图 9　人体动脉血压的测量

2. 受检者上臂必须与心脏、血压计 0 位刻度处于同一水平。

3. 袖带应平整地缠绕在上臂中部，松紧、位置适宜。

4. 听诊器胸件放在肱动脉搏动处，不可用力压迫动脉，更不能压在袖带底下进行测量。

5. 动脉血压通常连测 2～3 次，以平均数值为准。重复测量时压力必须降到零后再打气。

6. 发现血压超出正常范围时，应让被检者休息 10 分钟后重测。

【结果分析】

1. 将实验结果作如下记录：

受检者姓名	性别	年龄（岁）	
动脉血压值（mmHg）	第 1 次：	第 2 次：	第 3 次：

2. 分析测量血压时的注意事项。

3. 血压测量的原理。

4. 根据全组或全班同学安静时的血压值，按性别和年龄段进行统计分析。

实验十九　微循环血液的观察

【实验目的】　观察蛙肠系膜血管内的血流，了解外周血管的血流特点。

【实验原理】　蛙类的肠系膜很薄，在显微镜下可直接观察其血液循环。根据血管的口径、管壁厚度、血流速度及颜色等可区分血管的类型。

【实验时数】　30 分钟（电教或示教）。

【实验对象】 蛙或蟾蜍。

【实验用品】 显微镜、有孔的软木蛙板、蛙类解剖器械、大头针、20%氨基甲酸乙酯溶液、林格液等。

【实验步骤】

1. 麻醉 取蛙1只，以20%氨基甲酸乙酯溶液进行皮下淋巴囊注射，剂量是每克蛙体重2 mg，10～15分钟后进入麻醉状态。

2. 固定 将蛙固定在蛙板上（腹位或背位均可），于下腹部的旁侧剪一长形切口，提出一段小肠；用数枚大头针将肠系膜展开并固定在有孔蛙板上。注意松紧适宜，随时用林格液湿润。

3. 观察 在低倍显微镜下，分辨肠系膜小动脉、小静脉和毛细血管，注意观察其血流特征以及血细胞在血管内流动的景象。

【注意事项】

1. 手术过程中要避免出血，拉展肠系膜时不要扭转和过于紧张。

2. 随时用林格液湿润，防止肠系膜干燥，但不宜过多。

【结果分析】

根据实验观察微循环血流情况加以描述，填入下表。

观察项目	小动脉	毛细血管	小静脉
血管管壁			
血管口径			
血流方向			
血流颜色			
血流速度			

实验二十 哺乳动物动脉血压的调节

【实验目的】 观察家兔颈部迷走神经和降压神经以及肾上腺素等体液因素对心脏与血管活动的影响，验证心脏与血管活动的神经、体液调节机制。

【实验原理】 心血管活动受神经、体液因素的调节。动脉血压是心、血管活动的指标。通过动脉血压的变化来观察各种因素对心血管活动的影响。

【实验时数】 2小时（示教或电教）。

【实验对象】 家兔。

【实验用品】 兔手术台、哺乳动物手术器械、动脉插管、动脉夹、水银检压计、电脑、MS系统、注射器、有色丝线、1∶10000肾上腺素溶液、1∶10000去甲肾上腺素溶液、25%氨基甲酸乙酯溶液、肝素（1000 U/mL）和生理盐水等。

【实验步骤】

1. 实验准备

（1）仪器装置：按要求装置好仪器。（生物电微机化分析处理系统，记纹器描记或记录仪描记）。

（2）动物麻醉和固定：用25%氨基甲酸乙酯（1 g/kg）溶液，从耳缘静脉缓缓注入。麻醉后，将动物背位固定于兔手术台上（注意给动物保温），以便进行手术。

（3）动物手术：剪去颈部手术野的毛，在颈部沿正中线切开皮肤5～7 cm，用止血钳分离皮下组织和肌肉，暴露气管。用止血钳将气管上方的皮肤肌肉拉开，即可在气管两侧见到与

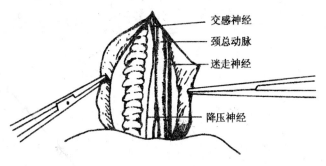

实验图10　兔颈部神经、血管的解剖位置

气管平行的左、右颈总动脉。颈总动脉旁有一束神经与动脉相伴而行，这束神经中包含有迷走神经、交感神经及降压神经。用玻璃分针小心分离颈总动脉鞘，仔细识别3条神经（实验图10）：其中迷走神经最粗，交感神经较细，降压神经最细（如毛发粗细），且常与交感神经紧贴在一起。一般先分离颈总动脉及迷走神经，然后分离降压神经和交感神经。每条分离出2～3 cm，在各条神经下穿一条不同颜色的丝线以便区分。颈总动脉下亦穿一条丝线备用。本实验可分离左侧颈总动脉，以测量血压；分离右侧颈总动脉和神经，以便夹闭与刺激。在上述手术过程中均需注意及时止血。

（4）插动脉插管：插管前应先检查插管有无破裂，开口处是否光滑、粗细选择是否合适，然后加入少许抗凝剂待用。在左颈总动脉远心端穿线结扎。以动脉夹夹住动脉的近心端。在结扎处与动脉夹之间的动脉长度一般在3 cm左右。用锐利的眼科剪刀在尽可能远心端结扎处作一斜切口，切口约为管径的一半。然后将充满抗凝剂的动脉插管向心脏方向插入血管，用已穿好的丝线扎紧插入血管的插管尖嘴部分，并以同一丝线在插管的侧管上缚紧固定，以防插管从插入处滑出。插好后应保持插管与动脉的方向一致，防止血管壁被插管口刺破。再向插管内注入少量肝素，防止插管内凝血。在腹股沟用手指轻摸到股动脉搏动处，顺血管方向切开皮肤4～5 cm，分离股动脉，然后以同样方法插一玻璃套管（内盛抗凝剂），以备放血用。

（5）记录血压：将水银检压计的下侧管与动脉插管之主管以橡皮管相连接。用注射器通过动脉插管侧管上的短橡皮管向插管内注入生理盐水，以驱去插管及与之相通的橡皮管、检压计中的全部空气，不让气泡残留其中。然后封闭水银检压计上的侧管，并继续向该管道系统中注入生理盐水，使检压计的水银面上升到100～120 mmHg（13.3～16.0 kPa）的读数处。封闭动脉插管侧管，移去注射器。此时动脉插管中液体已有100～120 mmHg（13.3～16.0 kPa）的压力。若此压力能维持不变，说明该系统无漏水现象，方可进行下一步实验。

打开动脉夹，即见有血液自动脉内冲入动脉插管，同时检压计上的笔尖也随之上下移动。开动仪器装置，描出清晰的曲线。

上述准备工作均告完成后，即可进行以下观察。

2. 观察项目

（1）观察正常血压曲线：由心脏舒缩引起血压波动的一级波（心波），与心率一致；由

呼吸时肺的张缩所引起血压波动的二级波（呼吸波），与呼吸节律一致。

（2）夹闭右颈总动脉：用动脉夹夹闭右侧颈总动脉 15 秒，观察血压有何变化。然后开放动脉夹，观察血压的变化。

（3）牵拉右颈总动脉：向下（向心方向）牵拉穿在右颈动脉丝线 10 秒，观察血压有何变化。

（4）刺激降压神经：用保护电极刺激右侧降压神经（不切断），观察血压的变化。然后以两丝线在神经中部结扎，并于两结扎线间将神经切断，用上述同样的方法分别刺激降压神经的向中端与外周端，观察血压有何变化。

（5）结扎并剪断右迷走神经：结扎右迷走神经，于结扎线向中端用小剪刀将神经剪断，然后用保护电极刺激其外周端，观察血压有何变化。

（6）静脉注射肾上腺素：从耳缘静脉注入 1∶10000 肾上腺素溶液 0.2 mL，观察血压变化情况。

（7）静脉注射乙酰胆碱：从耳缘静脉注入 1∶10000 乙酰胆碱溶液 0.2 mL，观察血压变化情况。

（8）静脉注射去甲肾上腺素：静脉注射 1∶10000 去甲肾上腺素溶液 0.2 mL，观察血压变化情况。

（9）股动脉放血：给动物股动脉放血 20～30 mL，观察血压有何变化。然后静脉注射生理盐水 40～60 mL，观察血压变化情况。

【注意事项】

1. 每项实验需待血压恢复正常后进行，以作对照。
2. 麻醉动物注意保温和观察一般情况，以防意外死亡。
3. 应用去甲肾上腺素时，注意防止血压过高造成水银冲出。
4. 手术过程中注意及时止血。

【结果分析】

1. 剪贴或描绘血压变化曲线，并标以适当图解。
2. 将每项实验结果填入下表，并加以分析解释。

实验项目	血压[mmHg(kPa)]		分　　析
	实验前	实验后	
夹闭一侧颈总动脉			
开放动脉夹			
牵拉一侧颈总动脉			
刺激降压神经外周端			
刺激降压神经中枢端			
刺激迷走神经外周端			
静脉注射 1∶10000 肾上腺素溶液 0.2 mL			
静脉注射 1∶10000 乙酰胆碱溶液 0.2 mL			
静脉注射 1∶10000 去甲肾上腺素溶液 0.2 mL			
股动脉放血 20～30 mL			
静脉注射生理盐水 40～60 mL			

3. 简述减压反射在保持动脉血压相对稳定中的作用。

4. 分析、区别肾上腺素和去甲肾上腺素对心血管作用的特点。

5. 试分析失血为什么引起血压下降，动物机体出现哪些代偿性反应。

实验二十一　肺功能的测定

【实验目的】　学会肺活量计的使用及肺活量测定的方法。

【实验原理】　肺的主要功能是进行气体交换，实现从环境中摄取氧并排出二氧化碳的作用。肺活量的大小可反应肺的一次最大通气能力，是评价肺功能的指标之一。

【实验时数】　20 分钟。

【实验用品】　肺活量计、鼻夹、75％乙醇棉球。

【实验对象】　人。

【实验步骤】

1. 测定前先将肺活量计外筒盛水约 2/3 量，套上浮筒并打开活塞将其内空气排出，调整度数于 0 位后，关闭排气活塞，用乙醇棉球擦拭吹气嘴进行消毒。

2. 受试者先练习作几次深呼吸运动（鼻吸气、口呼气），而后站立进行最大吸气。在深吸气末，迅速捏鼻，向肺活量计吹气嘴内作平和缓慢的最大呼气至不能呼气为止，此时肺活量计指针所指的数值，即为肺活量。连续测试 3 次，取其中最大值为肺活量值。

【注意事项】

1. 每次使用肺活量计前，先检查肺活量计是否漏气、漏水，平衡锤的质量是否合适。

2. 肺活量计中的水装得不能太少或太多，且水温应与室温相平衡。

3. 吹气时注意防止从鼻孔或口角漏气。

【结果分析】

1. 肺活量测试受哪些因素的影响？

2. 按下式计算你的肺活量，并与你所测量的肺活量进行比较是否正常。

男性：肺活量＝2310×体表面积（m^2）

女性：肺活量＝1800×体表面积（m^2）

实验二十二　胸膜腔内压的观察

【实验目的】　在直接测量法下观察胸膜腔内压，明确胸膜腔内压的产生和维持条件。

【实验原理】　由于肺回缩力是形成胸膜腔内负压的主要原因，而胸膜腔内负压是维持正常呼吸的必要条件，通过水检压计可测量胸膜腔内负压值。

【实验时数】　10 分钟（示教）。

【实验用品】　兔手术台、兔手术器械、电脑、MS 系统、粗针头、水检压计、橡皮管、

30 mL 注射器、25%氨基甲酸乙酯溶液、丝线等。

【实验对象】 家兔。

【实验步骤】

1. 准备装置 将穿刺针头通过橡皮管与水检压计相连。水检压计内水液略加红色或蓝色墨水，以利观察液面波动。检压计内液面应与刻度 0 一致，并调整使水检压计的刻度 0 与动物胸膜腔在同一水平。调节水检压计的描笔与生物电微机化分析处理系统成切线接触，以便记录。

2. 麻醉并固定动物 用 25%氨基甲酸乙酯溶液按 4 mL/kg 量从兔耳缘静脉注入进行麻醉，然后固定于兔手术台上（与呼吸运动实验同步进行）。

3. 手术 将兔右胸部腋前线第 4～第 6 肋间区的毛剪去，然后切开皮肤 2～3 cm，分离皮下组织及表层肌肉，暴露肋间肌。并在上腹部沿腹白线剪开约 2 cm，以便进行手术观察。

4. 实验观察

（1）将穿刺粗针头沿右侧胸部腋前线第 4～第 5 肋间隙肋骨上缘垂直刺入胸膜腔内，即可见水检压计内水柱向胸膜腔一侧升高，并且随呼吸运动而明显波动，然后用胶布固定于胸壁。

（2）观察胸膜腔内负压的数值及随呼吸而变化的情况，比较在吸气与呼气时的变化。

（3）沿兔右侧第 7 肋骨旁切开皮肤及皮下组织，造成胸膜腔与大气直接相通的胸壁贯通伤，形成气胸，然后观察胸膜腔内压的变化；并通过上腹部切口，透过膈肌观察肺组织是否萎缩。

【注意事项】

1. 穿刺针头与橡皮管和水检压计的连接必须严密，切不可漏气。

2. 穿刺针在肋骨上缘刺入，不要过深，以免刺破肺组织和血管，造成气胸和出血过多。

3. 如针头被阻塞时，可轻轻挤压橡皮管和针头，避免刺破脏层胸膜。

【结果分析】

1. 将实验结果作以下记录：

正常时胸膜腔内压（mmH_2O），吸气时_____，呼气时_____；

气胸时胸膜腔内压（mmH_2O），吸气时_____，呼气时_____。

2. 为什么吸气和呼气时胸膜腔内压都低于大气压？

3. 气胸时可出现哪些病理情况？为什么？维持胸膜腔内负压的条件是什么？

实验二十三 呼吸运动的调节

【实验目的】 通过观察神经、体液因素对呼吸运动的影响，加深理解呼吸运动的调节。学会对呼吸运动的记录方法。

【实验原理】 呼吸运动受神经、体液因素的调节，改变血液中某些离子、气体的浓度，可导致呼吸运动的变化。呼吸的频率和深度是呼吸变化的指标，故可通过呼吸频率和深度的变化来了解神经、体液因素对呼吸运动的影响。

【实验时数】 1 学时（示教）。

【实验用品】 电脑、MS 系统、刺激装置、计时器、兔手术台、哺乳动物手术器械一套、家用剪刀、气管插管、20 mL 与 1 mL 注射器、橡皮管、钠石灰、气囊、25％氨基甲酸乙酯溶液、3％乳酸溶液、CO_2 气袋、生理盐水、纱布及线等。

【实验对象】 家兔。

【实验步骤】

1. 动物准备　取 25％氨基甲酸乙酯溶液，按 4 mL/kg 量从兔耳缘静脉注入进行麻醉，然后将兔固定于兔手术台。剪去颈部的毛，沿中线纵切开颈部皮肤，分离颈部各层组织至气管，再用玻璃分针于颈总动脉旁分离出两侧迷走神经，并在其下方穿线备用，在喉下呈"T"字形剪开气管，插入气管插管，以棉线固定之。手术完毕后用热盐水纱布覆盖手术野。

2. 实验观察　开动记纹器或二道记录仪，描一段呼吸运动曲线，然后进行下列实验项目。

（1）增加吸入气中 CO_2：将气管插管开口端与 CO_2 气袋的橡皮管口相对，打开 CO_2 气袋上的螺旋，使一部分 CO_2 进入气管插管内，观察呼吸运动有何变化。

（2）造成缺氧：将气管插管的开口侧通过一钠石灰瓶与盛有一定量空气的气囊相连，使呼出的 CO_2 被钠石灰吸收。随着呼吸进行，气囊内的 O_2 便越来越少，观察呼吸运动的变化情况。

（3）增大无效腔：将气管插管开口端连接一长约 50 cm 的橡皮管，使无效腔增大，观察对呼吸运动的影响。

（4）改变血液 pH 值：由耳缘静脉注入 3％乳酸溶液 2 mL，观察呼吸运动的变化。

（5）剪断迷走神经：先剪断一侧迷走神经，观察呼吸运动的变化；再剪断另一侧，观察呼吸频率和深度的变化情况。

（6）刺激迷走神经中枢端：用电刺激迷走神经中枢端 15 秒，观察呼吸频率和浓度有何变化。

【注意事项】

1. 每项实验前都要有正常呼吸曲线对照。

2. 耳缘静脉注射 3％乳酸溶液时勿使其漏出血管外。

3. 插气管插管时要注意止血，保持呼吸道通畅。

4. 增加吸入 CO_2 时不可过多过猛。

【结果分析】

1. 根据实验记录曲线，描绘或文字叙述于下表中，并加以分析解释。

实验项目	呼吸运动的变化		分析与解释
	实验前	实验后	
正常时			
吸入 CO_2 增多			
造成缺氧			
增大无效腔			
静脉注射 3％乳酸溶液			
切断一侧迷走神经			
切断两侧迷走神经			

2. 比较氧分压、二氧化碳分压和氢离子浓度变化对呼吸的影响及作用途径有何差异。

3. 试从实验结果说明肺牵张反射的生理作用。

实验二十四　消化道平滑肌的生理特性

【实验目的】　观察哺乳动物小肠平滑肌的一般特性及某些理化因素对小肠平滑肌特性的影响；学习哺乳动物离体小肠体外实验的方法。

【实验原理】　消化道平滑肌除有兴奋性、传导性和收缩性外，还具有自动节律性、紧张性和伸展性等特征。将离体的消化道平滑肌置于适宜的环境中仍能进行节律性收缩。若将环境中的理化因素改变（温度、酸碱度、无机盐离子等）或给予生物活性物质和牵拉刺激，都可使消化道平滑肌收缩活动改变。

【实验时数】　1小时。

【实验对象】　家兔。

【实验用品】　恒温浴槽、生理记录仪或多媒体生物信号记录系统、机械电换能器、铁支架、木槌、球胆、温度计、电热器、滴管、乙型玻管、烧杯、1∶10000肾上腺素溶液、1∶10000乙酰胆碱溶液、4%氢氧化钠溶液、10%盐酸、蒂罗德液等。

【实验步骤】

1. 实验装置　恒温浴槽由有机玻璃制成，浴槽内有电热器、搅拌器和器官浴管等部分。浴管下有一侧管，可放出浴液。实验前将浴槽放满自来水，浴管内加蒂罗德液。电热器通电加热，使浴管内蒂罗德液温度保持在37 ℃～38 ℃。浴管内置一L形通气管，一端接橡皮管与球胆相连；另一端为较细弯成钩状，连接小肠标本。经L形通气管通入气泡，以供氧气。

2. 标本制备　将兔执于手中倒悬，用木槌猛击兔枕部使其昏迷。迅速剖开腹部，以胃为标志找出十二指肠，将肠内容物推向下方，然后自十二指肠向下取20～30 cm的肠管。先将与该肠管相连的肠系膜从肠缘剪去，用冷蒂罗德液冲洗干净，保存于低温（4 ℃～6 ℃）的蒂罗德液内。实验时剪取一段长2～3 cm的肠段，用细线在其两端各扎一结，然后一端系在通气管钩上，另一端与机械电换能器相连，换能器再与生理记录仪或电脑相连。

3. 实验观察项目

(1) 观察在温蒂罗德液中小肠节律性收缩活动，并记录一段正常收缩曲线。

(2) 滴加乙酰胆碱：用滴管加2～3滴乙酰胆碱溶液于浴管内，观察小肠段活动情况，在出现明显效应后，即消除乙酰胆碱，然后再换入等量蒂罗德液。

(3) 滴加肾上腺素：按上法加2～3滴肾上腺素溶液于浴管内，观察小肠活动情况，效果明显后更换蒂罗德液。

(4) 滴加盐酸：加1～2滴盐酸溶液于浴管内，观察小肠活动情况。

(5) 滴加氢氧化钠：在加入盐酸溶液使小肠平滑肌收缩减弱的基础上，再加入2滴氢氧化钠溶液于浴管内，观察小肠段活动情况，待效果明显后更换蒂罗德液。

(6) 温度影响：电热器通电加温使蒂罗德液温度升至40 ℃，观察小肠段活动情况。

【注意事项】

1. 实验过程中必须保证标本供氧。
2. 加药液前必须先用烧杯准备好更换用的 38 ℃蒂罗德液。
3. 每次都应待肠管恢复正常活动后，才能进行下一项目。

实验二十五　胃肠运动的观察

【实验目的】　观察正常情况下胃和小肠的运动形式，神经及某些药物和体液因素可以使其运动发生变化。

【实验原理】　消化道平滑肌具有一定的紧张性和节律性运动。神经和体液因素可以使其运动发生变化。

【实验时数】　1 小时。

【实验对象】　家兔。

【实验用品】　哺乳动物手术器械一套、刺激器、保护电极、25％氨基甲酸乙酯溶液、蒂罗德液、阿托品注射液、新斯的明注射液、1：10000 肾上腺素溶液、1：10000 乙酰胆碱溶液、0.9％氯化钠溶液、注射器、滴管等。

【实验步骤】

1. 动物麻醉固定　用25％氨基甲酸乙酯溶液耳缘静脉注射（1 g/kg），麻醉后背位固定于手术台上。

2. 插气管插管　剪去颈毛，沿颈部正中线切开皮肤，分离出气管后剪一倒"T"形切口，插入气管插管，结扎固定。

3. 寻找神经　将腹中线部分的毛剪去，自剑突下沿腹壁正中线切开腹壁，打开腹腔，在膈下食管末端及左侧肾上腺上方腹后壁处，分别找出迷走神经前支和左侧内脏大神经分离后穿线备用（亦可在颈部找出一侧迷走神经）。

4. 观察项目

（1）观察正常情况下的胃肠运动形式，注意其紧张度。

（2）刺激迷走神经：用中等强度电刺激膈下迷走神经（或结扎剪断颈迷走神经，用中等强度刺激其离中端），观察胃肠运动有何变化。

（3）刺激内脏大神经：用中等强度电刺激左侧内脏大神经，观察胃肠运动有何变化。

（4）滴加肾上腺素：在胃和肠管上滴加 1：10000 肾上腺素溶液 5～10 滴，观察胃肠运动有何变化。

（5）滴加乙酰胆碱：在胃和肠管上滴加 1：10000 乙酰胆碱溶液 5～10 滴，观察胃肠运动有何变化。

（6）静脉注射新斯的明：由耳缘静脉注射新斯的明注射液 0.2～0.3 mg，观察胃肠运动有何变化。

（7）静脉注射阿托品：在注射新斯的明注射液使胃肠运动发生变化后，由耳缘静脉注射阿托品注射液 0.5 mg，观察胃肠运动有何变化。

【注意事项】

1. 注意对动物的保温。

2. 随时用温生理盐水湿润暴露的肠管，以防表面干燥及腹腔内温度下降而影响胃肠运动。

3. 每更换一种药物前，都必须在肠管上滴加蒂罗德液，以消除上一药物的影响。

实验二十六　影响尿生成的因素

【实验目的】　观察影响肾小球滤过与肾小管重吸收的若干因素对尿量的影响。

【实验原理】　尿生成过程包括肾小球滤过、肾小管和集合管的重吸收与分泌作用，凡能影响这 3 个环节的因素，均可引起尿的质量发生变化。

【实验时数】　2 学时（示教）。

【实验对象】　狗或家兔。

【实验用品】　狗或兔手术台、二道记录仪、哺乳类动物手术器械、动脉导管、膀胱插管、细塑料管、注射器、培养皿、酒精灯、小试管、试管夹、烧杯、三脚架、铁丝网、铁支架、双凹夹、纱布、丝线、静脉输液装置、生理盐水、25％氨基甲酸乙酯溶液、3％戊巴比妥钠溶液、7％柠檬酸钠溶液、20％葡萄糖溶液、1：10000 去甲肾上腺素溶液、垂体后叶素、呋塞米、肝素、0.6％酚红、10％氢氧化钠溶液、班氏试剂。

【实验步骤】

1. 动物麻醉　常用 3％戊巴比妥钠溶液，按 1 mL/kg 量从狗的后肢外侧面经小隐静脉注射。如实验对象是家兔，则用 25％氨基甲酸乙酯溶液（1 g/kg）从耳缘静脉注入。

2. 动物固定　动物被麻醉后，取仰卧位固定在手术台上，用狗头夹将狗头固定在手术台的支柱上。然后用粗棉带的一端缚扎于腕、距小腿关节以上部位，将两后肢左右分开拉直，再将棉带的另一端分别固定于手术台两侧的木钩上。将捆绑两前肢的 2 条棉带从狗背后交叉到对侧，并压在对侧的前肢上，拉紧并缠绕在手术台两侧的木钩上，使两前肢平直地紧贴于胸部两侧。

3. 股部手术　于股三角处的动脉搏动部位沿其内侧做一长 2～3 cm 切口，用止血钳分离肌肉和深筋膜，在股动脉的内侧游离出股静脉 1.5～2 cm 长的一段，并在其下穿过两条丝线。先将静脉的远心端结扎，再用小镊子将近心端静脉血管前壁提起，用小剪刀剪一小口，然后再将静脉插管向心插入，并用另一线将插管连同血管结扎固定，将静脉插管连于输液装置，调整输液速度。

4. 颈部手术　进行气管插管，并分离出右侧的迷走神经及左侧的颈总动脉。将动脉导管插入颈总动脉并连接于血压的记录装置（参考动脉血压的调节实验）。

5. 腹部手术

（1）输尿管插管法：自耻骨联合向上沿腹正中线作一长约 5 cm 的切口，打开腹腔。找出膀胱并将其向上翻转，在膀胱底部两侧找到输尿管。在输尿管靠近膀胱处用细线打一松结，以小镊子提起输尿管，在向肾脏方向剪一 V 形小口，并向肾脏方向插入细塑料管（已装满盐水），将松结扎以固定插管，即有尿液流出。另一侧输尿管也按此法进行插管。

（2）膀胱插管法：家兔适用于作该实验对象。在耻骨联合前方，沿腹正中线作一长 2～3 cm 的切口，沿腹白线切开腹壁，将膀胱移出体外。在膀胱颈下方穿一线并结扎。在膀胱顶部作一荷包缝合，在缝线中心作一小切口，插入膀胱插管，收紧缝线以关闭膀胱切口。膀胱插管通过橡皮管与记滴器相连。

6. 观察项目　调正颈总动脉血压和尿液记滴器于记录仪（二道仪）上，进行下列各项目实验。

（1）静脉快速注射生理盐水 100 mL（15 mL/kg 体重），观察和记录血压和尿滴数的变化。

（2）剪断右侧迷走神经，用电刺激右侧迷走神经末梢端，使血压下降到 50 mmHg（6.7 kPa）左右，观察尿量的变化。

（3）静脉注入 1：10000 去甲肾上腺素溶液 0.2～0.4 mL 后，观察血压和尿量的变化。

（4）静脉注入垂体后叶素 1～2 U，观察血压和尿量的变化。

（5）取尿液 2 mL 进行尿糖定性试验（试管内盛尿液 2 mL，再加班氏试剂 2 滴，在酒精灯上加热煮沸，加热时注意振荡试管，防止试液煮沸时溢出管外，冷却后观察尿液和沉淀的颜色，如溶液的颜色由蓝绿色转至黄色或砖红色，表示尿糖定性试验阳性），然后静脉注入 20％葡萄糖溶液 20 mL，观察血压和尿量的变化。待尿量明显增多时，再取 2 mL 尿作尿糖定性试验，观察结果。

（6）静脉注射 0.6％酚红溶液 1～2 mL，使尿液滴入盛有 10％氢氧化钠溶液的培养皿中，若尿中有酚红排出，当遇到氢氧化钠溶液则呈现红色，计算从注射酚红起到尿中排出酚红所需要的时间。

（7）静脉注射呋塞米 5 mg/kg 体重，观察尿量的变化。

（8）从股动脉插入塑料管放血，当血压迅速下降到 50 mmHg（6.7 kPa）左右，观察尿量的变化，然后立即补充生理盐水，观察血压与尿量的变化。

【注意事项】

1. 手术切口不宜太大，手术操作宜轻柔，避免造成损伤性尿闭。

2. 分离输尿管宜细致，插管应与输尿管方向一致，防止扭结刺破或损伤引起出血，造成输尿管阻塞。

3. 在刺激迷走神经或注射去甲肾上腺素时，应在血压明显变化时期观察尿量的变化。

4. 静脉注射生理盐水宜快，但注意勿注入空气，以免造成气栓。

5. 在每项实验前都要记录血压和尿量作为对照。

6. 如从耳缘静脉给药，注射部位应从耳尖部逐次移向耳根部。

【结果分析】　根据下表逐项分析尿量变化及血压变化的机制。

观察项目	实验前情况		实验后结果		分析
	血压（mmHg）	尿量（mL）	血压（mmHg）	尿量（mL）	
静脉快速注射生理盐水					
剪断右侧迷走神经					
静脉注射去甲肾上腺素溶液					
静脉注射垂体后叶素					

续表

观察项目	实验前情况		实验后结果		分析
	血压（mmHg）	尿量（mL）	血压（mmHg）	尿量（mL）	
尿糖定性试验					
静脉注射酚红溶液					
静脉注射呋塞米					
股动脉插管放血					

实验二十七　血浆（血清）碳酸氢根浓度测定（滴定法）

【实验目的】　了解滴定法测定血浆（血清）HCO_3^- 的原理、方法。

【实验原理】　向血浆（血清）标本中加入过量的标准盐酸溶液，使之与标本中 HCO_3^- 起中和反应并有剩余。接着，以酚红为指示剂，用标准氢氧化钠溶液滴定剩余的盐酸。根据标准氢氧化钠溶液的消耗量，可计算出血浆（血清）HCO_3^- 浓度。

其反应过程为：

$$HCO_3^-（待测）+HCl \longrightarrow Cl^- + H_2O + CO_2 \uparrow$$
$$NaOH + HCl（剩余）\longrightarrow NaCl + H_2O$$

【实验时数】　2学时。

【实验试剂】

1. 0.154 mol/L 氯化钠溶液（生理盐水，pH 值为 7.0）。

2. 0.01 mol/L 盐酸溶液　准确吸取已精确标定的 1 mol/L 盐酸溶液 1 mL，移入 100 mL 容量瓶中，用生理盐水稀释至刻度。

3. 0.01 mol/L 氢氧化钠溶液　准确吸取已精确标定的 1 mol/L 氢氧化钠溶液 1 mL，移入 100 mL 容量瓶中，用生理盐水稀释至刻度（氢氧化钠溶液易吸收空气中的 CO_2 而使溶液 pH 值降低，应注意密封保存）。

4. 酚红指示剂　称取酚红 0.1 g 于研钵内，加 0.01 mol/L 氢氧化钠溶液 28.2 mL，研磨溶解后加生理盐水至 100 mL。

【实验器材】　试管、试管架、吸量管。

【实验步骤】

1. 取 2 支管壁厚薄、口径相同试管，按下表操作。

试剂（mL）	测定管	对照管
酚红指示剂	0.10	0.10
	加入酚红指示剂后两支试管中颜色应相同，否则应更换试管	
血浆（血清）	0.10	—
0.01 mol/L 盐酸溶液	0.5	0.5
	充分振摇 30 秒，使 CO_2 逸出	
生理盐水	2.4	2.5

混匀各管，用 0.u mol/L 氢氧化钠溶液分别将对照管、测定管滴定至微红色，维持 15 秒不退色，准确记录两管氢氧化钠溶液的消耗量（mL）。终点色泽两管应一致。

2. 计算

血浆(血清)HCO$_3^-$(mmol/L)

= (对照管消耗氢氧化钠毫升数－测定管消耗氢氧化钠毫升数) × 0.01 × 1000 × $\dfrac{1}{0.1}$

= (对照管消耗氢氧化钠毫升数－测定管消耗氢氧化钠毫升数) × 100

【结果分析】 测定结果是否在正常范围？ 〔HCO$_3^-$〕降低在临床上见于哪些情况？〔HCO$_3^-$〕升高见于哪些情况？

实验二十八 视力测定

【实验目的】 掌握视力测定方法，了解其测定原理，加深对视敏度的理解。

【实验原理】 能看清文字或图形所需的最小视角是确定视力的依据。当视角为 1 分角时，能看清物体细致形象的视力为正常视力。视力表即依此原理制定的。国际视力表是由大小、方向不同的"E"字排列而成，表上 12 排 E 形符号由上而下逐级缩小，当受试者距表 5 m 处能辨认第 10 行字，即认为是正常视力，并规定其视力为 1.0。若某人需在距表 2.5 m 处才能辨认第 10 行字，根据下列公式计算，其视力为 0.5。目前视力检查通用的是对数视力表，正常视力为 5.0。

$$\frac{受试者视力}{正常视力} = \frac{受试者辨认某字的距离}{正常视力辨认该字的最远距离}$$

【实验时数】 10 分钟。

【实验对象】 人。

【实验用品】 标准对数视力表、遮光板、指示棒、米尺。

【实验步骤】

1. 将对数视力表平整地挂在光线充足的场所。受试者的两眼与视力表上第 10 行视标字母在同一高度。

2. 受检者站立或坐在距视力表 5 m 处，用遮光板遮住一眼，另一眼看视力表。

3. 检查者用指示棒自上而下、从大到小分别指示视力表上各行字母，同时令受检者说出或用手示意每一字母的缺口方向，直到受试者所能辨认清楚的最小字行为止（偶有错误不算）。依照表旁边所注的数字来确定其视力。若受试者对最上一行字也不能辨认清楚，则令受试者向前移动，直到能辨认清楚最上一行字为止。测量受试者与视力表的距离再按上述公式推算出其视力。

4. 用同样的方法检查另一眼的视力。

【注意事项】

1. 光线要充足，切勿压迫眼球。但需避免炫目光线，以免影响实验结果。

2. 视力表的第 10 行字高度与受试者的眼在同一水平。

【结果分析】 检测结果及意义，指导受检者注意用眼卫生。分析视角与视敏度的关系。

实验二十九 视野的测定

【实验目的】 学会检测视野的方法，明确测定视野的意义。测定正常人白、红、黄、绿等各色视野。

【实验原理】 单眼固定注视正前方某一点时所能看到的空间范围，即为这只眼的视野。由于眼球的位置较深，鼻、眉弓、颧骨等遮住一部分外来光线使之不能到达视网膜，故当眼注视前方某一点不动时，其视野有一定的限度。检查视野有助于了解视网膜、视觉传导和视中枢的功能。

【实验时数】 20分钟。

【实验对象】 人。

【实验用品】 视野计、遮眼板、各色视标、视野图表、铅笔、彩色笔等。

【实验步骤】

1. 观察视野计的结构，熟悉它的使用方法。最常用的视野计为弧形视野计，是由一个半圆形金属板安在支架上而成，可绕水平轴作360°旋转。圆弧内面中央有一固定小圆镜或白色圆点，外面有刻度。刻度表示由该点射向视网膜周缘的光线与视轴所夹的角度。视野界限即以此角度表示。在圆弧对面的支架上有供支持下颌的托颌架和附着眼窝下缘的眶托。

2. 将视野计对着充足的光线放好，受试者背光而坐，将下颌放在托颌架上，眼眶下缘靠在眼眶托上，调整颌架的高度，使受试者眼与弧架的中心点位于同一水平面。受试者一眼固定注视弧架的中心点，另一眼用遮光板遮住。

3. 检测者转动半圆弧使之呈垂直位，主试者在0°的一边，从周边向中央慢慢移动白色视标，并随时询问受试者是否看到白色视标，直到受试者刚能看到为止，记下视标所在处的度数；再重复1次，求平均值，然后标记在视野图上。依同样方法测出180°边的视野，并标记在视野图表上。（实验图11）

4. 依次转动半圆弧，每移动45°测定1次，共操作4次，在视野图表上得出8个点，将8个点依次连接起来，即成白色视野范围。

5. 用同法分别测出红、黄、绿3色视野，并用彩色笔绘出轮廓于视野图纸上。

6. 依法测定另一眼的视野。

【注意事项】

1. 测试过程中，受试者头位要正，检查时不要戴眼镜，而且测试眼应始终凝视圆弧中心点。

2. 测试有色视野时，应以看出视标的颜色为准，检查者不得暗示。

3. 测定一种颜色视野后，要休息5分钟后再测另一种颜色视野。

【结果分析】 测试结果视野的范围及不同颜色视野的大小有何特点？为什么？

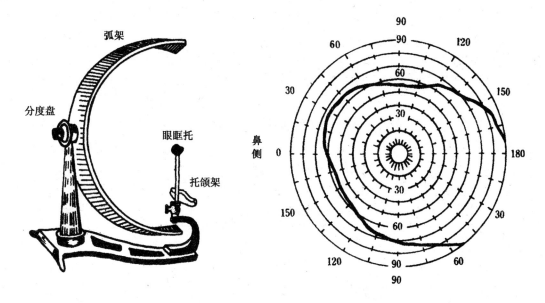

实验图 11　视野测定图（视野计和视野图）

实验三十　色盲检查

【实验目的】　检查两眼对颜色的辨别力，学会一种检查色觉异常的方法。

【实验原理】　眼视网膜上的视锥细胞具有很强的辨色能力，对颜色区别能力下降或异常包括色弱和色盲。常见的为部分色盲，而完全色盲少见。检查色盲通常用色盲检查图，也可用比色法，后者为受试者在各种颜色的绒线束中检出与标准相类似的线束，以判断其颜色的辨别能力。

【实验时数】　10 分钟。

【实验对象】　人。

【实验用品】　色盲检查图。

【实验步骤】　将色盲检查图放在明亮而均匀的自然光线下，受试者两眼一同辨认。首先辨认第一页都能认出的数字，以熟悉检查方法，然后再逐图辨认。检查者向被检者逐页展示色盲图，令被检者尽快（5 秒）回答其所见的数字或图形。注意被检者回答是否正确，时间是否超过 30 秒。若有被检者回答有误，可将检查结果与色盲图后的判断说明进行对照，确定为哪种色盲或色弱。

【注意事项】

1. 检查不宜在日光直接照射下或灯光下进行，以免影响检查结果。

2. 色盲检查图应距受检者眼睛 30 cm 为宜。

3. 本实验的关键在于读图的速度和时间，读图速度越快越好，因此要求检测者要熟练地掌握翻图速度，两次读图的间隔时间不宜超过 30 秒，否则会影响结果的判断，以致对色弱者不易检出。

【结果分析】 患有色觉障碍的人与正常人比较，在辨色能力上有何区别？

实验三十一　瞳孔对光反射和近反射

【实验目的】 掌握瞳孔对光反射和近反射的检查方法。

【实验原理】 瞳孔的主要功能是调节进入眼内的光量。正常人当射入眼内的光线强度发生改变时，能反射性地引起瞳孔直径的变化。由于神经支配的特点，这种反射是双侧性的。

【实验时数】 20 分钟。

【实验对象】 人。

【实验用品】 手电筒、遮光板。

【实验步骤】

1. 瞳孔对光反射

（1）检查者在光线较暗处先观察受试者两侧瞳孔大小，然后用电筒照射受试者一侧眼，观察受照眼瞳孔直径有何变化。停止照射，再观察瞳孔又有何变化。

（2）受试者用手沿鼻梁将两眼视野分开，检查者再用手电筒照射一侧眼睛，观察另侧眼的瞳孔有何变化。

2. 瞳孔近反射　受试者注视正前方远处某一物体，检查者观察其瞳孔的大小。然后要求受试者两眼注视由远迅速向眼前移近的物体，同时观察受试者瞳孔直径的变化，并注意有无两眼球会聚现象。

【注意事项】

1. 受试者应注视 5 m 远以外处，不可注视灯光，以免影响检查结果。

2. 瞳孔大小可参考下列数值：正常瞳孔平均直径为 2～3 mm，<2 mm 为瞳孔缩小，>3 mm 为中等瞳孔，>5 mm 为瞳孔扩大。

【结果分析】

1. 根据实验结果，分析光照一侧瞳孔，产生双侧缩瞳效应。

2. 瞳孔对光反射的途径及临床上测试的意义。

实验三十二　声音传导的途径

【实验目的】 比较气传导与骨传导的听觉效果，了解临床上常用的鉴别传导性耳聋和神经性耳聋的试验方法。

【实验原理】 声波传入内耳有两条途径，即气传导和骨传导。正常情况下声波主要是经气传导而引起听觉。当气传导发生障碍时，气传导的效应减弱或消失，骨传导的效应则增强

（因气传导干扰作用下降，属传导性耳聋）；若骨传导也发生障碍，则气传导和骨传导效应均减弱或消失（属神经性耳聋）。

【实验时数】 20 分钟。

【实验对象】 人。

【实验用品】 音叉（频率 256 次/s 或 512 次/s）、棉球、橡皮锤。

【实验步骤】

1. 比较同侧耳的气传导和骨传导（任内试验）

（1）室内保持安静，受试者静坐，检查者用橡皮锤叩击音叉，立即将振动的音叉柄置于受试者一侧颞骨乳突部，问受试者是否听到声音（事先告知受试者，当听到音叉响时，立即举手示意，当响声消失时立即将手放下）。在受试者刚刚听不到声响时，立即将音叉移至同侧外耳道口附近，问受试者是否能听到声音。反之，先置振动音叉于外耳道附近，问受试者是否听到声音。待受试者听不到声响时，再将音叉移至颞骨乳突处，问受试者是否听到声音。

（2）用棉球塞住受试者一侧外耳道（相当于气传导途径障碍），再将振动的音叉置于被塞侧外耳道附近。当听不到声音时，立即将音叉柄移至同侧颞骨乳突处，问受试者是否听到声音。

2. 比较两耳骨的传导（魏白试验）

（1）用橡皮锤叩击音叉后，将正在振动的音叉柄置于受试者前额正中发际处，问受试者两耳听到的声响有无差别（正常人两耳声响相等）。

（2）用棉球塞住一侧外耳道，重复上述实验，问受试者两耳听到的声响有何不同（正常人被塞棉球一侧耳听到的声音更响）。

【注意事项】

1. 受试者应闭目，安静坐在椅子上。

2. 音叉不能在桌上或其他硬物体上敲打，以免损坏音叉。

3. 棉球要塞紧，音叉位置要放准。

【结果分析】

1. 为什么任内试验阳性属正常? 阴性则为传导性耳聋?

2. 为什么魏氏试验音响偏于一侧属传导性耳聋或对侧感音性耳聋?

3. 分析正常人的听力测定与传导性耳聋、感音性耳聋的测定结果有何不同，为什么?

实验三十三　一侧迷路破坏和效应

【实验目的】 观察迷路在维持机体正常姿势与平衡中的作用。

【实验原理】 内耳迷路中的前庭器官是感受头部空间位置和运动的装置。通过它可反射性地影响肌紧张，从而调节机体的姿势与平衡。破坏或消除动物一侧前庭器官的功能后，机体的肌紧张协调将会发生障碍，在静止和运动时失去维持正常姿势与平衡的能力。

【实验时数】 1 小时。

【实验对象】 豚鼠或蟾蜍。

【实验用品】 常规手术器械一套、探针、棉球、纱布、水盆、滴管、氯仿等。

【实验步骤】

1. 豚鼠一侧迷路破坏效应

(1) 取豚鼠1只，先观察动物的正常姿势、行走状态。

(2) 将动物侧卧，提起一侧耳郭，用滴管向外耳道深处滴氯仿2～3滴，使动物保持侧卧，勿使头部扭动，以便氯仿渗入。

(3) 注入氯仿10～15分钟后，观察豚鼠头与躯干的位置有何变化，运动方向有无异常。

2. 蟾蜍一侧迷路破坏效应

(1) 将蟾蜍的躯干和四肢用纱布包起。腹面朝上握于手掌，夹开蟾蜍下颌，下颌亦可用纱布裹住。

(2) 用解剖刀在颅底口腔黏膜作一切口，拨开创缘即暴露"十"字形的副蝶骨，其左右两旁的横突即迷路所在部位。用刀削去一侧横突的骨膜，可以看到粟粒大小的白点，即迷路。将探针刺入小白点深约2 cm，将其破坏。

(3) 数分钟后，观察蟾蜍静止和爬行的姿势及游泳动作有何变化，并与正常蟾蜍的行动、姿势及游泳时比较。

【注意事项】

1. 滴氯仿不宜过多，以免造成动物死亡。

2. 破坏迷路时，探针刺入小白点不可太深，以免损伤中枢神经。

【结果分析】 为什么破坏动物一侧迷路后，其头和躯体都歪向迷路破坏的一侧？

实验三十四 大脑皮质运动区功能定位

【实验目的】 观察大脑皮质运动区不同部位对躯体肌肉的运动效应。

【实验原理】 大脑皮质运动区是躯体运动调节的高级中枢，其不同部位分别控制特定肌肉或肌群的运动，刺激大脑皮质运动区一定部位可引起相关肌肉的收缩而产生运动。

【实验时数】 30分钟（演示或电教）。

【实验对象】 家兔。

【实验用品】 哺乳动物手术器械、颅骨钻、咬骨钳、骨蜡、刺激器、刺激电极、生理盐水、纱布、25%氨基甲酸乙酯溶液、液状石蜡等。

【实验步骤】

1. 麻醉 自兔耳缘静脉注入25%氨基甲酸乙酯溶液(1 g/kg)进行全身麻醉。麻醉后俯卧固定于手术台上。

2. 开颅并暴露兔大脑皮质 剪去头部的毛，自眉弓至枕部纵行切开皮肤，剥离肌肉暴露颅骨。用骨钻在顶骨上开一圆洞，然后用咬骨钳咬开颅骨以扩大创口，用小镊子夹起脑膜，并用小剪刀剪开，暴露大脑皮质。手术完毕，放松兔的前肢。在手术过程中如有出血可用骨蜡止血。注意勿损伤硬脑膜血管。

3. 观察项目　用适当强度的连续脉冲电刺激大脑皮质各部位，观察有何变化，并记录在事先画好的大脑半球示意图上。然后在另一侧大脑皮质重复上述实验。（实验图 12）

【注意事项】

1. 动物麻醉不宜过深，一般来说，麻醉稍浅反应易出现。

2. 刺激不宜过强，以免烧毁脑组织。

3. 开颅手术过程中防止出血过多。

4. 暴露脑组织后，用温热的液状石蜡少许，覆盖在其上，以保温防止干燥。

5. 每次刺激应持续 5～10 秒，才能确定有无反应，因为刺激皮质引起骨骼肌的收缩反应有较长的潜伏期。

6. 骨蜡的配制方法　取凡士林 165 g 和蜂蜡 335 g，在蒸发皿内加热，待完全熔化后，加入松香粉末 100 g，用玻璃棒慢慢搅拌，待松香完全熔化后即停止加热，冷却后成为黏性的半固体骨蜡。

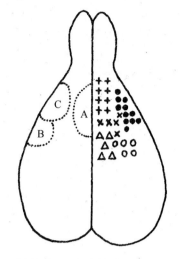

实验图 12　兔大脑皮质运动区
＋颜面下颌区；×四肢运动区；△前肢运动区；
○头运动区；
●下颌运动区；A. 中央后回；B. 岛叶区；
C. 下颌运动区

实验三十五　去大脑僵直

【实验目的】　观察去大脑僵直现象，加深理解中枢神经系统对肌紧张的影响。

【实验原理】　在中脑上、下丘之间切断脑干，切断了大脑皮质运动区和纹状体等部位与脑干网状结构的功能联系，导致网状结构抑制区活动减弱，而易化区活动相对占优势，出现肌紧张明显增强，产生去大脑僵直现象。

【实验时数】　30 分钟（演示或电教）。

【实验对象】　家兔。

【实验用品】　兔手术台、哺乳动物手术器械、骨钻、咬骨钳、气管插管、骨蜡、线、棉花、纱布、温生理盐水、乙醚。

【实验步骤】

1. 麻醉与开颅　同"实验三十四"。

2. 暴露上、下丘　将动物四肢松开，一手将动物托起，另一手持手术刀，用刀柄在大脑半球后缘轻轻将其翻开，暴露上、下丘，用手术刀刀背在上、下丘之间切断。

3. 观察项目　将兔侧卧放或双手将其托起、仰卧悬空，观察其四肢、颈、尾有无僵直现象（四肢僵硬伸直，头向后仰，尾向上翘，呈角弓反张现象）及全身肌紧张情况。

【注意事项】

1. 动物不宜麻醉过深，以免动物效应减弱。

2. 开颅时注意不要损伤矢状窦和横窦，以防大出血。

3. 切断上、下丘时，应看准部位（取头部水平位），切断水平不能过低。

实验三十六　破坏一侧小脑动物的观察

【实验目的】　观察破坏动物一侧小脑后，肌张力、随意运动和躯体平衡改变，加深理解小脑的功能。

【实验原理】　小脑是躯体运动的重要调节中枢，具有维持身体平衡、调节肌张力和协调随意运动的功能。小脑的主要功能是对随意运动起监视、校正和调节的作用，从而使随意运动协调、准确。当一侧小脑损伤时，动物将出现平衡失调、肌张力下降和随意运动障碍等现象。

【实验时数】　1 小时（电教、示教）。

【实验对象】　小白鼠。

【实验用品】　手术刀、止血钳、镊子、剪刀、直针、烧杯、线、棉花、乙醚。

【实验步骤】

1. 动物麻醉　用烧杯倒置将乙醚棉花与小白鼠罩住，待出现麻醉现象时，立即从烧杯中取出。

2. 动物手术　剪去头颈部的毛，沿头部正中线切开头皮，暴露顶骨和顶间骨。然后以左手拇指、示指捏住头部两侧，右手用棉花将顶骨骨上的一层薄的皮下肌轻轻向后推压分离，使顶间骨更多地显露出来，从透明的顶间骨可看到小脑。

3. 破坏一侧小脑　用直针自顶间骨刺入，进针约 3 cm 并搅动，以破坏一侧小脑，拔针后用棉球止血（实验图 13）。

4. 观察小白鼠的活动　待小白鼠清醒后，注意观察其行走时步态、姿势、平稳情况，活动有无异常，以及肌紧张有无变化。

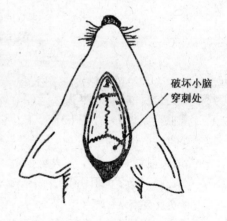

破坏小脑穿刺处

实验图 13　穿刺损伤小脑部位示意图

【注意事项】

1. 麻醉不宜过深。

2. 为确保破坏部位准确，应垂直进针，针刺深度不超过 3 mm，以免损伤中脑。

参考文献

1　李蓉孙，朱艳平. 人体解剖生理学. 长沙：湖南科学技术出版社，1998
2　钟国隆. 生理学. 第 4 版. 北京：人民卫生出版社，2000
3　胡崎. 生理学. 第 5 版. 安徽：安徽科学技术出版社，1998
4　姚泰. 生理学. 第 6 版. 北京：人民卫生出版社，2004
5　姚泰. 生理学. 上海：复旦大学出版社，2005
6　黄怡森. 生物化学. 第 4 版. 北京：人民卫生出版社，2002
7　黄平. 生物化学. 长沙：湖南科学技术出版社，1999
8　周爱儒. 生物化学. 第 6 版. 北京：人民卫生出版社，2004
9　马如骏. 生物化学. 第 3 版. 北京：人民卫生出版社，2004

图书在版编目（ＣＩＰ）数据

人体功能学 / 朱艳平，余庆皋 主编. -- 2 版.
-- 长沙 ：湖南科学技术出版社，2012.12
教育部职业教育与成人教育司推荐教材. 高等职业教
育护理专业教学用书
ISBN 978-7-5357-7269-5

Ⅰ．①人… Ⅱ．①朱… ②余… Ⅲ．①人体生理学
－高等职业教育－教材 Ⅳ．①R33

中国版本图书馆 CIP 数据核字(2012)第 130225 号

教育部职业教育与成人教育司推荐教材
高等职业教育护理专业教学用书

人体功能学〔第二版〕

主　　编：朱艳平　余庆皋
主　　审：李　刚　罗自强
责任编辑：梅志洁　李　忠　黄一九　石　洪
出版发行：湖南科学技术出版社
社　　址：长沙市湘雅路 276 号
　　　　　http://www.hnstp.com
邮购联系：本社直销科　0731-84375808
印　　刷：湖南省星城彩色印刷有限公司
　　　　　（印装质量问题请直接与本厂联系）
厂　　址：长沙市高新开发区桐梓坡西路 229 号
邮　　编：410016
出版日期：2012 年 12 月第 1 版第 1 次
开　　本：787mm×1092mm　1/16
印　　张：22.75
字　　数：580000
书　　号：ISBN 978-7-5357-7269-5
定　　价：38.00 元